国际超声医学名著

肌骨超声必读

FUNDAMENTALS OF MUSCULOSKELETAL ULTRASOUND

中文翻译版

原书第 3 版

〔美〕雅各布森（Jon A. Jacobson） 著

王月香 译

科 学 出 版 社

北 京

图字：01-2020-2227

内 容 简 介

本书是美国密歇根大学医院著名肌骨超声专家 Jon A. Jacobson 教授的第 3 版《肌骨超声必读》的中文译本。本书全面和系统地讲述了肩、肘、腕、髋、膝、足踝各关节的局部解剖、超声检查方法、常见及少见病变的超声诊断与介入治疗，其中超声检查方法部分详细讲述了检查时患者的体位、探头的选择、各个组织结构的正常声像图特征、常见超声伪像的识别及如何进行动态超声检查；常见病变的超声诊断部分详细讲述了常见肌骨病变的超声声像图特征、鉴别方法及如何应用动态超声进行诊断等。本书的特色如下：①图文并茂。汇集了大量高质量的局部解剖学图片、探头位置示意图、局部解剖示意图及正常、异常超声声像图，非常有助于读者的理解与掌握。②内容全面。诊断与介入操作相结合，为临床开展超声引导下介入操作提供了很好的指导。③内容新颖。紧贴肌骨超声发展前沿，对很多肌骨超声的认识进行了更新。因此，本书是一本不可多得的学习肌骨超声的经典教程。

本书适合超声医师、骨科医师和从事肌骨介入治疗方面的医师及相关人员阅读参考。

图书在版编目 (CIP) 数据

肌骨超声必读：原书第三版 /（美）雅各布森（Jon A. Jacobson）著；王月香译 . —北京：科学出版社，2021.2

书名原文：Fundamentals of Musculoskeletal Ultrasound

ISBN 978-7-03-067777-8

Ⅰ .①肌… Ⅱ .①雅… ②王… Ⅲ .①肌肉骨骼系统－超声波诊断

Ⅳ .① R680.4

中国版本图书馆 CIP 数据核字（2020）第 265628 号

责任编辑：高玉婷 郭 威 / 责任校对：张 娟
责任印制：霍 兵 / 封面设计：龙 岩

ELSEVIER

Elsevier (Singapore) Pte Ltd.
3 Killiney Road
#08-01 Winsland House I Singapore 239519
Tel: (65) 6349-0200
Fax: (65) 6733-1817

科 学 出 版 社出版
北京东黄城根北街 16 号
邮政编码：100717
http://www.sciencep.com

三河市春园印刷有限公司印刷
科学出版社发行 各地新华书店经销
*
2021 年 2 月第 一 版 开本：889×1194 1/16
2025 年 1 月第五次印刷 印张：23
字数：843 000
定价：238.00 元
（如有印装质量问题，我社负责调换）

谨以此书献给我的妻子Karen和我的女儿Erica和Marie，感谢她们长久以来对我的支持。

感谢我的父母Ken和Dorothy，他们让我感受到努力工作的价值。

感谢我的学生、住院医师、主治医师和技师，他们让我体会到教学的快乐。

感谢我的导师，Marnix van Holsbeeck先生和Donald Resnick先生，他们用丰富的学识和尽职尽责的精神激励着我不断进步。

致 谢

感谢飞利浦医疗给我们提供的超声设备。

译者前言

很高兴有机会将 Jon A. Jacobson 教授的第 3 版《肌骨超声必读》翻译出来并奉献给大家。Jacobson 教授的第 2 版《肌骨超声必读》在我国翻译出版后，受到了广大肌骨超声爱好者的好评，很多医师都认为这是一本非常全面的且图文并茂的好书，是他们学习肌骨超声时必不可少的一本教材。《肌骨超声必读》（中文翻译第 3 版）在前版书的基础上，增加了大量的解剖图片、超声图片与示意图，除此之外，作者结合近几年肌骨超声发展所取得的成果，对书中很多知识点进行了更新、补充和完善，对病变的阐述更加准确、更加详尽，有助于读者更好地了解病变的本质特征。这充分体现了 Jacobson 教授对肌骨超声医学积极进取、刻苦钻研的精神，值得我们去学习。

本书主体框架结构与前版书类似。与其他肌骨超声图书相比，本书有以下几个特点。

1. 文字描述系统而全面。系统、全面讲述了四肢各主要关节的局部解剖、超声检查方法、常见及少见病变的超声诊断。超声检查方法部分详细讲述了检查时患者的体位、探头的选择、各个组织结构的正常声像图特征、常见超声伪像的识别及如何进行动态超声检查。常见病变的超声诊断部分详细讲述了各个组织结构常见病变的超声表现、鉴别方法及如何应用动态超声进行诊断等。

2. 图片丰富、便于理解。对应文字内容，较第 2 版增加了大量高质量的局部解剖学图片、探头位置示意图、局部解剖示意图，以及正常、异常超声图片，非常有助于读者理解与掌握。

3. 紧跟发展前沿。作者结合最新的肌骨超声发展成果，对很多疾病的超声研究结果进行了概括与总结，有助于读者了解最新的发展前沿。

4. 超声诊断与介入治疗相结合。本书的最后一章对超声引导下肌骨病变介入性操作进行全面的阐述，为大家开展超声引导下介入操作提供了很好的指导。

鉴于本书的系统性、全面性、前沿性和实用性，推荐本书作为超声科或疼痛科、康复科、风湿科等临床医师学习肌骨超声检查的必备图书。

译者在翻译过程中力求对书中原文进行准确诠释，若翻译中存在不足和瑕疵，敬请大家批评指正，将不胜感谢。

中国人民解放军总医院第一医学中心超声诊断科

王月香

原书前言

很高兴为大家献上第3版《肌骨超声必读》。自本书第2版出版以来，肌骨超声在临床上的应用及相关研究得到了进一步发展。随着对解剖知识认识的不断增加，超声扫查技术与扫查方法也得到了进一步优化。基于肌骨超声领域的进展和相关的经过同行评议后发表的文章，新版书对一些重要的临床应用和扫查技术进行了更新，增加了近400幅新的图片，包括彩色照片和彩色示意图。

新版书的框架结构与前一版类似。新版书的纸质版增加了第1章和第2章的内容，分别为肌骨超声概论和基本病理改变。第3章至第8章的内容分别为肩部、肘关节、手腕部、髋部与大腿、膝关节及踝、足和小腿超声检查，每一章都对局部解剖、超声扫查方法和该关节的常见病变进行了详细的阐述。为了更好地说明超声扫查方法，术中插入了很多照片以显示探头的位置，并配有相应的超声图片。书中还列入了超声扫查方案和超声报告范例。书中除了阐述肌腱、肌肉、韧带的常见病变外，还涉及了超声在肿块、周围神经和炎性关节炎的应用。第9章对超声引导下肌骨病变的介入操作进行了全面的阐述，此方面为肌骨超声较新的临床应用。书中还用照片模拟了穿刺过程中穿刺针和探头的位置以阐明超声引导穿刺的技术方法。

看到肌骨超声能够继续受到大家的广泛关注，并得到进一步的临床应用，我感到很欣慰。相信通过恰当的超声检查方法结合局部解剖知识与超声检查结果，肌骨超声检查可以在肌骨系统病变的诊治中发挥出越来越重要的作用。

Jon A. Jacobson，MD

目 录

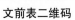

文前表二维码　　　　　文后框二维码

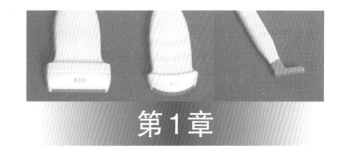

第1章

概　论

一、超声仪器与成像

超声仪器的一个主要组成部分为探头，探头通过电缆与仪器的其他部分包括图像屏幕或显示器和计算机处理系统相连接。检查时，将探头放置于皮肤上，确定所要检查的结构与切面。超声检查的特点：利用声波进行成像而不是电离辐射。超声成像的主要原理为探头晶片的压电效应可使电信号和声能量相互转换。超声仪器将电信号发送至探头，探头将电信号转化为声波。通过探头与皮肤之间的耦合剂，声波可传播至软组织内。声波进入软组织遇到各组织之间的界面后，一些声波返回至皮肤表面和探头内，继而转化为电信号而用于超声成像。当界面两侧的软组织声阻抗差别较大时，声波反射而产生较亮的回声，回声强度与声阻抗差成正比。如声波垂直于所检查物体的表面，其反射的声波要强于不垂直时。除了反射，声波还可以被吸收及在软组织界面间发生折射。探头频率较高或组织黏度较大时，声波的吸收会增多。

超声成像时一个重要的参数为探头的频率，频率的大小决定图像的质量。探头的频率为所产生声波的频率，单位为兆赫兹（MHz）。探头的频率越高，图像的分辨率越高。然而，由于声束被组织吸收，频率高时，声束的穿透力就下降。相反，探头频率较低时，可显示较深的组织结构，但图像的分辨率相对减低。超声探头可分为线阵探头和凸阵探头（图1-1）。线阵探头的声波发射时呈平行线状。此种发射方式非常适合于肌骨系统中呈多条线状排列结构的超声检查，如肌腱，可避免伪像。有时也应用凸阵探头。凸阵探头对于较深的组织可增加显示视野。小的足印线阵探头可用来检查手部、踝部、足部，因为过大探头有时难以很好地与检查部位的皮肤相接触（图1-1C）。

超声仪器的体积、功率、分辨率和价格因仪器不同而不同，这些因素相互关联。例如，超声仪器约3feet×3feet×4feet（1feet＝30.48cm）大小时，其功率往往较大，常有许多成像功能，可支持多个探头，包括能产生高分辨率图像的高频探头。小的便携式超声仪器应用较方便，其体积有的甚至比笔记本电脑还小。尽管

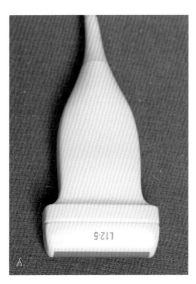
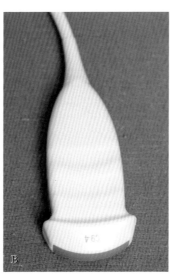
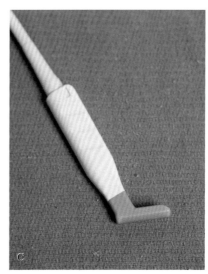

图1-1　探头

A.线阵探头，5～12MHz；B.凸阵探头，4～9MHz；C.袖珍线阵探头，7～15MHz

这些便携式超声仪器的价格比大的超声仪器便宜,但其图像分辨率和临床应用也可能会略逊一筹。目前已有手持式超声设备,但其探头选择较为局限。随着技术的发展,这些设备之间的差别逐渐缩小,表现为便携式超声仪器的功能越来越强大,而大型超声设备的体积逐渐变小。因此,选择超声仪器时要考虑仪器的应用方法、可检查的部位、仪器的便携性和超声仪器的功能。

二、超声检查方法

超声检查时,检查者将探头放置于所检查结构的皮肤表面。局部要涂足够的超声耦合剂,以使声束能很好地从探头传播至软组织内,并从软组织内反射回探头以转化为超声图像。相对于耦合垫,笔者更倾向在局部应用较厚的耦合剂。耦合剂液性指数较大时,由于易流动而不宜固定在检查部位。一般用检查者的优势手拿探头,探头放在拇指和其余手指之间,探头的底部接近手的尺侧(图1-2A)。检查时,注意要用小指或手掌根部(图1-2B)稳定探头,以维持探头在皮肤上适当的压力,并避免探头晃动,还可细微调整探头的位置。从探头发射的声束聚焦在相对于探头短轴的位置,因此每次侧动探头的范围仅为1mm。

描述扫查过程中探头移动的术语有多种。头尾倾斜是指探头在其长轴的角度变化(图1-3A),左右倾斜是指探头向左右两侧的角度变化(图1-3B)。做此两种动作时,探头的位置并未发生变化,改变的只是其角度。

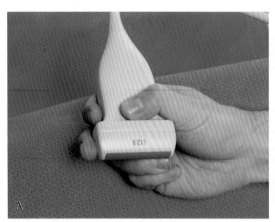
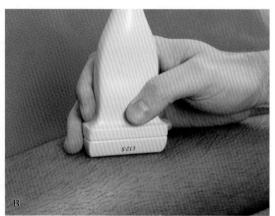

图1-2 探头位置

A、B.通过探头、检查者手部、患者皮肤之间的相互接触而稳定探头

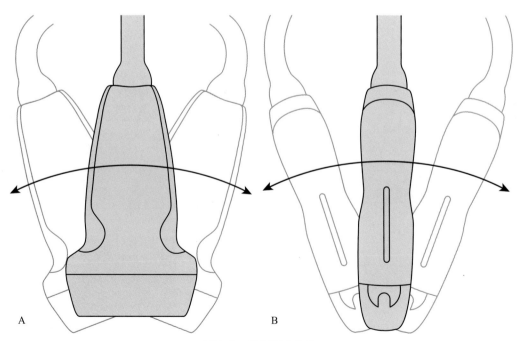

图1-3 探头移动方法

A.头尾倾斜法;B.左右倾斜法(图片改编自Carolyn Nowak, Ann Arbor, Michigan; http://www.carolyncnowak.com/medtech.html)

移动探头是指探头移到一个新的位置并保持垂直于皮肤。扫查是指保持手部姿势稳定而将探头从一侧滑向另一侧，如同扫地动作。

至于功效学，恰当的超声检查方法可以减轻操作者的疲劳和职业性劳损。检查时，持探头的手可放置于患者检查部位处以减轻该侧手臂的疲劳。另外，检查时持探头的手要低于同侧的肩部并使肘部靠近身体，这样可减轻肩部的疲劳。检查者的座椅高度要适中，最好带有轮子和靠背，这样能利于移动并增加舒适度。最后，超声显示屏应在患者的附近，使操作者可同时看到显示屏和患者，以减少检查者头部或颈部的转动。

肌骨超声检查同磁共振成像（MRI）检查相似，有3个基本的步骤。第一个步骤：依据局部解剖学知识，对所检查结构进行长轴切面和短轴切面检查。对骨性标志结构的识别有利于方位的确定。第二个步骤为消除伪像，超声检查中特指各向异性伪像（见后面的讨论）。当显示位于骨浅侧的软组织结构时，如声束方向垂直于骨表面，则深部的骨质可呈强回声，边界清晰，此时可提示骨质浅侧的软组织不会出现各向异性伪像。第三个步骤为对病变性质的确定。前两个步骤都利用了骨性结构识别局部的解剖结构、检查切面及判断声束是否垂直以避免各向异性伪像。

三、超声声像图特征

超声检查时，检查部位涂适量的耦合剂，探头放置在耦合剂上，此时超声显示屏上可出现矩形图像（当所用探头为线阵探头时）。图像的顶端为邻近探头的浅侧软组织，图像的下方代表深层组织（图1-4）。为了更好地理解超声图像，可以把声束当作一个切面自探头沿其长轴向深方延伸。超声图像就是这样一个切面。图像的

左侧和右侧代表探头的两端，可通过超声仪器上的左右翻转按钮或旋转探头180°进行左右互换。显示所检查结构的长轴切面时，通常将该结构的近侧显示在图像的左侧，将其远侧显示在图像的右侧。

检查时注意调整各种参数以优化图像的质量及增加图像的分辨率和清晰度。第一个步骤为选择适当的探头和探头频率。高频率（10MHz以上）超声探头可用于浅表结构的检查，而低频率超声探头则用于深部结构的检查。肌骨超声检查常用线阵探头，但检查位置较深的部位如髋部时，可应用凸阵探头。选择探头并将探头放置在患者检查部位后，接下来要调整检查的深度，可通过调整仪器上的按钮实现。调整深度的目的为显示所检查的结构并使其位于显示屏的中部（图1-5A，图1-5B）。接下来如超声仪器有聚焦功能可调整声束的聚焦部位，聚焦点通常显示在超声图像的一侧，以光标或其他符号表示。对检查感兴趣区使用的聚焦点数量不宜过多，因增加聚焦点会降低帧频。调整聚焦时，要将聚焦点放置在所检查结构的深度以增大分辨率（图1-5C）。有些超声仪器为宽带聚焦，则不需要移动聚焦位置。最后，可通过仪器上的按钮调整增益以增大或减小图像上回声的亮度，图像的亮度也与检查室内光线的亮度有关（图1-5D）。恰当地调整增益可使正常软组织结构的声像图特征得以清晰显示（详见后面的论述）。

声束传播到探头下方的软组织内并被反射回探头后即可产生超声图像。在两侧软组织声阻抗差较大的界面处，较多的声波被返回，导致图像上的回声较亮，被称为"强回声"，如骨与软组织之间的界面。此界面深方由于声影的产生而完全呈黑色，因为声束无法穿过此界面。图像上无回声的区域称为"无回声"，而较弱回声的区域称为"低回声"。如一个结构的回声与邻近组织相似，则称为"等回声"。

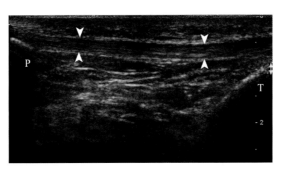

图1-4 正常髌腱

超声显示髌腱长轴切面（箭头）呈纤维状高回声。P.髌骨；T.胫骨

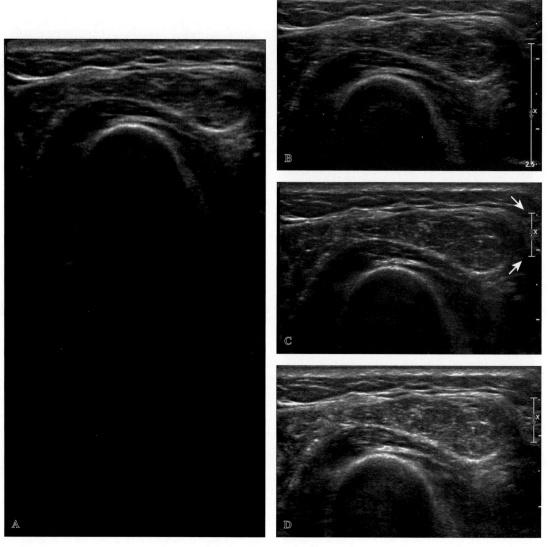

图1-5　超声图像的优化

A.前臂肌肉超声图像，深度、聚焦和增益不恰当；B.调整图像的深度以使感兴趣区位于图像的中部；C.减小聚焦区的宽度并使其位于感兴趣区的中部；D.增加了增益

四、正常结构的声像图特征

正常的肌骨组织在超声上有特征性的表现。正常肌腱呈高回声，内部呈纤维状结构（图1-4）。仔细观察，肌腱内部的线状纤维状结构代表腱内膜，其内含有结缔组织、弹性纤维、神经末梢、血管和淋巴管。肌腱长轴切面检查时，肌腱纤维可显示呈连续状。长轴切面上，常规将肌腱近端显示在图像的左侧，而肌腱的远侧显示在图像的右侧。短轴切面上，正常肌腱纤维呈短线状高回声（图1-9A）。正常肌肉组织呈相对低回声（图1-6）。仔细观察，于低回声的肌肉组织内可见纤细的纤维分隔（肌束膜）呈高回声。肌束膜包绕低回声的肌纤维束。骨表面或钙化常呈强回声，后方可见声影；如骨表面较平滑，其后方有时可见混响伪

像。骨关节面表面的透明软骨呈低回声且较均匀（图1-7A，图1-7B），而纤维软骨，如髋关节和肩关节的盂唇、膝关节半月板，可呈高回声（图1-7B）。韧带可呈高回声、分层状结构，且较肌腱结构更为致密（图1-8）。韧带常位于两个骨之间。当韧带周围为高回声的皮下脂肪组织时，韧带可呈相对低回声，但当显示韧带长轴切面且声束垂直于韧带时，韧带可呈致密的高回声。

正常周围神经内部呈束状结构，其内的神经纤维束呈低回声，神经束膜由于为结缔组织而呈高回声（图1-9）。较粗周围神经的周围常可见高回声的脂肪组织。短轴切面上，周围神经显示为蜂窝状或斑点状回声而易于识别。由于周围神经内部呈高回声和低回声混杂的结构，其超声表现可随周围组织回声的不同而不同。例如，正中神经在前臂时，由于被低回声的肌肉组织所包

绕而呈相对高回声；相反，其在远侧腕管内时，由于被周围高回声的肌腱所包绕而呈相对低回声（见图5-4D）。表皮和真皮一起呈高回声，而皮下组织内可见低回声的脂肪组织和高回声的纤维分隔（见图1-7）。

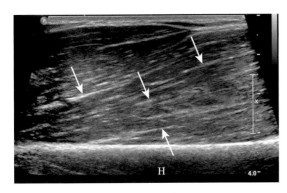

图 1-6　肌肉

超声于肱肌和肱二头肌长轴切面显示肌肉组织呈低回声，其内可见纤维脂肪分隔呈高回声（箭）。H.肱骨

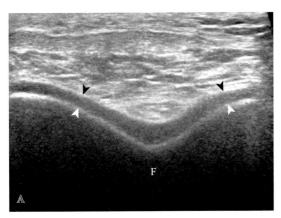

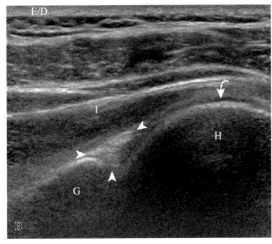

图 1-7　软骨

A.超声于股骨远端横切面显示透明软骨呈低回声（箭头）。F.股骨。B.冈下肌腱（I）长轴切面显示高回声的纤维软骨盂唇（箭头）和低回声的透明软骨（弯箭）。注意表皮和真皮（E/D）呈高回声，皮下组织呈低回声，内可见高回声的分隔。G.关节盂；H.肱骨

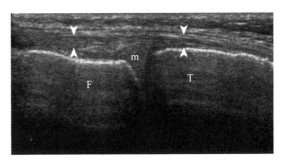

图 1-8　膝胫侧副韧带

超声显示膝胫侧副韧带长轴切面呈致密的纤维状高回声（箭头）。F.股骨；m.半月板；T.胫骨

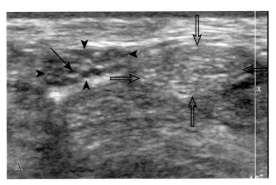

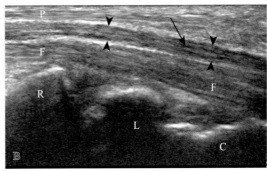

图 1-9　正中神经

A.超声于正中神经横切面显示神经纤维束呈低回声（箭），其旁桡侧腕屈肌腱呈高回声（空心箭）。B.正中神经（箭头）长轴切面显示神经纤维束呈低回声（箭）。其旁可见指屈肌腱（F）和掌长肌腱（P）呈纤维状高回声。C.头状骨；L.月骨；R.桡骨

五、超声伪像

肌骨超声检查中常会出现一些超声伪像，应注意识别。其中一个伪像为各向异性伪像。检查肌腱时，如声束垂直于肌腱，则可显示肌腱特有的纤维状高回声特征。但如声束相对肌腱长轴略微倾斜，即使2°～3°的角度，肌腱特征性的超声表现可消失。倾斜角度越大，肌腱回声越低（图1-10～图1-13）。一个组织的特征如可以随着声束方向的不同而发生改变，该组织即为各向异性。这种各向异性伪像可以发生于纤维状组织中，如肌腱和韧带，肌肉也可受一定程度的影响。由于异常的

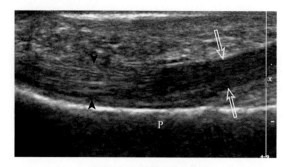

图1-10　各向异性伪像

超声于手指屈肌腱长轴切面显示正常肌腱呈高回声（箭头），肌腱走行倾斜而不垂直于声束时可呈低回声（空心箭）。P.近节指骨

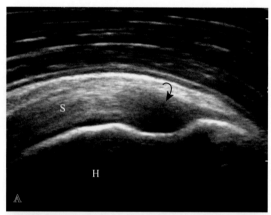

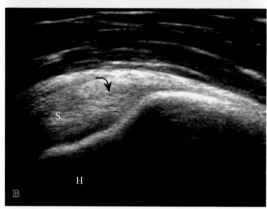

图1-11　各向异性伪像

A.冈上肌腱（S）远段长轴切面，由于肌腱不垂直于声束出现各向异性伪像而呈低回声（弯箭）；B.调整探头位置使肌腱垂直于声束后可消除该伪像。H.肱骨

肌腱和韧带可显示为低回声，因此超声检查过程中，一定使声束垂直于所要检查的肌腱或韧带，以避免各向异性伪像的发生。检查形态弯曲的结构时，如冈上肌腱远段，应随时调整探头的位置以避免出现各向异性伪像所导致的肌腱回声减低（图1-11）。肌腱和韧带的长轴切面和短轴切面均可出现各向异性伪像，其发生是由于声束与所检查结构长轴之间不垂直（图1-12）。因此，为消除各向异性伪像，探头可在肌腱或韧带的长轴切面上进行上下倾斜动作以变化角度。在长轴切面上，探头可做头尾倾斜动作（见图1-3A），在短轴切面上，探头可左右

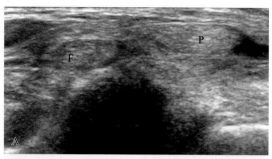

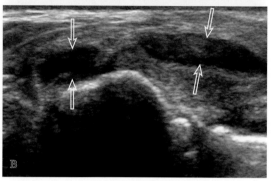

图1-12　各向异性伪像

A.超声于踝部胫骨后肌腱（P）和趾长屈肌腱（F）短轴切面显示正常肌腱呈高回声；B.左右侧动探头时肌腱可出现各向异性伪像而呈低回声（空心箭），而周围高回声的脂肪组织则无此变化，由此可帮助确定肌腱

倾斜（见图1-3B）。各向异性伪像虽然为一种超声伪像，但可以利用该伪像对肌腱和韧带进行识别，尤其是当肌腱或韧带周围为高回声的软组织时，如踝部和腕部。对肌腱进行短轴切面检查时，侧动探头时肌腱可由于各向异性伪像而呈低回声，而周围脂肪组织回声则不会发生变化，以此对肌腱进行识别（图1-12）。一旦确认为肌腱，检查时要避免各向异性伪像以免误认为病变。各向异性伪像还可以用来识别一些韧带，如踝部的韧带，这些韧带的周围常为高回声的脂肪组织（图1-13）。另外，当肌腱由于各向异性伪像而呈低回声时，肌腱内的钙化可显示得更清楚（见图3-63）。进行介入性超声操作时，穿刺针可由于不垂直于声束而显示不清，此为穿刺针的各向异性伪像（见图9-8）。

另一重要伪像为声影，其发生是由于声束被反射、吸收或折射，超声上表现为自界面向深方延伸的无回声区。声影可发生在骨或钙化灶（图1-14）、一些异物（见第2章）和气体的后方。曲率半径较小的结构或较粗糙的结构后方可产生清晰的声影，而曲率半径较大的结构或较光滑的结构后方则产生不清晰的声影（由于合并混响回声）。折射声影也可见于某些结构的边缘，如异物或跟腱、髌腱的断裂端（图1-15）。

还有一种伪像称为后方回声增强，可见于液体的后方（图1-16，图1-17），以及一些实性软组织肿瘤的后方，如周围神经鞘瘤（见图2-59）和色素沉着绒毛结节性滑膜炎（腱鞘巨细胞瘤）（图1-18）。在液体和这些肿

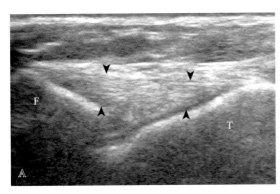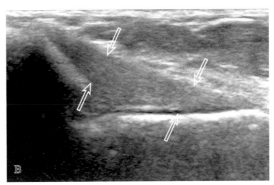

图1-13 各向异性伪像

A.超声于踝部距腓前韧带长轴切面可见正常韧带呈高回声（箭头）；B.头尾倾斜探头时由于各向异性伪像韧带呈低回声（空心箭），而周围高回声的脂肪组织则无此变化，由此可帮助确定韧带。F.腓骨；T.距骨

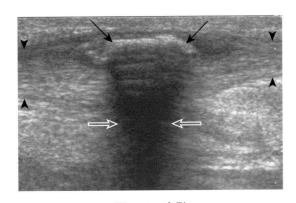

图1-14 声影

超声于跟腱长轴切面（箭头）显示其内的骨化灶（箭）呈强回声，后方伴声影（空心箭）

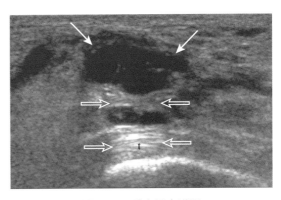

图1-16 后方回声增强

超声显示踝部的腱鞘囊肿（箭），囊肿后方可见回声增强（空心箭）。t.跛长屈肌腱

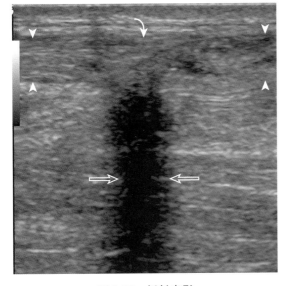

图1-15 折射声影

超声于跟腱长轴切面（箭头）显示完全断裂处（弯箭）的声影（空心箭）

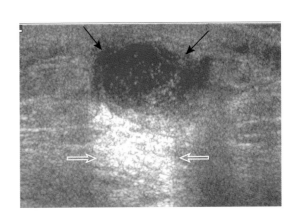

图1-17 后方回声增强

超声显示肩部的软组织脓肿（箭），脓肿后方可见回声增强（空心箭）

瘤中，由于声束相对于周围组织衰减较少，其后方的软组织回声相对增高。

肌骨超声检查中，还有一种伪像称为后方混响伪像，可发生于表面较为平滑的结构后方，如金属或骨的后方。此种情况下，声束可在探头和平滑的表面之间来回反射，导致该结构后方产生一系列线状反射回声。如这些系列回声较为连续，则称为"振铃"伪像，有时可见于金属的后方（图1-19）。这些混响伪像发生在金属的后方，因而不影响超声对金属浅侧软组织的显示。与后方混响有关的为彗星尾征，如软组织内气体所致的彗星尾征（图1-20），显示为界面后方较短范围且逐渐变

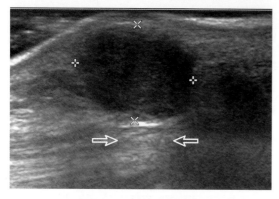

图 1-18　后方回声增强

超声显示色素沉着绒毛结节性滑膜炎（腱鞘巨细胞瘤）（╳与标尺之间）的后方可见回声增强（空心箭）

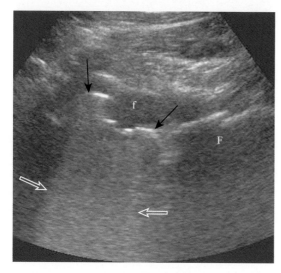

图 1-19　振铃伪像

全髋置换术后，超声长轴切面显示金属表面呈强回声（箭），后方可见振铃伪像（空心箭）。注意浅侧的关节腔积液（f）和邻近的自身股骨（F）

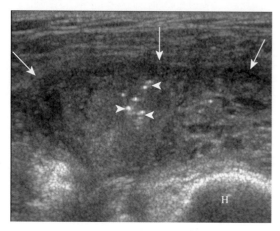

图 1-20　彗星尾征

超声显示感染的肩峰下－三角肌下滑囊（箭）内气体呈强回声，后方可见彗星尾征（箭头）。H.肱骨大结节

窄的亮回声。

还有一种伪像称为声束宽度伪像，又称部分容积效应，发生于声束相对于所显示结构较宽时。如显示较小的结石时，由于声束相对较宽而结石后方的声影显示不明显。此现象可通过移动聚焦区域至感兴趣区消除。

六、其他超声检查技术

一些超声仪器还具有其他可增强其检查和诊断的功能。其中一种为空间复合成像技术。不同于常规超声，空间复合超声技术从不同的角度进行成像，将信息整合在一幅图像上，这样就提高了对组织切面的识别，但它具有平滑效果，且由于图像为复合而成，更易受移动影响（图1-21）。应注意的一点为空间复合成像有可能消除异物所产生的超声伪像而使异物不易显示（图2-47）。

另外一种超声技术为组织谐波成像技术。常规超声通过接受基波或发射波频率的声波而成像，而组织谐波成像则利用声束在组织传播过程中产生的谐波进行成像，可提高超声对深部组织的显示能力，也可提高超声对关节和肌腱表面的显示能力。谐波成像还可清晰显示软组织肿块的边界（图1-22）或局部充填液体的肌腱撕裂部位（图1-23）。应用该项技术时应注意，常规超声时肌腱病病变处为低回声，谐波成像时，病变回声更低，可呈无回声而类似肌腱撕裂。

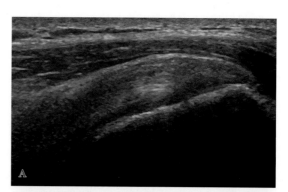

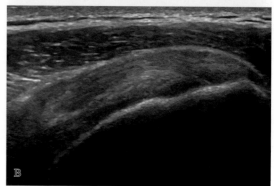

图 1-21　空间复合成像

超声显示冈上肌腱。A.未应用空间复合成像技术；B.应用了空间复合成像技术，图像得到柔化

有些超声仪器还具有超声成像扩展功能，可在实时扫查过程中将所扫查的图像进行连续成像，因而可显示整条肌肉自其起点至止点的范围，也有助于测量较大的病变（如肿瘤或肌腱撕裂）及显示病变全貌（图1-24，图1-25）。有的仪器无扩展成像功能，但有双幅显示功能，可将两幅图像同时显示在显示屏上而增大显示范围。

还有一些较新的超声技术，其在肌骨超声的临床应用价值还有待于进一步研究。其中一项为三维超声技术，需要获取三维的信息（通过机械扫查或手动扫查），

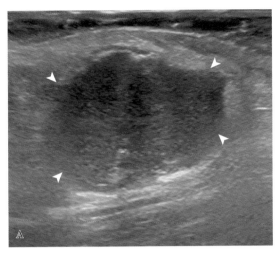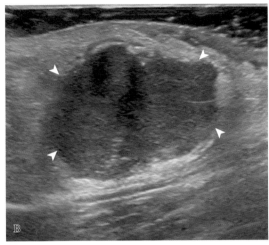

图1-22 组织谐波成像

超声显示复发的巨细胞肿瘤（箭头）。A.未应用组织谐波技术；B.应用了组织谐波技术，肿块的边界显示得更清晰，注意其后方可见回声增强

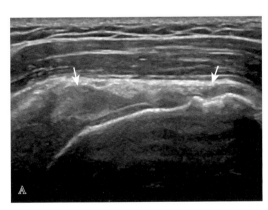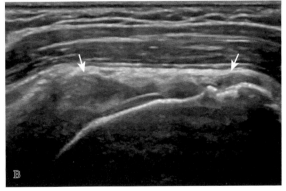

图1-23 组织谐波成像

超声于长轴切面显示冈上肌腱完全断裂（箭）。A.未应用组织谐波技术；B.应用了组织谐波技术，肌腱断端之间的积液回声更低，肌腱回缩的断端显示得更清晰（右侧箭）

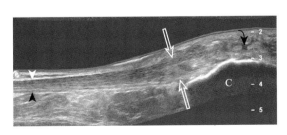

图1-24 超声扩展成像

超声于跟腱长轴切面显示其内肌腱病变肿胀、回声减低（空心箭），跟腱后滑囊可见炎性改变（弯箭）。注意跟腱近段厚度正常（箭头）。C.跟骨

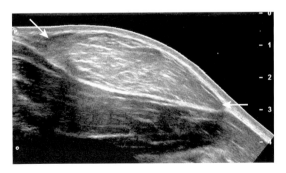

图1-25 超声扩展成像

超声可显示脂肪瘤的全貌（两箭之间）

最终可实现图像在任何切面的重建（图1-26）。此项技术已被用于肩袖撕裂的评估和对软组织体积（如肿瘤或增生滑膜的体积）的测量。另一种技术为融合成像，为将实时超声图像叠加在CT或MRI上，可用于骶髂关节注射时引导穿刺针进针。最后一项技术为弹性超声，可用于评估组织的弹性特征。弹性超声成像技术包括3种，分别为按压式弹性超声（利用手工按压）、剪切波弹性超声（利用具有方向性的剪切波）和瞬时弹性超声（利用一短的脉冲波）。在按压式弹性超声成像技术中，按压组织导致组织应变或移位；组织较硬时移位较小，超声上显示为蓝色；而组织较软时移位较大，超声上显示为红色（图1-27）。在肌骨超声中，正常肌腱显示为蓝色，而肌腱内的肌腱病区域，如跟腱或肘部伸肌总腱内的肌腱病区域则显示为红色。利用剪切波弹性超声技术和瞬时弹性超声技术中，通过测量剪切波速度以评估组织的弹性，其优点为操作者依赖性较小和可提供定性和定量的信息。

七、彩色和能量多普勒技术

多数超声仪器具有彩色和能量多普勒功能，有的仪器还有频谱分析功能。彩色和能量多普勒技术利用了多普勒效应，即物体的频率在朝向或背离某一参考点时其频率会发生改变以获取血流的信息。彩色血流成像技术对血流进行彩色编码并叠加在灰阶超声图像上。通常将朝向探头的血流设置为红色，背离探头的血流设置为蓝色（图1-28）。脉冲多普勒或双功多普勒可显示超声图像及血流频谱（图1-29）。多普勒成像时仪器参数的调节非常重要。减小感兴趣区的宽度和增加帧频有助于血流的显示。纠正混叠现象（血流的频移高于所显示频率的高限时，可导致频率测量的错误），可通过增加脉冲重复频率、减小超声频率或增加声束与血流之间的角度来实现。能量多普勒为彩色多普勒超声的另外一种技术，与常规彩色多普勒比较可更敏感地显示血流（敏感显示小血管和低速血流），但不同的超声仪器其显示血流的敏感性会存在差异。与常规彩色多普勒超声不同，能量多普勒超声上的血流只有一种颜色，与血流的方向无关（图1-30）。能量多普勒对探头的移动非常敏感，因而易产生闪烁伪像。多普勒超声检查时，应注意调整彩色增益，因增益过高时可出现伪像，而增益过低时可导致假阴性。能量多普勒成像时，调节背景颜色（无灰阶显像）使最低水平的背景色均匀一致而几乎无稍高水平颜色出现。

彩色或能量多普勒成像时，血流信号增多可见于组织的血流灌注增加、炎症和新生血管生成时。检查软组织时，彩色或能量多普勒超声可用于确定无回声的管状结构是否为血管及其内是否有血流信号。对于肿瘤性病变，增多的血流信号可能提示瘤内新生血管生成，有时可提示为恶性肿瘤（图1-31）。肿瘤内如无血流显示，常倾向良性，而恶性肿瘤常显示增多的血流信号和不规

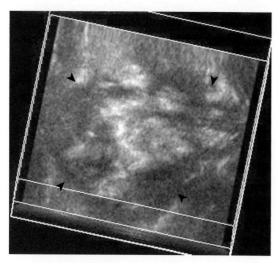

图1-26　三维成像

冠状切面三维超声重建图像显示大腿不均质的肉瘤（箭头）

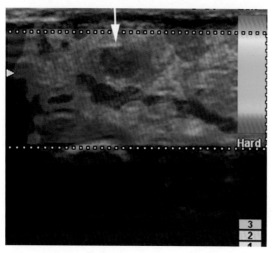

图1-27　超声弹性成像：异物肉芽肿

超声于肘部伸肌总腱显示缝线肉芽肿（白色箭下方的蓝色瘤样区域）。注意较硬的组织显示为蓝色，而较软的组织显示为红色（由Y. Morag，Ann Arbor，Michigan馈赠）

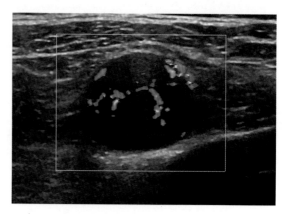

图1-28　彩色多普勒：神经鞘瘤

彩色多普勒显示周围神经鞘瘤呈低回声，其内血流信号增多

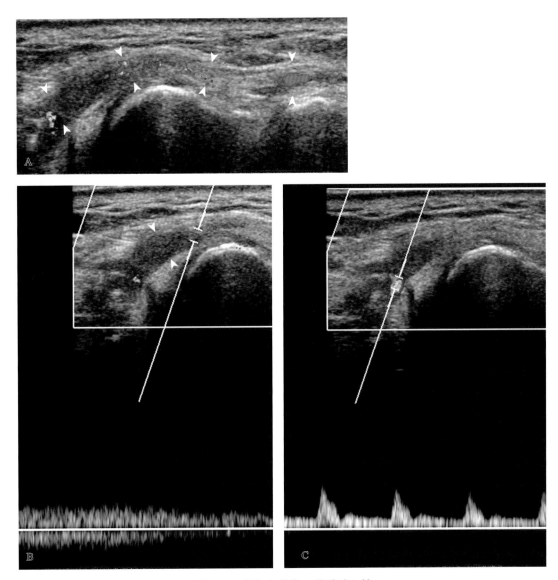

图1-29 彩色多普勒：桡动脉血栓

A.彩色多普勒于腕部桡动脉长轴切面（箭头）显示血栓呈低回声，其内血流信号减少；B.脉冲多普勒于血栓处未见正常的动脉血流频谱；C.血栓远侧可见来自掌深弓的血流信号

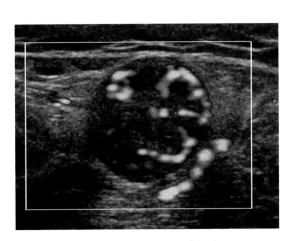

图1-30 能量多普勒：神经鞘瘤

能量多普勒显示周围神经鞘瘤呈低回声，其内血流信号增多

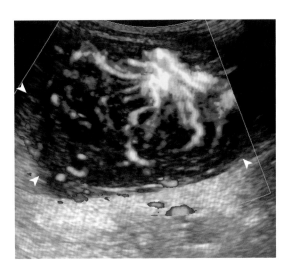

图1-31 能量多普勒：B细胞淋巴瘤

能量多普勒显示淋巴瘤呈低回声（箭头），其内血流信号增多。注意其后方可见回声增强

则的血管，但这些征象并不特异。浅表淋巴结、良性肿大淋巴结常无血流或表现为淋巴门处的血流，而恶性肿大淋巴结则多为斑点状、周边型或混合型血流（见第2章）。彩色多普勒或能量多普勒超声也有助于鉴别混杂性积液与肿块或滑膜炎：混杂性积液内无血流信号，而肿瘤或滑膜炎内常可见血流信号增加。炎性关节炎经过治疗，如彩色多普勒和能量多普勒超声显示其内的血流信号减少，可提示治疗有效。超声引导下活检时可应用彩色多普勒超声以避免损伤主要的大血管。

八、动态成像

超声与其他静态影像学如X线、CT和常规MRI检查相比，其优势为动态成像。基本的一点为超声检查时可根据患者的病史、症状和查体发现而直接对可疑患处进行检查。实际上不管超声对某一关节的检查流程是什么，检查者都应该对患者所述的疼痛位置和局部有症状处进行重点检查。超声检查过程中，当探头在病变处加压而引起局部疼痛时，患者可立即反馈给检查者。对于患者可触及的病变，直接在病变处检查可确保超声所显示的病变确实为患者所触及的病变。探头加压时对病变形态的变化进行分级，可提供关于软组织肿瘤更多的信息，如脂肪瘤常较软且柔韧。

检查肩袖撕裂时，探头局部加压有助于了解全层撕裂时肩袖体积减小程度。检查周围神经时，探头在神经卡压的部位进行加压时可引起症状而有助于病变确定。探头在断端神经瘤处加压时也有助于判断该神经瘤是否为引起患者症状的神经瘤。判断混杂性积液较为困难时，探头可在病变处进行不同程度加压，如显示病变内碎屑的振荡或流动征象，则提示病变为液性。相反，增生的滑膜仅能被轻度按压，其内也无回声流动征象，彩色或能量多普勒于其内多可见血流信号。

动态超声检查亦有助于判断肌肉、肌腱或韧带是否完全撕裂。如怀疑肌肉、肌腱完全撕裂，可在长轴切面实时观察肌-腱系统的主动收缩或被动拉伸情况。如于撕裂部位显示肌肉或肌腱的两个断端在动态活动中相互分开，则提示为完全撕裂。对于韧带撕裂，于韧带的长轴切面对韧带所连接的关节进行牵拉，可有助于判断韧带是否撕裂及关节间隙有无异常增宽。例如，检查肘内侧副韧带时，可对肘关节进行外翻加压以判断该韧带有无撕裂。

动态超声最后一个应用为显示仅在肢体活动或在某一特殊体位时才出现的病变。如在肩部外旋时判断肱二头肌长头肌腱有无半脱位或脱位，肘部屈曲时判断有无尺神经脱位、肱三头肌弹响，踝背屈和外翻时判断腓骨肌腱有无脱位，伸屈髋部时判断局部有无弹响。肌肉收缩时可用于检查肌疝。让患者做Valsalva动作进行动态超声检查，可用来判断腹股沟疝。除前面所述的例子，如患者主诉在某一动作或体位时出现不适，应将探头放置于患处，让患者重复该动作或体位以引发症状。

精选参考文献

1. Gimber LH，Melville DM，Klauser AS，et al：Artifacts at musculoskeletal US：resident and fellow education feature. Radiographics 36（2）：479-480，2016.

2. Anvari A，Forsberg F，Samir AE：A primer on the physical principles of tissue harmonic imaging. Radiographics 35（7）：1955-1964，2015.

3. Klauser AS，Peetrons P：Developments in musculoskeletal ultrasound and clinical applications. Skeletal Radiol（Sep 3），2009.

4. Klauser AS，Miyamoto H，Bellmann-Weiler R，et al：Sonoelastography：musculoskeletal applications. Radiology 272（3）：622-633，2014.

5. Boote EJ：AAPM/RSNA physics tutorial for residents：topics in US：Doppler US techniques：concepts of blood flow detection and flow dynamics. Radiographics 23（5）：1315-1327，2003.

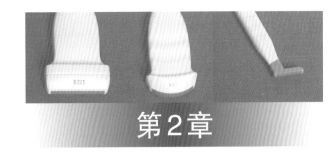

基本病理改变

一、肌肉和肌腱损伤

肌肉和肌腱损伤可分为急性和慢性。急性损伤多为直接撞击伤、肌肉在收缩状态时的拉伤或穿透伤。急性肌肉损伤在临床上可分为 I 级（肌纤维未见明显断裂）、II 级（肌纤维部分断裂或中度断裂，肌力降低）、III 级（肌纤维完全断裂）。超声图像上，肌肉挫伤和出血急性期显示为高回声（图2-1）。过量和高强度的肌肉活动后，肌肉可出现暂时水肿而导致超声上表现为弥漫回声增高改变，称为迟发性肌肉酸痛（delayed onset muscle soreness）（图2-2）。肌肉撕裂表现为肌内异常低回声或混合回声、肌肉缺损。完全撕裂的一个重要征象为肌肉或肌腱回缩，在肌肉主动收缩或被动移动时较为明显。

血肿在后期其回声逐渐减低（图2-3），但常表现为不均质的混杂回声（图2-4）。软组织内血肿在吸收过程中，自周边可逐渐缩小，回声增高（图2-5），有时可残留无回声的积液或血清肿（图2-6）。髋部可发生一种脱袖性损伤，导致皮下与肌层之间出血，此病变称为Morel-Lavallée病变（图2-7）。如瘢痕组织形成，则病变呈高回声（图2-8）。如形成异位骨化则病变在超声上表现为强回声，后方伴声影（图2-9）。肌肉损伤区有时可发生骨化，称为骨化性肌炎（图2-10），超声可较X线检查更早发现其内的矿化。CT检查可显示骨化性肌炎的特征性改变，即病变周边矿化，而超声由于受病灶声影的影响而显示受限。肌肉或其支配神经的陈旧性损伤，可导致肌肉萎缩，超声上显示为肌肉回声增高、体积减小（图2-11）。

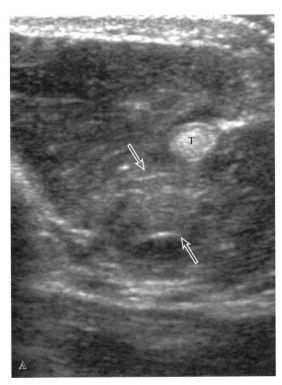

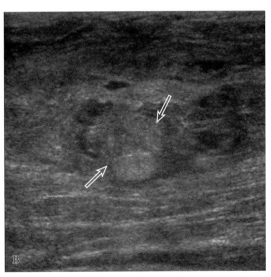

图2-1 急性肌肉损伤

超声于鱼际肌（A）和胫骨前肌（B）内显示出血区域呈高回声（空心箭）。T.肌腱

13

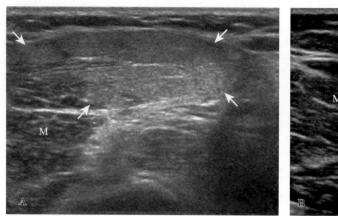
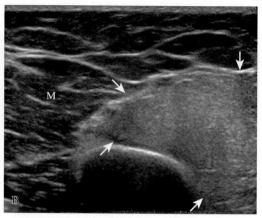

图2-2 迟发性肌肉酸痛

超声分别于2例患者的肱桡肌（A）与肱肌（B）短轴切面显示弥漫性肌肉水肿，呈高回声（箭）。M.正常肌肉组织

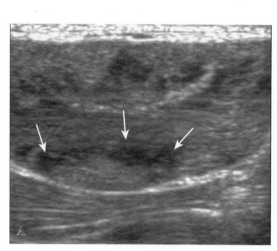
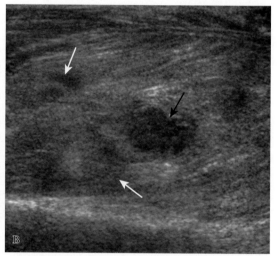

图2-3 亚急性肌肉损伤

超声于鱼际肌（A）与胫骨前肌（B）显示出血区域呈不均质低回声（箭）

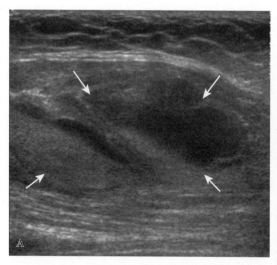
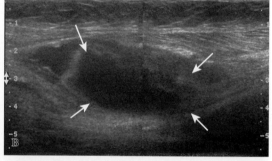
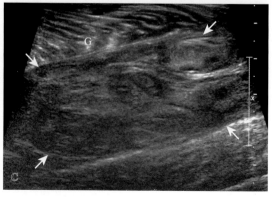

图2-4 出血

超声于胸大肌（A）、腓肠肌内侧头（B）和比目鱼肌（C）显示出血区域呈不均质的混杂回声（箭）。G.腓肠肌

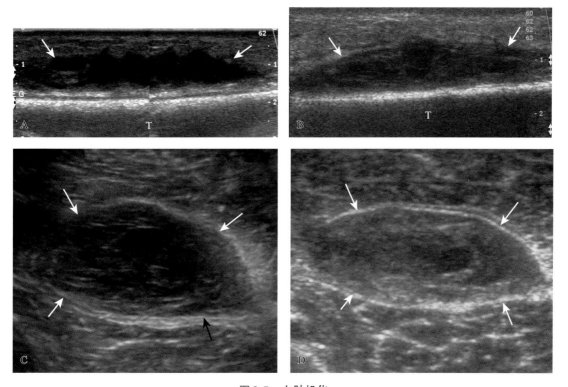

图2-5 血肿机化

超声分别于胫骨前面（A、B）和小腿内（C、D）显示血肿（箭）体积减小、周边回声增强（A与B、C与D比较）。T.胫骨

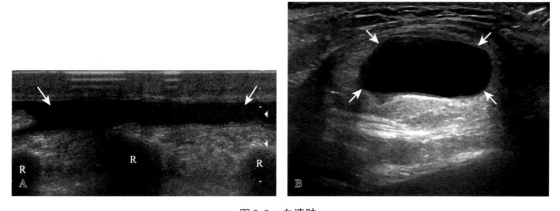

图2-6 血清肿

A、B.超声分别于2例患者显示既往出血部位表现为无回声积液（箭）。R.肋骨

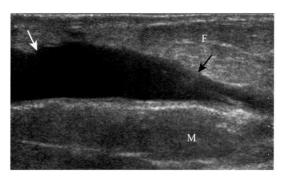

图2-7 Morel-Lavallée病变

超声于皮下脂肪（F）与肌肉组织（M）之间既往血肿处可见无回声积液（箭）

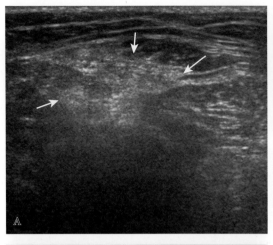

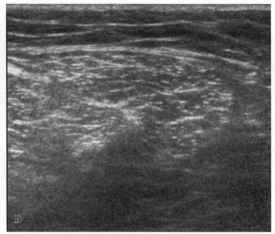

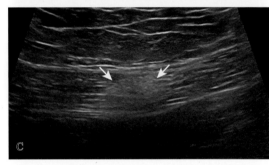

图2-8　肌肉瘢痕组织
A.超声于患侧半膜肌显示瘢痕组织形成，呈高回声（箭），病变肌肉组织体积减小；B.对侧正常肌肉组织；C.长轴切面显示股直肌内局灶性回声增高（箭）

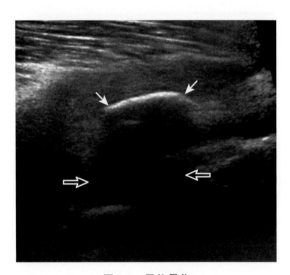

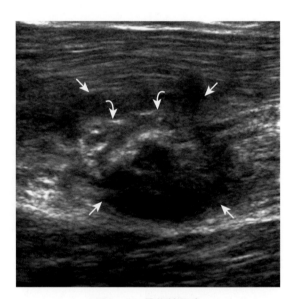

图2-9　异位骨化
超声显示异位骨化灶表面呈强回声（箭），后方伴声影（空心箭）

图2-10　骨化性肌炎
超声显示低回声积血（箭）内部可见强回声骨化（弯箭）

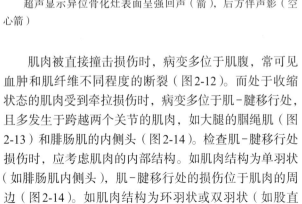

肌肉被直接撞击损伤时，病变多位于肌腹，常可见血肿和肌纤维不同程度的断裂（图2-12）。而处于收缩状态的肌肉受到牵拉损伤时，病变多位于肌-腱移行处，且多发生于跨越两个关节的肌肉，如大腿的腘绳肌（图2-13）和腓肠肌的内侧头（图2-14）。检查肌-腱移行处损伤时，应考虑肌肉的内部结构。如肌肉结构为单羽状（如腓肠肌内侧头），肌-腱移行处的损伤位于肌肉的周边（图2-14）。如肌肉结构为环羽状或双羽状（如股直

肌的斜头），损伤可位于其远端的肌-腱移行处或由于中心腱撕裂而位于肌腹内（见第6章图6-65A）。肌-腱移行处损伤由于出血和积液可显示为不同的回声，与损伤的时期和纤维断裂的程度有关。被动活动关节或主动收缩肌肉时，如在损伤部位显示断端回缩，则提示为完全断裂。在儿童急性肌腱损伤时，有时可发生肌腱止点处的撕脱骨折，骨折片显示为强回声，后方有时可见声影。

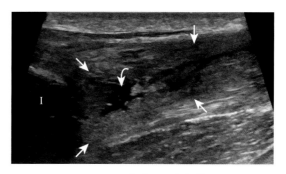

图2-13 半膜肌近段损伤

超声于半膜肌腱起点处长轴切面显示肌腱异常肿胀、回声减低且不均匀（箭），内部可见无回声撕裂（弯箭）。I.坐骨

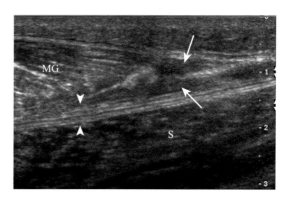

图2-14 腓肠肌内侧头撕裂

长轴切面于腓肠肌内侧头远段显示肌-腱移行处撕裂，呈低回声（箭）。注意跖肌腱保持完整（箭头）。MG.腓肠肌内侧头；S.比目鱼肌

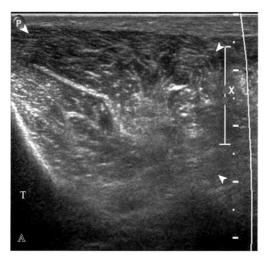

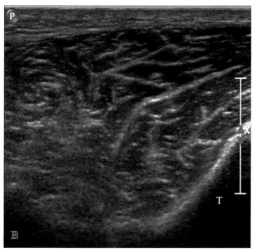

图2-11 肌肉萎缩

A.超声显示患侧的胫骨前肌体积缩小、回声增高（箭头）；B.无症状的对侧肌肉。T.胫骨

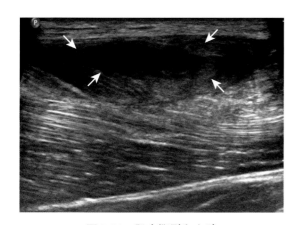

图2-12 肌肉撕裂和血肿

长轴切面显示肱三头肌内血肿呈不均质的低回声（箭），伴有部分肌纤维断裂

　　对于穿透伤或割裂伤，急性肌肉和肌腱的损伤可发生于任何部位，可根据查体的阳性体征指导超声检查的部位。肌肉和肌腱损伤还可以分为部分撕裂或完全撕裂。动态超声检查有助于两者的鉴别，因肢体活动时完全断裂所致的断端回缩会更明显。穿透伤时如气体进入损伤部位，可增加超声检查的难度，因气体显示为强回声，其后方可见不均质的声影。除肌肉肌腱损伤外，穿透伤还可累及骨与周围神经（见第6章中的图6-93B）。

　　慢性肌肉和肌腱损伤多为劳损所致，肌腱常可发生退行性改变和撕裂。研究显示，病变肌腱内可见嗜酸性、纤维性或黏液性退变，而无急性炎症，因此用"肌腱病（tendinosis）"而不是用"肌腱炎（tendonitis）"这个名词。超声图像上，肌腱病显示为肌腱肿胀、回声减低，但无肌腱纤维断裂（见后面章节）。有些肌腱发生肌腱病时，于彩色多普勒超声或能量多普勒超声可见血流信号增加，如髌腱、跟腱和肘外侧伸肌总腱。病变内血流信号增加并不是炎症所致，而代表新生血管形成。肌腱病可进展至肌腱部分撕裂或全层撕裂。慢性肌肉和肌腱损伤后如继发撕裂，可导致肌肉萎缩，超声图像上显示为肌肉回声增高、体积减小。外科手术后，如骨内固定物或螺钉移位而突出至骨皮质外，可导致邻近肌腱损伤（图2-15）。超声可用于此类病变的诊断，因金属

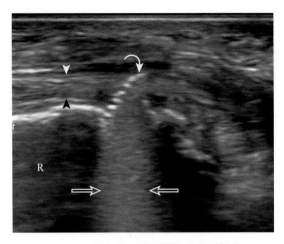

图2-15 螺钉所致的桡侧腕伸肌腱损伤
桡侧腕长伸肌腱（箭头）长轴切面显示一金属螺钉，其后方伴混响伪像（空心箭），螺钉的尖部突入肌腱内（弯箭），注意所伴发的腱鞘炎。R.桡骨

内置物后方所致的伪像并不影响超声对其浅侧软组织的显示。另外，在活动关节或肌肉收缩时进行动态超声检查，有助于判断肌腱是否在某个体位与金属内置物有异常接触。

二、骨损伤

正常骨表面平滑且呈高回声，后方可见声影，如垂直于声束，有时可见混响伪像。急性骨折的特征性改变为骨皮质连续性中断，有时可见错位畸形（图2-16）。

骨折附近有时可见出血呈混杂回声。应力骨折，如距骨应力骨折，起初可显示为骨邻近区域的局限性低回声区，继而进展至骨折的错位畸形或形成高回声的骨痂（见第8章的图8-145）。探头加压可导致局部疼痛。患者也常会主诉局部疼痛。超声对某一部位进行系统检查结束后，应注意要询问患者的疼痛部位，此疼痛部位有可能为患者的病变所在位置。

其他骨损伤包括韧带和肌腱附着处的撕脱骨折。此时，于受累肌腱或韧带的一端可见强回声的骨折片，后方有不同程度的声影（见第8章的图8-140）。骺板的不对称增宽和不规则伴周围组织回声减低，且伴有局部压痛，常提示骺板损伤（图2-17）。尽管超声能很敏感地显示累及骨表面的病变，但超声表现常无特异性而无法做出明确诊断。超声图像上，应注意鉴别骨损伤与其他病变如骨赘所致的骨不规则改变。骨赘常发生于滑膜关节的周缘，局部无压痛，而骨折则显示为骨皮质的错位畸形。常需要进行X线检查以帮助鉴别。

在很多情况下，如超声显示骨折，则骨折的诊断确定无疑。在临床上，当X线检查结果为"阴性"时，常需要进行超声检查以除外软组织和关节病变。尤其是在足踝部，骨性结构相互重叠使X线检查诊断骨折有时较为困难。另外，肱骨近端的肱骨大结节骨折受患者体位或拍片技术的影响，有时在X线检查时也会漏诊（见第3章的图3-103）。研究显示，超声在诊断肋骨骨折方面优于X线检查（见图2-16A）。骨折在愈合过程中，早期呈低回声的骨痂可逐渐演变为较硬的高回声骨痂，并连

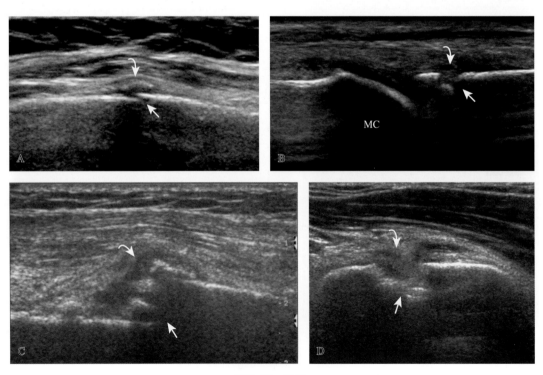

图2-16 骨折
4例患者。超声分别显示骨折处骨皮质连续性中断、错位畸形（箭）并伴有不同程度的出血（弯箭），骨折部位分别为肋骨（A）、指骨近端（B）、肱骨（C）和喙突（D）。MC.掌骨头

接骨折的断端或错位畸形处。在肢体延长治疗过程中，超声显示新骨形成要早于X线检查。研究显示，超声可用于诊断胫骨骨折连锁钉固定后的骨不连。超声显示骨折愈合要早于X线检查；如仅显示强回声的骨钉，则提示无骨痂覆盖（图2-18）。超声检查的另一优势为可显示未骨化的结构，如儿童肱骨远端的骨骺、胸前部的肋软骨。

三、感染

软组织感染的影像学表现与感染扩散途径有关。如在成人，感染多由于穿透伤或皮肤溃疡而发生，从而导致软组织感染或蜂窝织炎，其在超声上有多种表现（图2-19）。急性期，蜂窝织炎表现为皮下组织增厚、回声

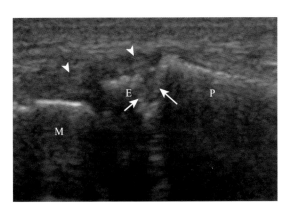

图2-17 骺板损伤

超声于第一掌指关节长轴切面显示骺板不规则、增宽和错位（箭）。E.骨骺；M.掌骨；P.近节指骨。注意掌指关节侧副韧带（箭头）

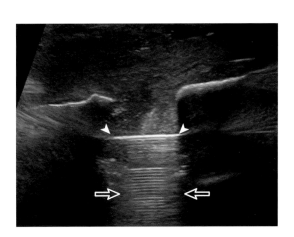

图2-18 骨不连

超声显示髓内钉呈强回声（箭头），后方伴混响伪像，提示为胫骨骨折不完全愈合（空心箭）

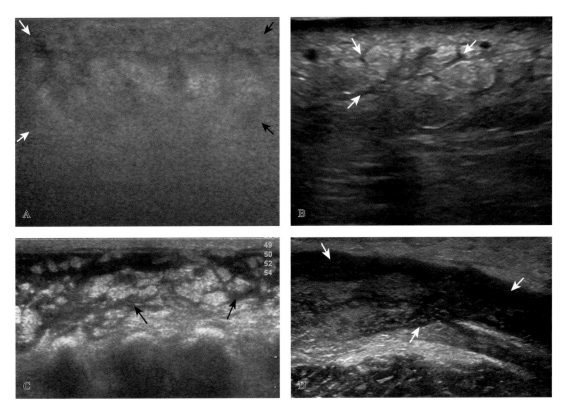

图2-19 蜂窝织炎

4例患者。病情进展的变化，超声分别显示：A.弥漫性回声增高（箭），其后方回声衰减；B.组织回声增高，并内部可见低回声带（箭）；C.条形低回声积液相互沟通（箭）；D.感染的积液呈低回声（箭）

增高。后期，可见分支状低回声或无回声区相互连通，并使软组织变形，有时可见血流信号增加。这些分支状区域可进一步形成脓液，继而融合为较大的脓腔，此时可行超声引导下穿刺抽液治疗。但在耐甲氧西林青霉素金黄色葡萄球菌感染时，超声引导下穿刺抽吸并不是很有效。检查蜂窝织炎时，如在深筋膜周围可见无回声的积液和气体（气体显示为强回声灶，后方伴彗星尾征或声影），则提示为坏死性筋膜炎。超声上，皮下脂肪组织回声增高的鉴别诊断，除急性蜂窝织炎外，还包括脂肪坏死（图2-20）。脂肪坏死常为局灶性，有时为多发病灶，物理检查常无感染表现。

脓肿在超声上可有多种表现，但主要表现为边界清楚的不均质低回声积液，后方可见回声增高，彩色或能量多普勒超声于周边可见血流信号增加（图2-21）。有时可见较厚的脓肿壁，其回声偏高，壁内可见丰富的血流信号。有时也可见到软组织内的气体。少数情况下，相对于邻近软组织，脓肿可呈等回声或高回声（图2-21D），导致很难判断其内是否为脓肿。但通过以下征象，如病变后方回声增高、探头加压时其内回声可见移动或转动，则可判断病变内为液体成分。增加对可疑脓肿区的检查深度和扫查视野有助于对脓肿后方回声增高征象的显示。

有些感染可发生于术后，可位于金属内置物旁（图2-21E）。超声可较好地评价此类感染，因为金属内置物所产生的混响伪像位于金属的后方，并不影响超声对金属浅侧软组织的显示。软组织感染有时可累及滑囊，导致滑囊内出现混杂性积液和滑囊炎，有时还可见气体，其在超声上显示为强回声，后方伴彗星尾征（图2-22）。与软组织内脓肿不同，滑囊内积液一般边界较清，且发生于某一个特定滑囊所在位置。如软组织内感

染邻近骨组织，则应考虑骨髓炎的存在（图2-23）。如出现骨侵蚀或骨破坏所致的骨不规则改变，则应考虑骨髓炎，但常需要进一步行MRI检查以全面判断感染的范围。

感染的另一途径为血源性，可表现为肌肉组织感染、化脓性关节炎或骨髓炎，多见于儿童、静脉吸毒者或脓毒血症患者。在相应临床背景下，如发现关节隐窝扩张、内有积液，应怀疑化脓性关节炎，其积液在超声上可呈无回声至高回声，有时可见滑膜增生，呈低回声或等回声（见本章的后面）。仅根据积液的回声强度或有无血流信号，常无法判断有无感染，因此需要进一步行超声引导下穿刺抽吸。如扩张的关节隐窝内不是无回声，则应鉴别其内为混杂性积液还是滑膜增生。如探头加压后，关节隐窝可被压缩，其内回声可见移动征象，彩色或能量多普勒超声于其内未见血流信号，则提示关节隐窝内为混杂性积液而不是滑膜增生。此时常很难预测关节腔内积液能否被抽出，因此如发现关节隐窝扩张而临床又怀疑感染，则应行超声引导下积液穿刺抽吸。如未能抽出积液，可进行关节腔灌洗然后抽吸。关节腔抽吸时可于超声引导下进入关节腔内，并避免穿刺针经过浅侧的蜂窝织炎组织。如需要在X线引导下进行穿刺，则需要首先用超声评估局部软组织有无病变，以避免穿刺针经过浅侧的脓肿或感染的滑囊而污染深方的关节腔。化脓性关节炎伴滑膜增生时，如发现邻近骨皮质不连续或不规则，则提示骨侵蚀性病变和骨髓炎的可能（图2-24）。超声很难鉴别感染所致的关节炎、滑膜炎与其他炎性病变如类风湿关节炎。在儿童，血源性感染可直接累及骨。此时，超声有时可显示骨膜下脓肿。不同于成人，儿童的骨膜附着较疏松（图2-25）。

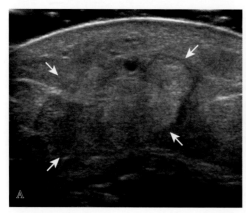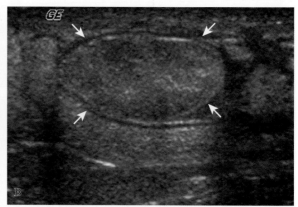

图2-20 脂肪坏死

2例患者。超声分别显示脂肪坏死。A.表现为皮下高回声区（箭）；B.表现为局灶性高回声结节（箭）（经美国超声医学学会许可引自Walsh M，Jacobson JA，Kim SM，et al: Sonography of fat necrosis involving the extremity and torso with magnetic resonance imaging and histologic correlation. J Ultrasound Med 27：1751-1757，2008.）

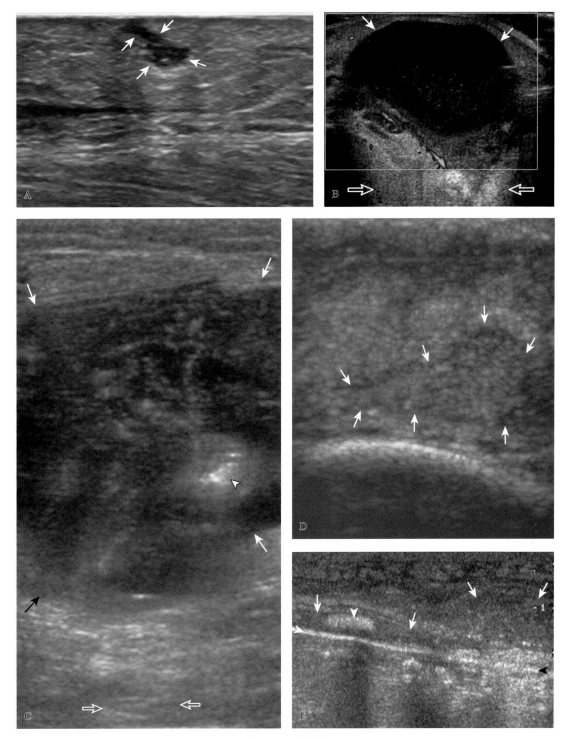

图 2-21 脓肿

5 例患者。超声中分别显示：A.小的低回声脓肿（耐甲氧西林青霉素金黄色葡萄球菌感染）（箭），周围组织呈蜂窝织炎表现；B.脓肿主要呈低回声，内部回声不均匀（箭）；C.脓肿回声不均匀（箭）；D.脓肿呈等回声（箭），注意图B与图C中，脓肿后方可见回声增高（空心箭），图C可见气体（箭）；E.金属板和螺钉（箭头）旁的脓肿呈等回声（箭）

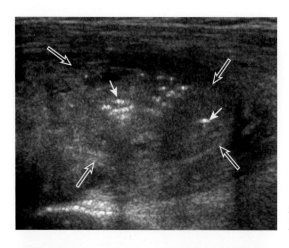

图2-22 脓性滑囊炎伴积气

超声显示肩峰下-三角肌下滑囊内为脓液（空心箭），呈低回声和等回声的混杂回声，并可见气体强回声（箭），后方可见彗星尾征

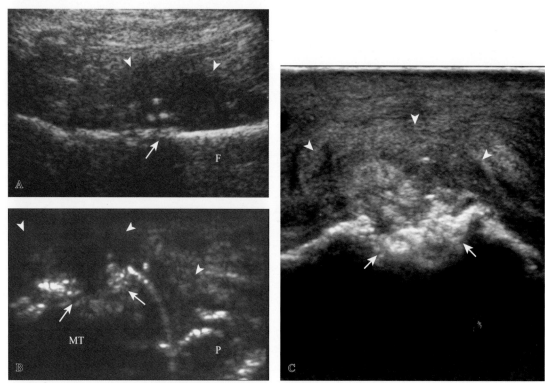

图2-23 骨髓炎

3例患者。超声分别显示：A.股骨（F）骨质破坏（箭）和低回声脓肿（箭头）；B.跖骨头（MT）骨皮质破坏（箭），其旁可见感染灶呈低回声（箭头）；C.于胫骨截肢部位可见骨破坏（箭）及其邻近的炎性病变（箭头）。P.近节趾骨

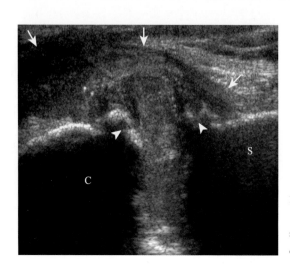

图2-24 化脓性胸锁关节炎

超声显示胸锁关节扩张，内部回声不均匀（箭）。注意胸骨（S）与锁骨（C）的骨侵蚀性病变（箭头）（引自Johnson M，Jacobson JA，Fessell DP，et al：The sternoclavicular joint：can imaging differentiate infection from degenerative change？Skeletal Radiol 39：551-558，2010）

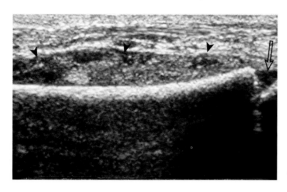

图2-25 骨膜下脓肿

超声显示骨膜下脓肿，呈等回声（箭头）（空心箭，骺板）（由 P. Strouse，MD，Ann Arbor，Michigan 馈赠）

四、关节炎

前面所描述的为软组织和骨的感染病变。然而，炎症也可以为非感染性病变所致。其他炎性病变，如类风湿关节炎，也可导致关节异常表现（积液、滑膜增生或骨侵蚀性病变），并与感染所致的关节异常表现类似。根据病变所累及的范围和患者的临床表现可帮助进行鉴别诊断。感染性病变多发生在一个部位。因此，在考虑系统性炎症性关节炎所致的单发病变前，一定要除外感染性病变。接下来阐述的是一些炎性疾病的一般概念，而另外一些病例和论述将在后面的章节里进行讨论。

（一）类风湿关节炎

类风湿关节炎的超声特征为滑膜增生和骨侵蚀性病

变。超声可用于疾病的早期诊断、治疗疗效的评价，还可以进行超声引导下穿刺注射或抽吸。滑膜增生表现为关节内或关节隐窝内相对于皮下脂肪组织的低回声区（图2-26，图2-27），或少数情况下呈等回声或高回声，无明显压缩性。滑膜增生也可累及其他滑膜腔隙，如滑囊或腱鞘（图2-28）。彩色或能量多普勒超声有时可见血流信号，此与滑膜的炎症是否处于活动期有关。检查增生滑膜内的血流情况时，应注意探头不要加压，以免压闭或减弱血流（图2-29）。关节的滑膜增生可见于腕关节的背侧隐窝、掌指关节与指间关节的掌侧和背侧关节隐窝、跖趾关节与趾间关节足底侧和背侧关节隐窝。在诊断类风湿关节炎所致的滑膜增生时，超声与MRI的价值相似。然而，少许的滑膜增生对于疾病的诊断不具有特异性，因其常见于正常无症状的腕关节内。骨侵蚀性病变在超声上表现为两个相互垂直切面上的骨皮质连

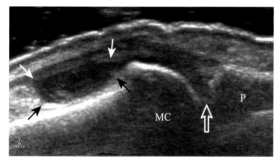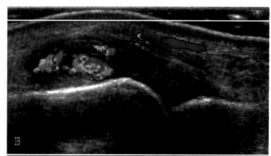

图2-26 类风湿关节炎：滑膜增生呈低回声

矢状切面显示第2掌指关节（A）与第3掌指关节（B）的背侧关节隐窝扩张，内可见滑膜增生，呈低回声（箭）及血流信号增加，空心箭为掌指关节间隙。MC.掌骨头；P.近节指骨

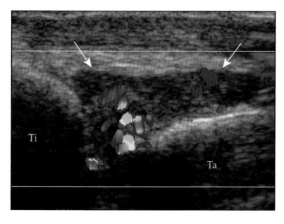

图2-27 类风湿关节炎：滑膜增生

超声于踝前部矢状切面显示踝关节背侧隐窝扩张，其内滑膜增生，呈低回声，可见较丰富血流信号。Ti.胫骨；Ta.距骨

续性中断（图2-30）。此类骨侵蚀性病变开始于关节的周边区域，此处骨质无关节软骨覆盖而直接显露在关节腔内的炎性病变下。超声可敏感显示骨皮质病变，但对于骨侵蚀性病变，特异性不高。研究显示，超声诊断骨侵蚀性病变的假阳性率为29%。检查时如发现关节内滑膜增生病变直接覆盖骨皮质不规则改变处，则增加了骨

侵蚀性病变的可能性。诊断时，除考虑病变的分布特征外，还应考虑放射学检查结果和患者的临床表现，如类风湿关节炎常累及手部的掌指关节（特别是第二指）、足部的跖趾关节（至少为第五趾）及腕关节（特别是尺骨远端）。类风湿结节在超声图像上多表现为低回声结节（图2-31）。

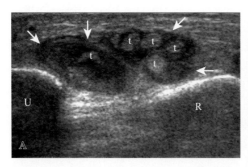
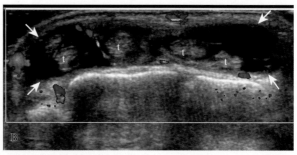

图2-28 类风湿关节炎：腱鞘炎

2例患者。超声腕背侧指伸肌腱短轴切面显示：A.腱鞘内滑膜增生呈低回声（箭）；B.腱鞘内为无回声积液（箭），周围可见血流信号增多。t.肌腱；R.桡骨；U.尺骨

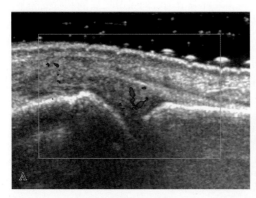
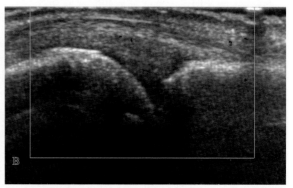

图2-29 病变内血流信号增加：受局部加压影响（类风湿关节炎）

超声于第三掌指关节背侧隐窝矢状切面显示滑膜增生呈低回声。A.探头未加压时，滑膜内可见血流信号；B.探头轻度加压时，病变内血流信号消失。注意图A中在皮肤与探头之间涂有较厚的耦合剂

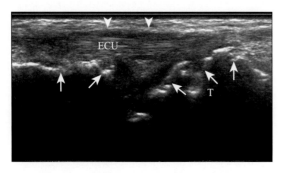
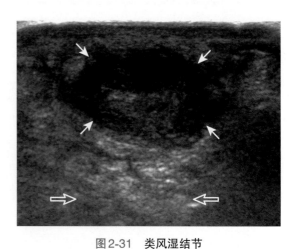

图2-30 类风湿关节炎：骨侵蚀性病变

超声于腕尺侧冠状切面显示骨侵蚀性病变（箭）与尺侧腕伸肌腱（ECU）腱鞘炎（箭头）。T.三角骨

图2-31 类风湿结节

超声显示类风湿结节呈低回声（箭）。注意其后方可见回声增高（空心箭）

（二）银屑病关节炎

银屑病关节炎也可累及滑膜关节，可导致关节腔积液、滑膜增生和骨侵蚀性病变（图2-32A）。同其他血清阴性脊柱关节病类似，银屑病关节炎的一个显著特征为肌腱、韧带止点处的骨质增生（图2-32B，图2-32C）。因此，当患者的症状或临床查体怀疑银屑病关节炎时，应注意对这些部位进行检查，如手指的侧副韧带。由于银屑病关节炎的骨质增生有时与其他骨质增生病变（如骨性关节炎的骨赘）表现类似，因此，诊断时应注意结合X线检查结果以帮助鉴别。银屑病关节炎时，病变内常可见血流信号增加，此为该病变的另一特征。同样，要注意鉴别肌腱止点处为退行性末端病还是炎性末端病。炎性末端病时，超声可见病变内血流信号增加、邻近肌腱异常，X线检查显示骨皮质边界不清。覆盖关节或肌腱浅侧的软组织有时也可见异常肿胀和血流信号增加。

（三）痛风

痛风时，超声可显示关节腔内积液（有时可见尿酸盐晶体）、骨侵蚀性病变和痛风石。扩张的关节腔内可为无回声或不均质回声，尤其当积液内存在晶体、痛风石和滑膜增生时（图2-33A）。另外，晶体沉积在关节软骨表面时（尿酸盐结冰现象）可呈强回声，又称双线征（图2-33B）。此超声表现需要与正常呈线状强回声的透明软骨界面征象相鉴别，后者仅见于声束垂直于软骨表面时，且厚度均匀。软骨双线征也不同于软骨钙化时的超声表现。软骨钙化病变时，钙化灶位于软骨内部而不是位于其表面，如焦磷酸钙沉积症。典型的尿酸盐痛风石可表现为无定形但边界清晰的高回声结节，周边可

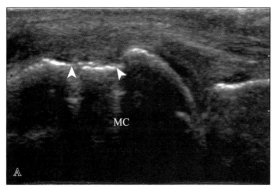

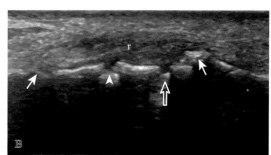

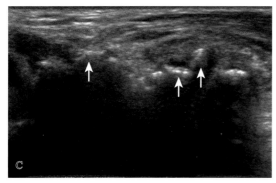

图2-32　银屑病关节炎

A.超声显示掌骨头（MC）骨侵蚀性病变（箭头）；B.超声显示近侧指间关节（空心箭）桡侧副韧带（r）止点处骨质增生（箭），并可见骨侵蚀性病变（箭头），其邻近软组织肿胀呈低回声；C.横切面于腕背侧可见弥漫性骨质增生（箭）及其浅侧的软组织肿胀呈低回声

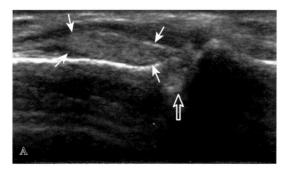

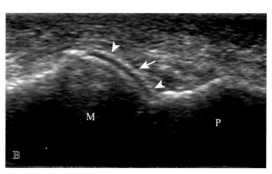

图2-33　痛风

A.超声显示第一跖趾关节背侧隐窝扩张（空心箭），其内积液呈高回声（箭）；B.可见尿酸盐结晶沉积于关节透明软骨表面（箭头），呈双线征。M.跖骨头；P.近节趾骨（图B由Ralf Thiele，MD，Rochester，NY馈赠）

见低回声的炎性晕环（图2-34）。痛风石有时可伴有邻近骨皮质侵蚀病变，尤其在第1跖骨远端的内侧面（图2-35）。病变还可累及肌腱与腱鞘（图2-36）。其他常见痛风石的部位为肘部的尺骨鹰嘴区域（见第4章的图4-30）、膝部的髌腱（见第7章的图7-57）和腘肌腱（见第7章的图7-58）。

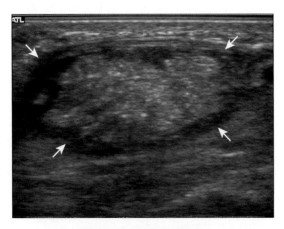

图2-34 痛风：痛风石
超声显示软组织内痛风石呈高回声，周边可见低回声晕（箭）

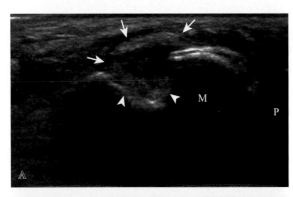

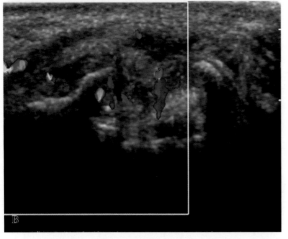

图2-35 痛风：痛风石和骨侵蚀性病变
A、B.超声于第一跖骨远端内侧显示骨侵蚀性病变（箭头）与邻近的高回声痛风石（箭），彩色多普勒超声可见血流信号增加。M.跖骨；P.近节趾骨

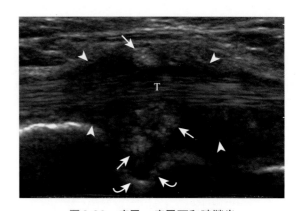

图2-36 痛风：痛风石和腱鞘炎
超声显示高回声的痛风石（箭）包绕胫骨后肌腱（T），导致骨侵蚀性病变（弯箭）和呈低回声的腱鞘炎（箭头）

（四）骨性关节炎

骨性关节炎的特征为软骨缺失和骨赘形成，常发生于关节易损区域的特定部位。与其他关节炎如类风湿关节炎相比，骨性关节炎的滑膜增生常为继发性，且程度相对较轻，滑膜内血流不丰富。超声可用于检查骨性关节炎的病理变化，尤其是较易检查的周围关节。骨赘显示为受累关节周边区域的骨性突起，其边界清楚。有时关节腔内可见积液。骨性关节炎常见的发病部位为第1掌指关节（图2-37）（译者注：原文此处疑有误，已修正）、手腕部的指间关节和第一腕掌关节（图2-38）及

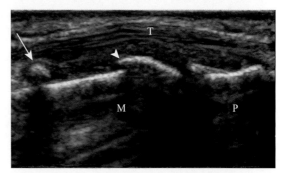

图2-37 骨性关节炎：第一掌指关节
超声于第一掌指关节背侧可见骨赘（箭头）和关节腔内游离体（箭）。M.掌骨；P.近侧指骨；T.伸肌腱

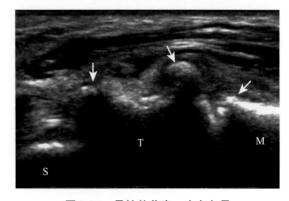

图2-38 骨性关节炎：大多角骨
超声于拇指底部显示大多角骨（T）与手舟骨（S）、第1掌骨（M）关节处骨赘形成（箭）

肩锁关节。第1跖趾关节腔内积液和肩锁关节受累时常无明显临床症状，为亚临床期骨性关节炎。骨性关节炎时，有时还可见关节腔内滑膜增生，多呈低回声，无压缩性，此征象也可见于无症状的关节如手部的指间关节。另外，彩色或能量多普勒超声显示滑膜内血流信号增多并不常见，且滑膜增生并不一定与患者的临床表现相关。

五、肌炎与糖尿病性肌坏死

炎性肌炎，如多发性肌炎，于超声图像上显示为高回声病变，彩色或能量多普勒超声其内有时可见血流信号增多（图2-39）。病变后期可见肌肉萎缩改变，即肌肉回声增高和体积减小。结节病也可累及肌肉组织，其中结节型结节病可导致低回声的肿块或结节形成。

在检查大腿或小腿部的炎性或感染病变时，应注意鉴别的一种疾病为糖尿病性肌坏死。此类病变受累肌肉组织可肿胀、回声减低，但其内仍可见高回声的纤维脂肪分隔或肌外膜存在，此特征有助于除外软组织脓肿或肿瘤（图2-40）。有时还可见筋膜下积液。糖尿病性肌坏死最常累及大腿或小腿的肌肉组织，有时可为双侧，患者常有长期的糖尿病病史，且实验室检查无感染证据。

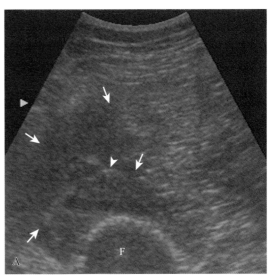

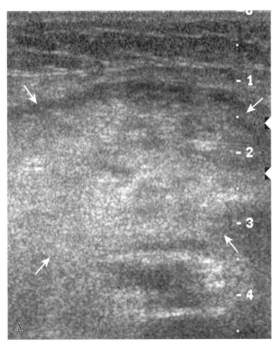

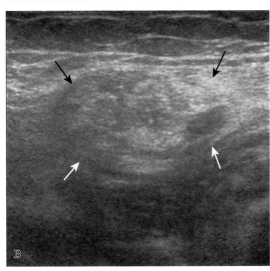

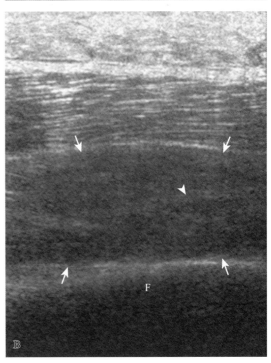

图2-40　糖尿病性肌坏死
股直肌短轴切面（A）与长轴切面（B）显示股中间肌肿胀、回声减低（箭）。注意病变内部尚可见高回声的纤维脂肪分隔或肌外膜（箭头）。F.股骨

图2-39　肌炎
A.超声显示缝匠肌回声增高、体积增大（箭），为炎性肌炎表现；B.超声显示股直肌回声增高（箭），为放化疗后肌炎

六、软组织内异物

软组织感染的另一原因为软组织内异物。超声上，所有的异物均呈强回声（图2-41），但有些有机物或植物异物随着在体内时间的延长其回声可减低。当声束垂直于异物表面时，异物表面的回声可较强而易于显示（图2-42）。因此检查时，除在异物进入皮肤处进行检查外，还要从不同角度检查病变处软组织，以使声束垂直于异物表面，从而消除各向异性伪像而有利于对异物的显示。检查时，有时需要在局部涂较厚

的耦合剂，以使探头悬浮在皮肤上，这样可避免遗漏对浅表位置异物的检出，并有助于调整声束的方向（图2-42D）。

软组织异物在以下情况时较易显示：异物周围出现炎症反应或异物后方可见伪像。异物周围有时可见低回声晕，其内有时可见血流信号增加，可为出血、肉芽肿组织形成或脓肿所致，其在超声上显示晕环征象，周边低回声为异物反应，内部为强回声的异物（图2-43）。一些异物，如金属，异物反应可较轻微（图2-44）。

异物后方伪像的出现主要依赖于其表面的特性，而不是其内部构成。如异物的表面较为平滑，如玻璃，超

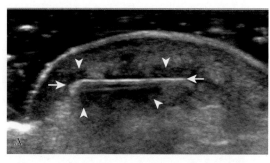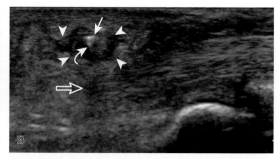

图2-41 木刺异物

长轴切面（A）与短轴切面（B）显示一强回声木刺异物（箭），其周边可见低回声晕环（箭头），后方可见弱声影（空心箭）和混响伪像（弯箭）

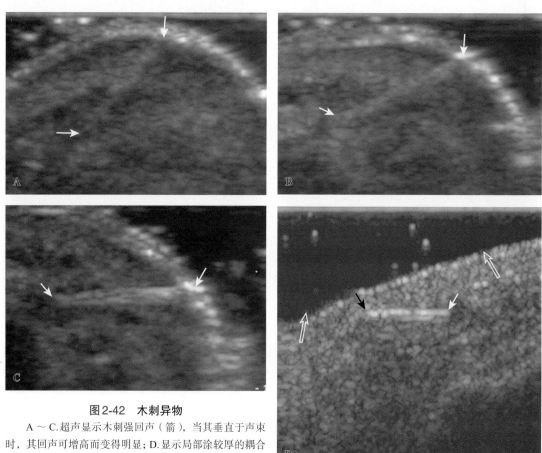

图2-42 木刺异物

A～C.超声显示木刺强回声（箭），当其垂直于声束时，其回声可增高而变得明显；D.显示局部涂较厚的耦合剂（空心箭）以使木刺（箭）垂直于声束

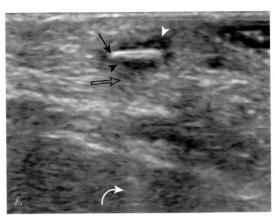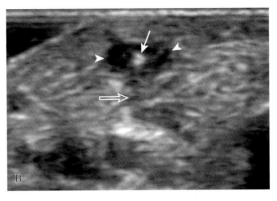

图2-43 木刺异物

长轴切面（A）与短轴切面（B）显示一玫瑰木刺呈强回声（箭），其周边可见低回声晕环（箭头），后方可见弱声影（空心箭）和混响伪像（弯箭）

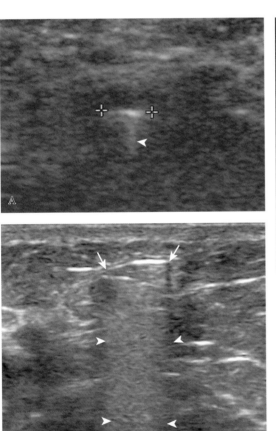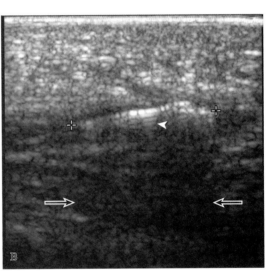

图2-44 金属异物

A～C.超声显示金属针（标尺或箭），其后方可见不同的混响伪像（箭头）和不均匀的声影（空心箭）。注意异物周围无明显异物反应

声可显示后方混响伪像（图2-45）；异物如表面不规则且曲面半径较小，常导致后方声影（图2-46）。很多异物可以同时有声影和混响伪像（见图2-41与图2-44）。因此，超声检查时一定要注意对异物后方软组织区域的显示，有助于对异物后方伪像的显示。空间复合超声成像技术可以使图像平滑，因而有可能改善超声对异物及

其伪像的显示（图2-47）。

超声可准确识别和定位软组织内异物，尤其是对X线检查不显影的异物更具有优势，如木刺或塑料等异物（图2-48）。所有的玻璃如足够大且不与邻近骨性结构重叠、投射方法恰当则可在X线上显示。超声在诊断软组织异物时，应注意与软组织内气体相鉴别。软组织内气

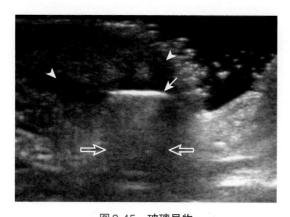

图 2-45　玻璃异物

超声显示玻璃异物呈强回声（箭）、邻近的低回声炎性病变（箭头）及异物后方的混响伪像和侧方声影（空心箭）

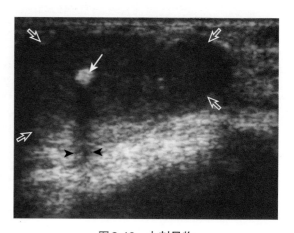

图 2-46　木刺异物

超声显示木刺呈强回声（箭），后方可见声影（箭头），其周围可见低回声的脓肿形成（空心箭）。注意脓肿后方可见回声增高

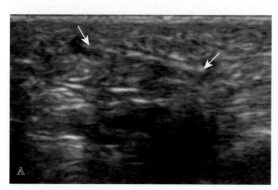
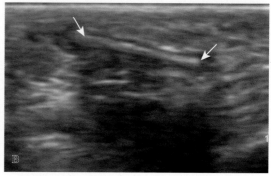

图 2-47　空间复合超声成像

超声无（A）和有（B）空间复合成像显示强回声木刺异物（箭），其周边可见低回声晕环

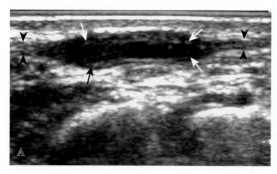
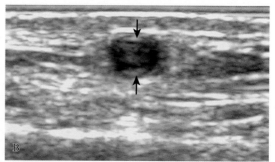

图 2-48　塑料导管异物

长轴切面（A）与短轴切面（B）显示一足背浅静脉（箭头）内可见塑料导管的强回声壁（箭）（引自 Fessell DP，Jamadar DA，Jacobson JA，et al: Sonography of dorsal ankle and foot abnormalities. AJR Am J Roentgenol 181：1571-1573，2003）

体可由既往试图移除异物的操作所致，或少见情况下由感染所致，其表现有时与异物类似，但常无异物的典型声像图特征（图2-49）。

超声还可检查异物的并发症，如邻近的腱鞘炎（图2-50）、骨膜炎（图2-51）和脓肿（图2-52）。对于异物取出术，术前超声可用于准确标记异物表面的皮肤、引导放置导丝，或直接在超声引导下行异物取出。慢性异物反应的超声表现有时可类似软组织肿块。

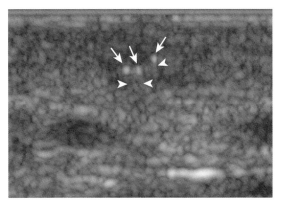

图2-49　软组织内气体

超声显示软组织内气体呈点状强回声（箭），后方伴彗星伪像（箭头）。未见异物

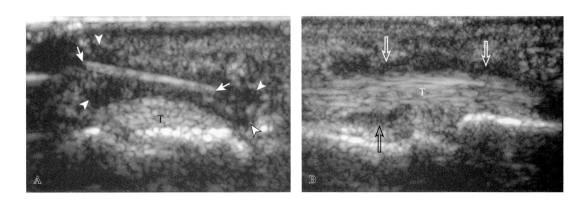

图2-50　异物：脓性腱鞘炎

A、B.超声显示一木刺呈强回声（箭），其周边可见低回声晕环（箭头），其近侧可见脓性腱鞘炎（空心箭）。T.指深屈肌腱

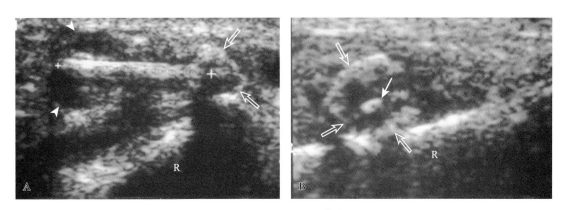

图2-51　异物：骨膜炎

A、B.超声显示一木刺呈强回声（标尺与箭），其周边可见低回声晕环（箭头），并可见骨膜炎呈高回声（空心箭）。R.桡骨

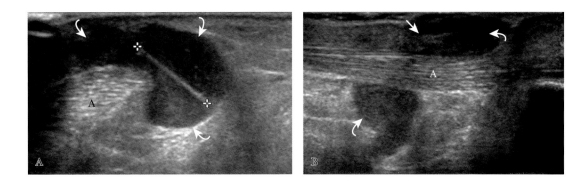

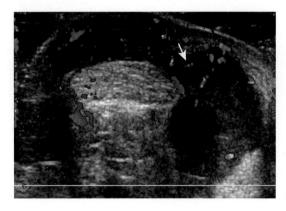

图2-52　异物：脓肿

A～C.超声显示一木刺呈强回声（标尺与箭），其周边可见低回声的脓肿（弯箭）及血流信号增加。A.跟腱

七、周围神经卡压

周围神经在某些特定解剖学部位易受卡压，尤其是当神经经过一个由骨性结构、韧带或纤维带所形成的狭窄空间时。上肢周围神经易出现卡压的部位：正中神经在腕管内（腕管综合征）（见第5章的图5-62）、尺神经在腕尺管内（腕尺管综合征）（见第5章的图5-72）、尺神经在肘部的肘管内（肘管综合征）（见第4章的图4-55）、桡神经深支在旋后肌水平（骨间后神经卡压综合征或旋后肌综合征）（见第4章的图4-67）；下肢周围神经卡压的部位：胫神经在踝部（踝管综合征）（见第8章的图8-152）和足底趾总神经在足部远端的卡压（Morton神经瘤）（见第8章的图8-149）。这些神经卡压的共同特征为受累神经在卡压部位受压变细而其近侧神经发生肿胀和回声减低，探头加压时常可引发患者的症状。检查病变神经所支配肌肉有无失神经支配改变和肌肉萎缩，可提供周围神经慢性卡压的间接征象，其在超声上表现为受累肌肉的回声增高。充分了解周围神经的解剖和易受压部位是正确诊断的基础。

八、软组织肿块

某些软组织肿块的病因可根据解剖学位置、物理检查、患者的病史和年龄进行判断，但很多肿块在超声上无特异表现，超声检查的主要作用为鉴别囊性与实性，并可在超声引导下进行穿刺活检以明确诊断。超声在评估皮下软组织肿块时具有重要的作用，可提高诊断的准确性。在以后的章节中，将讨论某一特定部位常见的或特发的软组织肿块，而在此处将讨论一些可发生在全身各个部位的、具有相似声像图特征的肿块。

（一）脂肪瘤

软组织脂肪瘤可见于身体的各个部位，有时可为多发，但以肩部、上肢、躯干和后背多见。软组织脂肪瘤可位于皮下脂肪层、肌层或组织间隙。脂肪瘤位于皮下组织时，常表现为均质的、等回声或稍高回声的椭圆形肿块，彩色或能量多普勒超声于其内未见明显血流信号或仅见少许血流信号。其质地较软，探头加压可变形（图2-53）。如发现任何可疑临床征象，如伴有疼痛或肿块逐渐增大，则建议做MRI检查以进一步明确诊断。当脂肪瘤位于肌层时，其表现特异性不高，但回声相对较高（图2-54）。对于位置较深的或位于肌内的脂肪瘤，超声检查常难以确定其性质，临床上也难以评估，因此常需做MRI检查以进一步明确肿块的性质。

脂肪瘤在超声上可以表现为不同的回声，这与其内脂肪组织和结缔组织的含量有关，也与周围组织的回声有关。例如，均匀的脂肪组织团呈低回声；当脂肪瘤内纤维组织成分增多时，由于反射界面增多，脂肪瘤的回声会增高（图2-55）。另外，脂肪瘤如在皮下脂肪组织内呈等回声，但在肌层内会呈相对高回声。在超声上，如皮下脂肪瘤相对周围组织呈等回声，则有时不易被超声清晰显示。因此，超声检查时，一定要结合物理查体结果，在查体发现肿物的部位进行超声检查，或将打开的纸夹或其他类似标志物放于所触及肿物的周边，然后对肿物进行检查。

超声诊断皮下脂肪瘤的敏感度和特异度分别为88%和99%。结合临床表现，超声有时可对脂肪瘤做出明确诊断。但如肿块逐渐增大或伴有疼痛，因超声难以鉴别脂肪瘤与分化良好的脂肪肉瘤，则需要行MRI或组织学检查以明确诊断。低度恶性分化良好的脂肪肉瘤可有不同的超声表现，但多呈高回声，与其内以脂肪成分为主但含有多少不等的其他组织有关（图2-56）。高度恶性或分化差的脂肪肉瘤，同其他肉瘤相似，表现为以低回声为主的肿块，且不均匀（见本章的后面部分）。

如在皮下脂肪组织内显示一小的高回声团块，还应考虑其他诊断。其中一种可能的诊断为血管脂肪瘤，为脂肪瘤的血管变异或错构瘤，可为多发（图2-57）。皮下脂肪坏死（可见于脂膜炎或发生于创伤后）可有多种表现，有时可显示为一局灶性的高回声肿块或结节（见图2-20B）。隆凸性皮肤纤维肉瘤有时可显示为低回声

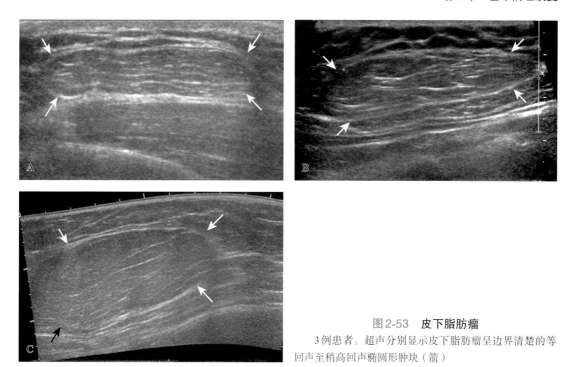

图2-53 皮下脂肪瘤
3例患者。超声分别显示皮下脂肪瘤呈边界清楚的等回声至稍高回声椭圆形肿块（箭）

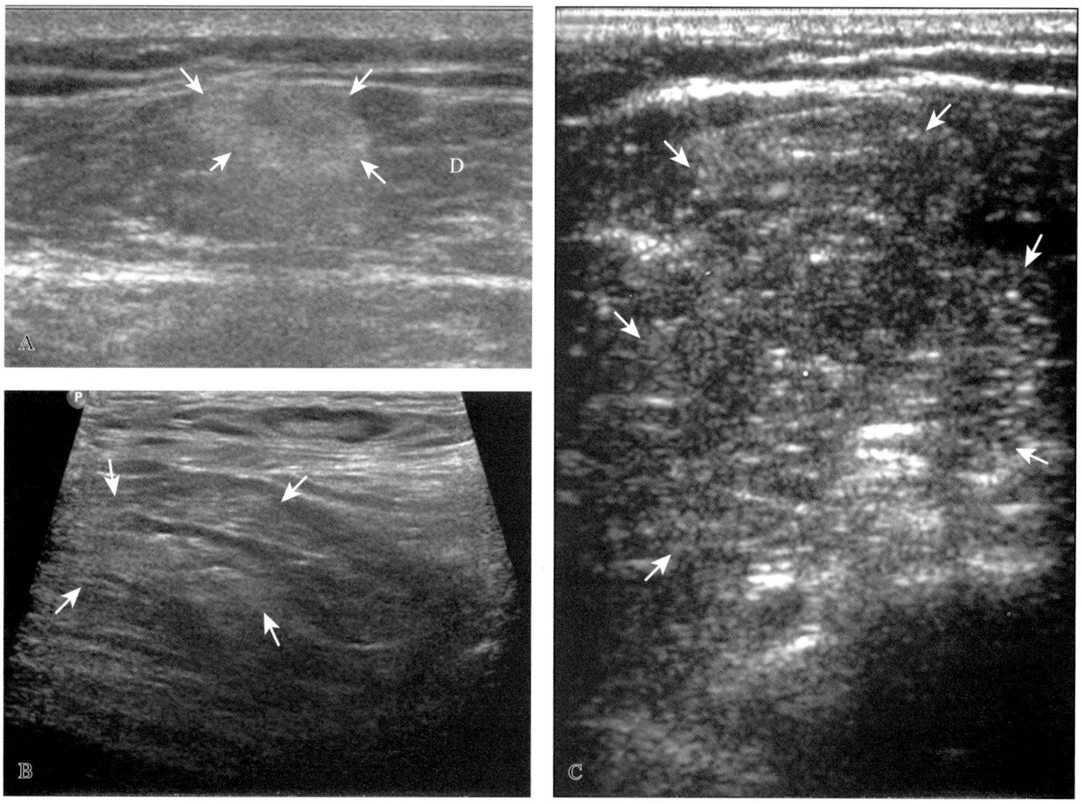

图2-54 肌内脂肪瘤
3例患者。超声分别显示肌内脂肪瘤呈高回声（箭）。D.三角肌

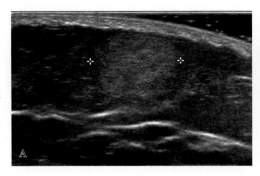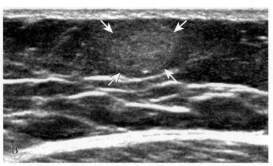

图 2-55 脂肪瘤：呈高回声

2 例患者。超声分别显示皮下脂肪瘤呈高回声（标尺与箭）

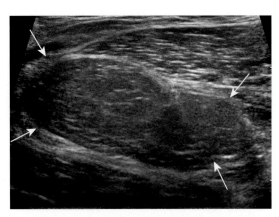

图 2-56 脂肪肉瘤（分化良好，低度恶性）

超声显示脂肪肉瘤呈高回声，难以与脂肪瘤相鉴别（箭）

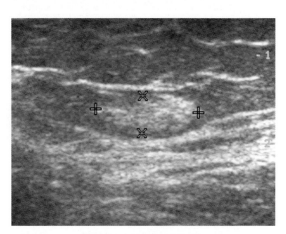

图 2-57 血管脂肪瘤

超声显示血管脂肪瘤呈高回声（标尺）

（将在后面的"恶性软组织肿瘤"中讨论）或少数情况下为高回声的皮下肿块。高回声的隆凸性皮肤纤维肉瘤由于显示与皮肤接触面较宽、边界不清、血流信号增加等特征而不同于脂肪瘤的超声表现。

（二）周围神经肿瘤

如一实性软组织肿瘤与周围神经相延续，则可诊断为周围神经鞘膜肿瘤。超声由于分辨率较高，常用于显示肿瘤是否与神经相延续。超声上，周围神经鞘膜肿瘤可呈低回声，内部回声较均匀，常为圆形或椭圆形，边界清楚（图 2-58），其后方可见回声增高，有时易被误认为混杂性囊肿。但彩色或能量多普勒超声于其内可见血流信号，提示该肿瘤为实性（图 2-59）。探头在肿瘤上加压时，常可引发患者的神经症状。

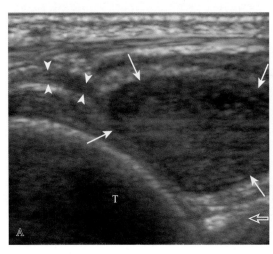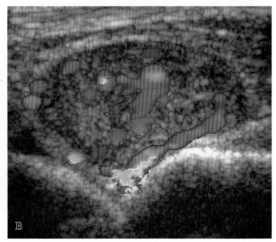

图 2-58 神经鞘瘤

A、B.超声显示神经鞘瘤呈低回声（箭），内部为均匀的低回声，彩色多普勒超声于其内可见血流信号，并可见该结节与腓深神经的一分支（箭头）相延续。结节后方可见回声增高（空心箭）。T.距骨

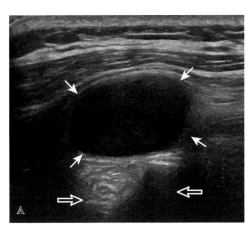
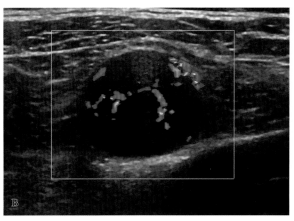

图2-59 神经鞘瘤：呈假性囊肿表现

A.超声显示神经鞘瘤呈低回声结节（箭），其后方可见回声增高（空心箭），与囊肿表现类似；B.彩色多普勒超声于结节内可见血流信号，提示其为实性结节而不是囊肿

尽管超声鉴别神经鞘瘤和神经纤维瘤较为困难，但单发的周围神经鞘膜肿瘤如相对于周围神经呈偏心性分布，则提示为神经鞘瘤（schwannoma 或 neurilemmoma）（见第8章的图8-154），而神经纤维瘤常位于神经的中心部。可提示周围神经鞘膜肿瘤为神经纤维瘤的3个超声特征如下：分叶形态、乏血供和梭形形态。此外，神经纤维瘤有时可表现为靶环征，即中心部为高回声的纤维组织，而周边为低回声的黏液变性组织（图2-60A），为良性神经鞘膜肿瘤的特征之一。神经纤维瘤可分为3种类型：局灶性（图2-60A）、丛状和弥漫性。丛状神经纤维瘤可表现为"虫袋状"（图2-60B），而弥漫性神经纤维瘤表现为皮下组织弥漫性回声增高伴多发小管状低回声（图2-60C），常发生于头颈部和躯干部位。周围神经

鞘瘤有时内部可见囊性区域（图2-61）和钙化（可见于病期较长的神经鞘瘤）。超声在鉴别良性周围神经鞘膜肿瘤和恶性周围神经鞘膜肿瘤方面较为困难，后者的超声表现与其他软组织恶性肿瘤相似（图2-62）。

（三）血管病变

根据临床和组织学改变，软组织血管病变可分为血管性肿瘤和血管畸形。儿童期常见的血管性肿瘤为婴儿型血管瘤，其在多数患儿可自行消失。血管畸形可进一步分为低血流量型（毛细血管型、静脉型、淋巴型或混合型）和高血流量型（动静脉瘘和动静脉畸形）。尽管存在上面的分类方法，但我们常把发生于成人的局限性、边界清楚的肌内血管病变也称为血管瘤，并根据其内部

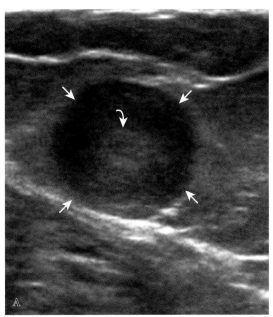
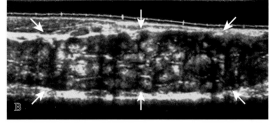
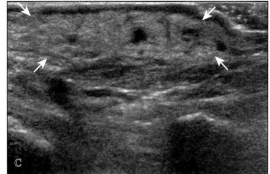

图2-60 神经纤维瘤

3例患者。A.显示神经纤维瘤呈低回声（箭），其中心部回声偏高（弯箭），呈靶环征；B.丛状神经纤维瘤（箭）；C.弥漫性皮下神经纤维瘤（箭）

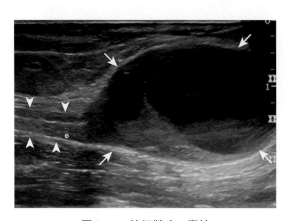

图 2-61 神经鞘瘤：囊性

超声显示一神经鞘瘤内部以囊性为主（箭），并与周围神经（箭头）相延续。注意其后方回声增高

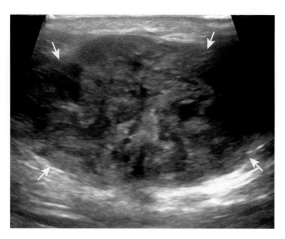

图 2-62 恶性周围神经鞘瘤

超声显示肿块呈以低回声为主的不均质包块（箭），其后方回声可见增高

的主要血管成分进一步分类。

超声上，婴儿型血管瘤超声表现为混杂的高-低回声团块，内部无明显或有很少的管状结构，但彩色或能量多普勒超声于其内可见增多的血流信号。肌内血管畸形可表现为不同的回声，可为低回声、等回声或高回声，常侵及软组织（图 2-63，图 2-64）。其内部的无回声

或低回声管道于彩色或能量多普勒超声上可显示血流信号，但有时由于血流速度较慢而较难显示。探头加压可使管腔内血流速度加速而有助于对其内血流的显示。肿瘤内的高回声区域为血管结构、脂肪组织和邻近软组织之间的界面回声所致。肿瘤内有时还可见静脉石，其呈局灶性高回声，后方伴声影，为血栓机化时形成的营养

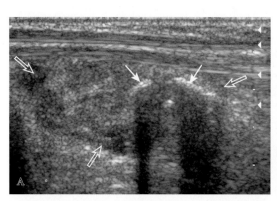
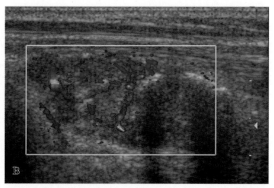

图 2-63 血管畸形（肌内）

A、B.超声显示病变呈不均质的低回声及等回声（空心箭），其内可见血流信号，并可见强回声钙化伴声影（箭）

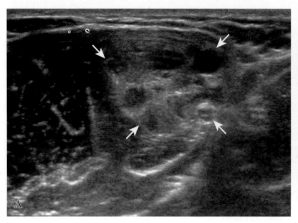
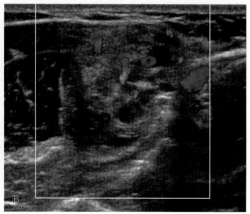

图 2-64 血管畸形（肌内）

A、B.超声显示病变呈不均质的低回声及等回声（箭），其内可见血流信号

不良性钙化。超声检查血管病变时，如发现异常血管结构，但无相关的软组织肿块，则可提示血管畸形，如动静脉畸形表现为杂乱分布的血管（图2-65）。婴儿型血管瘤和动静脉畸形内部的血管密度要高于其他血管畸形病变。诊断时，应注意鉴别前面所述的这些血管病变的特征与非特异性新生血管结构及恶性软组织肿瘤内的营养不良性钙化。X线检查显示特征性静脉石有助于鉴别诊断，但有时还需要行经皮穿刺活检以明确诊断。

（四）腱鞘囊肿

腱鞘囊肿在超声上有多种表现，最常见的为低回声或无回声结节，呈多房或多叶状，无压缩性，有时表现为混杂性囊肿。小的腱鞘囊肿多为低回声，其后方回声增高可不太明显。囊肿的多房表现可见于腱鞘囊肿和纤维软骨旁囊肿（半月板囊肿和盂唇旁囊肿），可根据多房囊肿的解剖学部位进行鉴别。如囊肿与纤维软骨相连，则提示为半月板囊肿或盂唇旁囊肿。如囊肿位于舟月韧带的浅侧（图2-66）、腕部桡动脉旁（此为常见部位）（图2-67）、踝部的跗骨窦（见第8章的图8-160）或髌下Hoffa脂肪垫内、膝部腓肠肌肌腱起点处（见第7章的图7-75和图7-76），则提示为腱鞘囊

肿。腱鞘囊肿还可表现为单房性囊肿，可发生于腕部、手部、足踝部的肌腱周围。与滑囊积液不同，此类单房性腱鞘囊肿常无压缩性，且不位于某一特定滑囊的位置。如对腱鞘囊肿进行穿刺抽吸，需用一较粗的穿刺针（如16G或18G），因其内液体为高黏度的胶冻状液体。

（五）淋巴结

正常淋巴结显示为椭圆形结节，中心部为高回声的淋巴门，周围为低回声的皮质（图2-68A）。中心部的高回声并不是脂肪组织所致，而是淋巴窦和淋巴管的界面回声所致。周边低回声的皮质在不同的淋巴结其厚度可不同，但在同一个淋巴结内其厚度应均匀一致。彩色或能量多普勒超声于正常淋巴结内如显示血流信号，应呈淋巴门型。随着年龄增长和反复的炎症反应，淋巴结周边的皮质可变薄，而中心部回声增高，但其范围可缩小或增大。淋巴结增生时，其体积可增大，但仍保持前面所述的正常淋巴结的声像图特征（图2-68B）。恶性淋巴结时（原发性或转移性），高回声的淋巴门结构可变窄或消失，而周边的低回声皮质可增厚或变得不对称，淋巴结可失去其椭圆形表现而呈圆形（图2-68C），彩色或

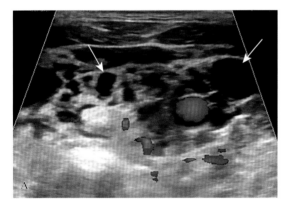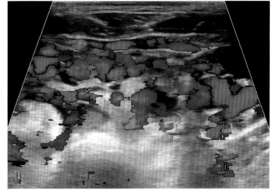

图2-65　血管畸形
A、B.超声显示包块内可见多条管状回声，可被压缩，其内可见血流信号，未见软组织成分，为血管畸形

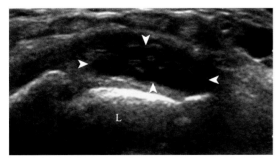

图2-66　腱鞘囊肿：腕背侧
超声显示腱鞘囊肿呈低回声、分叶状（箭头）。L.月骨

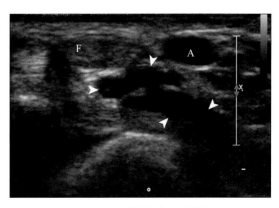

图2-67　腱鞘囊肿：腕掌侧
超声于桡动脉（A）短轴切面显示腱鞘囊肿呈无回声，内可见分隔（箭头）。F.桡侧腕屈肌腱

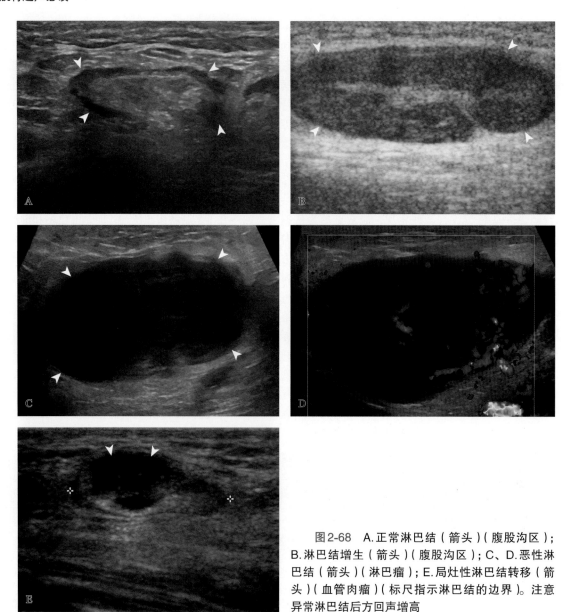

图2-68　A.正常淋巴结（箭头）（腹股沟区）；B.淋巴结增生（箭头）（腹股沟区）；C、D.恶性淋巴结（箭头）（淋巴瘤）；E.局灶性淋巴结转移（箭头）（血管肉瘤）（标尺指示淋巴结的边界）。注意异常淋巴结后方回声增高

能量多普勒超声显示淋巴结内的血流不均匀，呈混合型或周围型（图2-68D）。尽管目前还应用淋巴结大小指标判断淋巴结是否肿大，但不能仅依赖一个大小指标进行诊断，而应该根据淋巴结的声像图特征判断淋巴结是否有早期恶性表现，还应考虑患者的病史（图2-68E）。异常淋巴结后方常可见回声增高。

（六）软组织恶性肿瘤

对于软组织恶性肿瘤，超声常难以做出明确诊断。但当发现一较大软组织肿瘤并不是起源于关节或滑膜腔（滑囊或腱鞘），且呈低回声和血流信号丰富，则提示其为恶性可能，需进一步行穿刺活检以明确诊断。软组织肉瘤主要呈低回声（图2-69），肿瘤增大时，其内部有时可见不均质的高回声和富血供区域及无回声的坏死区域，尤其在高度恶性肿瘤病变。同很多软组织实性肿瘤一样，肉瘤后方常可见回声增高。应注意的一

点：如肿瘤起源于关节腔或滑膜腔，常为滑膜病变（增生或炎症），而很少为恶性。滑膜肉瘤表现与其他肉瘤相似，超声上显示为低回声团块，邻近关节，但位于关节腔外（图2-69C）。粒细胞肉瘤或髓样肉瘤（又称绿色瘤），作为髓细胞性白血病的并发症，也可表现为低回声肿块（图2-70）。淋巴瘤可表现为一低回声肿块伴后方回声增高或表现为浸润性低回声肿块（图2-71）。软组织肿瘤如含有钙化或骨化，常需进一步行MRI或CT检查，因钙化或骨化后方的声影可影响超声对其后方软组织的显示（图2-72）。有时需要X线检查以协助诊断。

根据患者的年龄和肿瘤的部位可对肿瘤做出初步诊断，但常需在超声引导下行肿瘤穿刺活检以做出明确诊断。超声引导下可将穿刺针准确刺入肿瘤内实性组织区域而不是坏死区域，并能避免损伤邻近的血管、神经结构，因此可提高穿刺活检的准确性。软组织转

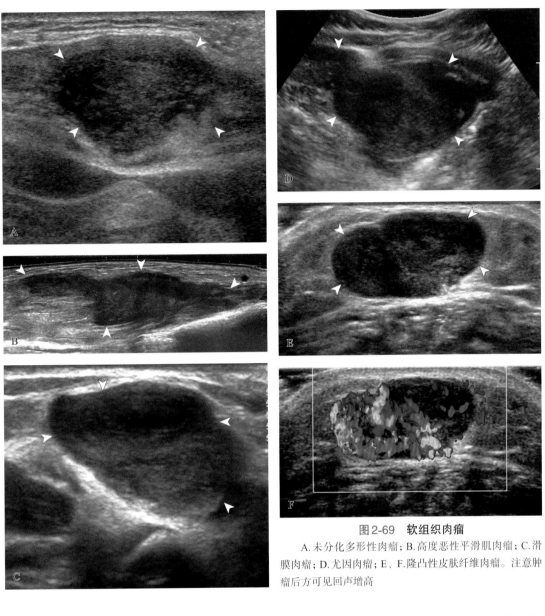

图2-69 软组织肉瘤

A.未分化多形性肉瘤；B.高度恶性平滑肌肉瘤；C.滑膜肉瘤；D.尤因肉瘤；E、F.隆凸性皮肤纤维肉瘤。注意肿瘤后方可见回声增高

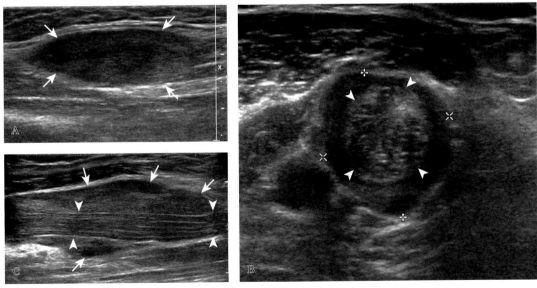

图2-70 粒细胞肉瘤或髓样肉瘤（绿色瘤）

2例患者。A.软组织绿色瘤（箭）；B、C.超声显示肘部近侧的绿色瘤（标尺、箭）包绕正中神经（箭头）

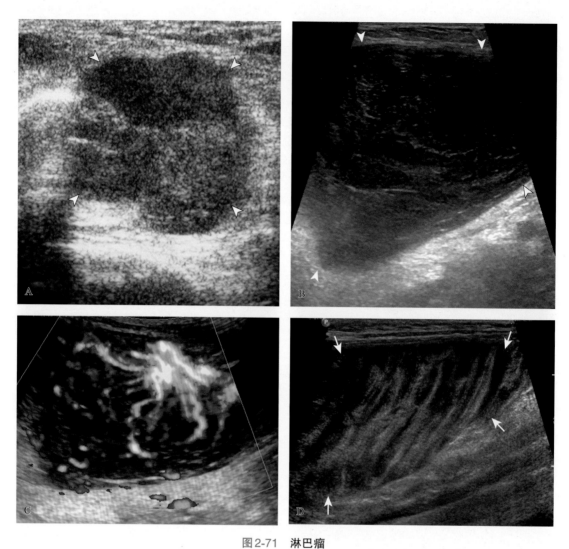

图2-71　淋巴瘤

4例患者。A、B.超声显示低回声的淋巴瘤（箭头），其后方回声可见增高；C.能量多普勒超声显示低回声淋巴瘤内不规则的血流信号；D.侵袭性肌内淋巴瘤（箭）

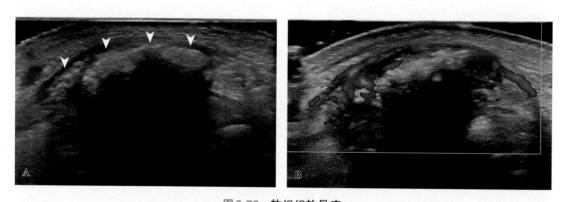

图2-72　软组织软骨瘤

A、B.超声显示软骨瘤表面骨化呈强回声（箭头），后方声影明显，使其后方软组织显示不清。注意图B中的血流信号增加

移性肿瘤常呈低回声，有时伴丰富的血供（图2-73）。超声还可有效地评价软组织恶性肿瘤治疗后有无复发（图2-74）。对于黑色素瘤，超声可用于检查临床查体无法发现的软组织肿瘤复发灶或转移灶（图2-74A）。研究显示，超声在评估软组织肉瘤复发的作用上，可与MRI相媲美（图2-74B，图2-74D）。

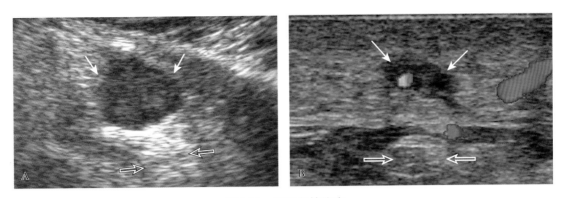

图 2-73　软组织转移瘤

A.超声显示肺癌转移灶（箭）呈低回声结节；B.超声显示上皮样肉瘤转移灶（箭）呈低回声结节。注意结节的后方回声增高（空心箭）

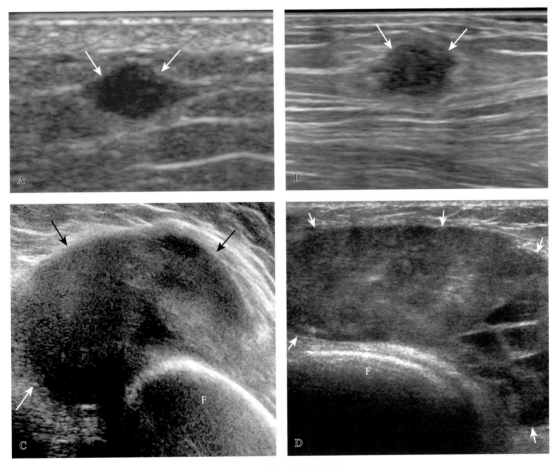

图 2-74　软组织肿瘤复发

超声显示复发肿瘤主要呈低回声，其原发瘤分别为黑色素瘤（A）、肉瘤（B）、淋巴瘤（C）、肉瘤（D）。注意肿瘤较大时，其内部回声不均匀。F.股骨

九、骨肿瘤

在评估软组织肿瘤有无骨浸润，或原发性良性或恶性骨肿瘤方面，X线检查为重要的首要检查手段。与MRI相比，超声在检查骨病变上价值有限。但骨性病变导致骨皮质不规则改变、骨破坏或骨膜反应时，可被超声检查所发现。超声检查软组织病变时，注意一定要想到深方的骨性病变有可能为原发性病变。诊断时，必须结合X线检查结果，有时需进一步行MRI检查以进行判断。

在良性骨病变中，可以被超声检查所显示的一种病变为骨软骨瘤（或外生骨疣）（图 2-75），表现为边界清楚的骨性突起，并突向远离其旁关节的方向。诊断时必

须与X线检查相结合，以判断此骨性突起结构的骨皮质和髓质是否与其来源骨相延续。超声还可用于检查内生软骨瘤的并发症，如骨折、滑囊形成（图2-76）、假性动脉瘤、恶变为软骨肉瘤。其他超声可能显示的良性骨肿瘤包括动脉瘤样骨囊肿（图2-77）。

骨皮质出现破坏时，提示病变为浸润性，可以由原发和继发的恶性骨肿瘤所致。结合患者的年龄、病史、X线检查结果和病变的分布特征可鉴别原发性和继发性骨肿瘤。原发性骨肿瘤包括骨肉瘤（图2-78）、未分化多形性肉瘤（图2-79）、软骨肉瘤、淋巴瘤和尤因肉瘤（图2-80）。骨转移瘤有时也可导致骨破坏（图2-81）。以骨皮质破坏为主的病变提示为肺癌骨转移（图2-81B），而呈膨胀性生长的富血供病变提示为血源性转移病变，如肾癌或甲状腺癌。

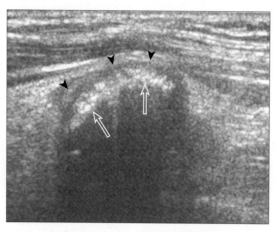

图2-75　骨软骨瘤（外生骨疣）
超声显示骨软骨瘤表面骨化呈强回声（空心箭），其表面可见低回声软骨帽（箭头）

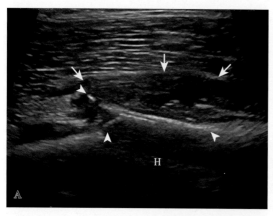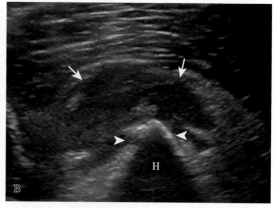

图2-76　骨软骨瘤（外生骨疣）：滑囊形成
长轴切面（A）与短轴切面（B）显示肱骨（H）的骨软骨瘤（箭头），其浅侧可见滑囊，呈混杂低回声（箭）

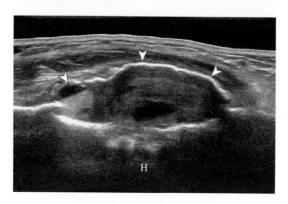

图2-77　动脉瘤样骨囊肿
超声显示动脉瘤样骨囊肿呈膨胀性生长（箭头）。H.肱骨

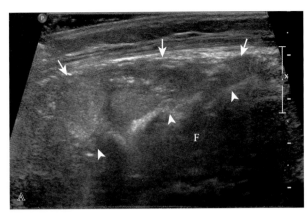
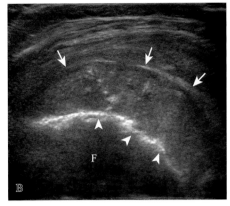

图2-78 骨肉瘤

长轴切面（A）与短轴切面（B）显示软组织肿瘤（箭）自股骨（F）向外侧延伸。注意股骨骨皮质不规则（箭头）

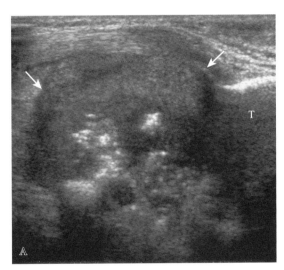
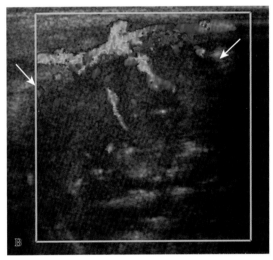

图2-79 未分化多形性肉瘤

A、B.超声显示不均质包块（箭）起自胫骨（T）

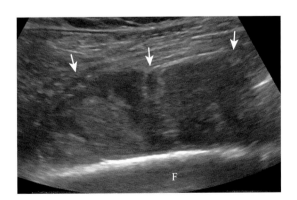

图2-80 尤因肉瘤

超声显示软组织尤因肉瘤呈低回声（箭），起自腓骨（F）。注意无明显的骨皮质破坏

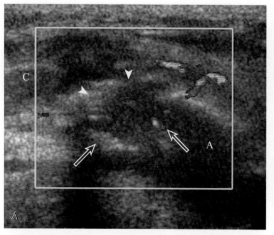

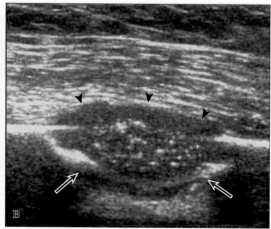

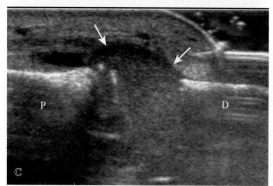

图2-81　骨转移癌

A.超声显示骨破坏（空心箭）伴富血供的软组织肿块（箭头），为肾癌骨转移；B.超声显示肱骨骨皮质破坏（空心箭）及软组织肿块（箭头），为肺癌转移病变；C.超声显示第1足趾远节转移病灶，为肺癌转移（箭）。A.肩峰；C.锁骨；D.远节趾骨；P.近节趾骨

精选参考文献

1. Peetrons P：Ultrasound of muscles．Eur Radiol 12（1）：35-43，2002．

2. Craig JG，Jacobson JA，Moed BR：Ultrasound of fracture and bone healing．Radiol Clin North Am 37（4）：737-751，ix，1999．

3. Turecki MB，Taljanovic MS，Stubbs AY，et al：Imaging of musculoskeletal soft tissue infections．Skeletal Radiol 39（10）：957-971，2010．

4. Weiss DB，Jacobson JA，Karunakar MA：The use of ultrasound in evaluating orthopaedic trauma patients．J Am Acad Orthop Surg 13（8）：525-533，2005．

5. Hadduck TA，van Holsbeeck MT，Girish G，et al：Value of ultrasound before joint aspiration．AJR Am J Roentgenol 201（3）：W453-W459，2013．

6. Taljanovic MS，Melville DM，Gimber LH，et al：High-resolution US of rheumatologic diseases．Radiographics 35（7）：2026-2048，2015．

7. Wakefield RJ，Balint PV，Szkudlarek M，et al：Musculoskeletal ultrasound including definitions for ultrasonographic pathology．J Rheumatol 32（12）：2485-2487，2005．

8. Thiele RG：Role of ultrasound and other advanced imaging in the diagnosis and management of gout．Curr Rheumatol Rep 13（2）：146-153，2011．

9. Boyse TD，Fessell DP，Jacobson JA，et al：US of soft-tissue foreign bodies and associated complications with surgical correlation．Radiographics 21（5）：1251-1256，2001．

10. Jacobson JA，Fessell DP，Lobo Lda G，et al：Entrapment neuropathies I：upper limb（carpal tunnel excluded）．Semin Musculoskelet Radiol 14（5）：473-486，2010．

11. Klauser AS，Faschingbauer R，Bauer T，et al：Entrapment neuropathies II：carpal tunnel syndrome．Semin Musculoskelet Radiol 14（5）：487-500，2010．

12. Dubois J，Alison M：Vascular anomalies：what a radiologist needs to know．Pediatr Radiol 40（6）：895-905，2010．

13. Wang G，Jacobson JA，Feng FY，et al：Sonography of wrist ganglion cysts：variable and noncystic appearances．J Ultrasound Med 26（10）：1323-1328，2007［quiz 30-31］．

14. Esen G：Ultrasound of superficial lymph nodes．Eur J Radiol 58（3）：345-359，2006．

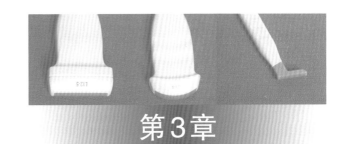

第3章

肩部超声检查

肩袖由4个肌腱组成（图3-1）。前部为肩胛下肌及其肌腱，止于肱骨小结节。上部为冈上肌腱，其止点处自前向后平均宽度为2.25cm，止于肱骨大结节的上骨面及中骨面的前部（图3-2）。少数情况下，冈上肌腱的前部纤维可能扩展至肱骨小结节的前面。于肩胛骨的后面、肩胛冈的下方，冈下肌腱止于肱骨大结节的中骨面，并覆盖冈上肌腱的后部。再向下，为较细小的小圆肌腱，止于肱骨大结节的下骨面。在肱骨前面的肱骨大结节与肱骨小结节之间为肱骨结节间沟，其内为肱二头肌长头肌腱。长头肌腱尽管不是肩袖的组成部分，但其近段位于关节腔的部分走行在位于肩胛下肌腱与冈上肌腱之间的一个间隙，称为肩袖间隙。在此部位，长头肌腱被长头肌腱滑车固定，该滑车是由盂肱上韧带和喙肱韧带组成，实际上为关节囊的反折增厚部分。正常情况下，盂肱关节腔与肱二头肌长头肌腱的腱鞘相连通。盂肱关节腔有数个隐窝，包括腋隐窝（向下延伸）、肩胛下隐窝（通过肩袖间隙向内侧延伸，可位于喙突的下方和肩胛下肌腱的上部，呈倒"U"形）。而喙突下滑囊则位于肩胛下肌腱前方，与盂肱关节腔不相通。肩峰下-三角肌下滑囊位于肩袖与三角肌、肩峰之间（图3-1）。关节盂盂唇为位于关节盂周缘的纤维软骨。

一、超声检查方法

表3-1为肩部超声检查内容一览表。方框3-1和方框3-2为肩部超声诊断报告的范例。

表3-1　肩部超声主要检查内容

步骤	主要检查结构或病变
1	肱二头肌长头肌腱
2	肩胛下肌腱、肱二头肌长头肌腱脱位
3	冈上肌腱、冈下肌腱
4	肩锁关节、肩峰下-三角肌下滑囊和动态超声检查
5	盂肱关节后部盂唇、小圆肌、冈下肌、肌萎缩

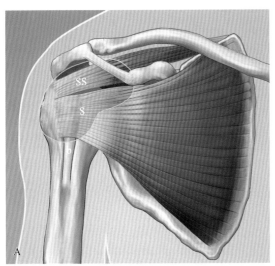

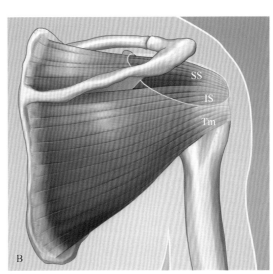

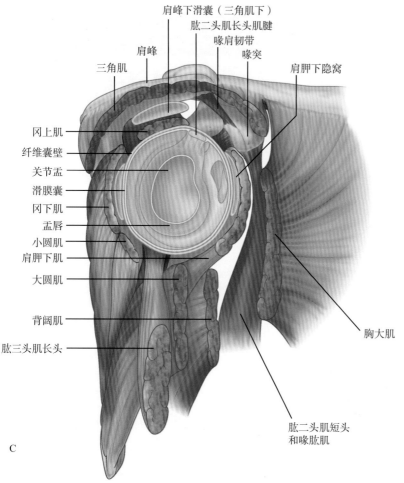

三角肌
肩峰
肩峰下滑囊（三角肌下）
肱二头肌长头肌腱
喙肩韧带
喙突
肩胛下隐窝

冈上肌
纤维囊壁
关节盂
滑膜囊
冈下肌
盂唇
小圆肌
肩胛下肌
大圆肌
背阔肌
肱三头肌长头

胸大肌
肱二头肌短头和喙肱肌

C

图3-1　肩部解剖

肩前部（A）与肩后部（B）显示冈上肌腱（SS）、冈下肌腱（IS）、肩胛下肌腱（S）、小圆肌腱（Tm）、肱二头肌长头（b）和肩峰下-三角肌下滑囊（淡蓝色）；C.右侧盂肱关节及其周围肌肉（肱骨已移去）的外侧观（图A与图B由 Carolyn Nowak，Ann Arbor，Michigan 馈赠；图C引自 Drake R，Vogl W，Mitchell A：Gray's anatomy for students，Philadelphia，2005，Churchill Livingstone）

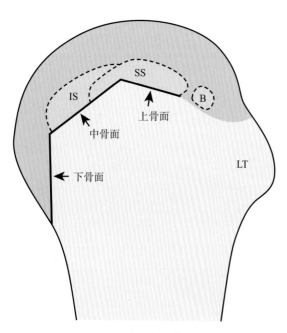

SS
IS
B
上骨面
中骨面
下骨面
LT

图3-2　肱骨大结节骨面

肱骨外侧观显示肱骨大结节的上骨面、中骨面和下骨面。B.肱二头肌长头；IS.冈下肌腱；LT.肱骨小结节；SS.冈上肌腱（由 Carolyn Nowak，Ann Arbor，Michigan 馈赠）

方框3-1	肩部超声检查报告范例：正常报告

检查名称：肩部超声检查。

日期：2017年3月11日。

患者姓名：Juan Atkins。

注册号：8675309。

病史：肩部疼痛，评估肩袖有无异常。

超声所见：肩关节腔未见积液。肱二头肌长头肌腱显示正常，未见肌腱病、撕裂、腱鞘炎或脱位/半脱位。冈上肌腱、冈下肌腱、肩胛下肌腱和小圆肌腱未见异常。肩峰下-三角肌下滑囊未见异常。动态检查未见肩峰下撞击综合征。后盂唇未见异常。另在患者疼痛最明显处进行超声检查未见异常。

超声印象：肩部超声检查未见异常；肩袖未见异常。

方框3-2	肩部超声检查报告范例：异常报告

检查名称：肩部超声检查。

检查日期：2017年3月11日。

患者姓名：Chazz Michael Michaels。

注册号：8675309。

病史：肩部疼痛，评估肩袖有无异常。

续框

超声所见：冈上肌腱远段前部可见局限性无回声撕裂，病变宽
1cm，长1.5cm。撕裂区的前面紧邻肩袖间隙。肩胛下肌腱、
冈下肌腱或肩袖间隙未见异常。冈上肌和冈下肌的肌腹可见
中度脂肪浸润。肱二头肌长头肌腱腱鞘内可见少量积液。肩
峰下-三角肌下滑囊可见中度扩张。肱二头肌长头肌腱未见
明显异常，未见脱位/半脱位。肩锁关节可见轻度骨性关节
炎。另在疼痛最明显处进行超声检查未见异常。
超声印象：冈上肌腱局限性或不完全性全层撕裂伴冈上肌和冈
下肌萎缩。

总论

在肩部超声检查时，患者可坐在一个有低靠背但无
轮子的椅子上，检查者可坐在一个有轮子的椅子上，以
方便移动。检查者右手持超声探头检查患者左肩时，患
者可面向超声仪器，检查者可坐在约为患者与超声仪器
之间的位置（图3-3A）。检查患者右肩时，患者可向左
转，面向检查者（图3-3B）。检查肩部时，探头频率一
般至少为10～15MHz，但在检查较深位置的结构如后
盂唇或患者体型较大时，有时需要用一个稍低频率的探
头。肩部超声检查时，注意要按照一定的顺序进行，以
确保检查全面而详细。虽然检查其他四肢关节时，可对
有症状处进行重点检查，但在肩部却需要进行全面检

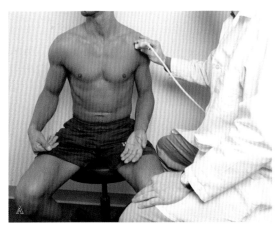

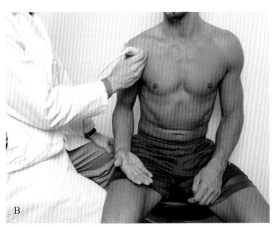

图3-3　肩部超声检查：患者体位

查，因疼痛常为弥漫性或牵涉性。系统检查结束后，对
局部压痛点或有症状处还要进行重点检查。

检查部位1：肱二头肌长头肌腱

检查时，患者将手放置于腿上（图3-4A），此体位
可将一重要的骨性标志结构——肱骨结节间沟旋转至前
部。对患者手的位置无要求，因其不会影响肱骨的位
置。探头横切放置在肱骨结节间沟处，显示肱二头肌长
头肌腱短轴切面，其位于肱骨结节间沟内（图3-4）。由
于远侧肌腱向深部走行，肌腱纤维由于不垂直于声束而
出现各向异性伪像，表现为低回声（图3-4C）。将探头
远端加压，使声束朝向上方，可纠正此伪像。当位于肱
骨结节间沟底部的肱骨骨皮质显示为边界清楚的强回声
时，提示声束垂直于骨皮质浅侧的长头肌腱。短轴切面
检查肱二头肌长头肌腱时，应自近侧向远侧扫查。注意
检查位于肱骨头上方的肱二头肌长头肌腱近段及其滑
车，因该部位易发生病变。于肱骨结节间沟的近侧，肱
二头肌长头肌腱斜行走行，短轴切面上常呈椭圆形，不
要将其误诊为肌腱脱位。向下扫查，要至胸大肌肌腱水
平（图3-4D），以检查胸大肌肌腱及长头肌腱有无异常，
因长头肌腱完全断裂时，其断端回缩后可达到此水平。
短轴切面检查结束后，探头可旋转90°，以检查长头肌
腱长轴，上至肱骨头，下至胸大肌肌腱（图3-5A）。检
查时，注意采取使探头一端加压、另一端轻抬的方法，
以使声束垂直于长头肌腱，从而消除肌腱的各向异性伪
像（图3-5B，图3-5C）。另一显示肱二头肌长头肌腱的
方法为首先显示肱骨小结节特征性的金字塔形态（图
3-5D），自此部位向外侧移动探头，可显示肱骨结节间
沟和肱二头肌长头肌腱。

检查部位2：肩胛下肌腱和肱二头肌长头肌腱脱位

探头横切放置在肱骨结节间沟，继而向内侧移动探
头而至肱骨小结节上（见图3-4A）。肩部中立位时，尽
管此时可显示肩胛下肌腱的长轴切面，但肌腱存在各向
异性伪像（图3-6A）。让患者外旋肩部（图3-6B），可使
肩胛下肌腱移至前部并垂直于声束，从而可消除肌腱的
各向异性伪像（图3-6C）。检查时，应注意于肱骨小结
节处向上和向下移动探头，以保证全面扫查整个肩胛下
肌腱。探头还应向外移动至肱骨结节间沟处以检查肱二
头肌长头肌腱有无脱位和半脱位，因肱二头肌长头肌腱
脱位或半脱位可能仅发生于肩部外旋时（见"肱二头肌
长头肌腱半脱位和脱位"部分）。再将探头移至肩胛下
肌腱远段，旋转探头90°，以检查肩胛下肌腱短轴切面
（图3-7A，图3-7B）。此切面常可见低回声的肌肉束与高
回声的肌腱束相间分布（图3-7C）。

检查部位3：冈上肌腱和冈下肌腱

检查冈上肌腱的目的与难点为在长轴切面与短轴切

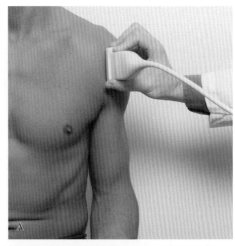

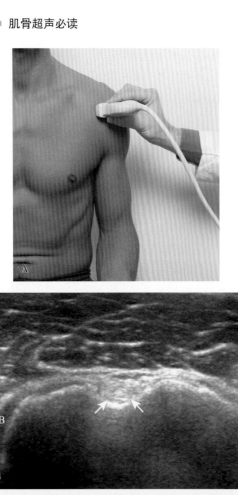

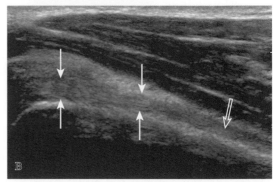

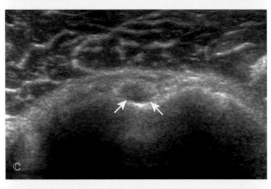

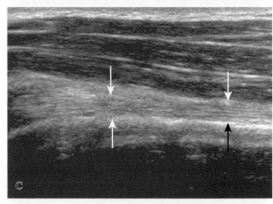

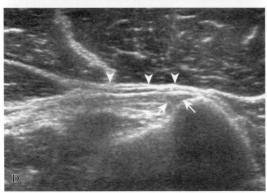

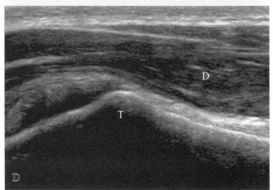

图 3-4　肱二头肌长头肌腱：短轴切面

A.肱骨结节间沟处横切面；B.超声显示肱二头肌长头肌腱位于肱骨结节间沟内，呈高回声（箭），注意肩胛下肌腱（SB）（图像左侧为患者内侧）；C.探头倾斜时肌腱可产生各向异性伪像（箭）；D.再向远侧显示肱二头肌长头肌腱（箭）及其浅侧的胸大肌肌腱（箭头）

图 3-5　肱二头肌长头肌腱：长轴切面

A.肱骨结节间沟处矢状切面；B.超声显示肱二头肌长头肌腱（箭）和各向异性伪像（空心箭）；C.当探头声束垂直于肌腱时，肌腱的各向异性伪像消失（图像右侧为肌腱远侧）；D.注意矢状切面上肱骨小结节（T）位于肱骨结节间沟的内侧，呈金字塔形。D.三角肌

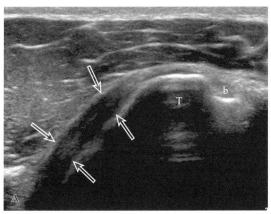

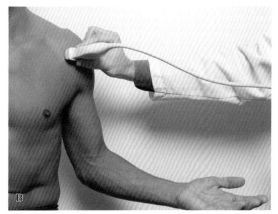

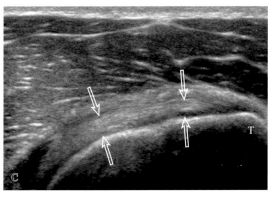

图3-6　肩胛下肌腱：长轴切面

A.肱骨小结节（T）处横切面显示肩胛下肌腱（空心箭）由于各向异性伪像而呈低回声（图像左侧为患者内侧）；B.肩部外旋；C.肩部外旋后可显示正常肩胛下肌腱呈高回声（空心箭）。b.肱二头肌长头肌腱

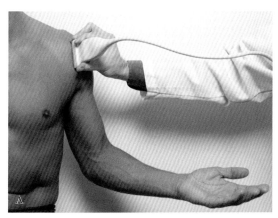

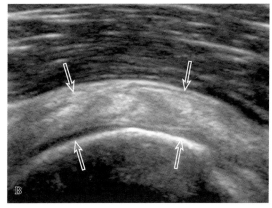

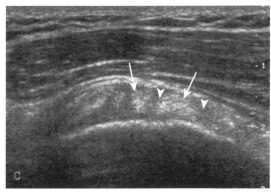

图3-7　肩胛下肌腱：短轴切面

A.肱骨小结节处矢状切面；B.超声显示肩胛下肌腱呈高回声（空心箭）（图像左侧为患者头侧）；C.如未用空间复合成像，肌腱可显示不均匀，由其多个肌腱纤维束（箭）和邻近的低回声肌肉组织（箭头）所致

面上准确评估该肌腱及识别特征性骨性标志结构。检查时要注意避免诊断误区，且检查者需要全面了解局部解剖和超声检查方法。检查的关键是了解肱骨大结节处的解剖和肩部不同体位对检查的影响。如在肩部中立位时检查冈上肌腱长轴切面，探头需冠状位放置在肱骨大结节上。此体位下，尽管可以显示冈上肌腱远段及相关病变，但冈上肌腱的近段由于受肩峰骨性结构的遮挡而无法显示（图3-8）。为了显示更多部分的冈上肌腱，可让患者同侧手背放置在下腰部，并使肘部紧贴躯干（称为Crass体位）（图3-9）。此体位时，肱骨向内侧旋转，从而使肱骨大结节位于前部。此时，将探头放置在肱骨大结节上行矢状切面扫查，可显示冈上肌腱的长轴切面。探头继而旋转90°（或行横切面）以检查冈上肌腱的短轴。Crass体位对于肩部超声检查的初学者来说是一个很有用的体位，因为在此体位下显示冈上肌腱的长轴切面和短轴切面较为容易。但此体位的一个重要缺点为肩袖间隙显示不满意（见后文），且常引起患者明显的不适。因此，可应用改良Crass体位（笔者主要应用改良Crass体位，少数情况下才应用Crass体位）。

为获得改良Crass体位，可让患者将其手放置在同侧髋部，患者肘部指向后方，与Crass体位相比，该体位使肩部有一定程度的外旋，从而有助于肩袖间隙的显示（图3-10）。将探头放置在圆形的肩前部上，并斜向上朝向患者的耳部，可显示冈上肌腱的长轴切面（图3-10）。通常，不论采取何种体位，检查冈上肌腱长轴切面时，探头可平行于肱二头肌长头肌腱近段和肱骨干。不论患者采取Crass体位还是改良Crass体位，冈上肌腱的检查均应首先从长轴切面开始，因长轴切面可检查肌腱的三个面（关节侧、滑囊侧和肱骨大结节止点处），并利于病变的初步显示。长轴切面上，正常冈上肌腱呈纤维状高回声，其上缘外凸（图3-10）。覆盖在圆形肱骨头上的薄层低回声带为关节透明软骨。位于肱骨大结节骨面上的纤维软骨呈薄带状低回声，注意勿将其与覆盖圆形肱骨头的透明软骨相混淆。另外，冈上肌腱远段邻近关节面的肌腱纤维向下弯曲而止于肱骨大结节，因此易出现各向异性伪像，检查时注意调整探头位置以消除局部伪像（图3-11）。肱骨头骨皮质呈边界清楚的强回声时，提示声束垂直于骨及其浅侧的肌腱。冈上肌

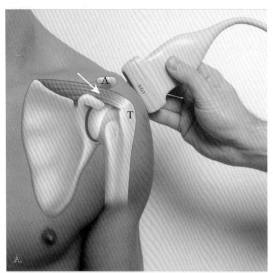

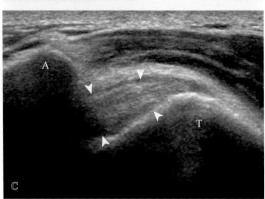

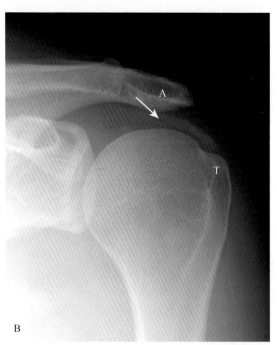

图3-8 冈上肌腱：中立位
A.冈上肌腱（箭）向外侧止于肱骨大结节；B.肩部正位X线片显示冈上肌腱的大部分（箭）隐藏于肩峰（A）下方；C.长轴切面时，超声仅能显示冈上肌腱的远段（箭头）。T.肱骨大结节

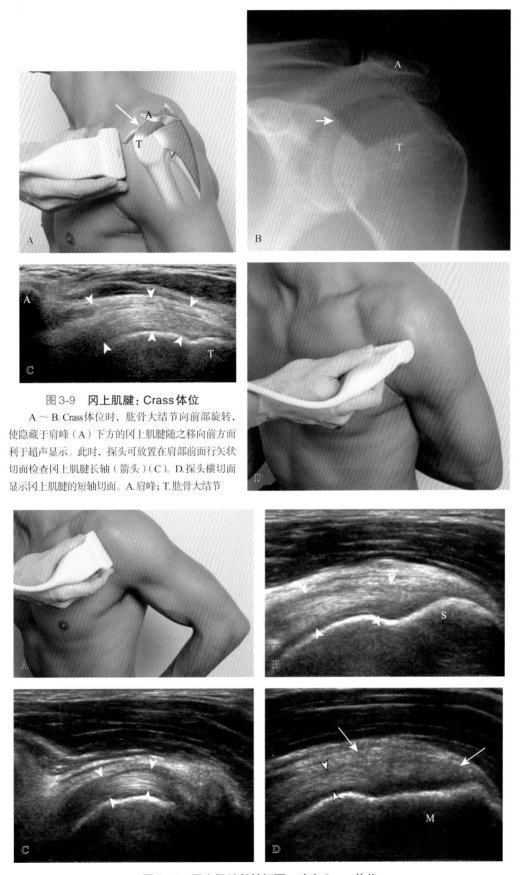

图3-9　冈上肌腱：Crass体位

A～B. Crass体位时，肱骨大结节向前部旋转，使隐藏于肩峰（A）下方的冈上肌腱随之移向前方面利于超声显示。此时，探头可放置在肩部前面行矢状切面检查冈上肌腱长轴（箭头）（C）。D.探头横切面显示冈上肌腱的短轴切面。A.肩峰；T.肱骨大结节

图3-10　冈上肌腱长轴切面：改良Crass体位

A.患者的手部放在同侧臀部，肘部指向后方，以检查冈上肌腱的长轴；B.正常冈上肌腱呈纤维状高回声结构，上缘外凸（箭头），止于肱骨大结节上骨面（S）；C.探头自图B平行向前移动至肩袖间隙，可显示肱二头肌长头肌腱（箭头）；D.探头平行向后移动至肱骨大结节中骨面（M）可见冈上肌腱（箭头）的浅侧为冈下肌腱（箭），呈低回声

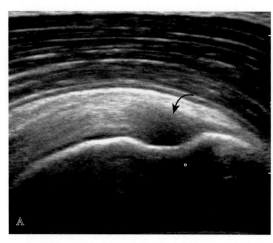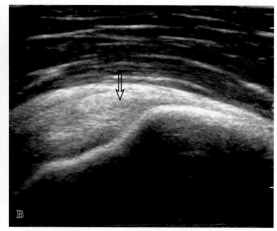

图3-11　冈上肌腱：各向异性伪像

A.冈上肌腱长轴切面，肌腱远端向下弯曲止于肱骨大结节，由于肌腱不垂直于声束而出现各向异性伪像，因而肌腱显示为低回声（弯箭）；B.调整探头位置后，由于肌腱垂直于声束而呈高回声（空心箭）

腱于肱骨大结节的止点范围宽约2.25cm，因此，检查时，探头应在肱骨大结节上向前及向后移动并保持肌腱的长轴方向，以确保扫查整个冈上肌腱。因冈上肌腱的前部为撕裂的好发部位，向前扫查时，应直至显示位于关节腔内的肱二头肌长头肌腱，以确保对冈上肌腱前部的扫查。对关节内肱二头肌长头肌腱长轴切面的检查，将证实你的检查范围已包括了冈上肌腱的最前缘（图3-10C）。探头于肱骨大结节的中骨面向后移动，可显示冈下肌腱（图3-10D）。于肱骨大结节的中骨面处，肱骨大结节与肱骨头关节面之间的角度变平，位于冈上肌腱浅侧的冈下肌腱由于各向异性伪像而呈交错出现的低回声带，从而利于对冈下肌腱的识别。探头可向后移动，以显示冈下肌腱的长轴切面（图3-12）。

冈上肌腱长轴切面检查结束后，探头旋转90°以检查肌腱的短轴切面（图3-13A）。首先，检查自冈上肌腱的近端开始，肱骨头显示为圆形的强回声线，其表面覆盖低回声的透明软骨（图3-13B）。检查时，注意前后侧动探头使深方的骨皮质和肌腱呈高回声以消除肌腱的各向异性伪像（图3-14）。此处，肩袖厚度应均匀一致，如覆盖在轮子上的轮胎，其厚度平均约为（6±1.1）mm。此征象提示该切面为真正的冈上肌腱短轴切面，而不是斜切面。探头继续向冈上肌腱的远侧移动。当关节透明软骨消失时，可见肱骨头圆形的骨面被肱骨大结节成角的骨面所替代。此处的肌腱可见均匀变细，提示探头的位置已在肩关节关节面的远侧。肱骨大结节从前向后有三个较平的骨面：上骨面、中骨面和下骨面（见图3-2）。冈上肌腱附着于上骨面和中骨面的上1/2，而冈下肌腱附着于中骨面（部分覆盖冈上肌腱），小圆肌腱止于下骨面。此部位可检查冈上肌腱和冈下肌腱的远段。同长轴切面一样，在短轴切面上，于

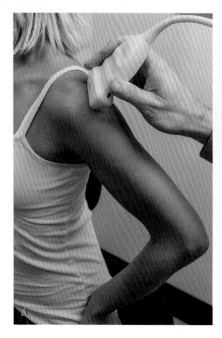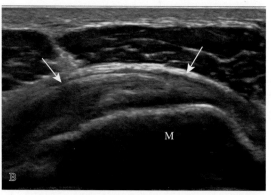

图3-12　冈下肌腱长轴切面：改良Crass体位

A.探头放于肱骨大结节中骨面并向后倾斜；B.超声显示冈下肌腱长轴（箭）。M，肱骨大结节中骨面

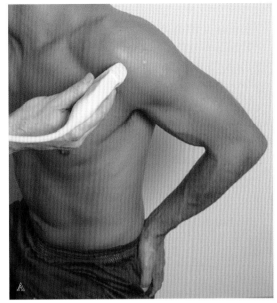

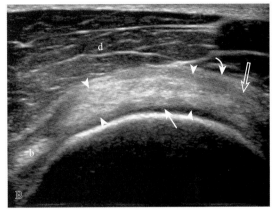

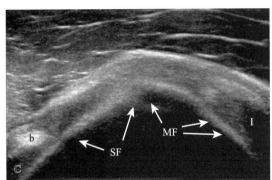

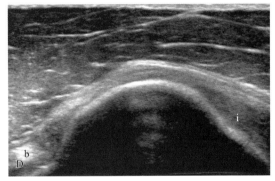

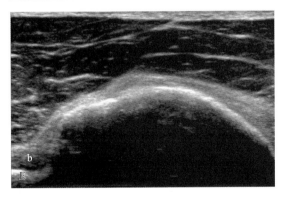

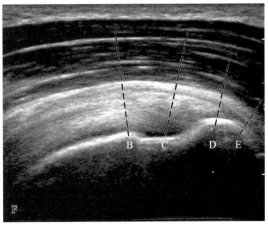

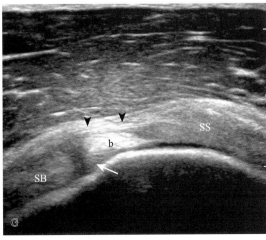

图3-13　冈上肌腱短轴切面：改良Crass体位

A.患者的手部放于同侧臀部，肘部指向后方，以检查冈上肌腱的短轴。B.正常冈上肌腱于肱骨头处厚度均匀，呈高回声（箭头）；注意位于肩袖间隙内的肱二头肌长头肌腱（b），其位于关节腔内，还可见冈上肌腱-冈下肌腱连接处（空心箭）、关节透明软骨（箭）、呈塌陷状态的肩峰下-三角肌下滑囊（弯箭）和三角肌（d）（图像左侧为肱骨大结节的前部）。C～E.自近向远，冈上肌腱系列短轴切面显示肌腱于关节软骨远侧逐渐变薄，于肱骨大结节远侧消失。注意肱骨大结节的上骨面（SF）和中骨面（MF）；b.肱二头肌长头肌腱；I.冈下肌腱。F.冈上肌腱的长轴切面，其中B、C、D、E分别代表图B分别代表图B至图E中探头的位置。G.于肩袖间隙显示肱二头肌长头肌腱短轴位于关节腔的部分（b）及喙肱韧带、关节囊（箭头）和盂肱上韧带（箭）。SB.肩胛下肌腱；SS.冈上肌腱

肱骨大结中骨面上的肌腱内，可见交替出现的低回声带，为位于冈上肌腱浅侧的冈下肌腱各向异性伪像所致。当探头向远侧移动时，肱骨大结节形态略呈方形或圆形（图3-13D），肩袖更薄，最后当探头移至肱骨大结节远侧时，肩袖结构消失（图3-13E）。同冈上肌腱的长轴检查相似，要注意对肱二头肌长头肌腱于关节腔内部分的识别，以确保对冈上肌腱最前部肌腱纤维的检查（图3-13G）。此为采取改良Crass体位的优点之一，因肱二头肌长头肌腱这一重要解剖标志可清晰显示。另外，可见盂肱上韧带位于肱二头肌长头肌腱的前侧，并紧邻肱骨头，而喙肱韧带则位于肱二头肌长头肌腱的浅侧，向外侧走行后与冈上肌腱融合（图3-14）。另一肩袖结构为肩袖索，有时可根据其特征性的形态和位置而识别（图3-15）。从上方观察时，肩袖索呈"U"形，"U"的两支均止于肱骨大结节。"U"的弯曲部分较易显示，表现为位于冈上肌腱的关节侧并垂直于冈上肌腱的纤维。有些人的肩袖索较为明显（称为优势肩袖索），被"U"形肩袖索包绕的部分肩袖称为"新月"肩袖。

检查部位4：肩锁关节、肩峰下–三角肌下滑囊和动态超声检查

检查肩锁关节时，可通过触摸锁骨，然后将探头放置在锁骨远段，进行斜冠状切面检查（图3-16A），或横切面自肱骨结节间沟向上扫查。肩锁关节可通过骨性结构和低回声的关节腔隙进行识别，锁骨的位置一般高于肩峰。有时于肩峰与锁骨之间可见高回声的纤维软骨盘，上方的肩锁关节囊一般厚度不超过3mm（图3-16B）。如肩锁关节可见增宽，可让患者将同侧手部放置于对侧肩上，观察肩锁关节有无增宽，或反之，观察手部放下来时肩锁关节有无变窄，此征象可能与患者的疼痛有关。检查肩峰下–三角肌下滑囊有无积液时，探头可在冠状位继续向外侧移动，直至肱骨大结节的远侧，此处可观察肩峰下–三角肌下滑囊的最低位有无积液（图3-16C）。

检查肩峰下撞击综合征时，探头可斜冠状位显示肩峰的外缘和邻近的肱骨大结节（图3-17）。检查冈上肌腱和肩峰下–三角肌下滑囊时，可首先被动外展患者的上臂（一般肘部呈屈曲位）。被动外展上臂的优势：如检查过程中骨性结构显示不清，可减慢或停止外展上臂的动作，以重新调整探头的位置或训练患者以某一速度外展上臂。然后让患者主动外展上臂，重复上述检查（图3-17C，图3-17D）。如在检查过程中发现肩峰下–三角肌下滑囊内的积液于局部积聚或滑囊增厚，则提示为肩峰下–三角肌下撞击综合征。在更严重的病变时，还可见肱骨头向上移位和骨性撞综合击。如在动态超声检

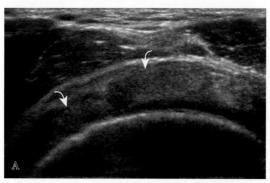
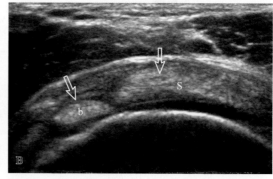

图3-14 冈上肌腱（短轴切面）：各向异性伪像

A.冈上肌腱短轴由于各向异性伪像而呈低回声（弯箭）；B.侧动探头可消除伪像而显示高回声的冈上肌腱（S）、肱二头肌长头肌腱（b）和骨皮质。注意图B中呈强回声、边界清楚的骨皮质

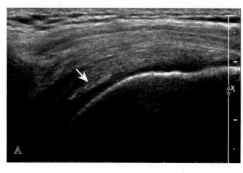
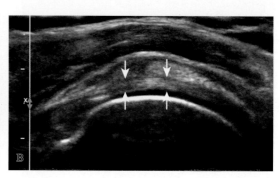

图3-15 肩袖索

冈上肌腱长轴切面（A）与短轴切面（B）显示呈纤维状高回声的肩袖索（箭）（由Y. Morag，MD，Ann Arbor，Michigan馈赠）

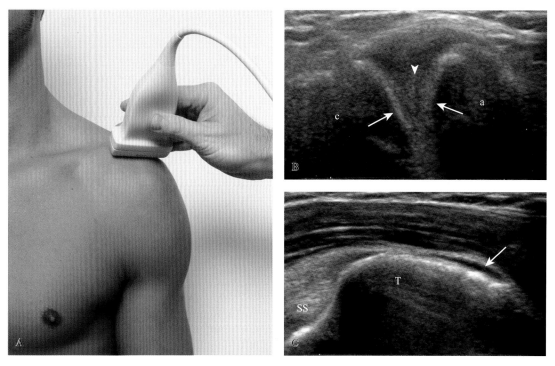

图3-16 肩锁关节和肩峰下-三角肌下滑囊

A.锁骨远段斜冠状切面；B.显示肩锁关节间隙（箭），其关节囊呈低回声，并可见一呈高回声的纤维软骨盘（箭头）；C.探头再向远侧移动，于肱骨大结节处显示肩峰下-三角肌下滑囊内少量积液（箭），位于滑囊的最低处，注意滑囊壁及其周围脂肪组织呈高回声（图像左侧为患者头侧）。a.肩峰；c.锁骨；SS.冈上肌腱；T.肱骨大结节

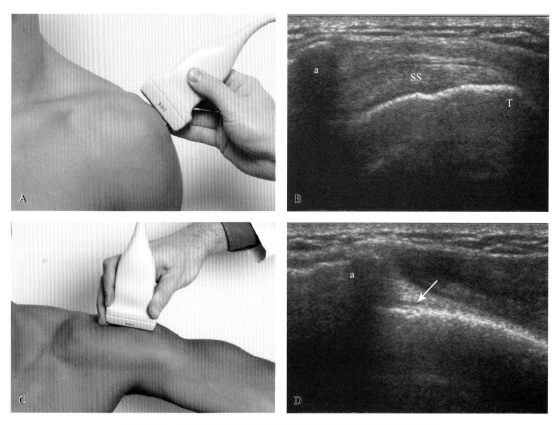

图3-17 动态超声检查肩峰下撞击综合征和粘连性关节囊炎

A.探头放置在肱骨大结节与肩峰之间；B.显示冈上肌腱；C.患者外展上臂时进行动态超声检查；D.显示正常冈上肌腱（SS）自肩峰（a）下方滑向内侧，并可见肩峰下-三角肌下滑囊（箭）保持塌陷状态，于肩峰尖部未见异常液体积聚。T.肱骨大结节

查时，发现冈上肌腱未能全部滑入肩峰下方，则提示粘连性关节囊炎。检查肩峰下撞击综合征时，还应将探头移至肩峰的前侧，以检查喙肩韧带区域的肩峰下-三角肌下滑囊有无扩张。

检查部位5：冈下肌腱、小圆肌腱和后盂唇

患者于座椅上旋转以方便检查其肩后部。开始时，患者可将其手部放置在其大腿上。探头放置在肩胛冈的稍下方并平行于肩胛冈，斜横位向上扫查，并朝向肱骨头方向（图3-18）。调整探头方向，以显示冈下肌的肌-腱移行处及位于肌腹中央的肌腱长轴，其位于关节盂后方（图3-18B）。沿冈下肌腱的长轴向远侧追踪探查，直至其止于肱骨大结节后面的中骨面。对冈下肌腱远端的检查，可作为之前改良Crass体位时所做检查的补充（见图3-10D和图3-12）。如冈下肌腱由于肩峰声影的影响而无法显示，可让患者把手放在对侧肩部以利于对冈下肌腱的显示。但此体位不太理想，使在肩部中立位时呈条状并垂直于声束的冈下肌腱由于变弯而出现各向异性伪像。探头可继续向下移动而显示更细小的小圆肌腱，其肌腱与冈下肌腱比较，位置更为表浅（图3-18C）。继而探头旋转90°以检查冈下肌腱和小圆肌腱的短轴切面（图3-19）。肩胛冈、肩胛骨后部突出的骨嵴分别为冈上肌、冈下肌和小圆肌的分界标志（图

3-19E）。

另一识别冈下肌和小圆肌的方法：首先触诊找到肩胛冈，将探头矢状切面放置在肩胛冈上，然后将探头向下移动。肩胛冈下方显示的第一个结构为冈下肌。找到冈下肌和小圆肌后，探头旋转90°显示冈下肌腱的长轴切面，此切面上还可显示呈三角形的高回声的后盂唇（见图3-18B）。

还应注意检查盂肱关节内侧区域，该区域包括冈盂切迹，因为该部位可能会发现盂唇旁囊肿。检查冈下肌腱和后盂唇时，可让患者主动内旋和外旋肩部，以进行动态超声检查。肩部外旋体位有助于提高对盂肱关节后隐窝积液的显示，也有助于判断盂唇有无撕裂（见"盂唇和盂唇旁囊肿"）。肩部外旋时，肩胛上静脉有时可见扩张，超声表现类似盂唇旁囊肿，因此应注意鉴别（见"盂唇和盂唇旁囊肿"），特别是当静脉内流速非常低而多普勒超声无法显示时。与盂唇旁囊肿不同，肩部内旋时，肩胛上静脉管腔塌陷。

接下来，探头旋转90°，并向内侧移动以检查冈下肌和小圆肌的肌-腱移行处的短轴切面，观察有无肌肉萎缩或脂肪浸润。于肩胛骨上体部，冈下肌体积约是小圆肌体积的2倍，且正常肌肉呈相对低回声而肌腱呈高回声（见图3-19B）。于冈下肌与小圆肌之间的肩胛骨还可见一骨嵴，该骨嵴使冈下肌和小圆肌深方的骨面略

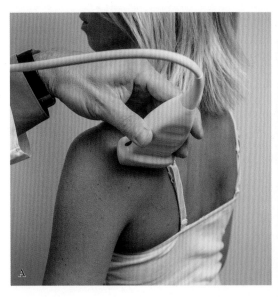

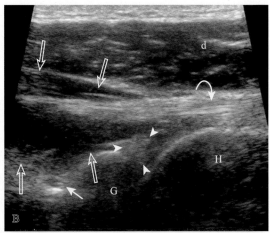

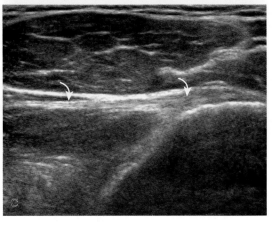

图3-18　冈下肌腱（长轴）、小圆肌腱（长轴）和后盂唇

A.肩后部超声检查。B.显示冈下肌肌腹（空心箭）及其肌腱（弯箭）。注意后盂唇（箭头）、冈盂切迹（箭）、肱骨头（H）、关节盂（G）和三角肌（d）（图像右侧为患者外侧）。C.冈下肌的稍下方为更细、位置更表浅的小圆肌腱，呈高回声（弯箭）

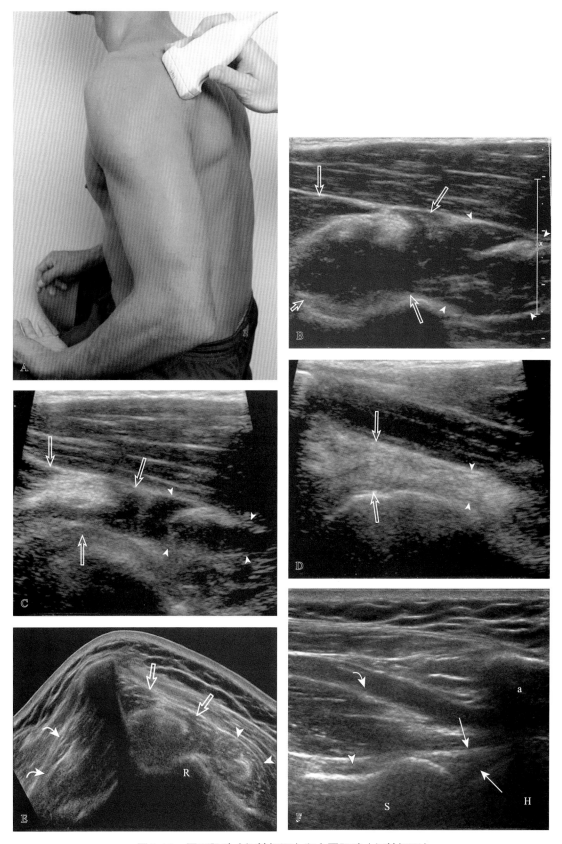

图 3-19　冈下肌腱（短轴切面）和小圆肌腱（短轴切面）

A.肩后部系列检查；B ～ D.显示冈下肌（空心箭）和小圆肌（箭头）自低回声的肌肉组织逐渐移行为高回声的肌腱（图像左侧为患者上方）；E.超声扩展成像显示冈上肌（弯箭）、冈下肌（空心箭）和小圆肌（箭头）；注意肩胛骨后面的骨嵴（R）和肩胛冈；F.于冈上窝处显示冈上肌腱（弯箭）长轴切面，可见肩胛上切迹（箭头）和上盂唇（箭）。S.肩胛骨；a.肩峰；H.肱骨头

呈凹形，有助于此二肌的鉴别。探头可继续向上移动以检查冈上肌有无脂肪浸润和肌肉萎缩。行超声扩展成像（如超声仪器上有该项功能），可在同一图像上显示冈上肌、冈下肌和小圆肌的回声情况（见图3-19E）。探头继而旋转90°显示冈上肌长轴切面，此时可显示肩胛骨上缘局部一个骨性凹陷，为肩胛上切迹。有时可显示部分上盂唇（图3-19F）。

二、肩袖病变

（一）冈上肌腱撕裂和肌腱病

1.总论　多数肩袖撕裂累及冈上肌腱，冈上肌腱撕裂向后可累及冈下肌腱、向前可累及肱二头肌长头肌腱滑车和肩胛下肌腱。冈上肌腱远段的前部为撕裂的好发部位，常邻近肩袖间隙；而偏后部的冈上肌腱-冈下肌腱交界处附近也可发生退行性肩袖撕裂。肌腱撕裂多为慢性劳损所致，也可同时合并创伤，多发生于40岁以后。慢性冈上肌腱撕裂多发生于肌腱远段，常伴有肱骨大结节骨皮质的不规则改变。肱骨大结节骨皮质不规则改变为诊断冈上肌腱撕裂的重要间接征象。肌腱的急性撕裂，可发生于肌腱的稍近侧，可伴或不伴肱骨骨皮质的不规则改变，与患者的年龄和肩袖的基础状态有关。准确识别肌腱撕裂的部位有助于对撕裂进行分类（图3-20）。例如，部分厚度撕裂可累及肌腱

的关节侧或滑囊侧；如撕裂的部位位于肌腱内部或仅延伸至冈上肌腱的止点——肱骨大结节表面，则称为肌腱内撕裂或间质内撕裂（或隐蔽型间质内分层撕裂），因为不论关节镜还是滑囊镜都无法看到此类撕裂。如撕裂自肌腱的关节侧延伸至滑囊侧，则为全层撕裂。诊断时，应注意对病变进行正确描述和命名。全层撕裂可仅累及肌腱的部分宽度，即局限性或不完全性，也可累及肌腱的整个宽度，即完全的或累及全部宽度的全层撕裂。检查时建议首先检查冈上肌腱的长轴切面，因长轴切面上可很好地显示和识别肌腱的3个表面（滑囊面、关节面和肱骨大结节面）和典型的骨性结构特征。多数撕裂在超声上显示为无回声或低回声，而急性撕裂由于局部积液的存在更容易显示为无回声。当冈上肌腱撕裂范围较大时，可发生肌腱断端回缩、肌腱体积缩小，从而导致肌腱失去正常外凸的形态。位于前部的肌腱全层撕裂可导致肌腱回缩、肌肉萎缩、撕裂范围逐渐扩大。超声在肩袖撕裂的诊断、撕裂范围的测量上的准确性与MRI相当。对65篇文章的Meta分析显示，超声与MRI在诊断肩袖撕裂方面具有相似的敏感性和特异性。应用影像学方法评估可疑肩袖撕裂患者时，应将超声检查列入其中。

2.部分厚度撕裂　冈上肌腱的部分厚度撕裂主要表现为肌腱局部纤维断裂，呈边界清楚的无回声或低回声。根据撕裂是否累及肌腱的关节侧或滑囊侧可分为关节侧撕裂或滑囊侧撕裂。另一种肌腱的部分厚度撕裂为

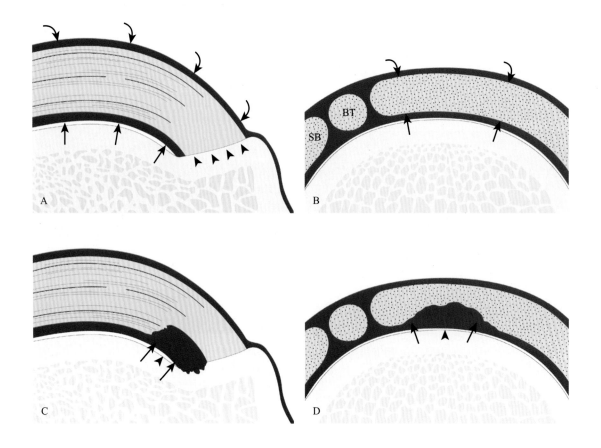

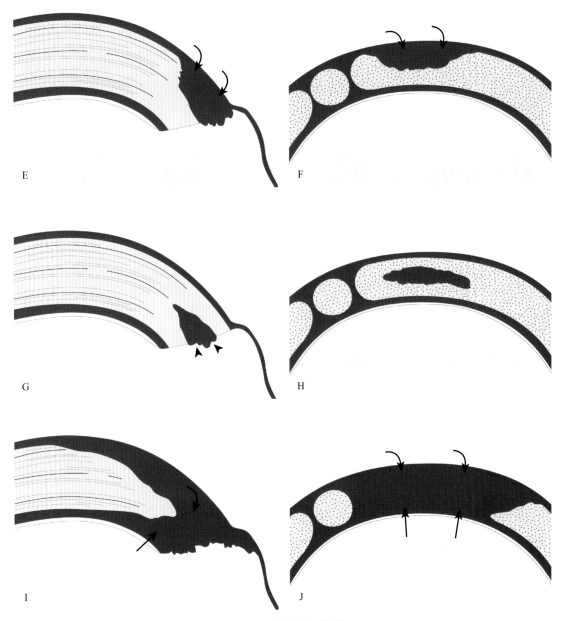

图 3-20　冈上肌腱撕裂

长轴切面（A）与短轴切面（B）显示冈上肌腱的关节侧（箭）、滑囊侧（弯箭）和肱骨大结节附着处（箭头）；C、D.肌腱关节侧部分撕裂时，撕裂处（黑色）累及肌腱的关节侧（箭）和关节软骨（箭头）；E、F.滑囊侧部分撕裂时，撕裂（黑色）累及肌腱的滑囊侧（弯箭）；G、H.腱体内撕裂时，撕裂（黑色）位于肌腱内部，不与肌腱的关节侧或滑囊侧接触，有时可见撕裂仅与肱骨大结节相接触（箭头）；I、J.完全撕裂时，撕裂自肌腱的关节侧（箭）延至滑囊侧（弯箭），注意所有类型的肌腱撕裂可累及肌腱的肱骨大结节面，导致大结节骨皮质不规则改变。BT.肱二头肌腱；SB.肩胛下肌腱

肌腱内撕裂，为肌腱部分撕裂，但并不累及肌腱的关节侧或滑囊侧。

关节侧的部分撕裂最多见于冈上肌腱远端前侧的肱骨大结节止点处，且多见于40岁以下的患者。有时病灶可呈高低混杂回声，为低回声的积液包绕高回声的肌腱断端所致（图3-21～图3-24）。紧邻肌腱撕裂处的肱骨大结节常发生骨皮质不规则改变，与肌腱止点处的慢性劳损有关。发生于正常肩袖的急性撕裂或发

生于肌腱近段的撕裂（图3-24）较为少见，且不伴有肱骨大结节骨皮质不规则改变。肌腱的关节侧部分撕裂时，肌腱的上缘常保持正常外凸形态，因肌腱的体积常无明显缩小。如撕裂紧邻呈低回声的透明软骨，则提示撕裂为关节侧的部分撕裂。此时，关节软骨表面与撕裂处积液之间的界面因呈高回声而较为明显（称为软骨界面征）。rim-rent撕裂和冈上肌腱关节侧部分撕裂（partial articular-sided supraspinatus tendon avulsion，

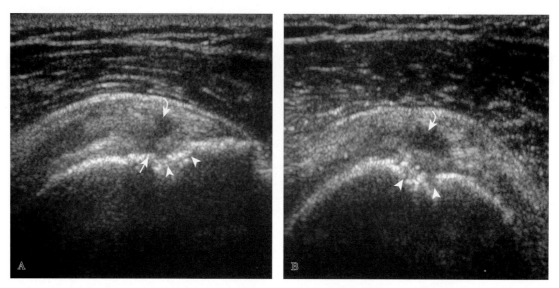

图3-21 冈上肌腱撕裂：关节侧部分撕裂

冈上肌腱的长轴（A）与短轴（B）切面显示肌腱纤维断裂，局部呈无回声（弯箭），而肌腱远段断端呈高回声，因此，局部呈高低混杂回声，注意撕裂累及肌腱的关节面（箭）、肱骨大结节骨皮质不规则（箭头）、肌腱体积无明显缩小

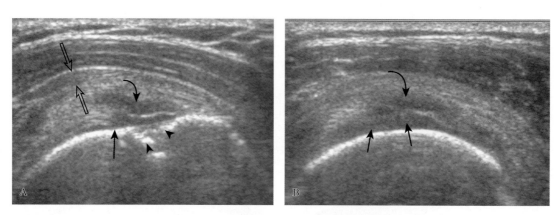

图3-22 冈上肌腱撕裂：关节侧部分撕裂

冈上肌腱的长轴（A）与短轴（B）切面显示肌腱纤维断裂，呈边界清楚的低回声（弯箭），远段呈高低混杂回声，注意撕裂紧邻关节透明软骨（箭）、肱骨大结节骨皮质不规则（箭头）、肌腱体积无明显缩小，肩峰下－三角肌下滑囊增厚，与肌腱回声相似（空心箭）

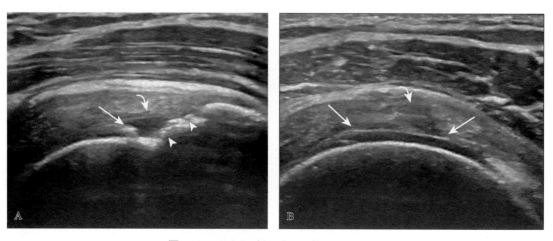

图3-23 冈上肌腱撕裂：关节侧部分撕裂

冈上肌腱的长轴（A）与短轴（B）切面显示肌腱纤维断裂，呈边界清楚的无回声（弯箭），并延至关节面的低回声关节软骨，可见软骨界面征（箭）和肱骨大结节不规则改变（箭头）

PASTA）被用于特指冈上肌腱最远端、紧邻肱骨大结节的关节侧部分撕裂。冈上肌腱远段的肌腱纤维在肱骨大结节止点处由于方向急剧改变而容易出现各向异性伪像，导致局部出现低回声，切勿诊断为关节侧撕裂（见图3-69）。

冈上肌腱滑囊侧的部分撕裂为撕裂仅累及肌腱的滑囊侧，也可呈无回声或低回声（图3-25～图3-28）。如撕裂自滑囊侧延伸至肱骨大结节的表面，而未延伸至肌腱的关节侧，则仍称为肌腱滑囊侧部分撕裂。此时可导致局部肌腱缺失或肱骨大结节止点处骨面裸露。由于滑

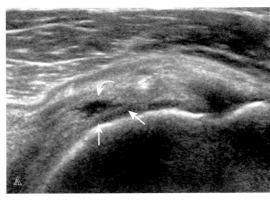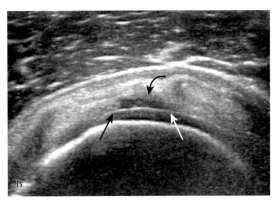

图3-24 冈上肌腱撕裂：关节侧部分撕裂
冈上肌腱的长轴（A）与短轴（B）切面显示近段肌腱纤维断裂，呈边界清楚的低回声（弯箭），并延至关节面，可见软骨界面征（箭）（肱骨大结节处的低回声区域为各向异性伪像所致）

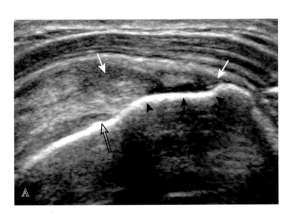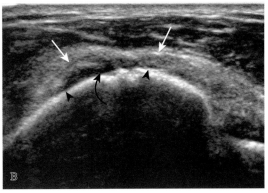

图3-25 冈上肌腱撕裂：滑囊侧部分撕裂
冈上肌腱的长轴（A）与短轴（B）切面显示冈上肌腱滑囊侧部分肌腱纤维缺失，局部被无回声积液所替代（弯箭），注意撕裂累及滑囊侧（箭之间）和肱骨大结节（箭头之间），而未累及关节软骨（空心箭），正常肌腱的外凸形态消失，图B中可见肱骨大结节骨皮质不规则改变

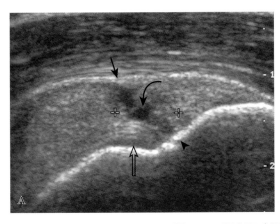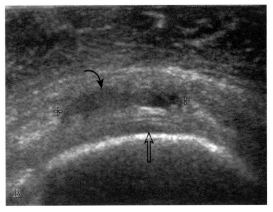

图3-26 冈上肌腱撕裂：滑囊侧部分撕裂
冈上肌腱的长轴（A）与短轴（B）切面显示肌腱纤维断裂，呈边界清楚的低回声（弯箭，标尺之间），并自肌腱的滑囊面（箭）延至肱骨大结节（箭头），撕裂未累及肌腱的关节面（空心箭），因此未与关节软骨相接触，此表现可除外完全撕裂

囊侧肌腱部分撕裂时，撕裂部位较浅，常可见肌腱变薄、肩袖体积缩小，导致冈上肌腱失去其正常的上缘外凸形态，而三角肌和肩峰下-三角肌下滑囊可下陷至肌腱撕裂处。与冈上肌腱的其他撕裂一样，此类撕裂常伴有肱骨大结节骨皮质的不规则改变，原因为撕裂可自滑囊侧延伸至肱骨大结节表面。如邻近的肩峰下-三角肌下滑囊发生滑膜增生，呈低回声或等回声的增生滑膜组织有时可充填在肌腱撕裂处，使肌腱撕裂、肌腱变薄等征象不易显示（图3-28）。

肌腱撕裂的部位如不累及冈上肌腱的滑囊侧和关节侧，则称为肌腱内撕裂或间质撕裂。此类撕裂在超声上可表现为无回声或低回声，位于肌腱内部或与肱骨大结节表面相接触（图3-29），后者常伴有肱骨大结节骨皮质不规则改变。肌腱内撕裂时，肌腱体积并无明显缩小。肌腱内撕裂范围较大时，可提示撕裂已经发生或即将发生更大范围的分层撕裂。肩袖内部的边界清晰的无回声囊肿多见于冈上肌腱的关节侧部分撕裂。

3.全层撕裂　冈上肌腱全层撕裂为肌腱纤维断裂，

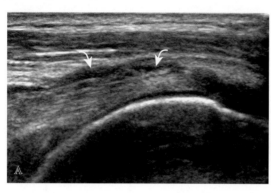
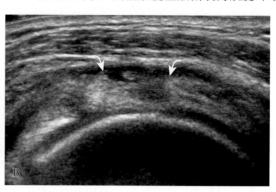

图 3-27　冈上肌腱撕裂：滑囊侧部分撕裂

冈上肌腱的长轴（A）与短轴（B）切面显示肌腱最浅侧的纤维断裂，呈边界清楚的低回声（弯箭）

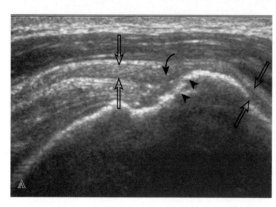
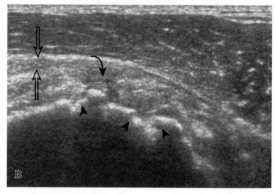

图 3-28　冈上肌腱撕裂：滑囊侧部分撕裂

冈上肌腱的长轴（A）与短轴（B）切面显示肌腱滑囊侧的纤维（弯箭）自肱骨大结节处（箭头）断裂，导致肌腱变薄，注意肩峰下-三角肌下滑囊增厚，呈等回声（空心箭），充填于肌腱撕裂处，向下延伸至肱骨大结节远侧。肌腱的关节侧纤维尚完整，因此可除外肌腱的全层撕裂

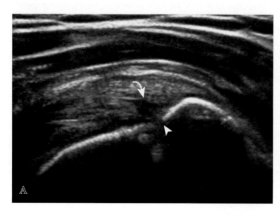
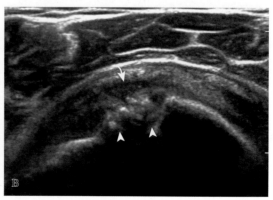

图 3-29　肌腱内撕裂

冈上肌腱的长轴（A）与短轴（B）切面显示肌腱局部缺损，呈低回声（弯箭），撕裂处仅与肱骨大结节相连，肱骨大结节可见不规则改变（箭头）

并自肌腱的关节侧延伸至滑囊侧，超声表现为边界清楚的低回声或无回声区域（图3-30～图3-38）。识别软骨界面征象（表现为位于低回声的关节软骨与无回声或低回声的肌腱撕裂处之间的强回声界面）有助于判断撕裂累及关节侧的范围，但此征象仅见于声束垂直于关节软骨时。因此，检查时应注意在肌腱长轴切面时，可采取探头一端抬起、另一端加压的方法，而在肌腱短轴切面时，可采取探头侧动的方法，有助于软骨界面征的显示（见第1章）。肌腱的全层撕裂范围较小时，肌腱体积可无明显缩小，尤其是撕裂处被积液所充填时。沿肌腱长轴的较窄的纵行撕裂，于肌腱短轴切面上易于显示（图3-31）。全层撕裂范围较大时，常可见冈上肌腱的上缘

变平或凹陷，肌腱体积也常缩小。肌腱的急性撕裂可发生于肌腱的近侧，撕裂处多为积液而表现为无回声（图3-33）。发生于40岁以下患者的急性撕裂或发生于较近侧的撕裂较为少见，常不伴有肱骨大结节骨皮质不规则改变。诊断肌腱撕裂时，应注意描述肌腱撕裂的部位、肌腱长轴切面和短轴切面上撕裂累及的范围、是否累及附近的其他肌腱。肌腱的全层撕裂如为局限性，可称为不完全性全层撕裂；如肌腱的全层撕裂累及肌腱的整个宽度，则可称为完全性全层撕裂或全宽度全层撕裂。慢性撕裂可导致肱骨大结节较为广泛的形态改变，肌腱远侧断端可变细，局部无明显积液，但有时可呈等回声或高回声的增生滑膜组织（图3-37）。了解肱骨大结节

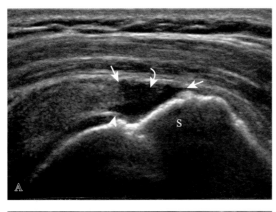 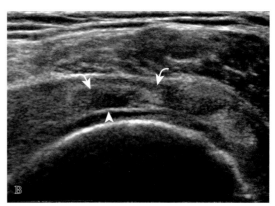 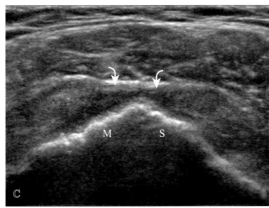

图3-30　冈上肌腱撕裂：全层撕裂，局部，急性
冈上肌腱的长轴（A）与短轴（B、C）切面显示局限性全层撕裂，呈无回声（弯箭），注意撕裂累及的滑囊侧较宽（箭）而关节侧较窄，并可见软骨界面征（箭头）、肱骨大结节骨皮质不规则。M.肱骨大结节中骨面；S.肱骨大结节上骨面

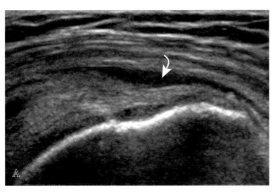 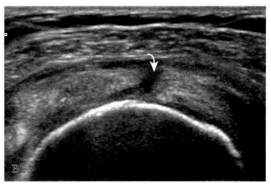

图3-31　冈上肌腱撕裂：全层撕裂，局部，急性
冈上肌腱的长轴（A）与短轴（B）切面显示局限性全层撕裂，呈无回声（弯箭），短轴切面显示得更清楚。注意由于撕裂为沿肌腱长轴的纵行撕裂，其宽度较窄，因此，长轴切面显示较为困难

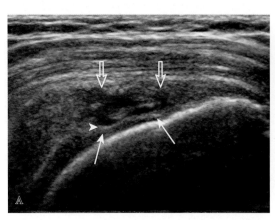
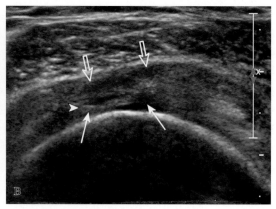

图3-32　冈上肌腱撕裂：全层撕裂，局部，急性

　　冈上肌腱的长轴（A）与短轴（B）切面显示肌腱纤维断裂呈无回声，自肌腱的滑囊侧（空心箭）延至关节侧（箭）。注意肌腱体积缩小及软骨界面征象（箭头），提示肌腱撕裂累及其关节侧

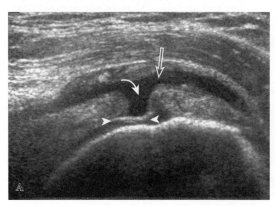
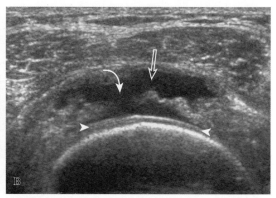

图3-33　冈上肌腱撕裂：全层撕裂，累及全部宽度，急性

　　冈上肌腱的长轴（A）与短轴切面（B）显示肌腱纤维断裂，局部可见无回声积液充填（弯箭），并自肩峰下-三角肌下滑囊（空心箭）延至肌腱的关节侧（箭头），注意软骨界面征（箭头），提示撕裂累及肌腱的关节侧

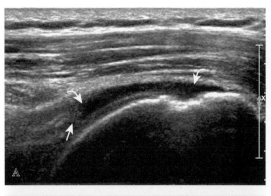
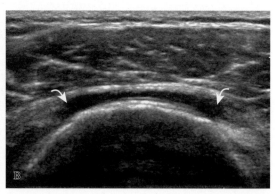
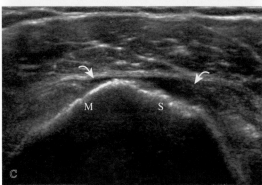

图3-34　冈上肌腱撕裂：全层撕裂，累及全部宽度

　　冈上肌腱的长轴（A）与短轴（B～C）切面显示肌腱纤维断裂呈无回声（弯箭之间），近端肌腱回缩（箭）。M.肱骨大结节的中骨面；S.肱骨大结节的上骨面

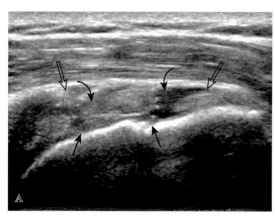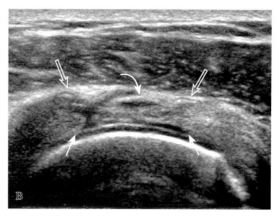

图 3-35 冈上肌腱撕裂：全层撕裂，累及全部宽度

冈上肌腱的长轴（A）与短轴（B）切面显示肌腱纤维断裂呈无回声至等回声（弯箭之间），注意撕裂累及肌腱的滑囊侧（空心箭）、关节侧（软骨界面征）（箭），肌腱失去正常外凸形态

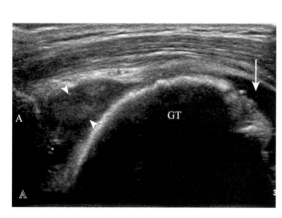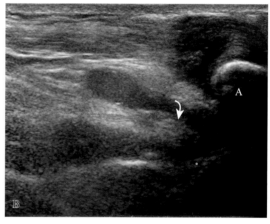

图 3-36 冈上肌腱撕裂：累及全层厚度、整个宽度

A.于肱骨大结节（GT）冈上肌腱长轴切面显示肌腱撕裂处充填低回声滑膜组织（箭头），肩峰下-三角肌下滑囊扩张呈无回声（箭）；B.更近侧，于冈上窝可见冈上肌腱断端回缩（弯箭），其周围可见位于肩峰（A）内侧的积液（图像左侧为内侧）

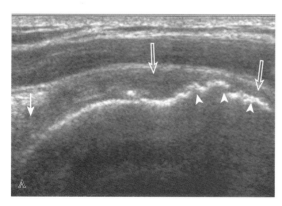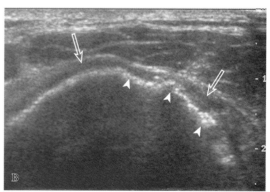

图 3-37 冈上肌腱撕裂：全层撕裂，累及全部宽度，慢性

冈上肌腱的长轴（A）与短轴（B）切面显示冈上肌腱撕裂，断端回缩、撕裂处充填低回声的滑膜组织、血液和瘢痕组织，并与肩峰下-三角肌下滑囊（空心箭）相延续。肌腱断端回缩（箭）导致肌腱体积显著缩小。注意肱骨大结节表面不规则、形态发生改变（箭头）

的解剖及肌腱附着部位有助于判断冈上肌腱撕裂是否累及邻近的冈下肌腱（见图3-2）。于肱骨大结节短轴切面显示肩袖时，如撕裂延伸至肱骨大结节中骨面的后部，则提示撕裂累及冈下肌腱。冈上肌腱撕裂也可向前延伸，通过肩袖间隙而累及肩胛下肌腱的头侧部分（见

"肩胛下肌腱撕裂和肌腱病"），有时可同时伴发肱二头肌长头肌腱滑车的撕裂和长头肌腱半脱位或脱位（图3-39）。肩袖撕裂时，还应注意检查冈上肌和冈下肌有无脂肪浸润和肌肉萎缩，因出现此征象时，常提示肩袖修复术后预后不良（见"肩袖萎缩"）。

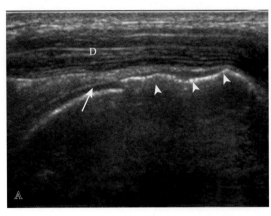
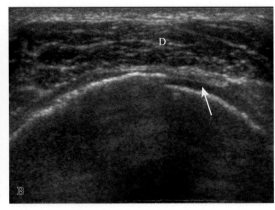

图3-38　冈上肌腱撕裂：全层撕裂，累及全部宽度，慢性

冈上肌腱的长轴（A）与短轴（B）切面显示冈上肌腱缺失，因肌腱断端已向近侧回缩而位于肩峰下方。局部的带状高回声为塌陷的肩峰下-三角肌下滑囊，位于三角肌（D）与低回声的关节软骨（箭）之间，注意肱骨头形态发生显著改变（箭头）

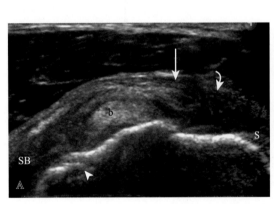
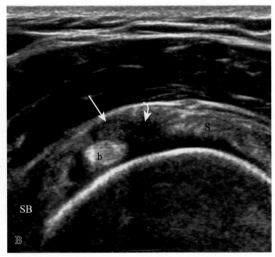

图3-39　肱二头肌长头肌腱滑车撕裂

肱二头肌长头肌腱近段短轴切面于2位不同患者（A与B）可见冈上肌腱前部（弯箭）与喙肱韧带（箭）撕裂。注意图A中软骨下骨不规则改变（箭头）。b.肱二头肌长头肌腱；S.冈上肌腱；SB.肩胛下肌腱

4.肌腱病　用肌腱病这一名称而不用肌腱炎，是因为此类病变并无活性炎性细胞，其本质为退行性病变，伴有嗜酸性变、纤维样变性及黏液样变性，有时还可见软骨化生。局灶性肌腱病在超声图像上表现为肌腱内不均质的、边界欠清的低回声区，而无肌腱纤维断裂（图3-40）。应注意鉴别肌腱病与肌腱的各向异性伪像，因两者均呈低回声（见图3-11）。肌腱病与肌腱撕裂的鉴别点：肌腱病的病变常边界不清，有时可伴肌腱肿胀，多不伴邻近肱骨大结节骨皮质不规则改变。弥漫性肌腱病可导致整个肌腱呈低回声，与邻近肌肉回声相似（图3-41）。与肌腱较大撕裂不同的是，肌腱病时冈上肌腱的上缘常保持正常外凸形态。

5.冈上肌腱撕裂的间接征象

（1）肌腱变薄：冈上肌腱变薄或体积缩小及冈上肌腱的上缘变平或凹陷，常提示肌腱纤维缺失。此征象可见于肌腱的全层撕裂，尤其是中等范围或较大范围的撕

裂（见图3-30、图3-38），以及冈上肌腱滑囊侧的部分撕裂（见图3-27、图3-28）。如发现肌腱变薄，可除外肌腱病，因肌腱病时，肌腱的厚度可正常或增厚（见图3-40、图3-41）。

（2）骨皮质不规则改变：如冈上肌腱内边界清楚的低回声或无回声病变邻近的肱骨大结节处出现骨皮质不规则改变，则提示肌腱内病变为撕裂的可能性更大（见图3-21、图3-22）。因此，如检查过程中发现冈上肌腱止点处肱骨大结节不规则，则应重点检查此区域。此征象有助于鉴别肌腱撕裂和肌腱病，因为此两种病变均可表现为肌腱内低回声病变。肌腱病时，呈强回声的肱骨大结节表面较平滑，同正常表现（见图3-41）。实际上，放射学显示，75%的肩袖撕裂可出现冈上肌腱止点处骨皮质不规则改变，而96%的正常肩袖则无此征象。冈上肌腱的慢性劳损性撕裂常伴肱骨大结节骨皮质的不平滑改变，但年轻患者的急性撕裂或发生于

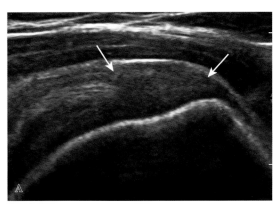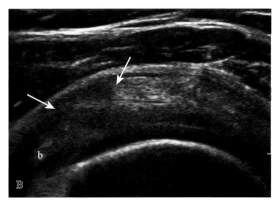

图3-40　冈上肌腱肌腱病：局灶性

冈上肌腱的长轴（A）与短轴（B）切面显示肌腱增厚，并可见局灶性低回声区（箭），边界不清。b.肱二头肌长头肌腱

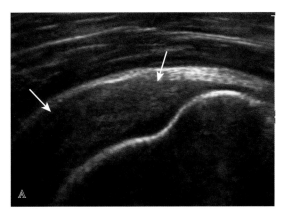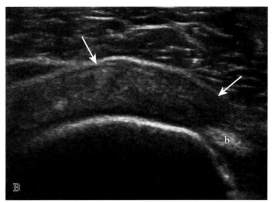

图3-41　冈上肌腱肌腱病：弥漫性

冈上肌腱长轴切面（A）与短轴切面（B）显示肌腱弥漫性回声减低（箭），内部纤维状结构消失。注意肱骨大结节较为平滑。b.肱二头肌长头肌腱

肌腱近侧位置的撕裂常无肱骨大结节骨皮质不规则改变（见图3-33）。肱骨大结节骨皮质不规则改变的诊断意义仅限于冈上肌腱附着处的肱骨大结节，而位于冈下肌腱深方的肱骨后部裸区（位于关节内，但无关节软骨覆盖）骨皮质的不规则改变则为一常见表现，可能为正常变异，常无重要意义。但如果此处骨皮质不规则改变范围较大，则可能与后上部撞击综合征所致的冈下肌腱关节侧部分撕裂及后盂唇撕裂有关。最后，肩胛下肌腱止点处的肱骨小结节骨皮质不规则改变也为一常见表现，如邻近肌腱无异常，则常无重要临床意义。

（3）关节腔积液和滑囊积液：研究发现，如同时发现盂肱关节腔内积液和肩峰下-三角肌下滑囊积液，其诊断肩袖撕裂的阳性预测值为95%。诊断盂肱关节腔积液时，可于肱骨结节间沟检查肱二头肌长头肌腱的腱鞘内有无积液（图3-42）。由于肱二头肌长头肌腱的腱鞘与盂肱关节相通，因此，关节腔内的积液可积聚在长头肌腱腱鞘这个较低的部位。正常情况下，于肱二头肌长头肌腱的一侧可见薄层积液，但积液量增加或积液包绕长头肌腱时，则为异常表现。检查盂肱关节后隐窝时，少量的积液有时仅见于肩部外旋时。而积液量较大时，即使

在肩部中立位也可在冈下肌腱的深方显示关节腔内积液（图3-43）。肩峰下-三角肌下滑囊存在积液时，可见呈高回声的滑囊壁被1～2mm以上的无回声积液分开。于肩前部有时可同时显示肱二头肌长头肌腱腱鞘扩张和肩峰下-三角肌下滑囊积液（图3-44）。滑囊内积液有时可积聚在滑囊的最低位，因此，应注意检查滑囊的最低位置以显示少量积液（图3-16C）。单纯性关节腔积液和滑囊

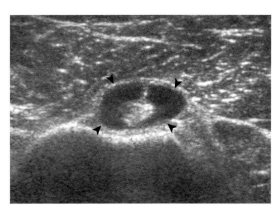

图3-42　关节腔积液：与肱二头肌长头肌腱的腱鞘相通

于肱骨结节间沟处短轴切面显示肱二头肌长头肌腱，其腱鞘扩张，腱鞘内可见积液（箭头）

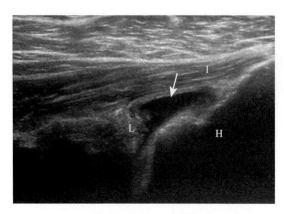

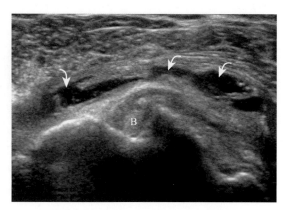

图 3-43　关节腔积液：盂肱关节后隐窝
　　超声于肩后部显示冈下肌腱（I）长轴，于后盂唇（L）与肱骨头（H）之间可见关节腔积液，呈无回声（箭）

图 3-44　肩峰下 - 三角肌下滑囊积液
　　肱二头肌长头肌腱短轴切面显示肩峰下 - 三角肌下滑囊扩张（弯箭），内可见无回声的积液及不均质的滑膜增生。注意肱二头肌长头肌腱（B）腱鞘的滑膜增生

积液常呈无回声，但混杂性积液可呈低回声或其与邻近肌肉组织回声相似而呈等回声。

　　（4）软骨界面征：正常情况下，当声束垂直于覆盖肱骨头的关节软骨表面和其深部的软骨下骨时，关节软骨表面呈高回声。如邻近肌腱呈异常低回声或出现无回声积液时，软骨表面的强回声表现则更为明显，称为软骨界面征。此征象可提示肌腱内病变延伸至肌腱的关节侧（见图 3-23、图 3-24、图 3-30、图 3-33）。

（二）冈下肌腱撕裂和肌腱病

　　与冈上肌腱一样，冈下肌腱撕裂可为部分厚度撕裂（撕裂仅累及肌腱的关节侧或滑囊侧，或为肌腱内而不累及肌腱的关节侧和滑囊侧），或为全层撕裂（撕裂自肌腱的滑囊侧延伸至关节侧）（图 3-45）。肌腱撕裂处可显示为低回声或无回声，有时可伴肌腱变薄，而肌腱病主要表现为肌腱增厚伴回声减低（图 3-46）。冈

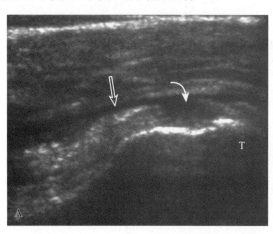

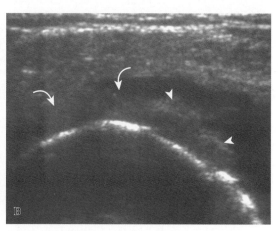

图 3-45　冈下肌腱撕裂：全层撕裂
　　冈下肌腱的长轴（A）与短轴（B）切面显示冈下肌腱撕裂（弯箭），肩峰下 - 三角肌下滑囊可见积液（空心箭）（图像左侧为肌腱的近侧）。注意小圆肌腱尚保持完整（箭头）（图 B 中图像左侧为患者的头侧）。T. 肱骨大结节

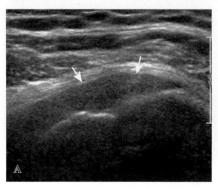

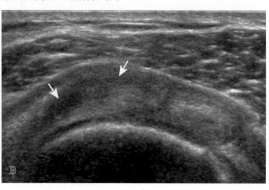

图 3-46　冈下肌腱：肌腱病
　　长轴（A）与短轴（B）切面显示冈下肌腱弥漫性增厚、回声减低（箭）

下肌腱关节侧的部分撕裂可见于肩部内撞击综合征或后上部撞击综合征。此撞击综合征为肩部外旋和外展至90°时，发生在肱骨头后部和关节盂之间的撞击，导致后上部盂唇撕裂、肱骨大结节后部骨皮质显著不规则改变和冈下肌腱关节侧的部分撕裂。不同于冈上肌腱撕裂时伴有肱骨大结节上部的骨皮质不规则改变，在肱骨大结节后部无关节软骨覆盖区域的轻度骨皮质不规则改变，为正常解剖变异。但当骨皮质不规则改变较为显著，并伴冈下肌腱和邻近盂唇病变时，应考虑肩部后上撞击综合征的可能。冈下肌腱的全层撕裂通常为冈上肌腱撕裂的向后延伸，很少单独发生。如整个宽度的冈下肌腱断裂并回缩，则为冈下肌腱全层撕裂累及其整个宽度。

（三）肩胛下肌腱撕裂和肌腱病

与冈下肌腱撕裂一样，单独的肩胛下肌腱撕裂较为少见。单独的肩胛下肌腱全层、全宽撕裂显示为肌腱完全断裂，通常发生于肱骨小结节附着处（图3-47）。肌腱断裂后常可发生断端回缩，此在肩部外旋时更加明显。如发生撕脱骨折，则于肩胛下肌腱止点处可见骨折片，呈强回声，后方伴声影。肩胛下肌腱完全断裂时，肱二头肌长头肌腱可发生脱位而至盂肱关节内。临床上

较常见的为肩胛下肌腱的上部发生撕裂，伴冈上肌腱前部撕裂（图3-48）。如肩胛下肌腱的撕裂自肌腱的滑囊侧延伸至关节侧，但局限在肌腱的上部，则仍为局灶性或不完全的全层撕裂。此种情况下，有时可见肱二头肌长头肌腱可脱位至肱骨小结节上，或自撕裂部位脱位至肩胛下肌腱内部（见"长头肌腱半脱位和脱位"）。部分撕裂可累及关节侧（图3-49）、滑囊侧或肌腱内部。肩胛下肌腱也可发生肌腱病，表现为肌腱呈异常低回声、内部不均匀，有时可见肌腱增厚（图3-50）。

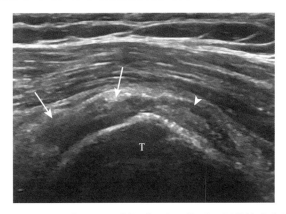

图3-48 肩胛下肌腱撕裂：全层撕裂，局灶性或未及整个肌腱宽度

肩胛下肌腱短轴切面显示肩胛下肌腱的头侧部分缺失（箭）。注意于肱骨小结节处（T）肌腱的尾侧部分纤维尚连续（箭头）（图像左侧为患者的头侧）

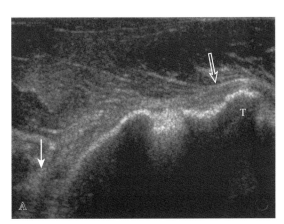

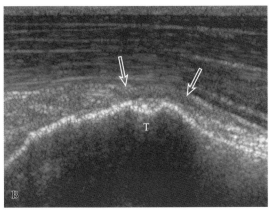

图3-47 肩胛下肌腱：全层撕裂，累及整个宽度

长轴（A）与短轴（B）切面显示肩胛下肌腱于肱骨小结节（T）处缺失（空心箭），肌腱近端回缩（箭）（图A中图像左侧为患者的近侧，图B中图像左侧为患者的头侧）

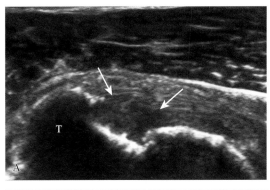

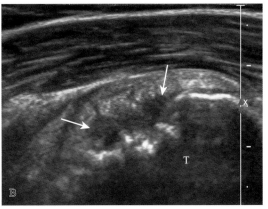

图3-49 肩胛下肌腱撕裂：累及部分厚度

肩胛下肌腱长轴（A）与短轴（B）切面显示肌腱关节侧部分撕裂，呈低回声（箭）（图B的左侧为患者头侧）。T.肱骨小结节

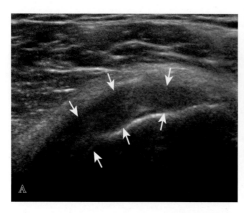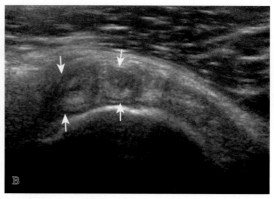

图3-50　肩胛下肌腱撕裂：肌腱病

长轴（A）与短轴（B）切面显示肩胛下肌腱的头侧部分增厚、回声减低（箭）

（四）肩袖萎缩

肩袖撕裂时，冈上肌和冈下肌可发生脂肪变性或脂肪浸润，或肌肉萎缩。对此征象的检查较为重要，因如发现肌肉脂肪浸润和肌肉萎缩，特别是累及冈下肌，则可提示肩袖修补术后预后不良。肩袖肌肉萎缩的程度与肩袖撕裂的范围和部位及时间长短有关。更为具体地说，冈上肌萎缩常与肩袖前部撕裂有关，或是由于累及肩袖索，而冈下肌萎缩则与全层撕裂累及的范围有关。即使肩袖撕裂仅累及冈上肌腱，有时也会导致单独的或更为显著的冈下肌萎缩，可能与生物力学改变导致肩胛上神经损伤有关。然而，单独的冈下肌萎缩而不伴肩袖撕裂时，患者可无症状。肩胛下肌和小圆肌通常不被累及。盂唇撕裂后可导致盂唇旁囊肿形成，如囊肿位于肩胛上切迹，可压迫肩胛上神经导致冈上肌和冈下肌同时发生失神经支配改变，或囊肿位于冈盂切迹而导致冈下肌发生失神经支配改变。

超声上，肌肉脂肪变性或脂肪浸润和肌肉萎缩表现为肌肉回声增高，导致肌肉与肌腱分界不清。肌肉脂肪浸润时，可见高回声的肌腱，边界不清，于肌-腱移行处的短轴切面可较好显示此征象。肌肉萎缩可导致肌肉体积缩小。对受累肌肉进行短轴切面检查有助于显示肌肉体积减小。检查冈下肌有无萎缩时，一个重要的骨性标志结构为肌-腱移行处的肩胛骨后部骨质，此处可见位于冈下窝下部的骨嵴将冈下肌和邻近的小圆肌分开（图3-51）。冈下肌的短轴面积通常为小圆肌的2倍。另外，还可以比较冈下肌和小圆肌的回声，因小圆肌的回声在肩袖撕裂时一般保持正常。如冈下肌的回声高于小圆肌，且其面积不足小圆肌的2倍，则可诊断冈下肌萎缩。将探头自冈下肌向上移动可检查位于锁骨和肩胛冈之间的冈上肌有无萎缩。超声扩展成像可同时显示冈上肌、冈下肌和小圆肌，从而有助于判断冈上肌和冈下肌有无萎缩（图3-52）。冈上肌和冈下肌的回声不应与其浅侧的三角肌比较，因老年人及糖尿病患者的三角肌回声常增高。研究显示，在显示肩袖肌肉萎缩及分级上，超声的价值与MRI相当。

小圆肌萎缩可见于约3%的人群，与冈下肌比较，其回声可增高，体积也可能缩小。患者常可无症状，其原因可能为异常纤维带的形成或支配小圆肌的神经变异

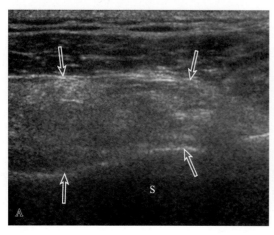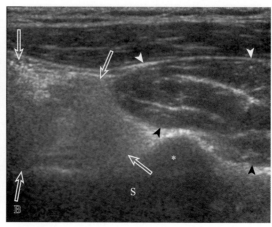

图3-51　冈下肌萎缩

冈下肌的长轴（A）与短轴（B）切面显示冈下肌体积缩小、回声增高（空心箭），与小圆肌（箭头）比较时更为明显。注意肩胛骨后面的骨嵴（*）。S.肩胛骨

<![CDATA[["

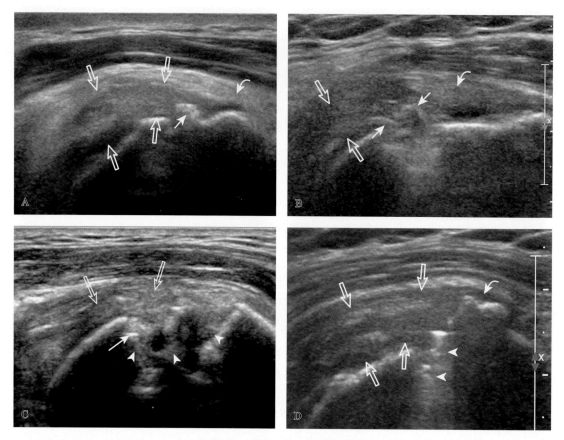

图 3-54 术后肩袖: 无再次撕裂

A～D.4 例患者的冈上肌腱长轴切面, 显示修复术后的冈上肌腱, 其肌腱纤维连续 (空心箭)。注意缝线 (箭)、植入槽 (箭头)、肩峰下 - 三角肌下滑囊切除后局部软组织增厚 (弯箭)。图 D 中可见金属缝线铆钉呈强回声, 后方可见混响伪像 (箭头)

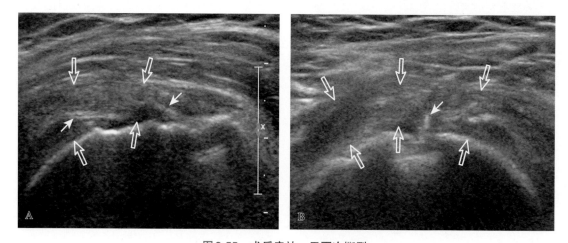

图 3-55 术后肩袖: 无再次撕裂

冈上肌腱的长轴 (A) 与短轴 (B) 切面显示肌腱回声欠均匀 (空心箭), 并可见一强回声缝线 (箭)

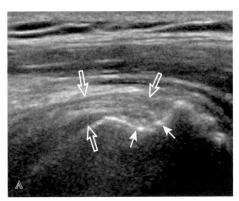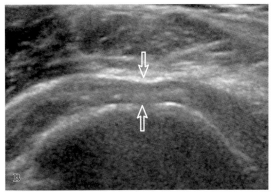

图3-56　术后肩袖：无再次撕裂

冈上肌腱的长轴（A）与短轴（B）切面显示肌腱较薄，其上缘呈凹陷状（空心箭），并可见植入槽（箭）

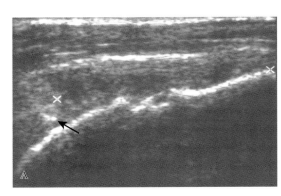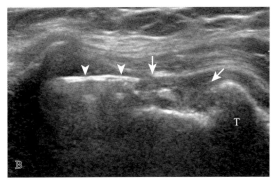

图3-57　术后肩袖：再次撕裂

A.冈上肌腱长轴切面显示肌腱内一较大缺损（标尺之间），注意肌腱的近侧断端回缩，其内可见强回声缝线（箭）；B.另一患者冈上肌腱长轴切面显示肌腱再次撕裂（箭），缝线铆钉移位（箭头）。T.肱骨大结节

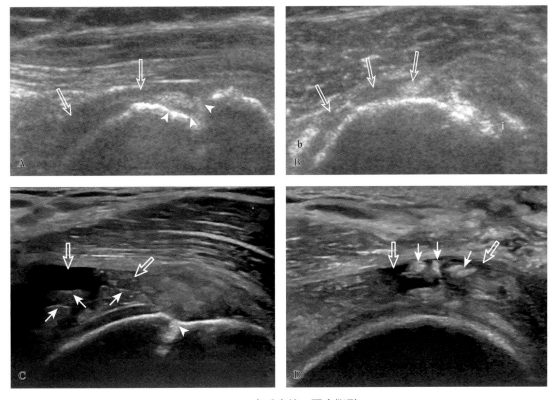

图3-58　术后肩袖：再次撕裂

冈上肌腱长轴（A）与短轴（B）切面显示冈上肌腱的前部缺失（空心箭），注意位于植入槽内的肌腱断端（箭头）；另一患者冈上肌腱的长轴（C）与短轴（D）切面显示肌腱近段撕裂（空心箭），并可见缝线（箭），注意缝线铆钉（箭头）。b.肱二头肌；i.冈下肌

伴有中度以上回缩。如发现回缩的缝线不与肌腱固定部位相连，则为肌腱撕裂的另一征象。其他诊断肩袖术后再撕裂的征象为于缝线周围未见肩袖肌腱结构（图3-58C，图3-58D）。多数肌腱再撕裂发生于术后3个月内。在此时间段，仅对较明显或较大的撕裂进行诊断，而较小的撕裂由于最终会愈合而不诊断。如超声上无法判断有无撕裂，尤其是在术后6～9个月，应在数周或数月后进行复查，因随着时间延长，声像图会显示病变好转，而真正的撕裂会变大。诊断时应注意，尽管范围较广泛的肌腱缺失会导致患者肌力下降，但肌腱再次撕裂的患者可无明显症状。

肩关节成形术或置换术涉及切除肱骨头，代之以金属替代物，有时还会切除和替代关节盂表面。常规肩关节成形术时，由于并不切除肱骨大结节，因此，超声检查时可如检查正常肩关节一样应用常规的骨性标志结构。超声检查时，于肱骨头位置可见金属替代物呈强回声，表面光滑，后方伴混响伪像（图3-59）。正常肩袖应位于肱骨头表面，并止于肱骨结节。因此，如显示肌腱连续性中断或结构缺失，如自体肩一样，则提示为肩

袖撕裂（图3-60）。超声由于可很好地显示关节替代物浅侧的肩袖，而不受替代物深方伪像的影响，因此可作为评价肩关节置换术后肩袖病变的有效手段。与常规肩关节成形术不同，如术前存在肩袖撕裂，则需采用反式全肩关节成形术。此时肱骨大结节和肱骨小结节常被切除，因此超声检查时缺乏骨性标记。

（六）肌腱钙化

肩袖内的钙盐沉积可表现为两种形式。一种为退行性钙化，表现为肌腱止点处沿肌腱纤维长轴分布的较薄的线状强回声，患者常无明显症状（图3-61）。另外一种钙盐沉积方式为羟磷灰石的沉积，其原因可能为缺氧和纤维软骨化生，也有学者提出其他可能的发病原因包括既往的创伤。此类钙化可分为三期：钙化前期（肌腱化生）、钙化期（包括形成期、静息期和吸收期）和钙化后期（导致纤维瘢痕）。在吸收期，钙化灶范围可增大，边界变得不清楚，并导致周围组织发生炎症反应。如患者有症状，则用钙化性肌腱炎这个名词，因为病变内存在炎症标志物，也有新生血管和新生神经形成。肩袖一

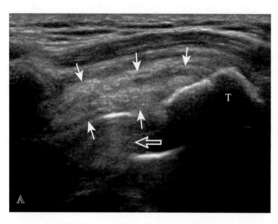
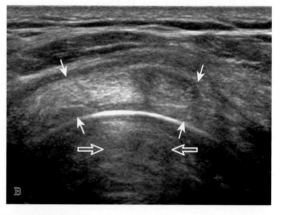

图3-59　肩关节成形术后的肩袖

冈上肌腱的长轴（A）与短轴（B）切面显示肱骨大结节处（T）的肩袖保持完整（箭），注意人工关节后方的混响伪像（空心箭）

（引自Jacobson JA，Miller B，Bedi A，et al: Imaging of the postoperative shoulder. Semin Musculoskelet Radiol 15: 320-339, 2011）

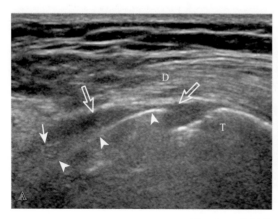
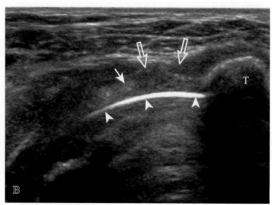

图3-60　肩关节置换术后肩袖撕裂

A、B.2例患者的冈上肌腱长轴切面显示人工肩关节肱骨头处（箭头）浅侧的肌腱缺失（空心箭）、肌腱断端回缩（箭），肱骨头位置上移，紧邻三角肌（D），注意人工肩关节后方的混响伪像。T.肱骨大结节

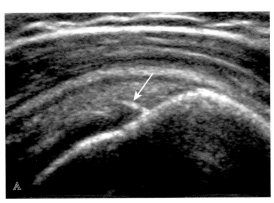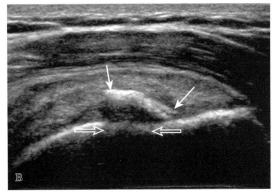

图3-61 肌腱钙化：退行性改变

2例患者。A.沿冈上肌腱纤维分布的线状钙化，其边界清楚（箭）；B.冈上肌腱内稍大的线状钙化（箭），后方可见声影（空心箭）

般完整而无肌腱撕裂。钙化性肌腱病在女性较为常见，可见于24%的无症状女性。冈上肌腱最常被累及，其次为冈下肌腱和肩胛下肌腱。钙化位于冈上肌腱或为多灶性病变者易出现症状。

钙化性肌腱病时，钙化灶多为强回声，后方伴声影，但也有其他表现（图3-62）。如钙化灶可呈无定形或呈球形，后方可无声影或仅有弱声影。有时可伴有骨皮质侵蚀和骨病变（图3-62D）。约7%的病例，钙化灶后方可无明显声影。如钙化灶呈稠厚的液体或泥浆状，其在X线片上可不显示。如钙化灶回声呈与肌腱相似的等回声，后方无声影，实时超声可显示钙化内部的无定

形回声特征，而不是正常的纤维状回声。另一鉴别的方法为应用肌腱的各向异性伪像。侧动探头时，当声束不垂直于肌腱纤维时，钙化灶周围的肌腱可由于各向异性伪像而呈低回声（图3-63），而钙化灶的回声并无明显变化。此时，由于强回声的钙化灶被周围低回声的肌腱所包绕而显示得更加清晰。钙化灶在一个或多个肌腱内可为多发。另外，肩部外展时，较大的钙化灶由于与肩峰撞击可导致肩峰撞击综合征。

钙化灶如为无定形且后方无声影，常与患者的急性症状有关，而边界清晰、后方伴声影的钙化则多为亚急性或慢性期表现。另外，如大的钙化斑伴有异常的肩

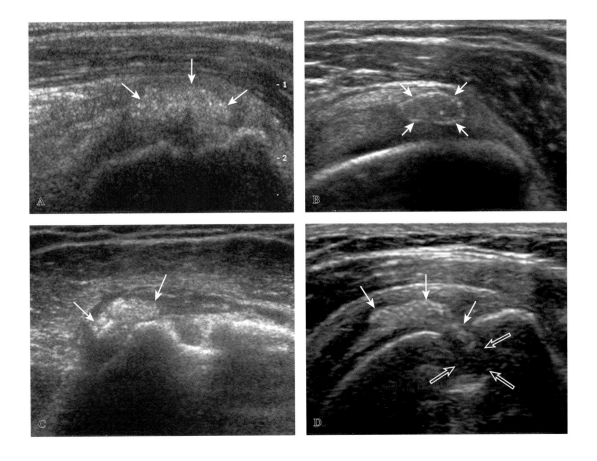

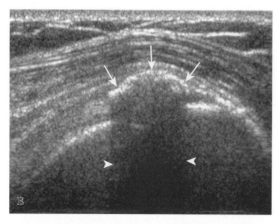

图3-62　肌腱钙化：羟磷灰石

　　5例患者。A.肌腱内可见一不均质的几乎为等回声的无定形钙化灶（箭），后方可见弱声影；B.肌腱内可见一球形钙化灶（箭），其内为液性；C.位于肩胛下肌腱内的球形钙化（箭）；D.钙化（箭）延伸至肱骨大结节内，导致骨侵蚀性病变（空心箭）；E.冈上肌腱内可见强回声钙化（箭），边界清楚，后方伴声影（箭头）

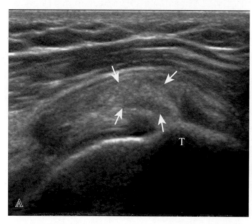
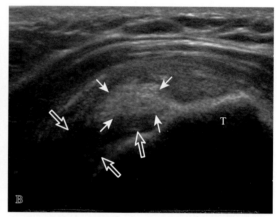

图3-63　钙化性肌腱病：各向异性伪像

　　A.冈上肌腱长轴切面显示钙化灶呈强回声，边界不清（箭）；B.探头倾斜时，冈上肌腱由于各向异性伪像而呈低回声（空心箭），从而有利于钙化灶清晰显示。T.肱骨大结节

峰下-三角肌下滑囊积液，患者较易出现症状。如彩色或能量多普勒超声显示钙化灶周围血流信号增加，其多见于有症状的患者，提示病变可能为吸收期（图3-64）。钙化灶如位于肌腱的滑囊侧，则有可能破入肩峰下-三角肌下滑囊（见图3-94D）。超声引导下对钙化灶进行穿刺和抽吸为一种有效的治疗方法，可减轻患者的症状，但患者在治疗后5年和10年的临床转归与未采取治疗者相似（见第9章）。

（七）撞击综合征

　　在肩袖的各肌腱中，冈上肌腱最易受到肩部撞击影响，因冈上肌腱通过位于肩胛骨、喙肩弓之间的一个固

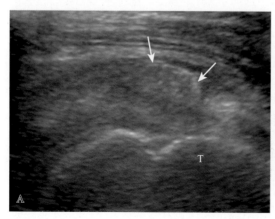
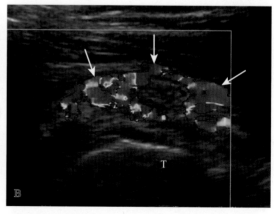

图3-64　钙化性肌腱病：充血

　　冈上肌腱长轴切面的灰阶超声（A）与彩色多普勒超声（B）显示肌腱内一无定形的强回声钙化灶，其旁为肩峰下-三角肌下滑囊（箭），其周围血流信号可见增加。T.肱骨大结节

定的间隙，此间隙由肩峰、锁骨远端、肩锁关节、喙突和喙肩韧带组成。肩峰下-三角肌下滑囊也在冈上肌腱上方经过此间隙。任何引起此间隙缩小的病变，如肩锁关节下方的骨赘或肩峰下末端骨赘，可引起肌腱撞击受损。撞击可导致冈上肌腱的肌腱病或撕裂，而其浅侧的肩峰下-三角肌下滑囊可由于积液或滑膜增生而增厚。超声检查可诊断早期肩峰下撞击综合征，表现为肩部主动外展时，肩峰下-三角肌下滑囊内的积液于肩峰尖部逐渐堆积而增厚（图3-65）。如可除外其他引起滑囊积液的原因如原发性滑囊炎，此征象为诊断肩峰下撞击综合征的重要征象。有时，虽然肩部外展时可显示肩峰外

侧三角肌下滑囊内液体积聚现象，但患者可能无明显症状。诊断肩峰下撞击综合征时，探头斜冠状位显示骨性标志结构肩峰和肱骨大结节（见图3-17），进行动态超声检查。将探头移向肩峰前方，有时可显示位于喙肩韧带下方或邻近部位的增厚滑囊，而在肩峰处由于声影而无法显示其深部的滑囊（图3-65C）。肩峰下末端骨赘也可见于喙肩韧带于肩峰附着处，该韧带自肩峰向前内止于喙突（图3-66）。肩峰下撞击综合征时，除可见滑囊内液体积聚外，还可见肩峰下-三角肌下滑囊由于增生的滑膜而积聚增厚，或可见增厚滑囊所致的弹响。另外，肩峰撞击时，冈上肌腱短轴切面检查时还可见喙肩

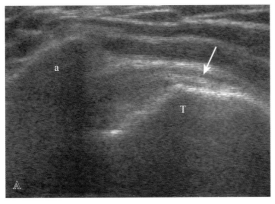
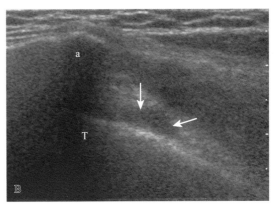
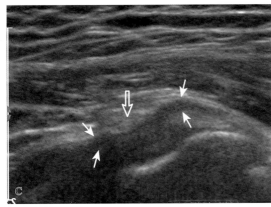

图3-65　撞击综合征（肩峰下撞击综合征）
冈上肌腱长轴切面分别于中立位（A）与肩部外展位（B）显示肩峰下-三角肌下滑囊在肩部外展过程中逐渐扩张，其内为无回声积液（箭）；C.另一患者，于肩峰前侧的冈上肌腱长轴切面显示肩峰下-三角肌下滑囊扩张（箭），积液位于喙肩韧带（空心箭）的两侧。a.肩峰；T.肱骨大结节

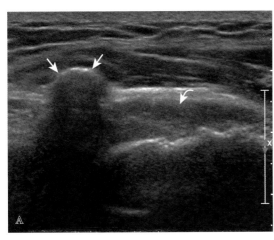
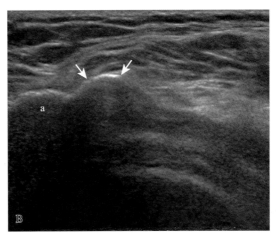

图3-66　撞击综合征：肩峰下骨赘形成
冈上肌腱的长轴（A）与短轴（B）切面显示肩峰下一较大骨赘，呈强回声，后方伴声影（箭），向肩峰（a）前侧突出，可见其邻近的冈上肌腱肌腱病和肌腱撕裂（弯箭）

韧带向上隆起。肩峰下撞击综合征晚期，可见肱骨头异常向上移位。有时可见肱骨大结节与肩峰之间的骨性撞击，常发生于肩袖撕裂的患者。肩峰副骨的存在也可能与肩袖撞击的症状有关（图3-67）。

另外一种肩袖撞击累及位于喙突和肱骨小结节之间的肩胛下肌腱及其浅侧的肩峰下-三角肌下滑囊，此撞击综合征称为喙突撞击综合征。超声检查时，患者同侧手放在对侧肩上，可见喙突和肱骨小结节之间的距离缩短为5.9～9.6mm，而正常侧为7.8～17.5mm。另外，还可见位于肩胛下肌腱和喙突区域的肩峰下-三角肌下滑囊前部的异常扩张，其在肩部后伸和内旋时可进一步扩张，并与患者的肩部前内侧疼痛相关。

（八）粘连性关节囊炎

粘连性关节囊炎或冻结肩的特征为肩部疼痛和活动受限。其确切的病因尚不明确，此病可能与糖尿病、女性、年龄大于40岁、创伤和局部制动有关。超声检查肩胛下肌腱时，如发现患者肩部外旋受限，则可初步判断粘连性关节囊炎的可能。另外，肩部主动外展时，冈

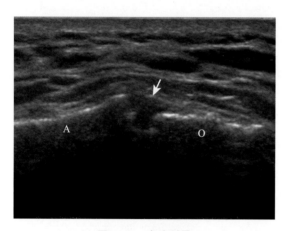

图3-67　肩峰副骨
探头放置于肩峰上，矢状切面显示肩峰（A）与邻近的肩峰前部骨化中心（O）之间可见一低回声区（箭）

上肌腱在肩峰下滑动受阻，也提示粘连性关节囊炎的可能（图3-68）。粘连性关节囊炎的其他征象包括肩袖间隙呈异常低回声、血流信号增加及喙肱韧带增厚和硬度增加。

三、肩袖超声检查注意事项

（一）超声检查方法不当

1.各向异性伪像　最常见的诊断误区为将肌腱所致的各向异性伪像误认为肌腱病或肌腱撕裂。尤其是在长轴切面显示冈上肌腱远段时，关节侧的肌腱纤维急转止于肱骨大结节而导致肌腱局部呈低回声伪像，易误诊为肌腱撕裂（图3-69）。检查时，可通过在长轴切面上来回翘动探头或在短轴切面上侧动探头的方法，使声束垂直于所要检查的肌腱，从而消除伪像，并正确显示肌腱内部的高回声。

2.肩部体位不当　肩部中立位时，冈上肌腱的近段隐藏在肩峰下方。采取肩部过度后伸位（如Crass体位或改良Crass体位）可显露整个冈上肌腱而利于超声检查（图3-70）。应注意，肩部中立位足以满足对冈上肌腱远段病变的显示，只要患者的上肢能垂直放在身体的一侧。患者仰卧位时，需让患者过度后伸上臂至肩的后方以检查冈上肌腱。

3.冈上肌腱检查不全面　对于年轻患者，多数冈上肌腱的撕裂发生于冈上肌腱的前部，常邻近肩袖间隙。超声检查时，应注意对冈上肌腱进行全面检查，尤其是肌腱的前部。显示位于肩袖间隙内的肱二头肌长头肌腱的关节内部分，有助于对冈上肌腱前部的确定（图3-71）。冈上肌腱长轴切面检查时，探头应在肱骨大结节上向前移动直至显示长头肌腱；而冈上肌腱短轴切面检查时，应能显示肱二头肌长头肌腱以确保对冈上肌腱前部的检查。

4.肩袖的检查部位过于偏远侧　短轴切面检查冈上

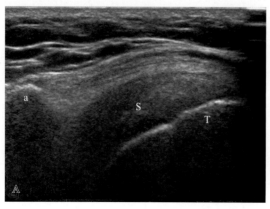
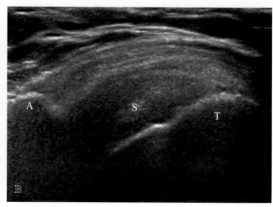

图3-68　粘连性关节囊炎
冈上肌腱长轴切面分别于中立位（A）与上肢外展位（B）显示上肢外展时冈上肌腱（S）未能滑向肩峰（a）深方。注意冈上肌腱由于肌腱病而呈低回声。T.肱骨大结节

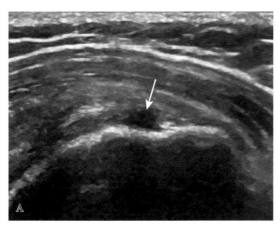
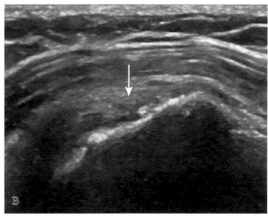

图3-69　各向异性伪像：冈上肌腱

A.显示冈上肌腱长轴切面各向异性伪像（箭）类似肌腱无回声撕裂；B.改变探头位置使声束垂直于肌腱纤维则伪像消失。注意冈上肌腱止点处退行性钙化灶

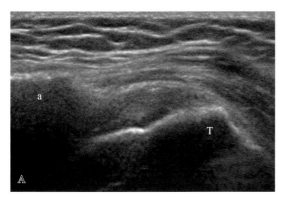
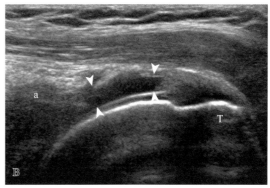

图3-70　肩部中立位和过度后伸位检查冈上肌腱

A.肩部中立位；B.肩部过度后伸位，冈上肌腱长轴切面显示肩部后伸位时，冈上肌腱撕裂（箭头）显示得较为清楚。a.肩峰；T.肱骨大结节

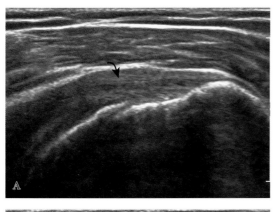
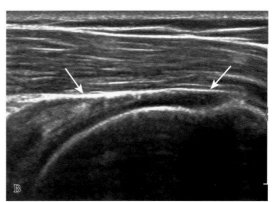
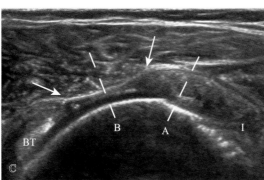

图3-71　冈上肌腱撕裂

A.于肱骨大结节偏后面的中骨面显示冈上肌腱长轴切面上肌腱回声减低，为肌腱病；B.再向前侧于肱骨大结节的上骨面上显示肌腱全层撕裂（箭）；C.冈上肌腱的短轴切面显示肩袖前部撕裂（箭），而肌腱后部完整（图中的字母A与B分别对应着图A与图B中的长轴切面）。BT.肱二头肌长头肌腱；I.冈下肌腱

肌腱时可能会出现诊断误区。检查时，如探头的位置过于靠远侧而位于肱骨大结节上肩袖止点的远侧，此时可见三角肌覆盖在近端肱骨。由于三角肌与肱骨之间无肩袖显示，从而其与肩袖广泛撕裂后肩袖缺失表现类似（见图 3-13E）。如探头旋转 90° 显示冈上肌腱长轴切面，则可显示探头的位置不正确。此为另一个要首先进行冈上肌腱长轴切面检查的原因。

（二）对正常结构声像图的错误理解

1. 对肩袖超声表现的错误理解　肩袖间隙为位于肩胛下肌腱上缘和冈上肌腱前缘之间的间隙，其内有肱二头肌长头肌腱的关节内部分，以及其长头肌腱滑车系统，包括增厚与反折的关节囊和盂肱上韧带及喙肱韧带（见图 3-13G）。盂肱上韧带位于肱二头肌长头肌腱与肩胛下肌腱之间，其纤维与位于长头肌腱浅侧的喙肱韧带融合。肩袖间隙也为盂肱关节腔与内侧的肩胛下隐窝相连接之处。探头横切显示冈上肌腱短轴时，可较易显示肩袖间隙，但有时需要采取改良 Crass 体位来更好地显示肩袖间隙。肱二头肌长头肌腱呈高回声，其与冈上肌腱之间为一薄的低回声界面，不要误诊为肌腱撕裂。肩袖间隙内肱二头肌长头肌腱周围的间隙增宽时，可提示冈上肌腱前部或肩胛下肌腱撕裂、长头肌腱滑车损伤及肱二头肌长头肌腱半脱位（见图 3-39）。

2. 对肌-腱移行处超声表现的错误理解　肌-腱移行处为低回声的肌肉组织与高回声的肌腱连接处。由于此连接处在肌肉内位置并不一致，因此可出现高低混杂回声。如显示冈上肌腱近段时，可见其呈椭圆形的前部

或中央部肌腱和较小而扁平的后部肌腱。短轴切面检查时，应注意肌腱之间的低回声区域为肌肉组织，勿将其诊断为肌腱病或肌腱撕裂（图 3-72A，图 3-72B）。长轴切面检查有助于对此处结构正确识别，因为低回声的肌肉组织向远侧可逐渐变细。肩胛下肌腱也可出现低回声的肌肉组织和高回声的肌腱同时显示的表现（图 3-72C），此在短轴切面更易显示，可见数条高回声的肌腱纤维与低回声的肌肉组织交错分布。

3. 对冈上肌腱-冈下肌腱连接处超声表现的错误理解　在远侧，冈上肌腱与冈下肌腱止于肱骨近段的肱骨大结节（见图 3-2）。于肱骨大结节中骨面检查冈上肌腱长轴切面时，位于冈上肌腱浅侧的冈下肌腱由于相对于冈上肌腱斜行走行而较易识别，且该处冈下肌腱由于各向异性伪像而表现为一系列均匀的线状低回声（图 3-73）。实时超声检查可更容易显示此征象，表现为数条低回声斜线均匀分布且贯穿肌腱。注意勿将此征象误诊为肌腱病变。此特征性表现可用来识别冈上肌腱-冈下肌腱连接处，有助于判断肩袖撕裂的部位和范围。另一个有助于识别冈上肌腱-冈下肌腱连接处的方法为观察肱骨大结节中骨面特征性的骨表面轮廓，长轴切面上，不同于肱骨头，其表面较平（图 3-10D）。

（三）不能正确诊断病变

1. 将肩峰下-三角肌下滑囊误认为肌腱　肩峰下-三角肌下滑囊病变多表现为滑囊扩张，内为无回声或低回声积液，但滑囊内也可为混杂性积液或滑膜增生，此时滑囊与周围肌肉组织比较可呈等回声，甚

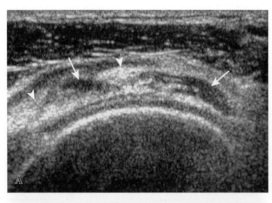

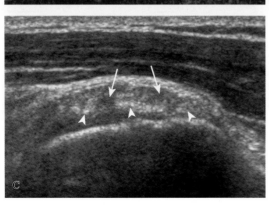

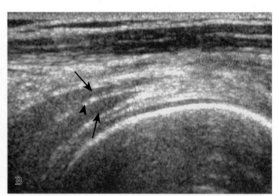

图 3-72　肌-腱移行处

冈上肌腱的短轴（A）、长轴（B）切面与肩胛下肌腱的短轴（C）切面显示低回声的肌肉组织（箭）与高回声的肌腱（箭头）相邻

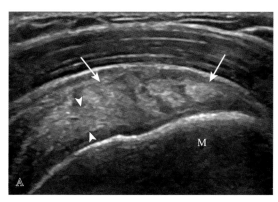
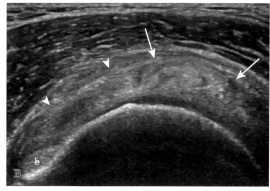

图3-73 冈上肌腱-冈下肌腱连接处

冈上肌腱长轴（A）与短轴（B）切面显示冈下肌腱（箭）可见线状、规则分布的低回声区，为各向异性伪像所致，并覆盖冈上肌腱的后部（箭头）。M.肱骨大结节的中骨面；b.肱二头肌长头肌腱

至为高回声，有时可与肌腱回声类似（图3-74）。当肩袖有滑囊侧部分撕裂（见图3-28）或完全撕裂时（见图3-37），肩峰下-三角肌下滑囊可突入肌腱断裂的间隙处，类似完整肌腱表现。增厚的滑囊与肌腱的鉴别点为滑囊内部缺乏纤维状结构，且可向远侧延伸而至肱骨大结节的远侧，而肩袖则止于肱骨大结节。肩袖较广泛撕裂时，可见肩峰下-三角肌下滑囊的囊壁呈薄

带状高回声而覆盖在肱骨大结节上，有时易误认为完整的肌腱（图3-75）。由于滑囊可向远侧扩展而位于肩袖止点——肱骨大结节的远侧，此点可用于鉴别滑囊和肌腱。

2.将rim-rent撕裂与肌腱内部撕裂相混淆 rim-rent撕裂为冈上肌腱在肱骨大结节附着处最远端的关节侧部分撕裂（见图3-23）。如在此部位可见一边界清楚的低

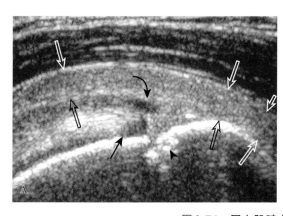
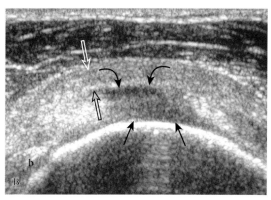

图3-74 冈上肌腱全层撕裂伴滑囊增厚

冈上肌腱的长轴切面（A）与短轴切面（B）显示肌腱内一边界清楚的低回声裂隙，自肌腱的滑囊侧（弯箭）延至关节侧（箭），肱骨大结节骨皮质不规则（箭头），注意肩峰下-三角肌下滑囊弥漫增厚（空心箭），并延至肱骨大结节的远侧。b.肱二头肌长头肌腱

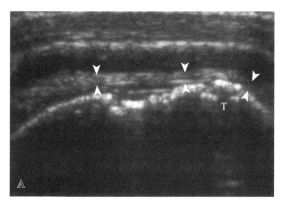
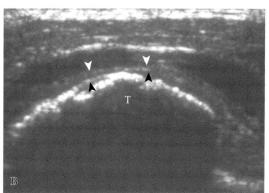

图3-75 冈上肌腱巨大撕裂

冈上肌腱的长轴切面（A）与短轴切面（B）显示冈上肌腱完全缺失，注意肩峰下-三角肌下滑囊呈薄带状高回声（箭头），并向远侧延伸至肱骨大结节（T）的远侧，因此，不要误认为肩袖肌腱纤维

回声或无回声肌腱病变,应注意鉴别该病变是累及肌腱关节侧的rim-rent撕裂还是仅累及肱骨大结节表面的肌腱内部撕裂(见图3-29)。肌腱内部撕裂时,关节镜或滑囊镜均无法显示该病变。因此,检查时应注意显示撕裂是否累及肌腱的关节侧,此时可见撕裂处与低回声的关节软骨相邻,有时可见软骨界面征(图3-76)。

3.将肌腱病与肌腱撕裂相混淆 由于肌腱病和肌腱撕裂在超声上均可表现为低回声,因此必须依赖其他征象进行鉴别(表3-2)。如肌腱内病变呈低回声,边界不清且不均匀,则提示为肌腱病(见图3-41)。相反,如肌腱内病变呈极低回声,甚至无回声,且边界清楚,则提示肌腱撕裂(见图3-30)。另外,肌腱增厚常提示为肌腱病,而肌腱变薄则提示为滑囊侧的部分撕裂或全层撕裂。在年龄大于40岁的患者中,鉴别冈上肌腱撕裂与肌腱病的最重要征象为肱骨大结节的不规则改变。如冈上肌腱病变紧邻肱骨大结节的骨皮质不规则改变,则提示冈上肌腱的病变为撕裂。此种关系并不适用于肩袖的其他肌腱。例如,肱骨小结节常可出现骨皮质不规则改变,而其邻近的肩胛下肌腱可以无异常改变。另外,冈下肌深方的肱骨后部常可见一定程度的骨皮质不规则改变(称为裸区,因此处无软骨覆盖),此为正常变异。但如此区出现广泛不规则改变,同时可见后盂唇撕裂和冈下肌腱部分撕裂,常提示为肩后上部撞击综合征。

表3-2 肌腱撕裂与肌腱病的超声声像图特征

肌腱撕裂	肌腱病
病变为无回声	病变为低回声
边界清楚	边界不清
回声均匀	回声不均匀
肌腱变薄	肌腱肿胀增厚
骨皮质不规则改变*	骨表面平滑*

*此征象特征为40岁以上患者的冈上肌腱于肱骨大结节止点处发生的改变

四、肱二头肌长头肌腱

(一)关节腔积液和腱鞘炎

因肱二头肌长头肌腱的腱鞘在正常情况下与盂肱关节腔相通,因此,存在关节腔积液时,常于肱骨结节间沟处的肱二头肌长头肌腱的腱鞘内发现积液(图3-77)。盂肱关节腔无积液时,肱二头肌长头肌腱腱鞘内无积液或仅有少量积液(<1mm)。盂肱关节腔内积液达5ml以上时,可导致肱二头肌长头肌腱腱鞘扩张,达8ml以上时,可使长头肌腱腱鞘扩张,平均为2mm。关节腔内的积液,如为单纯性,可为无回声;而混杂性积液可

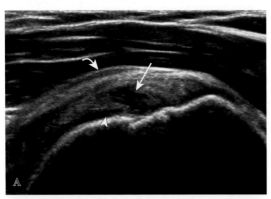

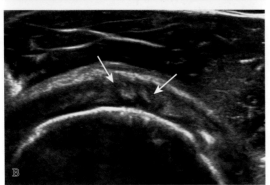

图3-76 肌腱体撕裂:冈上肌腱

冈上肌腱长轴切面(A)与短轴切面(B)显示一边界清楚的低回声撕裂(箭)既不与关节软骨(箭头)相连,也不与肩峰下-三角肌下滑囊(弯箭)相邻

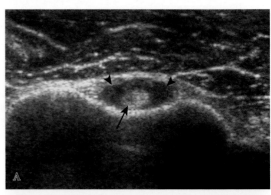

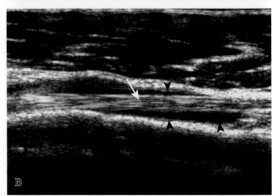

图3-77 关节腔积液

肱二头肌长头肌腱的短轴切面(A)与长轴切面(B)显示关节腔积液(箭头)包绕肱二头肌长头肌腱(箭)(图A中图像右侧为患者的内侧,图B中图像右侧为患者的远侧)

呈相对于肌肉回声的低回声、等回声或高回声，有时与滑膜增生回声类似。如彩色或能量多普勒超声于病变内可见血流信号、探头加压时缺乏内部回声流动征象，则提示病变为滑膜增生而不是混杂性积液。检查时，应注意鉴别交通性关节腔积液与腱鞘炎。如腱鞘扩张为局限性、探头按压时局部疼痛不适及血流信号增加，则提示为腱鞘炎，尤其当腱鞘扩张的程度与盂肱关节腔其他隐窝扩张的程度不一致时（图3-78，图3-79）。如探头按

压时肱骨结节间沟处腱鞘内积液仍表现为局限性或多房性，也提示为腱鞘炎。相反，如果肱二头肌长头肌腱腱鞘内的积液范围较广泛且局部无症状，伴肩关节其他关节隐窝的扩张，如盂肱关节后隐窝或肩胛下隐窝扩张，则提示为关节腔积液。正常情况下于长头肌腱腱鞘上可见旋肱前动脉一分支的血流信号，勿将其诊断为异常血流信号（图3-80）。此处诊断时，还应注意勿将肩峰下-三角肌下滑囊扩张当作长头肌腱腱鞘的异常，因肱

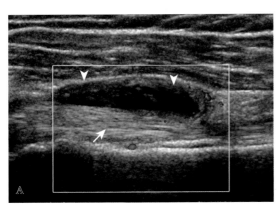
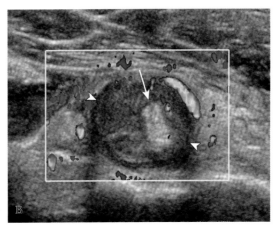

图3-78　混杂性积液与滑膜增生

A.肱二头肌长头肌腱长轴切面显示关节腔混杂性积液（箭头）呈低回声，并包绕肱二头肌长头肌腱（箭），实时超声可见积液内回声的震荡征象，提示其为液体；B.另一患者的肱二头肌短轴切面显示腱鞘内滑膜炎（箭头）包绕肱二头肌长头肌腱（箭），注意少量的关节腔积液呈无回声（箭头）

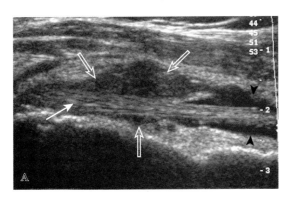
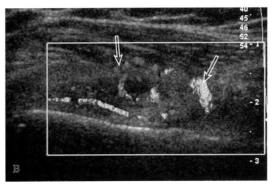

图3-79　肱二头肌长头肌腱腱鞘炎

肱二头肌长头肌腱的灰阶超声（A）与彩色多普勒超声（B）显示无回声的关节腔积液（箭头），并可见血流丰富的呈低回声及等回声的滑膜炎性组织（空心箭）包绕肱二头肌长头肌腱（箭）（图像右侧为患者的远侧）

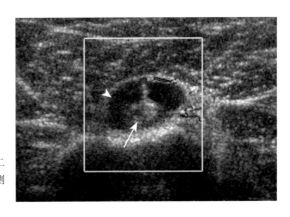

图3-80　关节腔积液和正常血流

肱二头肌长头肌腱短轴切面显示低回声的关节腔积液（箭头）包绕肱二头肌长头肌腱（箭），彩色多普勒超声显示腱鞘上正常的血流信号（图像右侧为患者的外侧）

二头肌长头肌腱的前部浅侧常可见肩峰下-三角肌下滑囊扩张（图3-81）。于长头肌腱腱鞘内还可见来自盂肱关节腔的关节内游离体（图3-82）。以长头肌腱腱鞘内出现关节腔积液诊断肩袖撕裂的阳性预测值为60%，如同时显示肩峰下-三角肌下滑囊积液，可将诊断的阳性预测值增加至95%。

（二）肌腱撕裂和肌腱病

肱二头肌长头肌腱的肌腱病显示肌腱增粗、回声减低，而无肌腱纤维断裂（图3-83）。注意勿将长头肌腱浅侧的粗大三角肌筋膜所产生的折射声影当作长头肌腱的异常。长头肌腱的病变多发生于肌腱起点远侧3.5cm以内，可位于肱骨结节间沟处或其近侧的部位。检查长头肌腱的最近侧部位时，患者采取改良Crass体位，可同时显示冈上肌腱的最前侧和肩袖间隙。如肌腱内可见无回声裂隙或肌腱表面不规则，则提示为部分撕裂，尤其是肱骨结节间沟由于骨赘形成而表面不规则时（图3-84）。此处在50%的人群中可见一正常变异，即于肱

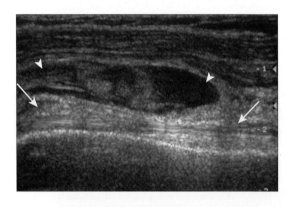

图3-81　肩峰下-三角肌下滑囊积液

肱二头肌长头（箭）长轴切面显示其浅侧可见肩峰下-三角肌下滑囊扩张（箭头），内见低回声的积液和等回声的滑膜增生（图像右侧为患者的远侧）

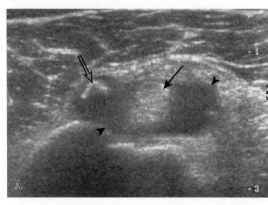
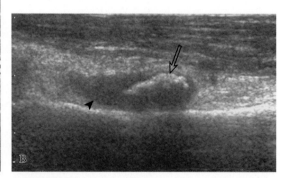

图3-82　关节内游离体

肱二头肌长头肌腱的短轴切面（A）与长轴切面（B）显示关节腔积液（箭头）流至长头肌腱腱鞘内并包绕肱二头肌长头肌腱（箭），积液内可见一骨化的关节内游离体，其呈强回声（空心箭），部分后方可见声影（图A中的右侧为患者的内侧，图B中的右侧为患者的远侧）

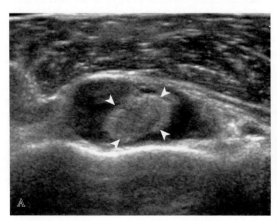
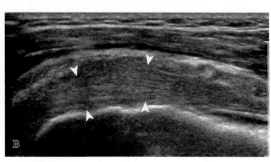

图3-83　肱二头肌长头肌腱肌腱病

肱二头肌长头肌腱的短轴切面（A）与长轴切面（B）显示长头肌腱增粗，呈低回声（箭头），其腱鞘内可见积液（图A的右侧为患者的内侧，图B的右侧为患者的远侧）

二头肌长头肌腱的前方可见一薄带状高回声肌腱，其为冈上肌腱腱膜向远侧延伸所致（图3-85）。注意勿将此征象当作肱二头肌长头肌腱纵行撕裂。通过显示其特征性的部位、形态及不同于长头肌腱的止点部位，有助于识别该变异结构。少见情况下，于长头肌腱内部可见腱鞘囊肿。

肱二头肌长头肌腱的全层撕裂显示为肌腱纤维完全断裂，肌腱断端常可见回缩，因此，主要表现为长头

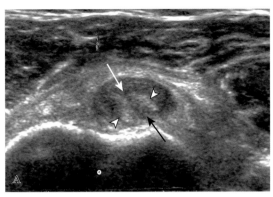

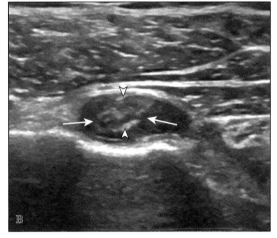

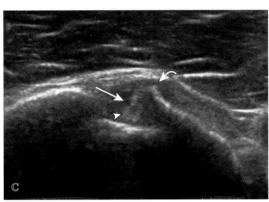

图3-84 肱二头肌长头肌腱：部分撕裂

3例患者，肱二头肌短轴切面显示肌腱（箭头）内低回声或无回声的撕裂（箭），周围可见低回声积液和滑膜炎。注意图C中的骨赘（弯箭）

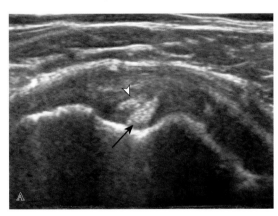

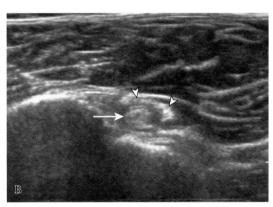

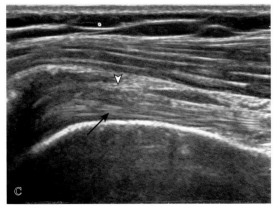

图3-85 冈上肌腱腱膜延伸

肱二头肌长头短轴切面（A、B）与长轴切面（C）显示冈上肌腱腱膜延伸（箭头）位于肱二头肌长头肌腱（箭）浅侧

肌腱结构缺失或肱骨结节间沟空虚（图3-86A）。肱骨结节间沟处有时可见高回声的增生滑膜、塌陷的腱鞘壁或邻近的肩峰下-三角肌下滑囊组织（见图3-90C，图3-90D），勿将这些组织当作肌腱纤维。向远侧扫查至胸大肌肌腱、向近侧扫查至肩袖间隙来寻找肌腱断端，有助于明确诊断。在胸大肌水平，于正常肱二头肌短头的外侧可见长头肌腱的远侧断端，其常回缩增厚，其周围可见或无明显呈低回声或无回声的积液（图3-86B，图3-86C，图3-86D），但可见特征性折射声影。肱二头肌长头肌腱的近侧断端于肱骨结节间沟或肩袖间隙常无法显示，因为撕裂常发生于肱二头肌长头肌腱近端于盂唇的止点处。

如在肱骨结节间沟处未发现肱二头肌长头肌腱，除有可能为长头肌腱全层撕裂外，还应考虑长头肌腱脱位的诊断（见下一段）。除此之外，还应询问患者有无既往手术史，因为长头肌腱有可能已行肌腱切断术或切断后固定于肱骨结节间沟处的肱骨（肌腱固定术）（图3-87）。

（三）长头肌腱半脱位和脱位

如在肱骨结节间沟处未发现肱二头肌长头肌腱，应考虑肌腱有无半脱位或脱位。长头肌腱半脱位时，部分肌腱向内侧移位而位于肱骨结节间沟外，因此长头肌腱的内侧部分位于肱骨小结节的浅侧（图3-88）。长头肌腱也可完全脱位而位于肱骨小结节的浅侧（图3-89）或内侧（图3-90）、肩胛下肌腱撕裂处（图3-91），或穿过肩胛下肌腱撕裂处而位于盂肱关节腔内。检查时应注意，当肩峰下-三角肌下滑囊壁位于空虚的肱骨结节间沟处时，勿将其当作肱二头肌长头肌腱（图3-90）。长头肌腱向内侧脱位后，其在关节腔内的部分有时难以显示，因其易与盂唇或其他关节内结构相混淆。短轴切面向远侧检查时，可见长头肌腱行至关节腔外，并位于肱二头肌短头外侧的正常位置。进行肱二头肌长头肌腱近段检查时，应包括肩部外旋动态扫查以发现肌腱异常脱位。相反，如在肩部中立位时肱二头肌长头肌腱已向内侧脱位至肱骨小结节，肩部内旋动作可能会导致脱位的长头肌腱复位至肱骨结节间沟内，同时伴疼痛性弹响。

肱二头肌长头肌腱被肱二头肌滑车所固定，该滑车包括位于肩袖间隙内的喙肱韧带和盂肱上韧带（见图3-13G）。构成滑车的这些结构如发生撕裂，可导致长头肌腱不稳，利用超声可观察到此现象（见图3-39）。另一

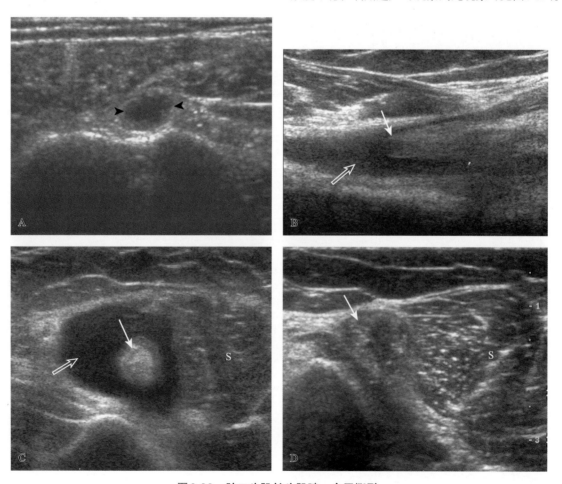

图3-86 肱二头肌长头肌腱：全层撕裂

A.肱骨结节间沟处横切面显示局部可见无回声的积液或积血（箭头），未见肌腱纤维；B、C.再向远侧长轴切面（B）与短轴切面（C）显示肌腱回缩的远侧断端（箭），其周围被低回声的积液包绕（空心箭），注意正常的肱二头肌短头（S）；D.另一患者，于肱二头肌远侧短轴切面显示向远侧回缩的肌腱断端，其回声不均匀（箭），周围未见积液（图A、图C与图D中的右侧为患者内侧，图B中的右侧为患者远侧）

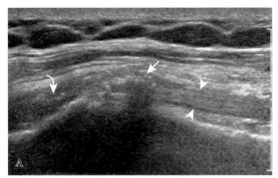

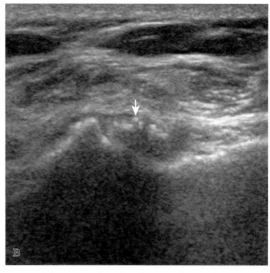

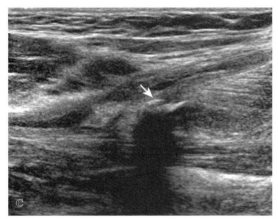

图3-87 肱二头肌长头肌腱固定术后

A、B.于肱二头肌长头肌腱近段的长轴切面（A）与短轴切面（B）可见肌腱（箭头）被强回声的缝线（箭）固定于肱骨近端，再向近侧则无肌腱显示（弯箭）（图A中图像右侧为患者的远侧）；C.另一患者的肱二头肌长头肌腱长轴切面显示肌腱固定术失败，可见强回声的缝线与肌腱（箭）自肱骨脱离，并向远侧回缩

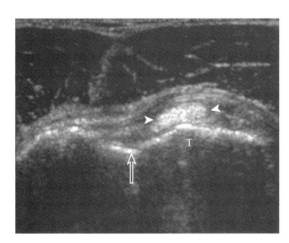

图3-88 肱二头肌长头肌腱半脱位

肱二头肌长头肌腱短轴切面显示长头肌腱向肱骨结节间沟（空心箭）的内侧半脱位（箭头），部分位于肱骨小结节（T）的浅侧（图像右侧为患者的内侧）

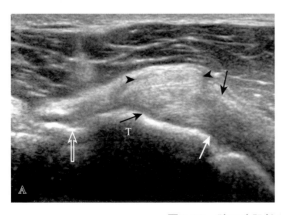

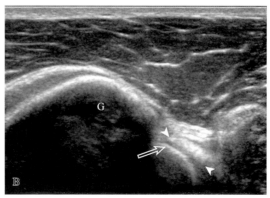

图3-89 肱二头肌长头肌腱脱位和动态复位

A.肱二头肌长头肌腱短轴切面显示长头肌腱（箭头）脱位至肱骨小结节（T）和肩胛下肌腱（箭）的浅侧；B.肩部内旋时，脱位的长头肌腱复位至正常位置，并伴有弹响及疼痛（空心箭，肱骨结节间沟；G.肱骨大结节）

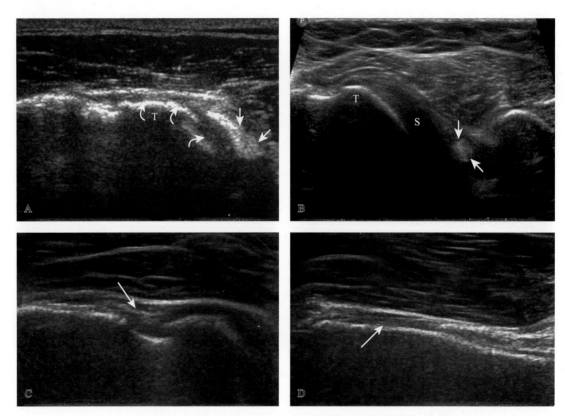

图3-90 肱二头肌长头肌腱脱位至肩胛下肌腱浅侧

2例患者。超声于肱二头肌长头肌腱短轴切面显示长头肌腱向内侧脱位（箭），图A中可见肩胛下肌腱撕裂（弯箭），图B中可见正常肩胛下肌腱出现各向异性伪像（S）（图像右侧为患者的内侧）。T.肱骨小结节。超声于另一患者肱骨结节间沟水平位（C）和矢状位（D）显示肱骨结节间沟空虚，其浅侧为肩峰下-三角肌下滑囊（箭）

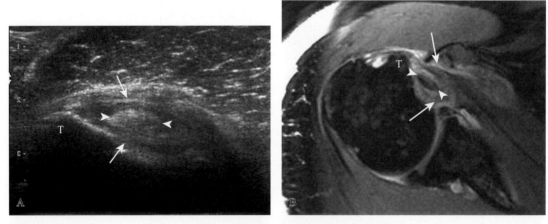

图3-91 肱二头肌长头肌腱脱位至肩胛下肌腱内部

A.超声显示肱二头肌长头肌腱短轴切面；B. MRI T_2加权像短轴切面显示长头肌腱（箭头）向内侧脱位至撕裂的肩胛下肌腱内部（箭）（图A中的右侧为患者的内侧）。T.肱骨小结节

长头肌腱不稳或撕裂的间接征象为"软骨印记征"，其可在超声上表现为肩袖间隙内邻近长头肌腱的软骨下骨不规则改变（见图3-39B）。肱二头肌长头肌腱的脱位和半脱位常伴有长头肌腱部分撕裂。

五、肩峰下-三角肌下滑囊

正常的肩峰下-三角肌下滑囊为一滑膜间隙，与盂肱关节腔并不相通，位于深侧的肩袖及浅侧的肩峰和三角肌之间（见图3-1），其在超声上显示为薄层的、厚度均匀的、厚1～2mm的低回声滑液层，并被高回声的滑囊壁和滑囊周围脂肪所包绕。肩峰下-三角肌下滑囊异常扩张可见于肩外侧（位于冈上肌腱和肱骨近段浅侧）、肩前部（位于肩胛下肌腱和肱二头肌长头肌腱浅侧）和肩后部（位于冈下肌腱浅侧）（图3-92）。肩峰下-三角肌下滑囊异常扩张时，如其内为单纯性积液，可显示为

无回声或低回声；如为混杂性积液或滑膜增生，则显示为低至高回声（图3-93）。彩色或能量多普勒超声可鉴别混杂性积液和滑膜增生，因为病变内出现血流信号时，可提示为滑膜增生。而滑膜炎这个诊断一般用于滑膜真正出现炎性病变时。肩峰下-三角肌下滑囊扩张的原因包括肩峰撞击（见前面的"肩峰撞击综合征"）、肩袖撕裂、出血和淀粉样变性，还应考虑炎性病变，如感染（图3-94A）、痛风（图3-94B）和类风湿关节炎（图3-94C）。如在滑囊混杂性积液内探及斑点状强回声，后方伴振铃伪像，应考虑产气性感染的可能（图3-94A）。羟磷灰石有时可沉积于滑囊内（图3-94D），或者直接自邻近肩袖内钙化灶扩展而至（见图3-64）。此两种情况均与钙化性肌腱炎有关。研究显示，以肩峰下-三角肌下滑囊积液诊断肩袖撕裂的阳性预测值为70%，如结合肱二头肌长头肌腱腱鞘内的关节腔积液，则诊断肩袖撕

裂的阳性预测值提高到95%。其他可引起肩峰下-三角肌下滑囊扩张的原因为滑膜增生性病变，如色素沉着绒毛结节性滑膜炎和滑膜软骨瘤病。

当肩峰下-三角肌下滑囊扩张时，其内的积液常在低处积聚，如可出现在肱骨大结节处及其远侧（图3-92B）。因此，应注意对肩峰下-三角肌下滑囊的低处部位进行检查。如检查的重点放在肱骨大结节或其近侧的肩袖处，则可能会遗漏滑囊低处部位内积液。另一肩峰下-三角肌下滑囊扩张的低处部位为肱骨结节间沟前部，可于检查肱二头肌长头肌腱时发现（图3-95）。纵切面检查肱二头肌长头肌腱时，注意勿将此部位的滑囊积液当作肱二头肌长头肌腱腱鞘内积液。横切面检查可见扩张的滑囊位于长头肌腱的浅侧、内侧及外侧。肩部后伸和内旋时，前部的肩峰下-三角肌下滑囊局限性扩张常与喙突下撞击综合征的症状有关。

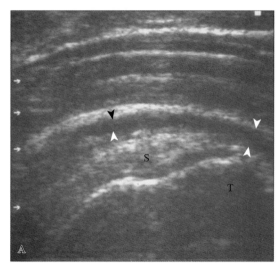

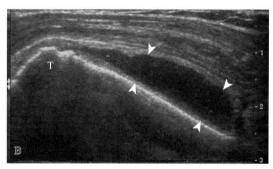

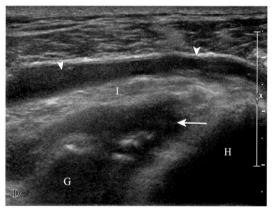

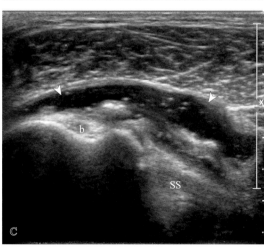

图3-92　肩峰下-三角肌下滑囊扩张

超声显示肩峰下-三角肌下滑囊扩张，内为无回声积液（箭头），分别位于图A中冈上肌腱（S）、图B中肱骨大结节（T）和近段肱骨、图C中肩胛下肌腱（SS）和肱二头肌长头肌腱（b）、图D中冈下肌腱（I）的浅侧。注意盂肱关节后隐窝（箭）内的关节腔积液（箭）（图C中右侧为患者的内侧，图D中右侧为患者的外侧）。G.关节盂；H.肱骨

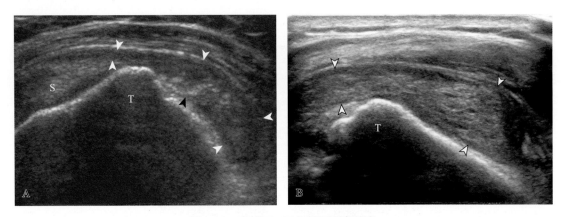

图3-93　肩峰下-三角肌下滑囊扩张

A.超声显示滑囊扩张，其内回声不均匀，为混杂性积液与滑膜炎（箭头）；B.滑囊扩张，其内滑膜增生（箭头），呈等回声或高回声。S.冈上肌腱；T.肱骨大结节

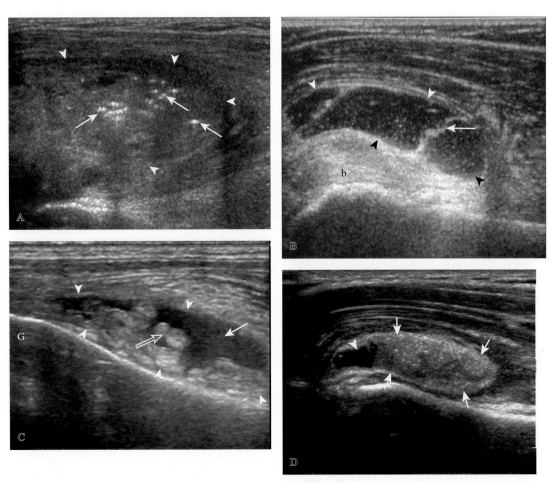

图3-94　肩峰下-三角肌下滑囊炎

4例不同患者。A.滑囊（箭头）扩张，其内回声不均，可见感染所致的气体强回声（箭）；B.痛风所致的混杂性积液和分隔（箭）；C.类风湿关节炎所致的滑囊内无回声积液（箭）和高回声增生滑膜（空心箭）；D.钙化性肌腱炎所致的滑囊内高回声钙化物质沉积（箭）和邻近的滑囊内积液（箭头）。b.肱二头肌长头肌腱；G.肱骨大结节

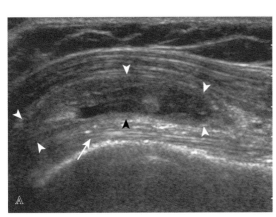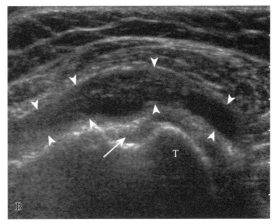

图3-95　肩峰下-三角肌下滑囊扩张

肱二头肌长头肌腱的长轴切面（A）与短轴切面（B）显示位于长头肌腱（箭）浅侧的肩峰下-三角肌下滑囊呈不均质扩张（箭头）（图A中的右侧为患者的远侧，图B中的右侧为患者的内侧）。T.肱骨小结节

六、盂肱关节腔及其隐窝

盂肱关节有数个关节隐窝，如肱二头肌长头肌腱腱鞘、盂肱关节后隐窝、肩胛下隐窝和腋隐窝，这些隐窝在关节腔积液或其他关节病变时可首先扩张。应注意检查这些关节隐窝有无病变，这些隐窝出现积液时也可对其进行穿刺抽吸或注射治疗。即使关节腔积液较少，也可在肱二头肌长头肌腱的腱鞘内出现积液（见图3-77）。前面已经讨论过，应注意鉴别肱骨结节间沟处长头肌腱周围的病变，如局限性长头肌腱腱鞘炎（见图3-79）和范围较广的盂肱关节所致的病变。同时检查其他关节隐窝有助于此鉴别诊断。如长头肌腱周围的病变范围与其他盂肱关节隐窝病变范围不符，常提示为局部的长头肌腱病变。另一盂肱关节隐窝为盂肱关节后隐窝，检查时，探头放置于冈下肌腱处，可显示关节腔积液、滑膜

增生和关节腔内游离体（图3-96）。盂肱关节腔内积液较少时，后隐窝内关节腔内积液可仅见于肩部外旋位时。肩胛下隐窝扩张时，可显示为倒"U"形，位于喙突附近的肩胛下肌腱上缘的上方（图3-97）。此特征性表现为肩胛下隐窝不同于喙突下滑囊之处。喙突下滑囊较为少见，位于喙突下方、肩胛下肌腱前方，而不是位于肩胛下肌腱上缘的上方，且不与盂肱关节相交通（图3-98）。肩胛下隐窝的另一特征为其形态和扩张的程度可随肩部活动而改变：肩部内旋时增大，而肩部外旋时缩小，为盂肱关节腔内积液重新分布所致。肩关节的腋隐窝位于盂肱关节的下方，检查时可从腋窝处进行检查。

对上述关节隐窝除检查关节腔有无积液外，还可检查有无关节腔内游离体、滑膜增生。肱骨头关节面的骨皮质不规则改变可见于骨赘（见图3-96A）、骨软骨病变、软骨下骨折或骨坏死所致的塌陷、Hill Sachs嵌入骨折（图3-99A）或为邻近滑膜增生所致的骨侵蚀性病

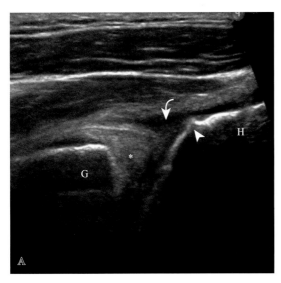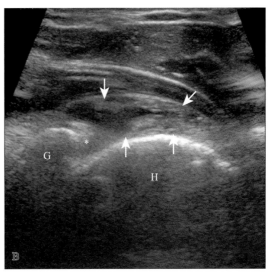

图3-96　盂肱关节后隐窝

冈下肌腱长轴切面：A.显示关节腔内无回声积液（弯箭），其旁可见骨赘（箭头）；B.关节腔内可见无回声的积液伴等回声的增生滑膜（箭）（星号，盂唇；图像右侧为患者的外侧）。H.肱骨头；G.关节盂

变（图3-99B，图3-99C）。骨侵蚀性病变需在解剖学上与肱骨大结节的骨皮质不规则改变相鉴别，后者与肩袖撕裂有关，而并不是炎性骨侵蚀性病变（见图3-21、图3-22）。对于肱骨头的关节透明软骨还应检查有无痛风所致的尿酸盐晶体沉积（称为双线征）。

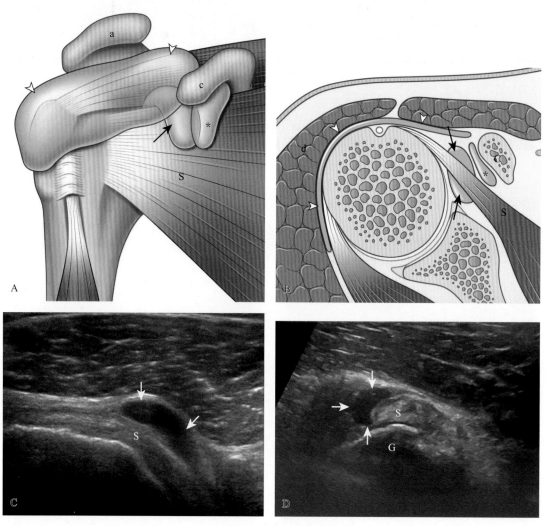

图3-97　肩胛下隐窝

肩部前面观（A）和轴位（B）显示肩胛下隐窝（箭）、喙突下滑囊（＊）和肩峰下-三角肌下滑囊（箭头）。肩胛下肌腱的长轴切面（C）与短轴切面（D）显示肩胛下隐窝扩张，内为无回声积液（箭）（图C中的右侧为患者的内侧；图D中的右侧为患者的下方）。注意倒"U"形。G.关节盂；S.肩胛下肌腱；d.三角肌；c.喙突；a.肩峰。（图A与图B引自 Ruangchaijatuporn T，et al: Skeletal Radiol 46:445-462，2017）

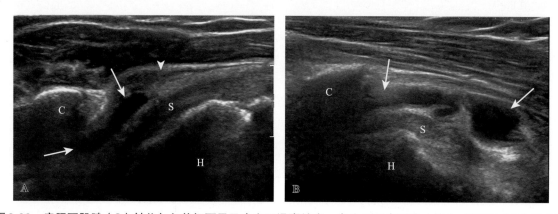

图3-98　肩胛下肌腱（S）轴位与矢状切面显示喙突下滑囊扩张，内为无回声积液（箭），自喙突（C）深方延伸至肩胛下肌腱内侧的浅侧。注意增厚的肩峰下-三角肌下滑囊（箭头）（图A中左侧为患者的内侧，图B中左侧为患者的头侧）。H.肱骨

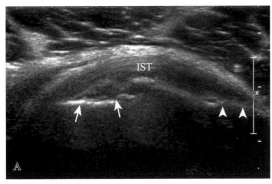

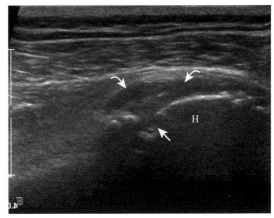

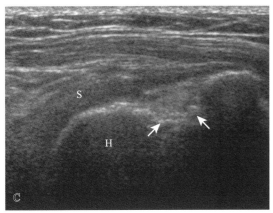

图3-99 盂肱关节病变（3例患者）

A.既往盂肱关节前脱位（箭头）所致的Hill Sachs嵌入骨折（箭）；B.关节后隐窝内混杂性积液（弯箭）伴肱骨头侵蚀性病变（箭）；C.于冈上肌腱（S）的下方显示肱骨头侵蚀性病变（箭）。H.肱骨头；IST.冈下肌腱

七、盂唇和盂唇旁囊肿

盂唇为纤维软骨结构，位于关节盂的周缘，起稳定盂肱关节的作用。正常盂唇显示为高回声的三角形结构，附于骨性关节盂上（见图3-18B）。盂唇回声减低、不均匀提示为退行性改变，而盂唇内边界清楚的无回声或低回声病变，提示为盂唇撕裂（图3-100）。超声鉴别后盂唇撕裂与其他情况（正常盂唇或盂唇退行性病变）有较高的准确性（98%），而鉴别后盂唇异常与正常的准确性为88%。对于肩关节前脱位患者，超声显示前盂唇病变的敏感度为88%～95%。超声检查盂唇的主要缺陷为不能对其进行全面检查，如与后盂唇比较，超声检查前盂唇较为困难，因其浅侧的软组织较厚。有时可进一步行动态超声检查。同样，超声对上盂唇的显示率仅约30%，因为其浅侧有骨性结构覆盖（见图3-19F）。常规检查后盂唇较易实现，可在检查冈下肌腱时完成，还可检查邻近的冈盂切迹，因盂唇旁囊肿可位于这个部位。检查后盂唇时，如肩关节腔有积液，肩部外旋体位可能会有助于盂唇撕裂的显示。探头可放置于锁骨与肩胛冈之间显示冈上肌长轴，此时可尝试检查上盂唇及肩胛上切迹处有无盂唇旁囊肿。

如在盂唇周围发现一囊性结构，应考虑盂唇旁囊肿（图3-101）。存在盂唇旁囊肿时，盂唇内常可见撕裂

病变，因此应注意检查盂唇。超声有时可见关节腔积液通过盂唇撕裂处而与盂唇旁囊肿相通，类似于膝关节的半月板囊肿。盂唇旁囊肿有时可自盂唇撕裂处扩展到远离盂唇的部位，如可扩展到肩胛上切迹（位于肩胛骨的上缘）和冈盂切迹处（位于肩胛冈外侧与关节盂之间）。肩部外旋时，肩胛上静脉于冈盂切迹处可暂时扩张，勿将其诊断为盂唇旁囊肿（图3-102）。但如静脉持续扩张或静脉曲张则其导致肩胛上神经卡压。由于超声无法显示肩部外旋时扩张的肩胛上静脉内的血流信号，可通过肩部内旋时肩胛上静脉管腔塌陷来鉴别静脉与真正的盂唇旁囊肿。后盂唇旁囊肿的一个并发症为压迫肩胛上神经，可导致冈下肌失神经支配改变（囊肿位于冈盂切迹时）或冈上肌和冈下肌均发生失神经支配改变（囊肿位于肩胛上切迹时）（见图3-52）。急性失神经支配可导致肌肉水肿，慢性失神经支配可能导致肌肉脂肪浸润，受累肌肉回声增高。肌肉体积缩小时，提示肌肉萎缩。正常肩胛上神经超声显示较为困难，但应用彩色或能量多普勒超声显示肩胛上动脉有助于对肩胛上神经定位。肩胛上神经沿着肩胛骨的上缘、后缘向下走行，相继经过肩胛上切迹和冈盂切迹。肩胛上动脉可见位于冈盂切迹内，但在肩胛上切迹处其位于肩胛上横韧带的浅侧，即位于切迹的外面。超声引导下经皮可对盂唇囊肿进行穿刺抽吸（见第9章），但术后囊肿有可能复发，除非囊肿的原发病灶盂唇撕裂已经修复或治愈。

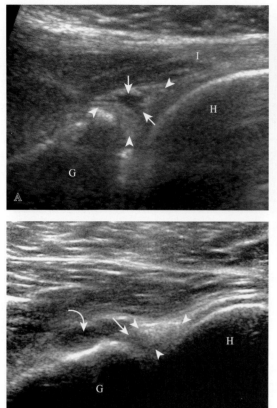

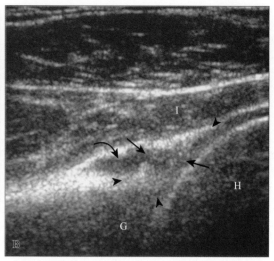

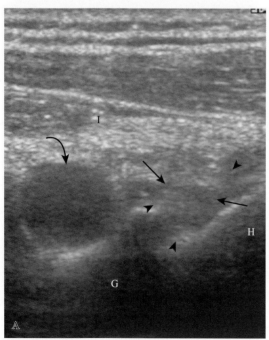

图 3-100　盂唇撕裂（3 例患者）

A ～ C. 冈下肌腱长轴切面显示后盂唇内（箭头）的低回声裂隙（箭）。图 B 与图 C 中，可见与盂唇撕裂相关的盂唇旁囊肿（弯箭）（图像右侧为冈下肌腱的远侧）。G. 关节盂；H. 肱骨头；I. 冈下肌腱

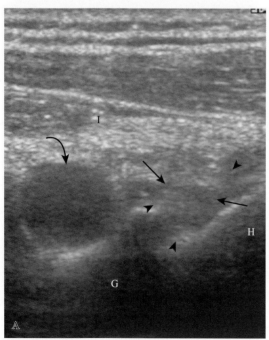

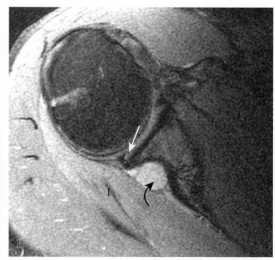

图 3-101　盂唇旁囊肿

冈下肌腱的超声长轴切面（A）与 MRI T₂ 加权像（B）显示后盂唇回声弥漫性减低（箭头），其内可见一低回声裂隙（箭），于冈盂切迹处可见一盂唇旁囊肿（弯箭），注意冈下肌（I）的萎缩表现，图 A 中显示肌肉体积缩小、回声增高，图 B 中可见肌肉信号增高。G. 关节盂；H. 肱骨头

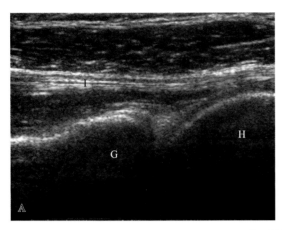
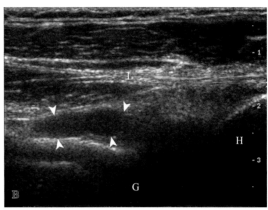

图 3-102　暂时性肩胛上静脉扩张

冈下肌腱长轴切面于肩部中立位（A）与外旋位（B）显示肩胛上静脉暂时性扩张（箭头）（图像右侧为冈下肌腱的远侧），由于静脉内血流速度较慢，因此能量多普勒超声于其内未见明显血流信号，肩胛上静脉曲张与盂唇旁囊肿的鉴别要点之一为曲张静脉可被压缩，而盂唇旁囊肿不能被压缩。G.关节盂；H.肱骨头；I.冈下肌腱

八、肱骨大结节

创伤后对肩袖进行常规超声检查时，发现肱骨大结节骨折并非少见。肱骨大结节骨折在X线检查时有时会被漏诊，因此，临床医师会让患者进一步行超声检查以评估肩袖有无撕裂。超声上，肱骨大结节骨折显示为肱骨大结节与肱骨关节面连接处的骨皮质连续性中断、错位（图3-103）。骨折的远端常位于肱骨大结节的外侧面或邻近肱骨干骺端。注意勿将骨折的错位畸形当作肩袖撕裂所致的肱骨大结节骨皮质不规则改变。在后者，骨皮质不规则和局部凹陷见于冈上肌腱止点处，而骨折则显示位于肱骨大结节边缘处的较长范围的骨皮质连续性中断和错位。通常情况下，骨折处会有一个比较明显的压痛点。

九、胸大肌

对胸大肌肌腱的检查通常为根据患者的病史或症状所进行的针对性检查。胸大肌包括两个头，一个为起自锁骨内侧2/3区域的锁骨头，另一个为胸骨头，包括胸骨柄部分和腹壁部分，分别起自胸骨、部分肋软骨、肋骨和腹壁筋膜。当胸大肌两个头的肌腱向肱骨延伸时，此两头肌腱发生180°扭转，导致锁骨头位于胸骨头前方。在肱骨内侧约15mm处，远侧肌腱的前层与后层融合，继而止于肱骨结节间沟外侧的肱骨上，止点处矢状切面上长度为4～6cm。

检查胸大肌肌腱时，可首先在肱骨结节间沟检查肱二头肌长头肌腱短轴切面。探头自肩胛下肌腱向下移动直至显示胸大肌肌腱自长头肌腱的浅侧止于肱骨（见图

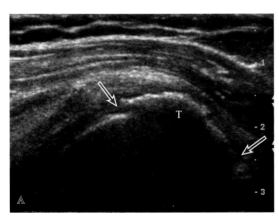
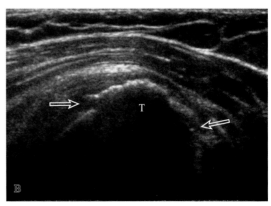

图 3-103　肱骨大结节骨折

冈上肌腱的长轴切面（A）与短轴切面（B）显示肱骨大结节骨皮质中断，可见错位畸形（空心箭）。T.肱骨大结节

3-4D）。检查时，探头应向上、向下移动以检查整个肌腱，肌腱长4～6cm，以确保全面检查。还应该在矢状切面上检查肌-腱移行处，可见位于下方的胸骨头向上移行并位于位置靠上的锁骨头的深方。此为胸骨头发生部分撕裂的常见部位。

肌腱断裂时，肌腱连续性中断，局部显示为低回声或无回声。如显示肌腱断端回缩，则提示至少为胸大肌一个头肌腱的全层撕裂。大部分胸大肌肌腱的撕裂为部分撕裂（一个头肌腱断裂，另一个头肌腱完整），且发生于肌-腱移行处，多累及胸骨头，此时，探头矢状切面放置在肌-腱移行处，即胸骨头在锁骨头下方旋转处，可较容易显示局部的血肿（图3-104）。横切面，在肱二头肌短头肌腱浅侧、联合腱内侧的肌-腱移行处可显示撕裂与血肿。在肱二头肌长头肌腱的浅侧可见正常的联合腱。胸大肌肌腱全层厚度、全宽度的撕裂可同时累及锁骨头和胸骨头（图3-105）。位于肱骨附着处的远端撕裂有时可见撕脱骨折所致的强回声斑，后方伴声影。

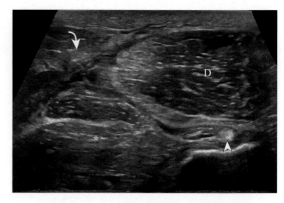

图3-105　胸大肌肌腱撕裂：完全撕裂
胸大肌长轴切面显示其胸骨头和锁骨头断裂回缩（弯箭）。注意图中肱二头肌长头肌腱（箭头）、肱二头肌短头和喙肱肌（＊）（图像左侧为患者的内侧）。D.三角肌

十、肩锁关节

肩部超声检查时，要常规检查肩锁关节。如果直接显示此关节有困难，可首先进行触诊或沿锁骨向外扫查即可发现此关节；还可自肱骨结节间沟短轴切面向上扫查来寻找肩锁关节。正常肩锁关节骨皮质平滑，关节囊扩张小于3mm，呈低回声。关节内的纤维软骨盘呈高回声，但有时超声显示困难。肩锁关节可发生多种病变。其中最为常见的为退行性骨性关节炎（图3-106A），其常见于40岁以上的患者。骨性关节炎时，关节囊可扩张，后期可见骨皮质不规则、骨赘形成和关节间隙变窄（动态超声检查可发现此异常）。多数人在40岁以后，由于劳损和退行性变，肩锁关节内的纤维软骨盘可发生碎裂。肩锁关节周围有时可见囊肿形成，查体时可发现局部包块（图3-106B）。囊肿的形成，可为慢性而广泛的冈上肌腱断裂后，盂肱关节腔内的积液延伸至肩锁关节腔内所致，称为喷泉征（geyser sign）（图3-106C）。如肩锁关节增宽，其原因可能为创伤和炎症。对于创伤患者，有时可见肩锁关节间隙增宽，或可见锁骨抬高，或骨折错位畸形。动态超声检查可帮助判断有无韧带撕裂，此在前面的超声检查方法中已经阐述（图3-107）。慢性损伤时，肩锁关节可由于锁骨远端被吸收（称为锁骨远端骨溶解）而增宽，常见于举重运动员和从事手部过头活动者（图3-108）。如发现肩锁关节增宽、锁骨远端和邻近的肩峰骨皮质不规则伴关节内积液或滑膜增生及血流信号增加，应考虑炎性病变，如类风湿关节炎和感染。感染在静脉吸毒者和败血症患者较为常见，超声引导下行关节腔穿刺抽吸可进一步明确诊断（见第9章）（图3-109）。

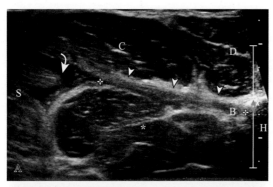

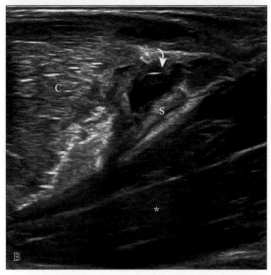

图3-104　胸大肌撕裂：部分撕裂
胸大肌长轴切面（A）与短轴切面（B）显示胸大肌胸骨头（S）撕裂、断端回缩（弯箭），其位于肱二头肌短头和喙肱肌（＊）的浅侧、完整的锁骨头（C）的深方。注意远端联合腱连续性完整（箭头），并位于肱二头肌腱（B）的浅侧（图A中左侧为患者的内侧，图B中左侧为患者的头侧）。H.肱骨

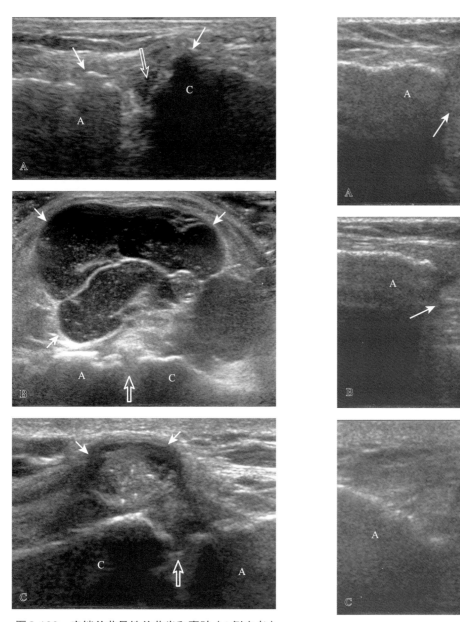

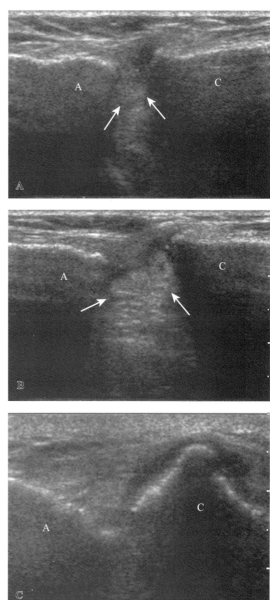

图3-106　肩锁关节骨性关节炎和囊肿（3例患者）
锁骨长轴切面：A.骨性关节炎，可见骨赘形成（箭）、骨皮质不规则，并可见关节腔积液呈低回声（空心箭）；B.可见源自肩锁关节（空心箭）的混杂囊肿（箭）；C.可见肩关节腔积液（箭）向上通过肩袖的巨大撕裂和肩锁关节（空心箭）（称为喷泉征）。A.肩峰；C.锁骨

图3-107　肩锁关节损伤（2例患者）
锁骨长轴切面：A.显示肩锁关节间隙增宽（箭）；B.动态超声检查可见关节间隙进一步增宽；C.另一患者，显示锁骨相对于肩峰而向上移位。A.肩峰；C.锁骨

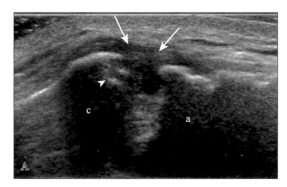

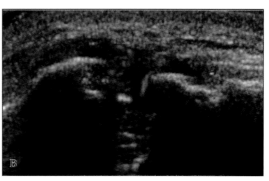

图3-108　锁骨远端骨溶解
灰阶超声（A）与彩色多普勒超声（B）于锁骨（c）长轴切面显示肩锁关节间隙增宽，关节囊扩张呈低回声（箭），并可见锁骨骨侵蚀（箭头）和血流信号增多。a.肩峰

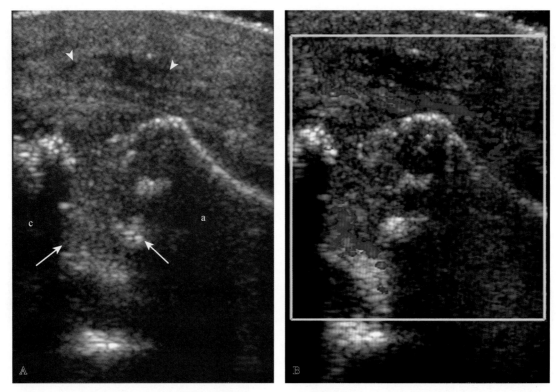

图3-109 肩锁关节感染

灰阶超声（A）与彩色多普勒超声（B）于锁骨长轴切面显示肩锁关节间隙增宽且不规则（箭），局部软组织肿胀（箭头），图B中可见血流信号增多。a.肩峰；c.锁骨

十一、胸锁关节

超声还可以检查胸锁关节。化脓性关节炎在超声上显示为关节囊扩张，关节腔积液与滑膜炎可呈不同回声（图3-110）。有时还可见骨侵蚀性病变、关节间隙增宽或半脱位。如发现关节腔扩张超过10mm并延伸至锁骨和胸骨的上方、红细胞沉降率增快及发热，则高度怀疑感染。如怀疑感染，可行超声引导下穿刺抽吸以进一步明确诊断。在老年女性，胸锁关节的退行性改变并不少见，常伴关节囊增厚，临床查体时可触及包块。超声还可诊断胸锁关节半脱位和脱位（图3-111）。由于关节半脱位与患者上臂的位置有关，从而应注意进行动态超声检查。诊断轻微半脱位时，应与对侧进行对比检查。如怀疑胸锁关节向后半脱位或脱位，应行CT检查以检测邻近血管有无异常（图3-112）。

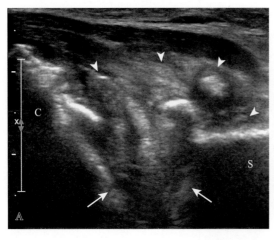
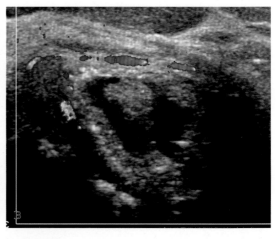

图3-110 胸锁关节感染

灰阶超声（A）与彩色多普勒超声（B）于锁骨长轴切面显示胸锁关节间隙增宽、不规则（箭），内可见积液、碎屑（箭头），图B中可见血流信号增多。C.锁骨；S.胸骨

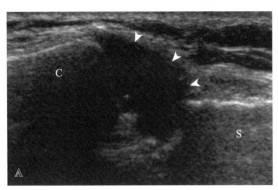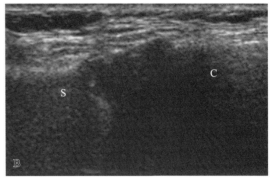

图 3-111　胸锁关节脱位：向前部

A.锁骨长轴切面显示锁骨头（C）相对于胸骨（S）向前脱位，胸锁关节肿胀呈低回声（箭头）；B.为无症状的对侧胸锁关节，显示锁骨与胸骨的正常排列关系

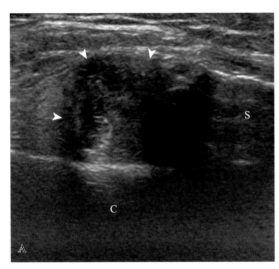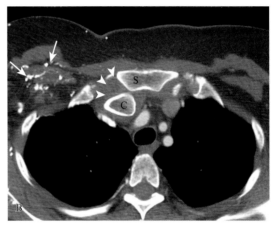

图 3-112　胸锁关节脱位：向后部

锁骨长轴超声（A）与增强CT（B）显示锁骨头（C）相对于胸骨（S）向后部脱位，胸锁关节肿胀呈低回声（箭头）。注意由于右侧锁骨下静脉阻塞，可见胸壁侧支血管（箭）

十二、其他病变

其他肩部病变的检查主要依据患者的病史或症状而进行针对性检查。不同于身体其他的四肢关节，肩部的超声检查应按前面所述的操作规程来进行，因肩袖所致的疼痛常牵涉到上臂，因此如仅根据症状进行检查可造成漏诊。对肩关节按操作规程进行系统检查结束后，还应对痛点部位进行针对性检查，因针对性检查有时会发现系统检查所不能发现的病变。

进行肩部超声检查时，有时会发现淋巴结肿大和其他肿块。正常腋窝淋巴结显示为椭圆形，周边皮质呈低回声（其厚度在老年人可变薄）、淋巴门呈高回声、血流位于淋巴门处。淋巴门呈高回声不是脂肪组织所致，而是淋巴窦与脂肪之间的界面反射回声所致（图3-113）。如腋窝淋巴结显示皮质偏心性增厚，或皮质弥漫增厚而淋巴门变薄，缺乏淋巴门结构，淋巴结形态变圆，或彩色或能量多普勒超声显示为周围型血流，均提示淋巴结为恶性。对于淋巴结的大小，其在良、恶性鉴

别上无严格标准。在乳腺癌患者，即使小于5mm（最长径）的淋巴结，其恶性的概率几乎可达10%。怀疑恶性时，需行超声引导下穿刺活检或切除活检（图3-114，图3-115）。其他软组织肿块如不是来源于滑膜关节，其超声表现常无特异性，常需行超声引导下穿刺活检。

尽管超声可识别软组织肿块的囊实性，但由于超声表现无特异性，从而超声无法做出明确诊断。回声不均匀的积液，如不是滑囊积液，则可能为血肿或脓肿（见第2章）。软组织肿瘤中较为常见的一种为脂肪瘤（见第2章）。在截肢患者，如发现实性软组织肿瘤，则有可能为神经瘤，其在超声上表现为低回声、不均质的结节。诊断的要点为肿块与一周围神经相延续（图3-116）。由于神经截断后常可发生神经瘤，超声检查时，可用探头按压神经瘤判断哪个神经瘤会导致患者出现症状，以指导临床进行治疗。

另一特发于肩部的瘤样病变为弹力纤维瘤。此病变并非真正的肿瘤，而是弹性纤维组织的瘤样增生病变，其发生可能与肌肉组织在胸壁和肩胛骨之间的机械摩擦相关。超声上，弹力纤维瘤显示为不均质的高回声团

块，并间以多条曲线形低回声带（图3-117）。诊断的主要根据为肿块的部位，因为99%的肿块位于肩胛骨下角

处，并位于前锯肌与背阔肌深方。此种病变常见于老年女性，约66%的患者可为双侧病变。

患者有时以胸壁肿块而就诊。其中可能的病变之一为一种正常变异，称为胸骨肌，见于2%～11%的人群。该肌位于胸骨处胸肌最内侧的浅侧，紧邻中线的外侧，其长轴与腹直肌平行。超声检查时，可根据胸骨肌的解剖学部位和其内部的正常肌肉组织回声特征来明确诊断（图3-118）。另一常见胸部结节的病因为胸骨下方的剑突。由于剑突的大小、骨化程度和形态的不同，有时其可导致局部触及肿块。超声检查时，可根据剑突的部位、形态、骨性或软骨性回声特征进行识别（图3-119）。另外，有些人主诉活动时在胸壁可出现弹响伴疼痛。动态超声检查可诊断肋骨滑动综合征，表现为低位的肋骨前端突然滑动至邻近的肋骨上或剑突上，而导致弹响（图3-120）。

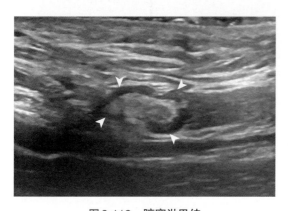

图3-113　腋窝淋巴结
为无症状者的腋窝淋巴结（箭头），可见高回声的淋巴门和低回声的皮质

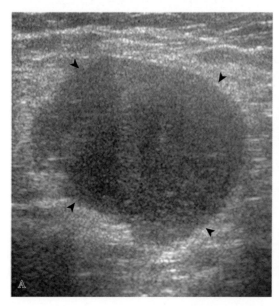
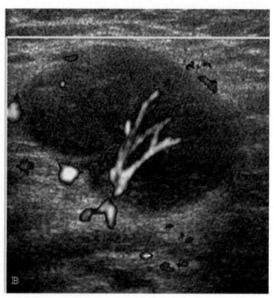

图3-114　腋窝淋巴结：淋巴结增生
灰阶超声（A）与能量多普勒超声（B）显示淋巴结皮质增厚，淋巴门结构消失，外形呈圆形，但血流呈淋巴门型

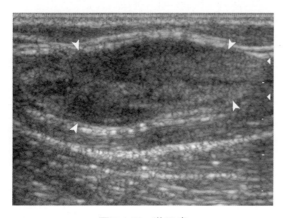

图3-115　淋巴瘤
超声显示淋巴结呈长形（箭头），皮质增厚，高回声的淋巴门几乎消失

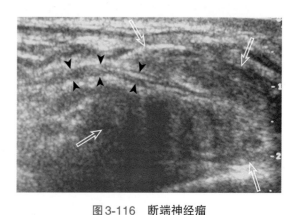

图3-116　断端神经瘤
一侧肢体远侧半截肢术后患者，超声显示一圆形、不均质但以低回声为主的结节（空心箭），后方可见声影，该结节与一周围神经断端（箭头）相延续

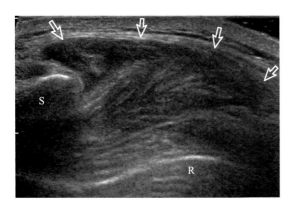

图3-117 弹力纤维瘤

超声显示肿块呈混杂回声（空心箭），内可见低回声带。R.肋骨；S.肩胛骨

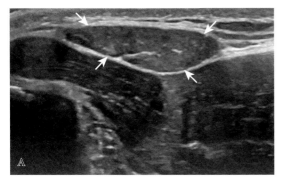

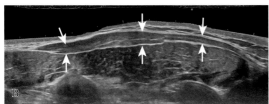

图3-118 胸骨肌

A、B.超声显示包块为肌肉组织（箭）

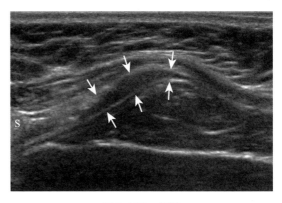

图3-119 剑突

于胸骨下段（S）矢状切面显示一较突出的、可触及的尚未骨化的剑突（箭）

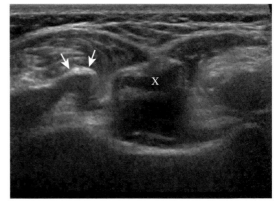

图3-120 肋骨滑动综合征

于前胸壁下部横切面显示肋骨的软骨端（箭），动态观察可见其于剑突（X）上发生弹响

精选参考文献

1. Petchprapa CN，Beltran LS，Jazrawi LM，et al：The rotator interval：a review of anatomy，function，and normal and abnormal MRI appearance. AJR Am J Roentgenol 195（3）：567-576，2010.

2. Jacobson JA，Shoulder US：anatomy，technique，and scanning pitfalls. Radiology 260（1）：6-16，2011.

3. Bureau NJ，Beauchamp M，Cardinal E，et al：Dynamic sonography evaluation of shoulder impingement syndrome. AJR Am J Roentgenol 187（1）：216-220，2006.

4. Jacobson JA，Lancaster S，Prasad A，et al：Fullthickness and partial-thickness supraspinatus tendon tears：value of US signs in diagnosis. Radiology 230（1）：234-242，2004.

5. Wohlwend JR，van Holsbeeck M，Craig J，et al：The association between irregular greater tuberosities and rotator cuff tears：a sonographic study. AJR Am J Roentgenol 171（1）：229-233，1998.

6. de Jesus JO，Parker L，Frangos AJ，et al：Accuracy of MRI，MR arthrography，and ultrasound in the diagnosis of rotator cuff tears：a meta-analysis. AJR Am J Roentgenol 192（6）：1701-1707，2009.

7. Nazarian LN，Jacobson JA，Benson CB，et al：Imaging algorithms for evaluating suspected rotator cuff disease：Society of Radiologists in Ultrasound consensus conference statement. Radiology 267（2）：589-595，2013.

8. Morag Y，Jamadar DA，Miller B，et al：The subscapularis：anatomy，injury，and imaging. Skeletal Radiol 40（3）：255-269，2011.

9. Wall LB，Teefey SA，Middleton WD，et al：Diagnostic performance and reliability of ultrasonography for fatty degeneration of the rotator cuff muscles. J Bone Joint Surg Am 94（12）：e83，2012.

10. Jacobson JA，Miller B，Bedi A，et al：Imaging of the postoperative shoulder. Semin Musculoskelet Radiol 15（4）：320-339，2011.

11. Uhthoff HK，Loehr JW：Calcific tendinopathy of the rotator cuff：pathogenesis，diagnosis，and management. J Am Acad Orthop Surg 5（4）：183-191，1997.

12. Chiavaras MM，Jacobson JA，Smith J，et al：Pectoralis major tears：anatomy，classification，and diagnosis with ultrasound and MR imaging. Skeletal Radiol 44（2）：157-164，2015.

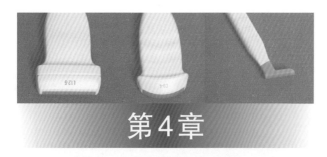

第4章
肘关节超声检查

一、肘部解剖

肘关节为一滑膜关节，由3个关节构成：尺骨与肱骨滑车、肱骨小头和桡骨头及桡骨与尺骨近端（图4-1）。肘关节的关节隐窝较为显著，前面为冠突窝和桡窝，后面为鹰嘴窝。每一个关节隐窝内均可见一位于关节囊内，但为滑膜外的脂肪垫。关节腔扩张时，此脂肪垫可受压而向外移位。肘关节内侧由尺侧副韧带所固定，其中前束最为重要，其向前延伸止于尺骨冠突内侧面并沿尺骨向远侧延伸数厘米（图4-1C）。除了前束，

尺侧副韧带还包括后束和斜束。肘外侧由桡侧副韧带复合体所固定，其包括桡侧副韧带、环状韧带、一个小的副桡侧副韧带（图4-1D）。另外，还有一个桡侧尺副韧带，其自肱骨外上髁延伸至尺骨近段的旋后肌嵴。然而，在近段，桡侧尺副韧带与桡侧副韧带相延续，仅在环状韧带远侧才显示为一独立的结构。

在肘前部，肱肌止于尺骨，而肱二头肌止于桡骨粗隆。肱二头肌腱远端可分为两部分，其中浅侧为短头肌腱，深侧为长头肌腱，均止于桡骨粗隆，而短头肌腱的止点位于长头肌腱止点的稍远侧。在肘后部，肱三头肌腱止于尺骨近端的鹰嘴突，止点浅侧为尺骨鹰嘴滑囊。

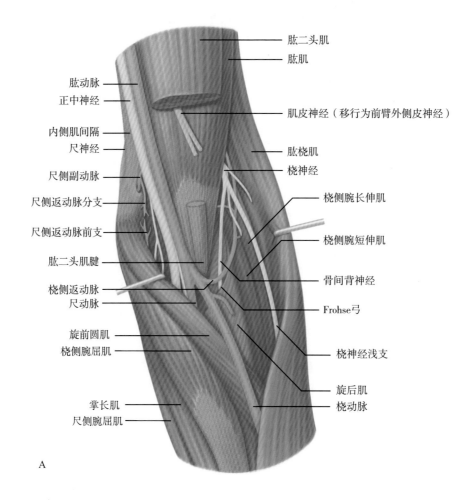

A

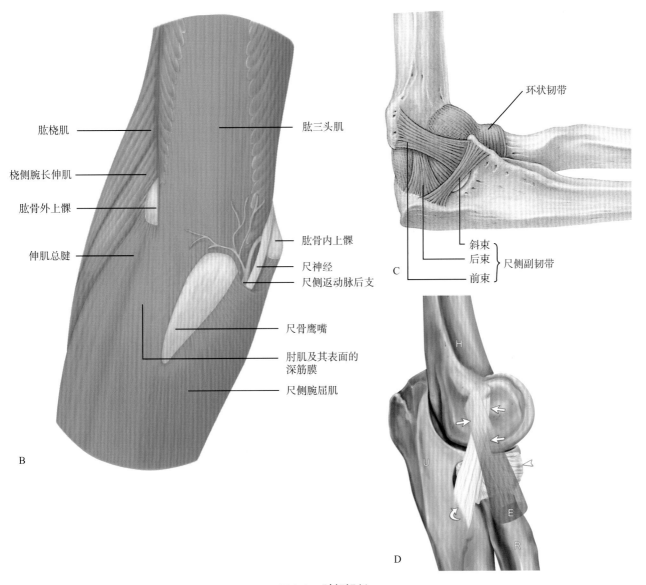

图 4-1　肘部解剖

A.左肘前部深层结构；B.左肘后部浅层结构；C.左侧肘关节内侧；D.左肘关节外侧桡侧副韧带复合体。H.肱骨；U.尺骨；R.桡骨；E.伸肌总腱；箭指示桡侧副韧带；箭头指示环状韧带；弯箭指示桡侧尺副韧带（A ～ C.引自 Standring S：Gray's anatomy：the anatomical basis of clinical practice，ed 39，Edinburgh，2005，Churchill Livingstone）

肱三头肌腱的浅层为外侧头和长头，而深层肌腱为内侧头肌腱，相对较短。肘肌位于鹰嘴突与肱骨外上髁之间。屈肌总腱在肘内侧，包括桡侧腕屈肌、掌长肌、尺侧腕屈肌和指浅屈肌，起自肱骨内上髁。在肘外侧，伸肌总腱包括桡侧腕短伸肌、指伸肌、小指伸肌和尺侧腕伸肌，起自肱骨远段的外上髁，其中桡侧腕短伸肌位于最前部。桡侧腕长伸肌起自肱骨外上髁近侧的肱骨干骺端外侧。

尺骨鹰嘴与肱骨内上髁之间的组织间隙由肘管支持带（Osborne 筋膜）覆盖，其内为尺神经。自此稍远处，尺神经进入真正的肘管内，位于尺侧腕屈肌的两个头之间，且位于弓状韧带深方。正中神经位于肱动脉内侧，向远侧走行于旋前圆肌的尺骨头与肱骨头之间。桡神经

位于肱骨干的后面，继而向远侧和外侧走行，位于肱桡肌的深方，然后分为深支和浅支，深支走行于旋后肌的两个头之间，而浅支于肱桡肌深方走行至前臂。

二、超声检查方法

表 4-1 为肘部超声检查内容一览表。超声报告范例见方框 4-1 和方框 4-2。

（一）总论

肘关节超声检查时，患者可采取坐位，肘部放置在检查桌上，或者患者可采取仰卧位。检查时，要应用至少 10MHz 以上的高频超声探头，因为多数肘部结构较为

表4-1　肘关节超声检查项目列表

部位	主要检查结构
前部	肱肌
	肱二头肌
	正中神经
	肘关节前隐窝
内侧	尺侧副韧带
	屈肌总腱
	旋前圆肌
	尺神经
外侧	伸肌总腱
	桡侧副韧带复合体
	桡骨头和环状隐窝
	肱骨小头
	桡神经
后部	肘关节后隐窝
	肱三头肌
	尺骨鹰嘴滑囊

方框4-1　肘部超声检查报告范例：正常报告

检查名称：肘部超声检查。

检查日期：2011年3月11日。

患者姓名：Kevin Saunderson。

注册号：8675309。

病史：肘部疼痛，评估肌腱有无异常。

超声所见：肘关节腔与滑膜隐窝未见积液。肱肌和肱二头肌未见异常。屈肌总腱与伸肌总腱未见异常。肱三头肌腱未见异常。尺侧副韧带前束和肘外侧副韧带复合体未见异常。肘部尺神经、桡神经和正中神经未见异常。肘管区动态检查未见异常。另于肘部疼痛最明显处进行超声检查未见异常。

超声印象：肘部超声未见明显异常。

方框4-2　肘部超声检查报告范例：异常报告

检查名称：肘部超声检查。

检查日期：2011年3月11日。

患者姓名：Ricky Bobby。

注册号：8675309。

病史：肘部疼痛，评估肌腱有无异常。

超声所见：肱二头肌远侧肌腱可见部分撕裂，累及浅侧的短头肌腱，撕裂处肌腱回缩约2cm，但长头肌腱完整。动态超声检查进一步证实长头肌腱连续性完整，因此可除外全层撕裂。肘关节腔未见积液。肱三头肌腱、屈肌总腱和伸肌总腱未见异常。肘部的尺神经、桡神经和正中神经未见异常，动态观察尺神经未见脱位。尺侧副韧带和桡侧副韧带未见异常。局部滑囊未见扩张。

超声印象：肱二头肌远侧肌腱部分撕裂。

表浅。肘部超声检查时可重点针对有症状部位或与患者病史相关的部位进行检查，也可进行全面系统超声检查以熟悉正常解剖结构和结构变异，从而能形成一套快速而有效的检查方法。

（二）肘前部检查

肘前部主要的检查结构为肱肌、肱二头肌、正中神经和肘关节前隐窝。超声检查时，肘部自然伸直，手旋后。探头首先横切放置在肱骨上。一个较为理想的开始部位为肱骨远段，此处，肱骨关节面呈波浪状，表面被覆低回声的关节软骨，形似蛤壳的表面（图4-2）。紧邻肱骨远段前侧的呈金字塔形状的低回声肌肉组织为肱肌。于偏内侧和浅侧的部位可见搏动的肱动脉，可将其当作一个有用的解剖标志结构，因为肱二头肌远侧肌腱紧邻肱动脉且位于肱肌的浅侧。紧邻肱动脉的内侧为正中神经，横切面呈蜂窝状，再向内为旋前圆肌。肱肌的外侧为肱桡肌。前臂外侧皮神经的位置较浅，且紧邻肱二头肌远侧肌腱的外侧（图4-2B）。稍近侧为位于肱肌与肱二头肌之间的肌皮神经（图4-2C），该神经向远侧移行为前臂外侧皮神经。

短轴切面检查肱二头肌远侧肌腱时，该肌腱常看起来有点呈双叶状，其长头肌腱和短头肌腱可能较难识别（图4-3A）。然而，侧动探头利用肌腱的各向异性伪像，可见长头肌腱位于外侧，而短头肌腱位于内侧，两个肌腱之间可见一薄的高回声腱内分隔（图4-3B）。向远侧移动探头时，可见长头肌腱旋转而移至短头肌腱的深方。将探头放置在肘前部，并自肱二头肌腱向远侧和内侧扫查，可显示肱二头肌腱膜或纤维束自肱二头肌腱延伸至旋前圆肌和指屈肌，并位于肱动脉和正中神经的浅侧（图4-3C）。

然后将探头移至近侧以显示肱二头肌远侧肌腱位于肱肌浅侧，探头旋转90°（图4-4）。在此处，肌腱显示为纤维状高回声，厚度均匀，位于肱肌浅侧（图4-4B）。向远侧，肱二头肌腱沿肱肌外侧表面向深部走行，由于各向异性伪像，肌腱可呈低回声（图4-4C）。此时可采取探头一端轻抬、一端加压的方法，使声束向上倾斜并垂直于肌腱，以消除肌腱的各向异性伪像（图4-4D）。一些超声仪器有声束方向调节功能，声束方向的调节有助于消除各向异性伪像（图4-4E，图4-4F）。

如肱二头肌远侧肌腱于桡骨粗隆止点处从肘前部显示不清，则可采用自肘内侧检查的方法（图4-5），具体操作可有几种不同的手法。其中的一种方法：探头可首先矢状切面显示肱二头肌腱长轴，如前面所述的肘前部检查方法，继而探头稍向内侧移位直至显示肱动脉，然后探头再向外稍倾斜朝向肘中部，以显示肱二头肌远侧肌腱（图4-5A）。可重复进行此操作，并采用探头一侧加压、另一侧轻抬的方法，直至肱二头肌远侧肌腱显示清晰。进行此操作时，常需要肘部轻度屈曲（图4-5B）。

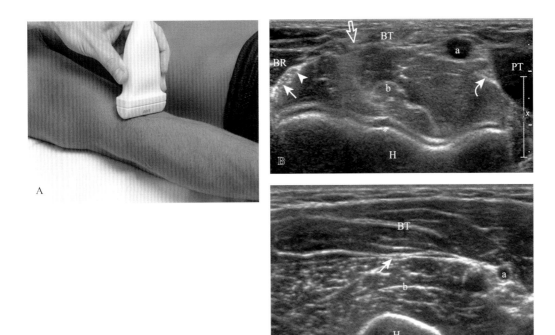

图4-2 肘前部

A.肘前部，于肘关节稍上方水平横切；B.显示肱动脉（a）、肱二头肌腱（BT）、肱肌（b）、旋前圆肌（PT）、肱桡肌（BR）、正中神经（弯箭）及桡神经的浅支（箭头）和深支（箭）（*，透明软骨）；C.再向近侧显示肱二头肌（BT）、肱肌（b）和肌皮神经（箭）。H.肱骨

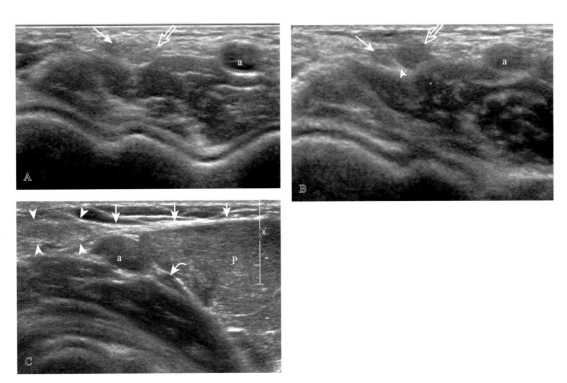

图4-3 肱二头肌（短轴）

A.肘前部横切面显示肱二头肌长头（箭）和短头（空心箭）的短轴切面；B.侧动探头肌腱可产生各向异性伪像而显示得更清晰，并可见两个头之间的分隔（箭头）。C.探头自肱二头肌腱（箭头）向肱骨内侧髁扫查时可见肱二头肌腱膜（箭）。a.肱动脉；P.旋前圆肌；弯箭指示正中神经

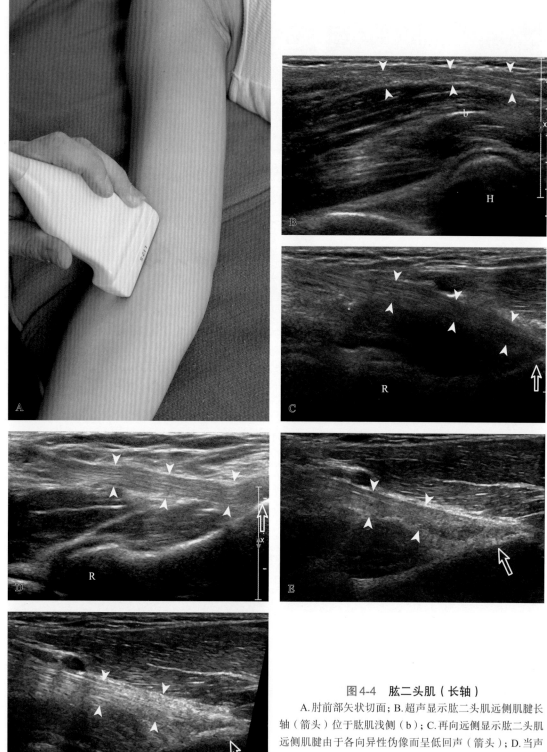

图4-4　肱二头肌（长轴）

A.肘前部矢状切面；B.超声显示肱二头肌远侧肌腱长轴（箭头）位于肱肌浅侧（b）；C.再向远侧显示肱二头肌远侧肌腱由于各向异性伪像而呈低回声（箭头）；D.当声束垂直于肌腱（箭头）时，肱二头肌远侧肌腱的各向异性伪像消失；E.调节声束方向前；F.调节声束方向后，肌腱的各向异性伪像（箭头）消失。H.肱骨；R.桡骨头

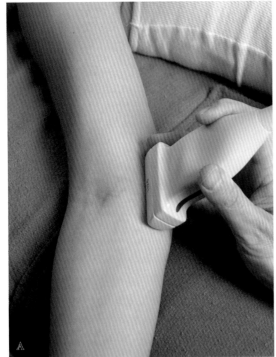

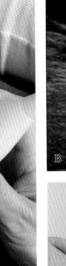

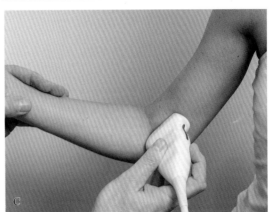

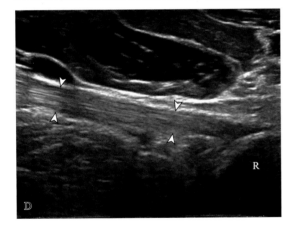

图4-5　肱二头肌远侧肌腱：从内侧显示

A.肘内侧斜冠状切面；B.显示肱二头肌远侧肌腱（箭头）和桡骨粗隆（R）；C.肘部屈曲的冠状切面，利用旋前圆肌为声窗；D.显示肱二头肌远侧肌腱长轴（箭头）。R.桡骨粗隆

另一方法为，短轴切面上沿肱二头肌远侧肌腱向远侧扫查，并向肘内侧移动探头，显示肌腱止点后探头旋转以显示肌腱长轴。第三个方法（以旋前圆肌为声窗）：肘部屈曲，探头放置在肱骨内上髁行冠状切面扫查（图4-5C）。继而将探头向腕部移动，并稍向前，以显示桡骨粗隆和肱二头肌远侧肌腱的长轴（图4-5D）。

另一鉴别肱二头肌远侧肌腱完全撕裂但断端未回缩与部分撕裂的方法为肘外侧检查方法，此时肘关节需屈曲。对肱二头肌远侧肌腱的动态扫查有助于鉴别肌腱部分撕裂与未回缩的全层撕裂。采用前面所述的肱二头肌远侧肌腱内侧检查方法可完成该鉴别诊断，也可以在肘部屈曲时采用外侧检查方法来进行动态检查。检查时，探头首先横切放置在桡骨近段（图4-6）。桡骨头显示为曲线强回声。探头继而向远侧移动至桡骨颈，可见围绕桡骨颈的旋后肌。在此处，使手部被动旋前和旋后可见肱二头肌远侧肌腱移动，此时肌腱垂直于声束。当手部

完全旋前时，将探头向背侧移动并朝向尺骨，可显示肱二头肌远侧肌腱的远端（图4-7）。此种在肘部屈曲、手部旋前时进行的背侧扫查，由于仅能显示肱二头肌远侧肌腱的最远端，其诊断价值有限，但在引导穿刺针进行肌腱松解或注射治疗时较为有用。

探头转向矢状切面于肱肌长轴切面显示肘关节前隐窝（图4-8A，图4-8B）以完成肘前部检查。此处，于肱骨远段可见呈凹形的冠突窝和较小的桡窝。在这些关节隐窝内，常可见一呈三角形的位于关节囊内的脂肪垫，还可见位于肱骨滑车和肱骨小头处的低回声透明软骨。继而，探头短轴切面显示肱动脉，在其旁可见正中神经，向远侧追踪探查可见正中神经走行于旋前圆肌的肱骨头和尺骨头之间，此处为正中神经潜在的卡压部位（图4-8C，图4-8D）。旋前圆肌的尺骨头位于正中神经和尺动脉之间。

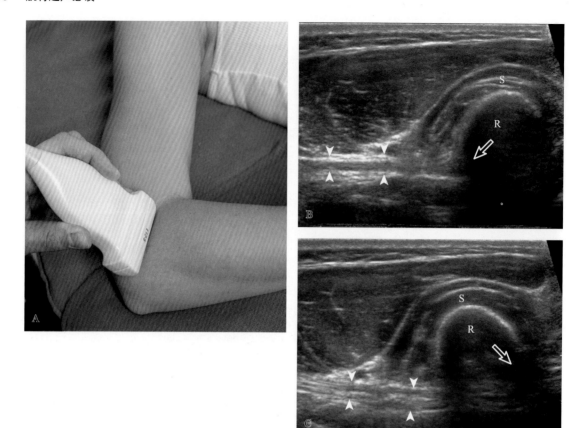

图4-6 肱二头肌远侧肌腱：从外侧显示

　　肘部屈曲后取肘外侧冠状切面（A）；前臂旋后（B）与前臂旋前（C）显示肱二头肌远侧肌腱（箭头）。注意桡骨粗隆在前臂旋前和旋后时的旋转（空心箭）。R.桡骨；S.旋后肌

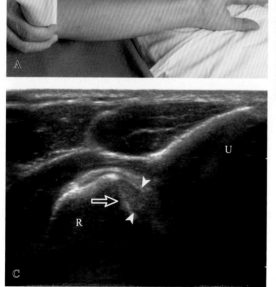

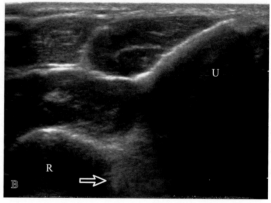

图4-7 肱二头肌远侧肌腱：从背侧显示

　　肘部屈曲，探头于前臂近段背侧横切（A）；腕部旋后（B）与腕部旋前（C）显示肱二头肌远侧肌腱（箭头），仅于旋后位可见其于桡骨粗隆（空心箭）的止点处。R.桡骨；U.尺骨

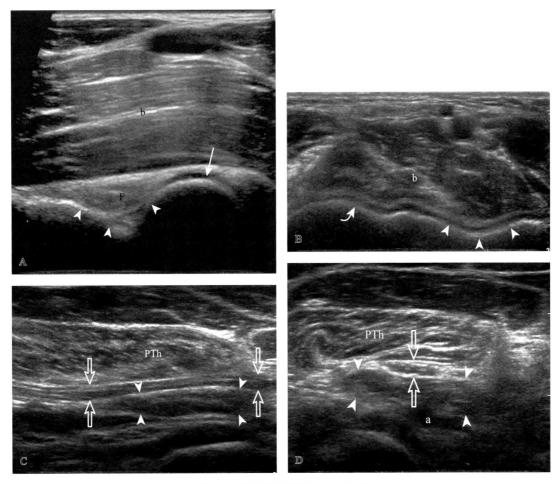

图4-8　肘关节前隐窝和正中神经

A.肱肌（b）长轴切面显示冠突窝（箭头）、肘关节前脂肪垫（F）、肱骨滑车关节软骨（箭）。B.肱肌（b）短轴切面显示冠突窝（箭头）、桡窝（弯箭）和低回声的关节软骨；长轴切面（C）与短轴切面（D）显示正中神经（空心箭）与旋前圆肌的肱骨头（PTh）和尺骨头（箭头）及尺动脉（a）的关系

（三）肘内侧检查

检查肘内侧时，肘部轻度屈曲，以冠状位显示尺侧副韧带前束。超声检查肘内侧时，首先通过观察或者触诊找到肱骨内上髁。探头近端放置于肱骨内上髁，并平行于前臂长轴（图4-9），自上而下可显示特征性的肱骨内上髁、倾斜的肱骨骨皮质及肱尺关节。在此长轴切面上，依据骨性结构的典型特征，可识别屈肌总腱与尺侧副韧带前束（图4-9B）。于肱骨内上髁的浅侧可见屈肌总腱的起点，其呈纤维状高回声，向远侧移行为低回声的肌肉组织。另外，尺侧副韧带的前束也附着于肱骨内上髁，呈纤维状高回声，但内部结构较肌腱更为致密。如声束不垂直于韧带，则韧带可以由于各向异性伪像而呈低回声，但其厚度仍较为一致，并向远侧跨过肘关节间隙而止于尺骨近段。尺侧副韧带前束于肱骨附着处可有不同表现：可表现为粗细一致的纤维束，或向近侧呈扇形展开，其间散布呈高回声的脂肪组织。尺侧副韧带前束远段止于尺骨冠突内侧和稍远侧尺骨。正常肘关节隐窝可向近侧扩展而位于尺侧副韧带前束与邻近肱骨

之间，但不应自韧带肱骨止点处向内侧扩展或向远侧扩展至尺骨上。长轴切面为检查屈肌总腱和尺侧副韧带前束的重要切面，但如发现病变，可进一步行短轴切面检查。此外，对于尺侧副韧带和肘关节内侧间隙可行动态超声检查。检查时，肘部轻度屈曲（至少30°），让患者做抗阻力外翻动作，以检查韧带有无损伤。

肘内侧屈肌总腱和尺侧副韧带前束检查结束后，可向后检查肘管区域。检查肘管区域时，肘部向外翻，以显露鹰嘴和肱骨内上髁。首先于肘部伸直位进行检查。如首先在肘部屈曲位检查，则尺神经有可能发生脱位而难以显示，肱骨滑车上肘肌也有可能显示困难（将在后面讨论）。探头横切放置在尺骨鹰嘴和肱骨内上髁之间，可显示骨性结构呈特征性强回声，后方伴声影（图4-10A，图4-10B）。尺神经由于其内部的低回声神经纤维束和高回声结缔组织而呈斑点状或蜂窝状结构。位于肱骨内上髁后方的尺神经由于生理性水肿可呈低回声，但不应增大。尺神经有时可呈分叶状或分为两半。尺神经的浅侧为肘管支持带（或称为Osborne筋膜），其位于鹰嘴和肱骨内上髁之间，呈薄的结构。向远侧，可见尺神经

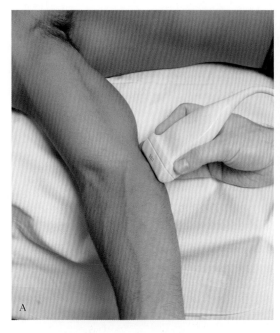

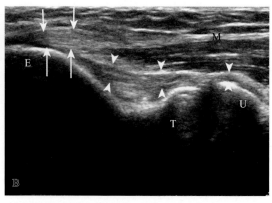

图4-9　尺侧副韧带和屈肌总腱

A.肘内侧冠状切面；B.显示尺侧副韧带的前束（箭头）、屈肌总腱（箭）和肌肉组织（M）、肱骨内上髁（E）、肱骨滑车（T）及尺骨（U）

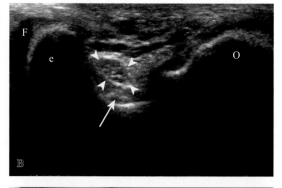

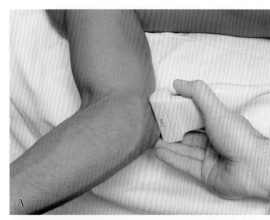

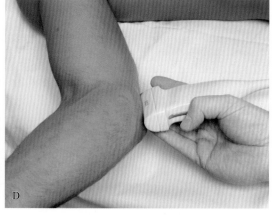

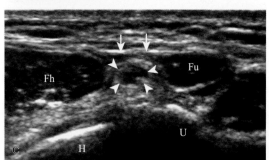

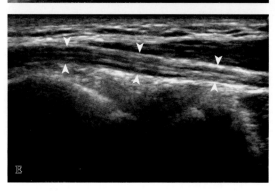

图4-10　尺神经和肘管

A.于肘内侧肱骨内上髁与尺骨鹰嘴突之间横切。B.显示尺神经（箭头）位于肱骨内上髁（e）后方。注意屈肌总腱（F）和鹰嘴突（O）。C.于图B的远端横切显示尺神经（箭头）位于肘管内（箭，弓状韧带）。D.尺神经长轴切面探头位置。E.显示尺神经（箭头）。Fh.尺侧腕屈肌的肱骨头；Fu.尺侧腕屈肌的尺骨头；H.肱骨；U.尺骨

进入真正的肘管（位于尺侧腕屈肌的肱骨头和尺骨头之间）内，此处被弓状韧带所覆盖（图4-10C）。探头旋转90°后，可检查尺神经长轴（图4-10D，图4-10E）。

肘管区域也可行动态超声检查。检查时，探头再次放置于肱骨内上髁与尺骨鹰嘴之间，并固定在肱骨内上髁上，让患者被动屈肘（图4-11）。屈肘过程中，可见尺骨鹰嘴从检查切面中消失，局部被低回声的肱三头肌所替代。先进行被动屈肘动作，有助于控制屈肘的速度。屈肘过程中，一旦肱骨内上髁从检查切面消失，则可停止屈肘动作，将探头重新放置于肱骨内上髁上，然后再继续进行屈肘动作。正常屈肘时，尺神经可移向肱骨内上髁的尖部，但不会移位至肱骨内上髁的前面。尺神经向前异常移位时，探头下方可出现尺神经的异常弹响，而在肘伸直时，尺神经可复位至正常位置。进行动态超声检查时，探头不要用力加压，因为加压有可能阻碍尺神经异常移位。动态检查时，观察探头加压情况下尺神经的暂时复位可避免误诊。尺神经异常移位容易刺激神经并引起神经损伤，尺神经脱位也可见于约20%的无症状者。诊断时还应鉴别单发的尺神经脱位与肱三头肌弹响。肱三头肌弹响时，肘屈曲时除可见尺神经脱位外，还可见肱三头肌内侧头半脱位至肱骨内上髁上方。

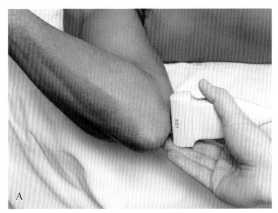

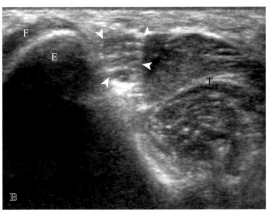

图4-11 尺神经动态检查

A.肘部屈曲时，于肱骨内上髁水平处横切；B.显示尺神经（箭头）和三头肌（T）位于肱骨内上髁（E）后方。F.屈肌总腱

（四）肘外侧检查

检查肘外侧结构时，前臂向内旋转，肘部轻度屈曲。肘外侧检查的主要结构为伸肌总腱、桡侧副韧带复合体、桡骨头和环状隐窝及肱骨小头。与肘内侧检查不同，肱骨外上髁望诊和触诊均不易发现。因此，可应用超声显示的骨性结构进行定位。检查时，探头首先放置在肘外侧并平行于前臂长轴（图4-12A），此切面可见桡骨头特征性强回声骨性结构，后方伴声影（图4-12B）。再向近侧，依次可见桡骨头与肱骨小头相关节、表面相对较平的肱骨外上髁。于肱骨外上髁处可见伸肌总腱呈纤维状高回声，其深方为桡侧副韧带，均附着在肱骨外上髁（图4-12C）。尽管长轴切面可较好地显示伸肌总腱病变，但发现病变时还应进一步行短轴切面检查。检查时，应注意对伸肌总腱的最前侧部分进行重点检查，因为肌腱病变多发生于此部位。在长轴切面上鉴别伸肌总腱与桡侧副韧带较为困难，因为两者均呈纤维状高回声。然而，了解两者在肱骨外上髁止点处的解剖有助于对两者识别，因为位置较浅的伸肌总腱起自肱骨外上髁近侧约46%的骨表面，有时止点处可见一骨嵴将两者分开。另外，实时扫查可帮助鉴别伸肌总腱与桡侧副韧带，两者走行方向略微成角，有时可见两者之间的界面回声。最后，可见桡侧副韧带延伸至环状韧带远侧、桡骨头浅侧，而浅侧的伸肌总腱则向浅侧走行并移行为肌肉组织。在肱桡关节，可见一高回声、三角形、半月板样的滑膜反折或褶皱，其也被称为"后外侧皱襞"，自桡侧副韧带和关节囊延伸至关节腔内。检查桡侧尺副韧带时，探头中心部放在环状韧带上并显示桡侧副韧带长轴，然后将探头向背侧倾斜，以显示桡侧尺副韧带在尺骨旋后肌嵴的附着处。此韧带常由于各向异性伪像而呈低回声，但其厚度应均匀一致（图4-12D）。环状韧带的检查可在其长轴切面上进行（桡骨头处进行横切面检查）。在桡骨颈处，环状隐窝正常情况下呈塌陷状态而难以显示，异常扩张时超声可显示（见图4-20B）。

肘关节伸直位，探头放置于肘前外侧，矢状切面可显示肱骨小头表面的厚度均匀的低回声透明软骨（图4-13A）。将探头移至肱骨小头后方，可见其骨皮质不规则，且表面无关节软骨，为正常表现，误将其诊断为骨软骨病变。肘部屈曲，探头放置于肘后部，矢状切面可见肱骨小头中部和后部的关节软骨（图4-13B）。

检查桡神经时，可首先于肘前部横切，寻找位于肱桡肌和肱肌之间的斜行筋膜层，于此筋膜层可见桡神经深支和浅支呈圆形低回声结构（图4-14A；见图4-2B）。沿这些神经横切面向上追踪探查可见此两支汇合成桡神经主干（图4-14B）。再向上，可见桡神经穿过肌间隔，继而沿肱骨后部向上走行。向远侧连续扫查桡神经分支，可见桡神经深支进入旋后肌而成为骨间后神经（图4-14C）。短轴切面检查后，探头可旋转90°以检查桡神

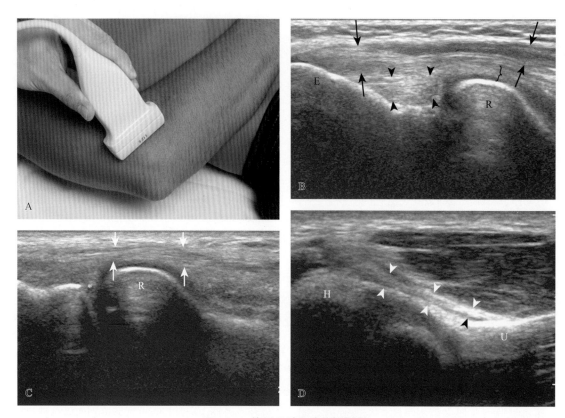

图4-12　伸肌总腱和桡侧副韧带

A.桡骨头外侧长轴切面；B、C.显示桡骨头（R）、伸肌总腱（箭）、桡侧副韧带（箭头）和环状韧带（括弧），注意图C中的三角滑膜皱襞（＊）；D.探头自环状韧带朝向尺骨显示桡侧尺副韧带（箭头）自肱骨（H）和环状韧带延伸至尺骨的旋后肌嵴（U）。E.肱骨外上髁

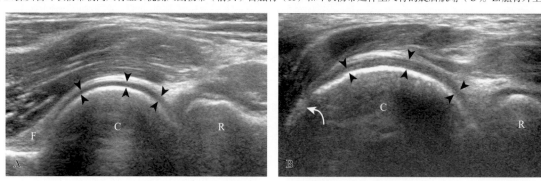

图4-13　肱骨小头软骨

A.于肱骨小头（C）前部行矢状切面显示关节透明软骨（箭头）、桡骨头（R）和桡窝内的前脂肪垫（F）；B.肘部屈曲，于肱骨小头后部行矢状切面显示关节软骨呈低回声（箭头），注意此处骨皮质形态不规则，为正常表现（弯箭）

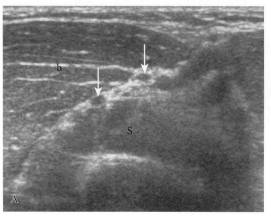

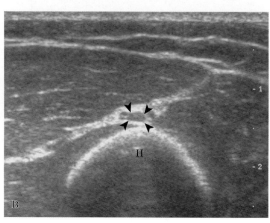

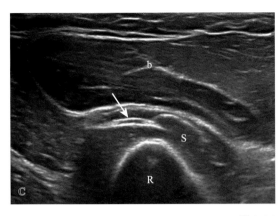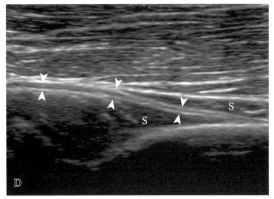

图 4-14 桡神经

A.肘前部横切（图4-2A）显示桡神经深支和浅支（箭）位于肱桡肌（b）深方；B.向近侧检查显示桡神经深支和浅支合并为桡神经（箭头），并邻近后方的肱骨（H）；C.横切面显示桡神经深支（箭）位于旋后肌（S）两个头之间；D.矢状切面显示桡神经深支长轴（箭头）位于旋后肌两个头（S）之间。R.桡骨

经及其分支的长轴（图 4-14D）。桡神经深支在从 Frohse 弓下方经过时，形态可发生变化，勿将此变化当作神经肿胀。也可沿桡神经浅支追踪探查直至前臂处。

（五）肘后部检查

检查肘后部时，患者可屈曲肘关节90°。如患者为仰卧位，可让其前臂放置在腹部上。肘后部主要的检查结构包括肘关节后隐窝、肱三头肌和尺骨鹰嘴表面的软组织。将探头放置在肘关节后部近侧，矢状切面可见肱骨特征性的骨性轮廓呈强回声（图 4-15）。于肱骨干邻近肘关节处，可见一显著的骨性凹陷，为鹰嘴窝。肱骨横切面也可显示此骨性凹陷（图 4-16）。鹰嘴窝内正常

情况下充填了呈高回声的肘后脂肪垫，且此部位为观察关节腔积液、关节内游离体和其他关节内病变的部位，还可显示覆盖肱骨滑车和肱骨小头的关节软骨。鹰嘴窝的浅侧为低回声的肱三头肌肌肉组织和稍远侧的高回声的肌腱组织，肌腱止于尺骨鹰嘴上。肱三头肌腱分为深、浅两层，浅层为肱三头肌的外侧和长头肌腱，而深层为非常短的肱三头肌内侧头肌腱。肘部伸直位时，可检查尺骨鹰嘴浅侧的软组织有无异常，如鹰嘴滑囊积液。检查时，注意局部涂较厚的耦合剂，探头要轻放于耦合剂上，因为即使探头轻度加压也可能挤压滑囊内的积液而导致假阴性结果。矢状切面为检查上述结构的最重要切面，横切面超声检查也较为重要。

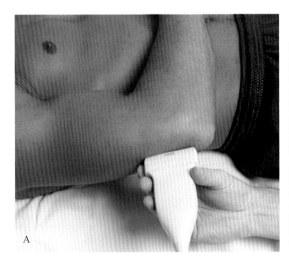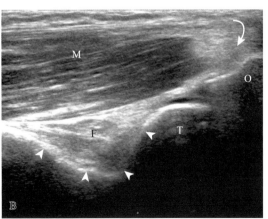

图 4-15 肘关节后隐窝和肱三头肌（长轴）

A.肘部屈曲时矢状切面；B.显示肱三头肌肌腹（M）和肌腱（弯箭）、鹰嘴窝（箭头）和呈高回声的脂肪垫（F），注意滑车表面的低回声关节软骨和鹰嘴（O）

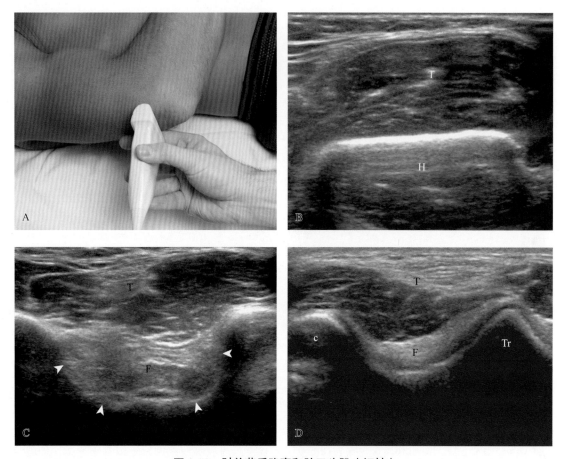

图 4-16   肘关节后隐窝和肱三头肌（短轴）

A.肱骨远端横切面；B ～ D.显示肱三头肌肌腹（T）和逐渐变凹的肱骨表面（H）形成鹰嘴窝（箭头），注意肘关节后部的脂肪垫（F）、肱骨滑车（Tr）的低回声透明软骨和肱骨小头（c）

三、关节和滑囊病变

肘关节屈曲时，肘后部鹰嘴隐窝为检查关节腔积液的最敏感部位（图 4-17）。肘关节前隐窝也可见积液，更为少见的是环状隐窝扩张。肘关节腔扩张时，于肘关节后隐窝矢状切面检查可见高回声的脂肪垫被挤压而向上方和后方移位，此超声表现与 X 线检查相同。无回声的关节内积液，或低回声至高回声的混杂性积液（图 4-18），均可导致肘前部和后部的关节隐窝扩张，脂肪垫移位。混杂性积液的原因可为出血或感染（图 4-19）。关节滑膜增生，多为弥漫性，也可导致关节隐窝扩张。相对于皮下组织，增生的滑膜在超声上多表现为低回声（或少数情况下呈等回声或高回声）。当灰阶超声难以鉴别积液和滑膜增生时，如发现以下征象，病变可被压缩，探头挤压时病变可移动或形态改变，彩色或能量多普勒超声于其内未见明显血流信号，常提示病变为混杂性积液，而不是滑膜增生。关节内滑膜增生的原因可以为感染（图 4-20）、类风湿关节炎（图 4-21）和其他炎性关节炎（图 4-22），或少见情况下为邻近骨病变，如关节内骨样骨瘤。慢性滑膜增生可导致关节隐窝显

著扩张，从而可能压迫尺神经（图 4-23）和桡神经（图 4-24）。滑膜炎可伴发骨侵蚀性病变，超声表现为骨皮质连续性中断和不规则改变（见图 4-21）。其他滑膜增生病变还包括色素沉着绒毛结节性滑膜炎、滑膜软骨瘤病（图 4-25），后者于滑膜内可见强回声的钙化灶。

除检查关节腔内有无积液或滑膜增生外，还要注意检查关节内有无游离体，游离体如发生钙化或骨化，可呈强回声，后方可能伴声影。游离体的常见部位为鹰嘴窝、冠突窝和环状隐窝（图 4-26）。怀疑骨软骨病变时，要注意检查关节软骨，尤其是肱骨小头处，因为该处易发生骨软骨损伤而导致关节腔内游离体出现（图 4-27）。在创伤患者，关节内的积液可为血性，如发现桡骨头或桡骨颈处的骨皮质错位畸形常提示骨折发生（图 4-28）。最后，应注意检查位于桡骨头附近的滑膜皱褶或皱襞，如其增厚（大于 3mm）、不均匀或呈长条状，周围有时可见滑膜炎症，可提示滑膜皱襞综合征（图 4-29）。

鹰嘴滑囊位于尺骨鹰嘴的浅侧，为常见的病变发生部位。正常滑囊由于呈凹陷状态而在超声上难以显示，但当其呈无回声或低回声扩张时，则较易显示。检查时，局部要涂较厚的耦合剂，探头轻放以避免将囊内积液挤压到别处。如滑囊扩张呈低回声、等回声或高回

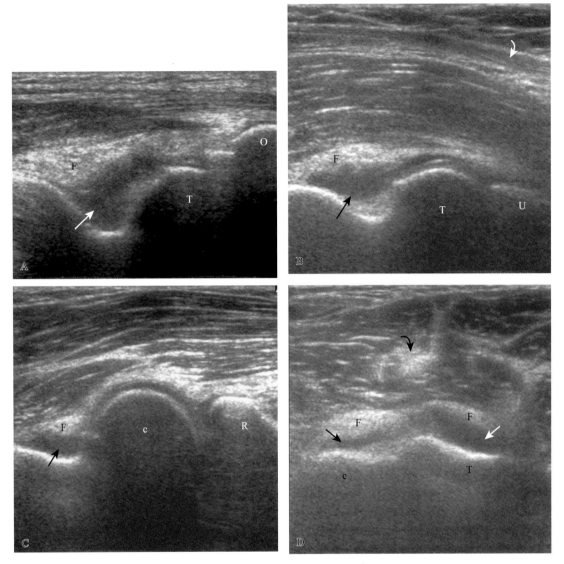

图4-17 肘关节积液

　　肘后部矢状切面（A）、肘前部矢状切面（B）、肘前外侧矢状切面（C）和肘前部横切面（D）显示关节腔内积液呈无回声（箭），脂肪垫（F）由于被挤压而移位，积液分别位于鹰嘴窝（A）、冠突窝（B、D）和桡窝（C、D）（弯箭，肱二头肌腱）。c.肱骨小头；R.桡骨头；O.鹰嘴；T.滑车；U.尺骨冠突

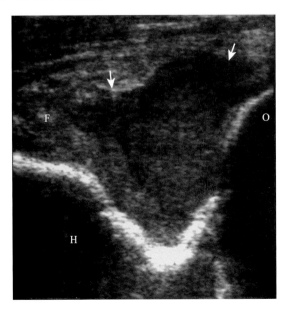

图4-18 肘关节脓性关节积液

　　肘后矢状切面显示肘关节后隐窝扩张（箭），内呈不均质低回声，脂肪垫（F）受压移位。H.肱骨；O.尺骨鹰嘴

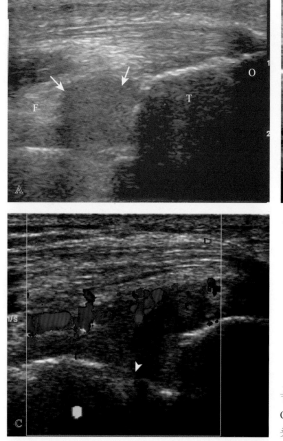

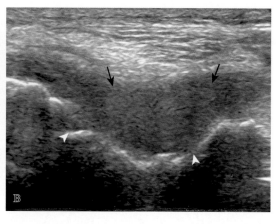

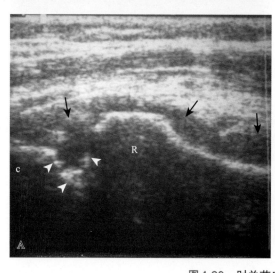

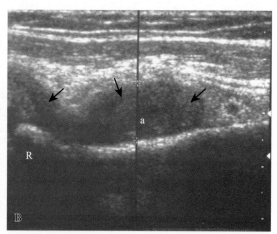

图4-19　肘关节脓性关节积液

肘后矢状切面（A）和横切面（B）显示鹰嘴窝内关节腔积液呈不均质低回声（箭），脂肪垫（F）可见移位；C.彩色多普勒超声显示关节囊和滑膜血流信号增加（箭头），骨皮质不规则（箭头）。O.尺骨鹰嘴；T.肱骨滑车

图4-20　肘关节感染：球孢子菌病

桡骨头（R）处（A）及其远侧（B）冠状切面显示滑膜增生呈低回声（箭），自肘关节延至环状隐窝（a），注意软骨下骨侵蚀（箭头）。c.肱骨小头

声，要考虑为混杂性积液和滑膜增生。同关节隐窝扩张一样，灰阶声像图有时鉴别滑囊积液与滑囊内滑膜增生较为困难。如发现探头挤压后滑囊内病变可压缩、内容物移动征象、彩色或能量多普勒超声检查其内缺乏血流信号，提示滑囊内是混杂性积液，而不是滑膜增生。如滑膜增生呈高回声，内部可见多发点状强回声，为痛风的典型表现（图4-30）。其他导致滑囊扩张的原因包括创伤（图4-31）、类风湿关节炎（图4-32）和感染。根据鹰嘴滑囊的特定解剖学位置、边界清楚等特征，可有效鉴别鹰嘴滑囊和其他非特异性积液或脓肿。如怀疑感染，则可行超声引导经皮穿刺抽吸（图4-31A）。如发现局部骨皮质不规则改变，则提示为炎症所致的骨侵蚀性病变。肘部另一滑囊，肱桡滑囊，将在肱二头肌腱部分讨论。

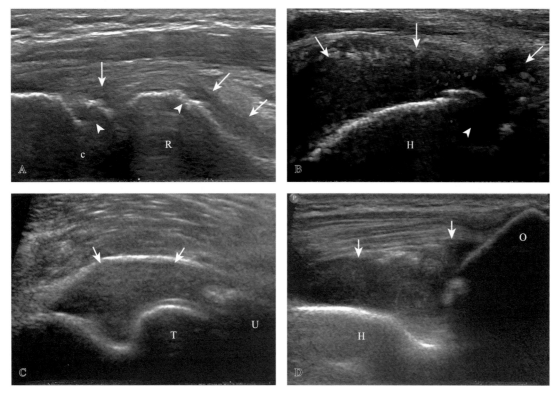

图 4-21 类风湿关节炎

于肘内侧（A）与后外侧（B）显示滑膜增生呈低回声（箭）、骨侵蚀（箭头）及血流信号增多。另一患者肘前部（C）和肘后部（D）显示滑膜增生呈低回声（箭）。R.桡骨；c.肱骨小头；H.肱骨；O.尺骨鹰嘴；T.肱骨滑车；U.尺骨

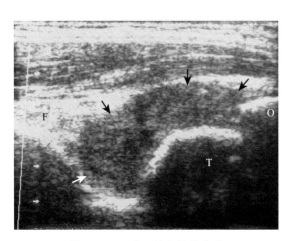

图 4-22 血清阴性脊柱关节病

肘后部矢状切面显示肘关节后隐窝扩张，其内滑膜增生呈低至等回声（箭），脂肪垫（F）受压移位。O.尺骨鹰嘴；T.肱骨滑车

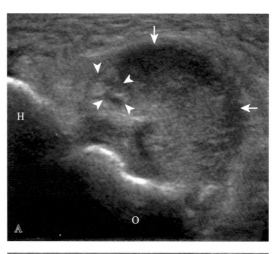

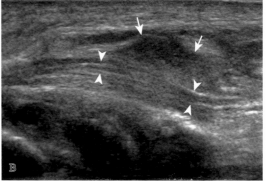

图 4-23 尺神经卡压：类风湿关节炎

短轴切面（A）与长轴切面（B）显示尺神经（箭头）被邻近低回声至等回声的增生滑膜所压迫（箭）。H.肱骨；O.尺骨鹰嘴

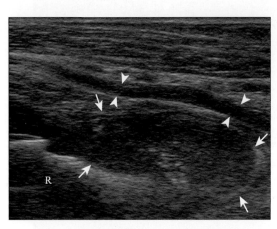

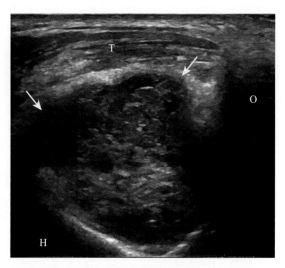

图4-24 桡神经深支卡压：类风湿关节炎

长轴切面显示桡神经深支（箭头）被环状隐窝内的增生滑膜（箭）所卡压。R.桡骨［由V. Flores，MD，Fort Worth，Texas提供，引自Jacobson JA，Fessell DP，Lobo Lda G，et al：Entrapment neuropathies Ⅰ：upper limb（carpal tunnel excluded）.Semin Musculoskel Radiol 14：473-486，2010.］

图4-25 滑膜软骨瘤病

肘后部矢状切面显示鹰嘴窝（箭）内肘关节后隐窝扩张，内可见低回声、不均质的滑膜增生。H.肱骨；O.尺骨鹰嘴；T.肱三头肌

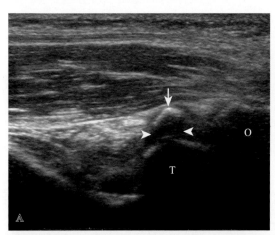

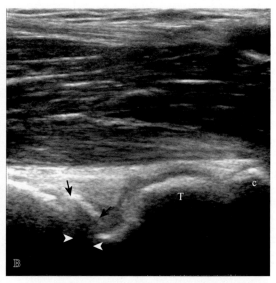

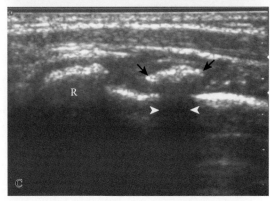

图4-26 关节内游离体

肘后部鹰嘴窝矢状切面（A）、肘前部冠突窝（B）与环状隐窝（C）显示骨化的关节游离体呈强回声（箭），后方伴声影（箭头）。c.冠突；O.尺骨鹰嘴；R.桡骨头；T.肱骨滑车

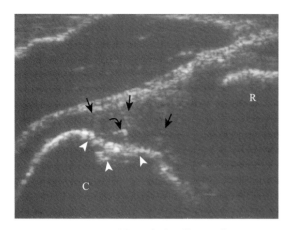

图4-27　肱骨小头的骨软骨异常

矢状切面显示肱骨小头骨质不规则（箭头），其表面关节软骨增厚、回声增高（箭），注意骨碎片（弯箭）。C.肱骨小头；R.桡骨

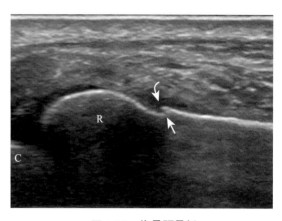

图4-28　桡骨颈骨折

矢状切面于桡骨颈显示骨皮质错位畸形（箭），为桡骨骨折伴邻近软组织出血，呈低回声（弯箭）。C.肱骨小头；R.桡骨头

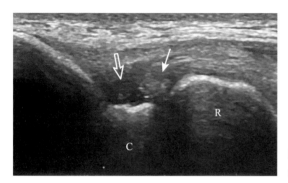

图4-29　滑膜皱襞综合征

于桡骨头（H）和肱骨小头（C）冠状切面显示关节腔内不规则的滑膜皱襞（箭），其周围可见低回声的滑膜增生（空心箭）

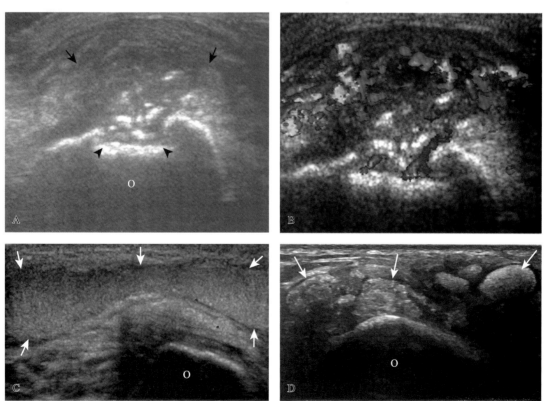

图4-30　尺骨鹰嘴滑囊炎：痛风

A.尺骨鹰嘴（O）处横切显示滑囊扩张（箭），内呈不均质低回声，可见骨皮质侵蚀性病变（箭头）和邻近高回声的痛风石；B.彩色多普勒超声可见血流信号增加；C.另一患者，矢状切面显示尺骨鹰嘴滑囊由于痛风而扩张，呈高回声（箭）；D.可见强回声的痛风石（箭）

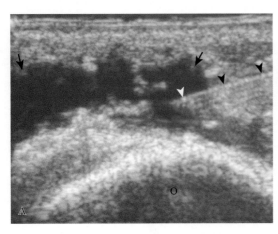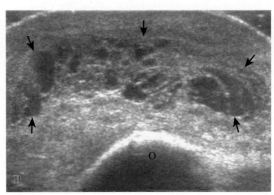

图4-31 尺骨鹰嘴滑囊炎：创伤

2例不同患者。于尺骨鹰嘴（O）横切面显示创伤所致的尺骨鹰嘴滑囊扩张，分别呈低回声（A）与不均质回声（B）（箭）。注意图A中穿刺针（箭头）在超声下引导下刺入滑囊内

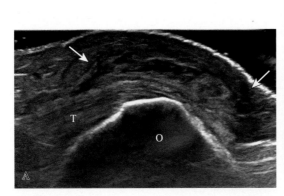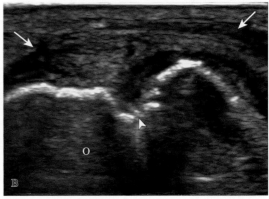

图4-32 尺骨鹰嘴滑囊炎：类风湿关节炎

尺骨鹰嘴处（O）矢状切面（A）与横切面（B）显示滑囊内滑膜增生，呈不均质低回声（箭），并可见骨侵蚀性病变（箭头）。T.肱三头肌腱

四、肌腱和肌肉病变

（一）肱二头肌

肱二头肌远侧肌腱撕裂最常发生于肌腱在桡骨粗隆止点的近侧1～2cm处，常在主动屈肘强力被动伸直时发生，多见于40岁以后，且随年龄增长而发生率增加。肌腱完全撕裂后，肌腱断端常明显回缩，可位于桡骨近侧数厘米处肱肌的浅侧或肘关节水平（图4-33）。但如肱二头肌腱膜保持完整（其自肱二头肌腱向内侧延伸），肱二头肌腱撕裂后其断端回缩程度可较轻微或无回缩（图4-34）。同其他肌腱撕裂表现一样，肱二头肌腱完全撕裂后主要表现为肌腱纤维断裂，局部呈无回声或低回声。肌腱撕裂后，如发现断端回缩，有时还可见断端的折射声影，则有助于诊断肌腱全层撕裂。少数情况下，损伤可能仅累及肱二头肌腱膜。

肱二头肌远侧肌腱呈斜行走行易导致各向异性伪像，因此，鉴别肌腱完全撕裂但断端尚未回缩、肌腱部分撕裂和肌腱病常较为困难。肌腱病表现为肌腱内异常低回声，其厚度可能增加（图4-35），而肌腱部分撕裂显示为肌腱变细并可见部分肌腱纤维断裂呈无回声或低回声。正常肱二头肌远侧肌腱由于各向异性伪像而呈低回声，但其管径常较均匀一致。肱二头肌远侧肌腱部分撕裂时，撕裂可仅累及两头中的其中一个。如撕裂仅累及浅侧的短头肌腱，肌腱断端回缩所导致的声影可增加对深侧长头肌腱检查的困难（图4-36，图4-37）。鉴别肌腱部分撕裂和肌腱完全撕裂但断端未回缩较为困难时，可采取动态超声扫查（见图4-6）。肱二头肌远侧肌腱完全撕裂时，如将手部自旋前位旋转至中立位，并实时观察肌腱的近侧部位，则可见该处肌腱无明显移动。相反，如肱二头肌远侧肌腱仅发生部分撕裂，则桡骨粗隆处的移动可带动肌腱的近侧部位而产生相同程度的移动，提示仍有肌腱纤维附着于桡骨粗隆。在肘部屈曲时，还可采用内侧扫查方法和外侧扫查方法进行动态超声检查。研究显示，超声鉴别全层撕裂和部分撕裂的敏感度为95%、准确度为91%。同样方法可用于评价肌腱撕裂缝合术后有无再次撕裂。修复后完整的肌腱如厚度

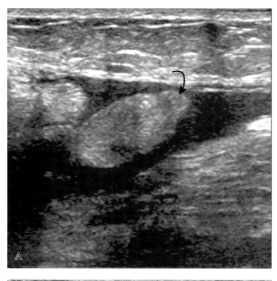

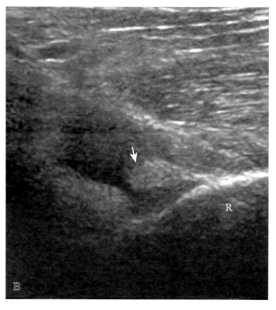

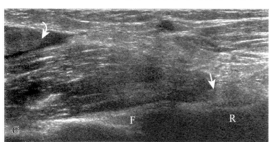

图4-33 肱二头肌远侧肌腱：完全撕裂（回缩）

A.肘前部矢状切面显示肱二头肌腱近侧断端回缩且松弛（弯箭），其邻近部位可见无回声积血；B.于桡骨粗隆处（R）显示肌腱远侧断端（箭）和无回声积血；C.超声扩展成像显示肌腱断端回缩的范围（位于箭与弯箭之间）。F.肘关节前脂肪垫

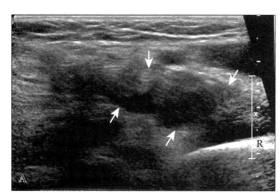

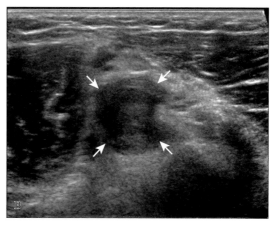

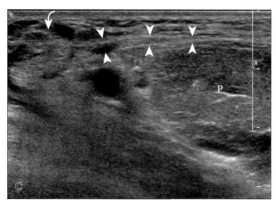

图4-34 肱二头肌远侧肌腱：完全撕裂（未回缩）

肘前部矢状切面（A）显示肱二头肌远侧肌腱完全断裂（箭）；短轴切面于撕裂处（B）及其近侧（C）显示肌腱撕裂（箭）和其近侧肌腱（弯箭），注意图C中肱二头肌腱膜无断裂（箭头）。R.桡骨；P.旋前圆肌

增加，常预示较好的结局。

另外一个易与肱二头肌远侧肌腱相混淆诊断的病变为肱桡滑囊扩张。正常肱桡滑囊围绕肱二头肌远侧肌腱近桡骨粗隆处。肱桡滑囊扩张时，其内可为无回声的单纯积液，或为不均质的低回声、等回声或高回声的混杂性积液或增生滑膜，彩色或能量多普勒超声于增生的滑膜内有时可见血流信号（图4-38）。肱桡滑囊扩张引起患者相应症状时，也被称为肘部滑囊炎，有时还可压迫桡神经浅支（图4-39）。由于该滑囊炎症常呈不均质表现，超声检查时，有时易将该病变误诊为其他肘部肿

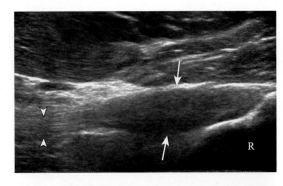

图4-35 肱二头肌远侧肌腱：肌腱病
斜冠状切面于肘内侧显示肱二头肌远侧肌腱肿胀、回声减低（箭），探头加压时局部疼痛。注意近侧的正常肱二头肌腱（箭头）。R.桡骨粗隆

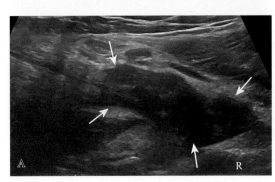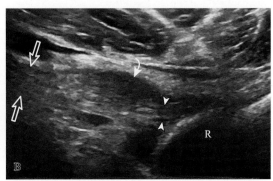

图4-36 肱二头肌远侧肌腱：部分撕裂
A.肘前部矢状切面显示肱二头肌远侧肌腱长轴切面，可见肌腱增厚呈低回声（箭）；B.肘内侧冠状切面显示肱二头肌远侧肌腱长轴，可见其短头断裂、回缩（弯箭），而长头（箭头）保持完整。注意撕裂处近侧的长头与短头融合在一起（空心箭）。R.桡骨粗隆

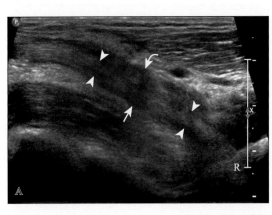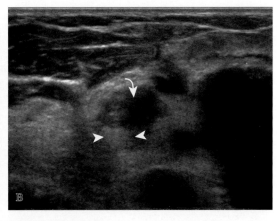

图4-37 肱二头肌远侧肌腱：部分撕裂
长轴切面（A）与短轴切面（B）显示肱二头肌腱浅侧的短头肌腱撕裂、回缩（弯箭），而深部的长头肌腱保持完整（箭头），其旁可见积血，呈低回声，注意于短头肌腱断端深方可见声束衰减（箭）。R.桡骨粗隆

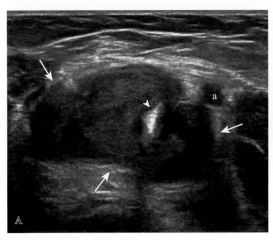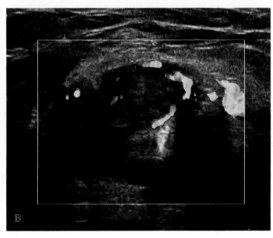

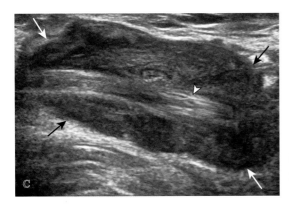

图 4-38　肱桡滑囊炎

超声于肱二头肌远侧肌腱（箭头）的短轴切面（A 与 B）和长轴切面（C）显示肱桡滑囊呈不均质扩张（箭），并包绕肱二头肌远侧肌腱（箭头）。图 B 中可见滑囊内丰富的血流信号。a.肱动脉

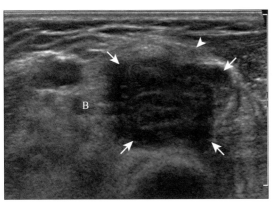

图 4-39　肱桡滑囊炎和桡神经卡压

肘前外侧横切面显示肱桡滑囊扩张（箭），并压迫邻近的桡神经浅支（箭头）。B.肱二头肌远侧肌腱

块。由于包绕肱二头肌远侧肌腱，肱桡滑囊扩张时可呈特征性的马蹄形，从而有助于明确诊断。任何可以累及滑囊的炎性或增生病变均可累及肱桡滑囊，肱桡滑囊病变最多见于反复创伤。值得注意的是，肱二头肌远侧肌腱并无腱鞘，因此，在此处不应出现腱鞘炎的诊断。

（二）肱三头肌

肱三头肌损伤可以为直接撞击伤或远端撕裂伤。同其他肌肉一样，直接撞击伤可导致肱三头肌撕裂和出血，多发生于肌腹处，超声显示局部呈低回声，内部回声不均匀（图 4-40）。在迟发性肌肉酸痛症患者，由于肌肉劳损，受累肌肉可出现局限性或弥漫性高回声区域，有时可伴肌肉肿胀，但无肌纤维中断（图 4-41），可见于肱三头肌及其他上肢肌肉如肱二头肌和肱桡肌。在远端，肱三头肌腱于尺骨鹰嘴处可发生撕裂或撕脱骨折。肌腱完全撕裂时，肌腱连续性中断，局部呈无回声或低回声，肌腱断端可回缩。肱三头肌腱发生肌腱病时，超声显示肌腱纤维连续，但肌腱肿胀、回声减低；而肌腱部分撕裂时，超声显示部分肌腱纤维连续性中断，局部呈无回声或低回声。肱三头肌部分撕裂时，撕裂最常累及肌腱的浅层，即外侧头和长头的融合部分，并常伴有肌腱止点处骨赘骨折和移位（图 4-42，图 4-43）。撕脱的骨折片可向上移位约 2cm，肌腱断端回缩

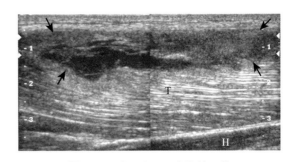

图 4-40　肱三头肌：直接挤压伤

肱三头肌长轴切面显示肱三头肌（T）的部分肌纤维断裂，局部可见积血呈无回声、等回声或高回声（箭）。H.肱骨

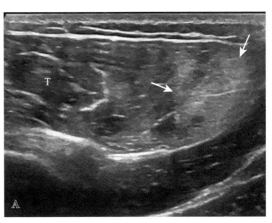

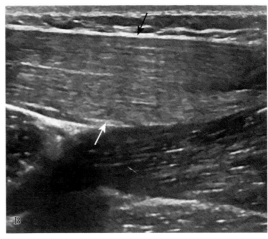

图 4-41　迟发性肌肉酸痛症

肱三头肌短轴切面（A）与长轴切面（B）显示肌肉增厚，呈异常高回声

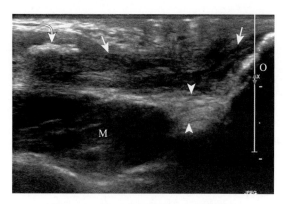

图4-42 肱三头肌撕裂（部分撕裂）

肱三头肌长轴切面显示长头和外侧头联合腱撕裂（位于箭之间）伴止点处骨赘撕脱骨折（弯箭），注意其深部的内侧头肌腱保持完整（箭头）。O.尺骨鹰嘴；M.肱三头肌内侧头

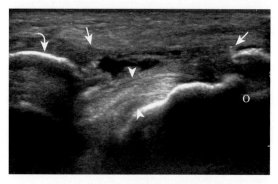

图4-43 肱三头肌撕裂（部分撕裂）

肱三头肌长轴切面显示长头和外侧头联合腱撕裂（位于箭之间）伴回缩的撕脱骨折片（弯箭），注意其深部的内侧头肌腱保持完整（箭头）。O.尺骨鹰嘴（引自Downie R，Jacobson JA，Fessell，DP，et al：Sonography of partial-thickness tears of the distal triceps brachii tendon. J Ultrasound Med 30: 1351-1356, 2011，已征得美国超声医学会的许可）

可达4cm。尺骨鹰嘴处常不易显示骨折片的来源部位，因为骨折片常为撕脱肌腱附着处的骨赘。如能显示肱三头肌腱的深层即内侧头肌腱仍保持完整（内侧头主要为肌肉组织，其肌腱非常短），则可除外全层撕裂。肱三头肌的另一病变为肱三头肌弹响，此病变将在后面的尺神经与肘管综合征中讨论。最后需要说明的是，尺骨鹰嘴骨赘较为常见，常见于肱三头肌腱止点处，为退行性改变，超声上显示为边界清楚的强回声斑。但如发现骨赘边界不清、邻近肌腱异常且血流信号增多，常提示为炎性末端病，可见于血清阴性脊柱关节病患者，如银屑病关节炎（图4-44）。

（三）屈肌总腱和伸肌总腱

肱骨内上髁处的屈肌总腱病变（图4-45）和肱骨外上髁处的伸肌总腱病变（图4-46，图4-47）通常被称为肱骨内（外）上髁炎，或分别称为高尔夫球肘和网球肘。将其称为"肱骨内（外）上髁炎"并不准确，因为病变主要为肌腱病变，而不是肱骨内上髁或外上髁的病变，且肌腱病变为退行性肌腱病，有时伴撕裂，而不是真正的炎性病变。此病变的发病原因最常见为创伤或劳损。伸肌总腱肌腱病最常累及最前部的桡侧腕短伸肌腱。在超声上，肌腱病显示肌腱内可见异常低回声区，有时可伴肌腱增厚（伸肌总腱厚度常大于4.2mm），有时内部可见强回声钙化和附着处骨皮质不规则改变；彩色或能量多普勒超声于其内部可见多少不等的血流信号，常与患者的症状有关。肌腱病有时可并发肌腱部分撕裂，撕裂处可见部分肌腱纤维断裂，局部呈无回声裂隙。肌腱全层撕裂较为少见，可见肌腱完全断裂，断端可回缩（图4-48）。伸肌总腱出现病变时，应注意检查邻近的桡侧副韧带有无异常。如伸肌总腱内部的撕裂范围较大或合并桡侧副韧带撕裂，常提示非手术治疗预后不良（图4-49）。

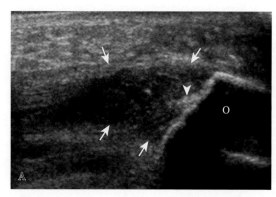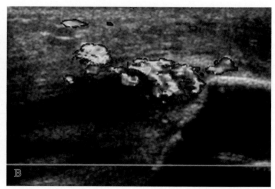

图4-44 炎性末端病：银屑病关节炎

A、B.肱三头肌远侧肌腱长轴切面显示肌腱肿胀、回声减低，其内血流信号增加（箭），由于骨质增生，尺骨鹰嘴骨皮质不规则（箭头）。O.鹰嘴

124 ■ 肌骨超声必读

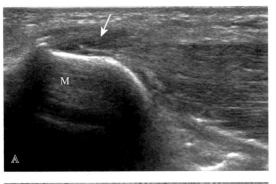

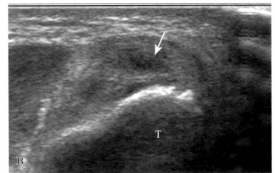

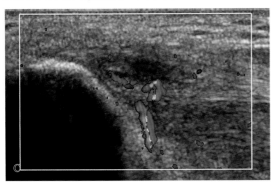

图4-45 屈肌总腱病变

肱骨内上髁（M）处屈肌总腱长轴切面（A）与短轴切面（B）显示肌腱病呈低回声（箭），撕裂处呈无回声。图C中可见病变处新生血管

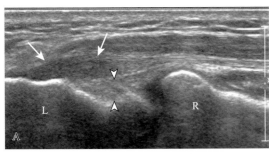

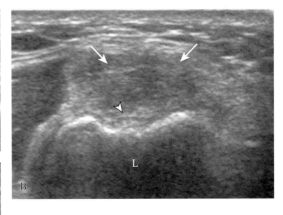

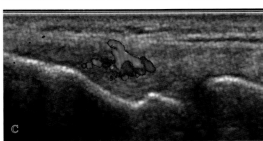

图4-46 伸肌总腱肌腱病

肱骨外上髁（L）处伸肌总腱长轴切面（A）与短轴切面（B）显示肌腱病呈低回声（箭）。图C中可见病变处新生血管。注意正常的桡侧副韧带（箭头）。R.桡骨头

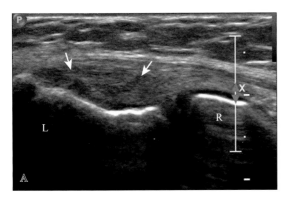

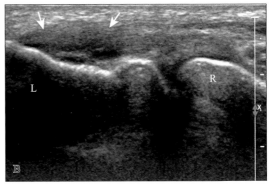

图4-47 伸肌总腱病变

2例不同患者。伸肌总腱长轴切面显示肌腱病呈低回声（箭），图B中还可见无回声撕裂。L.肱骨外上髁；R.桡骨头

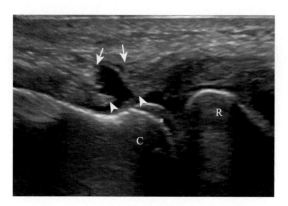

图4-48 伸肌总腱和桡侧副韧带：全层撕裂
伸肌总腱长轴切面显示肌腱完全断裂，局部呈无回声（箭之间），注意位于肌腱深侧的桡侧副韧带同时撕裂（箭头之间）（*，肱骨小头透明软骨）。C.肱骨小头；R.桡骨头

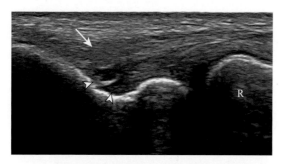

图4-49 伸肌总腱病变和桡侧副韧带撕裂
伸肌总腱长轴切面显示轻度的肌腱病变（箭）及桡侧副韧带撕裂（箭头）。R.桡骨头

五、韧带病变

肘内侧由尺侧副韧带所固定，该韧带包括较为强健的前束、后束和较为薄弱的斜束。检查时，可重点检查前束。前束在超声上呈致密的高回声带，自肱骨内上髁的下面延伸至尺骨冠突内侧面及稍远侧的尺骨近段，有时由于各向异性伪像而呈低回声。尺侧副韧带部分撕裂或拉伤后，超声上显示为韧带肿胀、回声减低且不均匀，但无韧带纤维完全断裂征象（图4-50）。韧带的陈旧或慢性损伤可表现为韧带尚延续，但较为松弛（图4-51）。韧带完全撕裂后，韧带纤维完全断裂，断裂处呈无回声、低回声或等回声的积液和积血（图4-52）。有时鉴别韧带部分撕裂和完全撕裂较为困难，尤其是在亚急性期并伴局部出血时。动态超声检查有助于两者的鉴别。超声检查时，患者可采取仰卧位，肘部屈曲（至少30°），手部旋后，肘关节外翻。此项压力试验可在助手配合下完成，也可在患者坐位时让患者健侧手固定住患侧上臂，还可以在患者仰卧位时让患者的上臂伸出床外利用重力作用完成。后者的效果类似压力计。除了显示韧带的两个断端分离，韧带深方的关节间隙如异常增宽，亦提示韧带撕裂。在外翻试验中，如肘关节间隙较对侧无症状肘

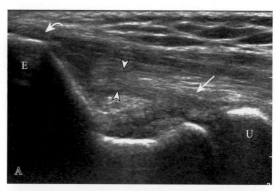

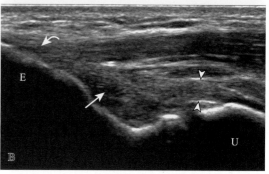

图4-50 尺侧副韧带：部分撕裂
2例不同患者。尺侧副韧带前束（箭头）长轴切面显示韧带远段变薄、回声降低（箭）（A），韧带近段可见低回声缺损（箭）（B）。肘部外翻时，关节间隙未见增宽，仍可见完整的韧带纤维。弯箭，屈肌总腱。E.肱骨内上髁；U.尺骨

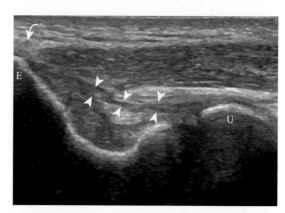

图4-51 尺侧副韧带：陈旧损伤
尺侧副韧带前束长轴切面显示韧带回声降低（箭头），肘抗阻力外翻时，韧带仍保持完整，但关节间隙可见不对称性增宽（弯箭，屈肌总腱）。E.肱骨内上髁；U.尺骨

关节增宽大于1mm，其诊断尺侧副韧带撕裂并需要外科手术的准确度为87%；如大于2.5mm，则可诊断韧带全层撕裂。相对于只应用一种影像学方法，超声外翻试验结合MR关节造影技术可使尺侧副韧带诊断的准确度提高到98%。无症状的职业棒球投手常在尺侧副韧带出现异常低回声区和钙化灶。

于肘外侧，超声可检查桡侧副韧带、环状韧带和桡侧尺副韧带。同尺侧副韧带超声表现类似，桡侧副韧带的部分撕裂显示为部分韧带纤维断裂，局部呈低回声，而完全撕裂显示为韧带纤维完全断裂（图4-53）。桡侧

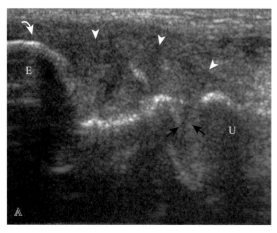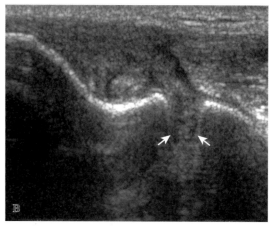

图 4-52　尺侧副韧带：完全撕裂

A.尺侧副韧带前束长轴切面显示局部肿胀并呈异常低回声，无韧带纤维结构（箭头）；B.肘关节内侧间隙可见增宽，抗阻力外翻时，关节内侧间隙进一步增大（弯箭，屈肌总腱）。E.肱骨内上髁；U.尺骨

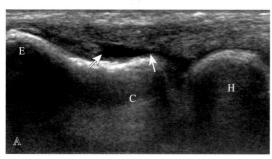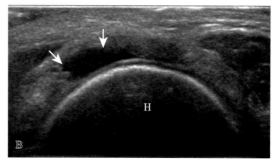

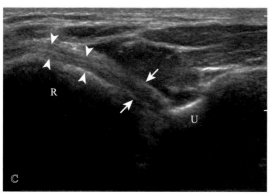

图 4-53　桡侧副韧带病变

A.桡侧副韧带长轴切面显示桡侧副韧带撕裂，局部可见无回声积液（箭）；B.桡骨头处横切、环状韧带长轴切面显示环状韧带撕裂，内可见无回声积液（箭）；C.桡侧尺副韧带长轴切面显示该韧带（箭头）增厚、回声减低（箭）。C.肱骨小头；E.肱骨外上髁；H.桡骨头；R.桡骨；U.尺骨

副韧带完全撕裂时，用力内翻肘关节，可见关节不稳。桡侧副韧带近段紧邻伸肌总腱，有时两者可同时发生病变（见图4-48）。检查肘外侧时，还应注意让患者做手部旋前和旋后动作，以观察桡骨头有无异常移动，或环状韧带有无异常弹响。

六、周围神经病变

（一）尺神经

尺神经在肘部数个部位易受损伤或卡压。于肱骨内上髁与尺骨鹰嘴之间，尺神经经过肘管支持带（又称Osborne筋膜）的深方，此处尺神经可由于急性创伤、屈肘时的慢性反复性损伤、尺神经脱位和半脱位而发生

损伤。再向远侧，尺神经进入真正的肘管，此肘管位于尺侧腕屈肌的肱骨头和尺骨头之间，覆盖以弓状韧带，尺神经于此部位也可发生损伤。超声诊断尺神经于此部位的卡压或肘管综合征主要根据肘管稍上方的尺神经肿胀、回声减低，而肘管内的尺神经可表现为正常。尺神经最粗处的横截面积大于9mm^{2}或与近段尺神经面积比值大于2.8时可视为异常（图4-54）。

动态超声检查可评估尺神经有无暂时性脱位，其发生可能是肘管支持带缺失所致。发生时，于肘屈曲位时，尺神经向内、向前脱位而至肱骨内上髁上方，易使神经受到刺激和损伤（图4-55）。肘伸直位时，尺神经可复位至肘管内。约20%的尺神经脱位者，临床可无症状，因此诊断时需将超声表现与临床症状相结合。另一与尺神经脱位相关的病变为肱三头肌弹响（图4-56）。

肱三头肌弹响的特征为屈肘时尺神经异常脱位伴肱三头肌内侧头半脱位，而于肘伸直位时可复位，因此临床上可触及2次弹响，而单纯尺神经脱位仅触及1次弹响。治疗尺神经炎和脱位的方法之一为尺神经前置手术，将尺神经移至旋前圆肌的浅侧皮下位置（图4-57A）或肌肉下方（图4-57B）。

另一尺神经受压的原因可为肱骨滑车上肘肌，该肌肉为一正常解剖变异，可见于约23%的人群（图4-58）。肱骨滑车上肘肌的大小差异较大，但在超声上常呈低回声，内部可见纤维脂肪分隔的高回声，与其他肌肉组织超声表现类似。该肌起自肱三头肌，止于肱骨内上髁，位于Osborne筋膜的位置。诊断肱骨滑车上肘肌较为容易，因为正常肘部伸直位时，尺骨鹰嘴与肱骨内上髁之间一般无肌肉组织显示，而肘屈曲位时，肱骨内上髁附近可见肱三头肌。屈肘时进行动态超声检查可见Osborne筋膜深方由肱骨滑车上肘肌所致的肌肉堆积征象及弹响（图4-58，图4-59）。最后，尺神经也可被邻近肘关节腔内的病变压迫，如滑膜增生（见图4-23）、关节内游离体或创伤后关节内出血（图4-60）。

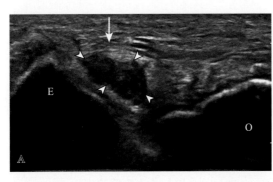
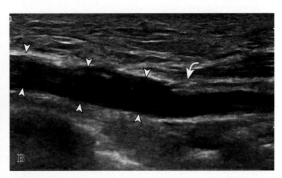

图4-54　肘管综合征
尺神经短轴切面（A）与长轴切面（B）显示尺神经增粗呈低回声（箭头），并位于肘管支持带（箭）的深方及肘管入口的近侧。弯箭，弓状韧带。E.肱骨内上髁；O.尺骨鹰嘴

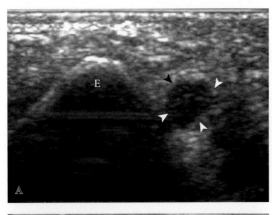
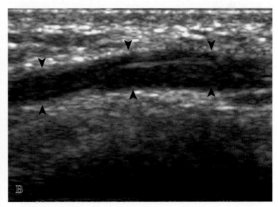
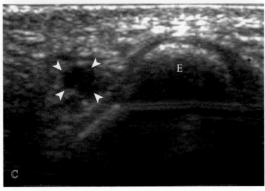

图4-55　尺神经间断脱位导致肘管综合征
短轴切面（A）和长轴切面（B）显示尺神经于肘伸直位时显示为肿胀、回声减低（箭头）；C.肘屈曲时，尺神经短轴切面显示尺神经自其正常位置（*）向前脱位至肱骨内上髁（E）前方，肘伸直位时可复位

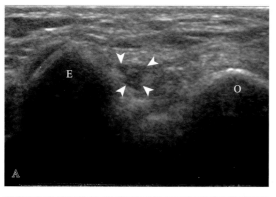
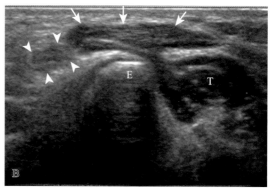

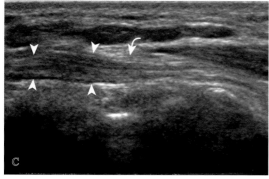

图4-56　肱三头肌弹响

肘伸直位（A）与肘屈曲位（B）时尺神经短轴切面显示尺神经肿胀、回声减低（箭头），注意图B中尺神经于肘关节屈曲时与肱三头肌（T）内侧头（箭）一起向前脱位至肱骨内上髁（E）前方；C.尺神经长轴切面显示尺神经肿胀、回声减低（箭头）（弯箭，弓状韧带）。O.尺骨鹰嘴

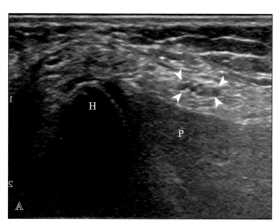
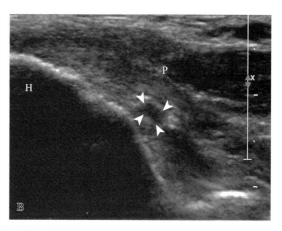

图4-57　尺神经转位手术后

A.短轴切面显示尺神经（箭头）位于旋前圆肌（P）浅侧；B.另一患者，超声显示尺神经（箭头）位于旋前圆肌（P）深方，注意尺神经粗细和回声表现。H.肱骨

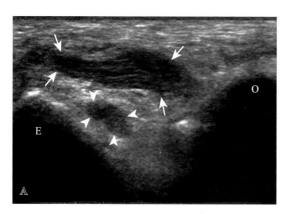
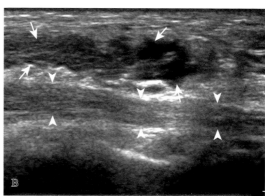

图4-58　滑车上肘肌

尺神经（箭头）的短轴切面（A）与长轴切面（B）显示滑车上肘肌（箭）位于鹰嘴（O）与肱骨内上髁（E）之间［引自Jacobson JA，Fessell DP，Lobo Lda G，et al: Entrapment neuropathies I: upper limb（carpal tunnel excluded）.Semin Musculoskelet Radiol 14: 473-486，2010］

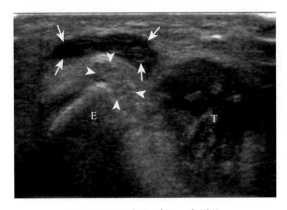

图4-59　滑车上肘肌：半脱位

尺神经（箭头）短轴切面显示肘屈曲位时，滑车上肘肌（箭）半脱位至肱骨内上髁（E）上方。T.肱三头肌

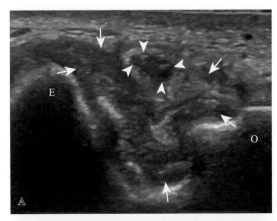

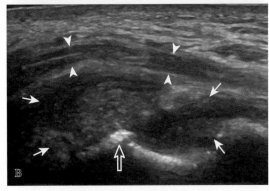

图4-60　尺神经卡压：关节内出血

尺神经短轴切面（A）与长轴切面（B）显示关节内肱骨骨折（空心箭）后，尺神经（箭头）被关节内积血和增生的滑膜（箭）挤压而移位。E.肱骨内上髁；O.尺骨鹰嘴

（二）正中神经

正中神经于肘部的前内侧向下走行，行程中可在几个部位受压，但不如在腕管内受压（腕管综合征）常见。其中一个卡压部位为肱骨远段的Struthers韧带。该韧带自肱骨前部的一个骨性突起（为一正常解剖变异，称为髁上突）止于肱骨内上髁，正中神经可受此韧带压迫（图4-61）。在肘前部区域，正中神经可于旋前圆肌的肱骨头和尺骨头之间受到卡压，而导致旋前圆肌综合征。再向远侧，正中神经的分支——骨间前神经，可由于纤维束带或变异肌肉而受到压迫。正中神经卡压的直接征象在超声上常难以显示，但可以通过检查神经所支配的肌肉由于萎缩而回声增高，间接提示神经卡压（图4-62）。

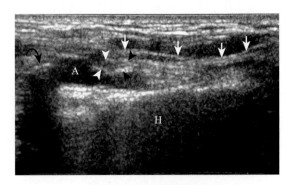

图4-61　正中神经卡压

于肱骨远段前内侧Struthers韧带长轴切面显示正中神经（箭头）位于Struthers韧带（箭）后方，注意Struthers韧带止于肱骨的髁上突（弯箭），还可见肱动脉（A）。H.肱骨

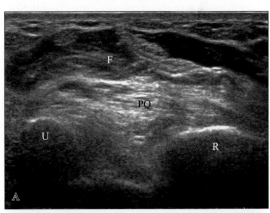

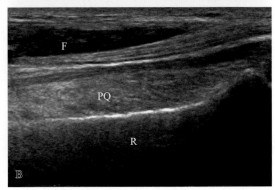

图4-62　骨间前神经卡压

旋前方肌的长轴切面（A）与短轴切面（B）显示旋前方肌（PQ）由于失神经支配而呈异常的高回声，而其浅侧的指屈肌（F）回声正常。R.桡骨；U.尺骨

（三）桡神经

桡神经的病变可发生于肱骨桡神经沟，称为桡神经沟综合征，主要表现为垂腕和感觉障碍，但肱三头肌功能并不受累。桡神经于此部位损伤的原因之一为肱骨干骨折，桡神经可发生不同程度的损伤，轻者神经发生水肿（图4-63），重者神经完全断裂（图4-64）。在后者，神经断端可回缩增厚、回声减低。探头于神经近侧断端加压时可引发相应症状。桡神经于桡神经沟处也可因外部压迫而损伤，神经常水肿增粗（称为周末夜间麻痹征）。肿胀的桡神经也可因肌间隔或纤维束带压迫而导致局部缩窄（图4-65）。

另一桡神经卡压的部位为桡神经深支在桡管内旋后肌两个头之间向远侧和后部走行处。此处病变可能会导致两个不同的临床病变。一个病变为桡管综合征，该病在临床上仍有争议，因为患者仅有前臂近段外侧的疼痛而无运动功能障碍或肌电图异常。发生桡管综合征时，影像学上可发现肌肉的失神经支配改变，尤其是旋后肌，而神经肿胀不明显。相比之下，另一个病变，即骨间后神经卡压综合征，表现为无痛性手指伸直障碍及异常肌电图表现，且无垂腕。骨间后神经卡压综合征时，影像学显示桡神经深支在进入旋后肌两个头之间的稍近侧异常增粗及远端受压（图4-66）。神经受压的原因可能与Frohse弓、旋后肌上缘的纤维带、既往创

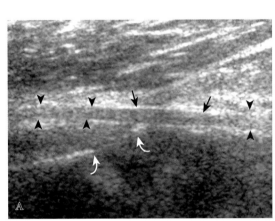
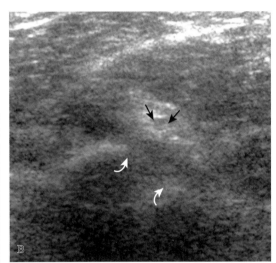

图4-63 肱骨骨折后桡神经损伤

桡神经长轴切面（A）与短轴切面（B）显示桡神经沟处的桡神经（箭头）轻度肿胀、回声减低，于肱骨骨折（弯箭）处桡神经尚连续（箭）

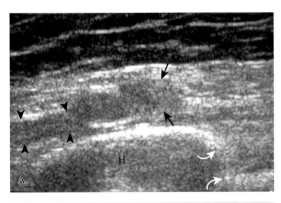
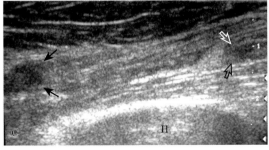
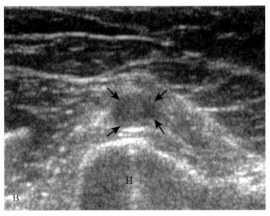

图4-64 肱骨骨折后桡神经断裂

桡神经长轴切面（A）与短轴切面（B）显示桡神经肿胀、回声减低（箭头），其断端回缩（箭）（弯箭，肱骨骨折）；C.再向远侧可显示神经断端的回缩程度，可见神经的近侧断端（箭）和远侧断端（空心箭）。H.肱骨

伤或少数情况下异常返支血管（Henry索）的压迫有关。正常桡神经深支经过旋后肌时，神经常变扁，因此勿将长轴切面上显示的神经管径变化当作异常。避免此诊断误区的关键为超声显示神经近段无肿胀及桡神经短轴切面显示神经横截面积无改变。肿块、腱鞘囊肿（图4-67）、肱桡滑囊炎（见图4-39）或邻近肘关节异常（见图4-24）也可导致神经继发卡压。

（四）周围神经鞘瘤

其他并不特异发生在肘部的周围神经病变包括周围

神经鞘瘤（见第2章）。良性肿瘤包括神经鞘瘤和神经纤维瘤，多表现为边界清楚的低回声肿块。丛状神经纤维瘤常累及周围神经较大的范围（图4-68）。周围神经鞘瘤其后方有时可见回声增高，超声表现可类似一混杂囊肿，但彩色或能量多普勒超声于其内显示的血流信号可提示其为一实性结节。肿块与神经的延续性可提示该肿瘤为周围神经鞘瘤。恶性肿瘤内部有时可见无回声囊性区域或坏死区域。

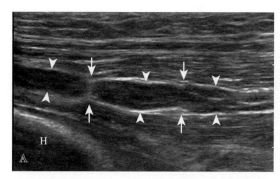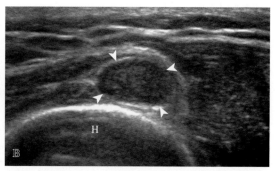

图4-65 桡神经沟综合征
桡神经长轴切面（A）与短轴切面（B）显示神经弥漫肿胀（箭头），且可见2处局灶性缩窄（箭）。H.肱骨

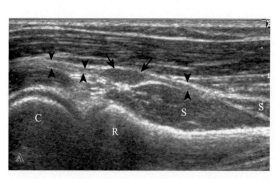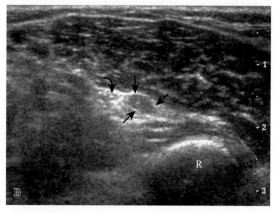

图4-66 骨间后神经综合征
桡神经深支的长轴切面（A）与短轴切面（B）显示桡神经深支（箭头）于进入旋后肌两头（S）之间处肿胀、回声减低（箭），注意桡神经浅支超声表现正常（弯箭）。C.肱骨小头；R.桡骨头

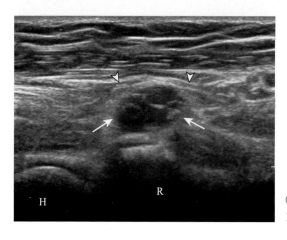

图4-67 腱鞘囊肿
肘前外侧矢状切面显示低回声且呈多房性腱鞘囊肿（箭），该囊肿卡压其浅侧的桡神经浅支（箭头）。H.肱骨；R.桡骨头

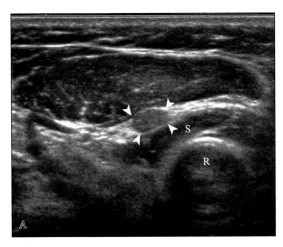
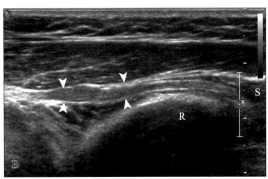

图4-68　神经纤维瘤

桡神经深支的短轴切面（A）与长轴切面（B）显示桡神经深支（箭头）弥漫性受累且增粗。R.桡骨；S.旋后肌

七、肱骨滑车上淋巴结

多数与肘关节无关的肘部实性肿块在诊断上常无特异性，但对于肱骨滑车上肿大淋巴结，如判断正确，可提示某一特殊诊断。肱骨滑车上淋巴结位于肘内侧肱骨内上髁的稍上方，并位于皮下与肌层之间。正常淋巴结为椭圆形，中心淋巴门呈高回声，周边区域呈低回声。中心部的高回声区域是脂肪组织与淋巴窦之间的多个界面回声所致，而不是单纯的脂肪组织所造成的，因为单纯的脂肪组织于超声上呈低回声或无回声。当淋巴结肿大但仍保持椭圆形外形、淋巴门呈高回声、血流为淋巴门型时，提示淋巴结肿大为炎性增生所致，如猫抓病所致的淋巴结肿大（图4-69）。猫抓病是由于患者的手部被包括猫在内的动物抓挠后，于肘内上部出现的肿大淋巴结。肱骨滑车上肿大淋巴结的周围组织由于炎性改变可发生不均质改变，有时可使淋巴结显示困难。如肿大淋巴结呈圆形、其中心淋巴门结构消失、周围皮质增厚、彩色或能量多普勒超声呈周边型血流或混合型血流，则提示淋巴结为恶性可能，可进一步行穿刺活检明确诊断。其他肱骨滑车上淋巴结肿大的病因包括淋巴瘤（图4-70）、白血病（图4-71）、转移癌和类肉状瘤病（图4-72）。

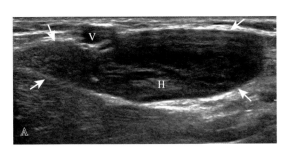
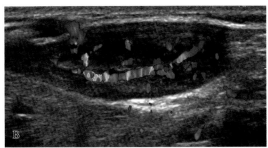

图4-69　肱骨滑车上淋巴结：猫抓病

于肱骨干骺端内侧远段处可见肱骨滑车上淋巴结肿大、呈低回声（箭），淋巴门（H）变窄，注意淋巴门处的血流信号。V.静脉

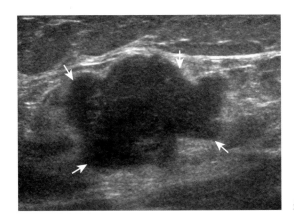

图4-70　肱骨滑车上淋巴结：淋巴瘤

于肘内侧可见一肱骨滑车上淋巴结肿大（箭），周边呈分叶状，淋巴门结构缺失

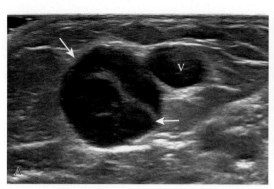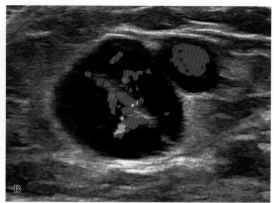

图4-71 滑车上淋巴结：白血病

超声于肘内侧显示滑车上淋巴结肿大，呈低回声（箭）。注意淋巴门变窄，血流信号呈门型。V.静脉

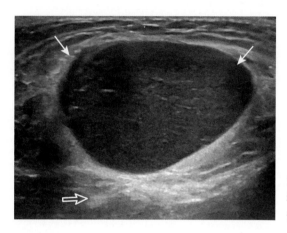

图4-72 肱骨滑车上淋巴结：类肉状瘤病

于肱骨干骺端内侧远段可见一肱骨滑车上淋巴结肿大（箭），淋巴门结构几乎完全消失。结节后方可见回声增高（空心箭）。彩色多普勒超声于结节内仅见少许血流信号

精选参考文献

1. Tagliafico A，Michaud J，Capaccio E，et al：Ultrasound demonstration of distal biceps tendon bifurcation：normal and abnormal findings．Eur Radiol 20（1）：202-208，2010．

2. Tagliafico AS，Bignotti B，Martinoli C，et al：Anatomy，variants，and scanning technique．Radiology 275（3）：636-650，2015．

3. Husarik DB，Saupe N，Pfirrmann CW，et al：Elbow nerves：MR findings in 60 asymptomatic subjects—normal anatomy，variants，and pitfalls．Radiology 252（1）：148-156，2009．

4. Jacobson JA，Jebson PJ，Jeffers AW，et al：Ulnar nerve dislocation and snapping triceps syndrome：diagnosis with dynamic sonography—report of three cases．Radiology 220（3）：601-605，2001．

5. Jacobson JA，Chiavaras MM，Lawton JM，et al：Radial collateral ligament of the elbow：sonographic characterization with cadaveric dissection correlation and magnetic resonance arthrography．J Ultrasound Med 33（6）：1041-1048，2014．

6. Chew ML，Giuffre BM：Disorders of the distal biceps brachii tendon．Radiographics 25（5）：1227-1237，2005．

7. Downey R，Jacobson JA，Fessell DP，et al：Sonography of partial-thickness tears of the distal triceps brachii tendon．J Ultrasound Med 30（10）：1351-1356，2011．

8. Jacobson JA，Miller BS，Morag Y：Golf and racquet sports injuries．Semin Musculoskelet Radiol 9（4）：346-359，2005．

9. Walz DM，Newman JS，Konin GP，et al：Epicondylitis：pathogenesis，imaging，and treatment．Radiographics 30（1）：167-184，2010．

10. Roedl JB，Gonzalez FM，Zoga AC，et al：Potential utility of a combined approach with US and MR arthrography to image medial elbow pain in baseball players．Radiology 279（3）：827-837，2016．

11. Jacobson JA，Fessell DP，Lobo Lda G，et al：Entrapment neuropathies I：upper limb（carpal tunnel excluded）．Semin Musculoskelet Radiol 14（5）：473-486，2010．

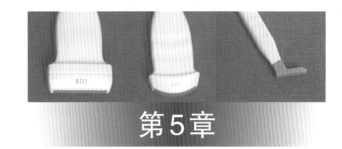

第5章

手腕部超声检查

一、手腕部解剖

腕部包括位于桡骨远端、尺骨远端、近侧腕骨弓（手舟骨、月骨、三角骨、豌豆骨）和远侧腕骨弓（大多角骨、小多角骨、头状骨和钩骨）之间的数个滑膜关节。桡腕关节位于桡骨远端和近侧腕骨弓之间，远侧桡尺关节位于桡骨与尺骨之间。此两个关节被一纤维软骨（三角纤维软骨）隔开。三角纤维软骨自桡骨远端尺侧延至尺骨茎突底部。腕骨间关节位于各个腕骨之间，通过两个韧带——舟月韧带和月三角韧带与桡腕关节相隔。舟月韧带在矢状面上呈"U"形，"U"形开口朝向远侧，其包括掌侧部分、薄的中央部分和厚的且在力学上起重要作用的背侧部分。另外还有一些腕背侧和掌侧韧带，以其两端附着处的骨来命名，并分为内在韧带（腕骨之间）和外在韧带（如桡腕韧带或尺腕韧带）。

前臂一些结构通过数个骨纤维管道进入腕部。在掌侧，腕管内包含正中神经、指深屈肌腱、指浅屈肌腱和拇长屈肌腱（图5-1A～图5-1E）。屈肌支持带自豌豆骨和钩骨延伸至手舟骨和大多角骨，构成腕管的顶部。腕尺管也位于掌侧并邻近豌豆骨，其内有尺神经和尺动静脉。腕管外的肌腱有桡侧腕屈肌腱和掌长肌腱，桡侧腕屈肌腱位于其自己的骨纤维管道内，远侧与大多角骨相邻。

腕背侧的肌腱分别位于6个骨纤维腔室内（图5-1C），自桡侧到尺侧分别如下：①拇长展肌腱和拇短伸肌腱；②桡侧腕长伸肌腱和桡侧腕短伸肌腱；③拇长伸肌腱；④指伸肌腱和示指固有伸肌腱；⑤小指伸肌腱；⑥尺侧腕伸肌腱。桡骨背侧的Lister结节可作为鉴别肌腱的骨性标志结构，其位于第二腔室的桡侧腕伸肌腱和第三腔室的拇长伸肌腱之间。尺侧腕伸肌腱位于尺骨远端一个特征性的骨沟内。

手指掌侧的肌腱包括指浅屈肌腱和指深屈肌腱。每一指浅屈肌腱于近侧指间关节处分成两束后走行于指深屈肌腱的两侧，然后止于指骨中节（图5-1F～图5-1H）。指深屈肌腱止于指骨远节。指深屈肌腱和指浅屈肌腱被一系列的纤维滑车固定于邻近指骨上，以防止手指屈曲时肌腱膨出（见图5-1F）。环状滑车包括：A1滑车，位于掌指关节处；较长的A2滑车，位于近节指骨；A3滑车，位于近侧指间关节；A4滑车，位于中节指骨；A5滑车，位于远侧指间关节。这些环状滑车之间还有较小的交叉滑车。在每一个掌指关节和指间关节的掌侧，有一纤维结构，称为掌板。掌指关节被桡侧和尺侧固有韧带和副韧带所固定，其中副韧带延伸至掌板。指间关节也被桡侧和尺侧副韧带所固定。远节手指的掌侧软组织被称为指腹。

在每一手指的背侧，指伸肌腱的中央束止于中节指骨，而两个侧束止于远节指骨。掌指关节处伸肌腱背侧有一腱膜束或伸肌腱帽，其内含有横向走行的矢状束，起稳定伸肌腱的作用。掌指关节和指间关节为滑膜关节，其背侧关节隐窝较为显著。每一个关节由尺侧副韧带和桡侧副韧带所加固。

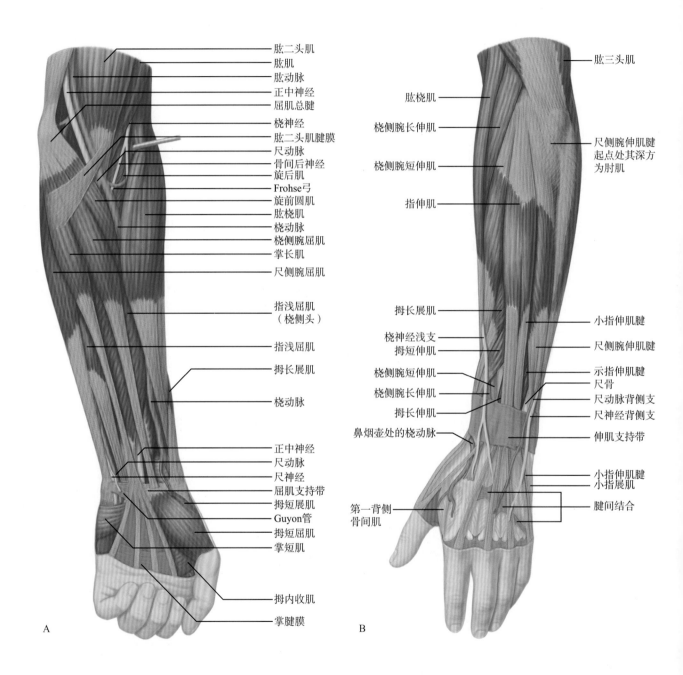

A

肱二头肌
肱肌
肱动脉
正中神经
屈肌总腱
桡神经
肱二头肌腱膜
尺动脉
骨间后神经
旋后肌
Frohse弓
旋前圆肌
肱桡肌
桡动脉
桡侧腕屈肌
掌长肌
尺侧腕屈肌
指浅屈肌
（桡侧头）
指浅屈肌
拇长展肌
桡动脉
正中神经
尺动脉
尺神经
屈肌支持带
拇短展肌
Guyon管
拇短屈肌
掌短肌
拇内收肌
掌腱膜

B

肱三头肌
肱桡肌
桡侧腕长伸肌
尺侧腕伸肌腱起点处其深方为肘肌
桡侧腕短伸肌
指伸肌
拇长展肌
小指伸肌腱
桡神经浅支
尺侧腕伸肌腱
拇短伸肌
示指伸肌腱
桡侧腕短伸肌
尺骨
桡侧腕长伸肌
尺动脉背侧支
拇长伸肌
尺神经背侧支
鼻烟壶处的桡动脉
伸肌支持带
小指伸肌腱
小指展肌
腱间结合
第一背侧骨间肌

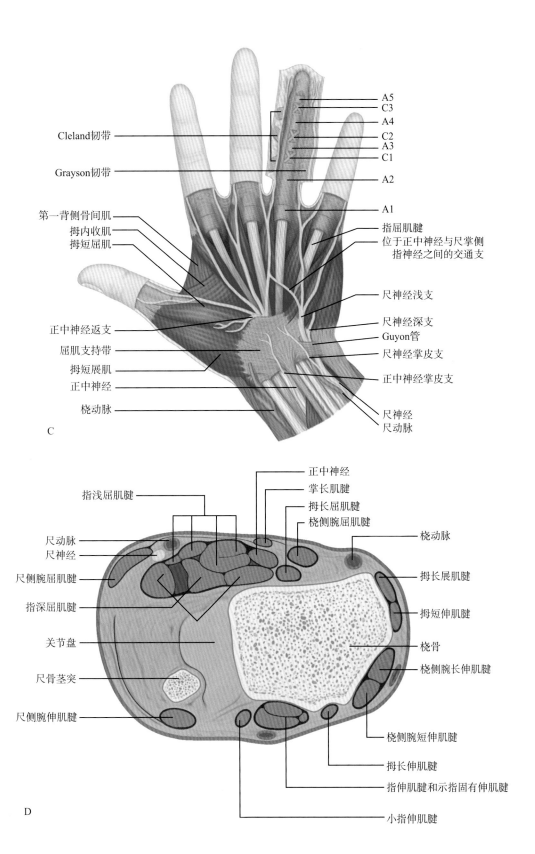

C

指屈肌腱
位于正中神经与尺掌侧
指神经之间的交通支
尺神经浅支
尺神经深支
Guyon管
尺神经掌皮支
正中神经掌皮支
尺神经
尺动脉

A5
C3
A4
C2
A3
C1
A2
A1

Cleland韧带
Grayson韧带
第一背侧骨间肌
拇内收肌
拇短屈肌
正中神经返支
屈肌支持带
拇短展肌
正中神经
桡动脉

正中神经
掌长肌腱
拇长屈肌腱
桡侧腕屈肌腱
桡动脉
拇长展肌腱
拇短伸肌腱
桡骨
桡侧腕长伸肌腱
桡侧腕短伸肌腱
拇长伸肌腱
指伸肌腱和示指固有伸肌腱
小指伸肌腱

指浅屈肌腱
尺动脉
尺神经
尺侧腕屈肌腱
指深屈肌腱
关节盘
尺骨茎突
尺侧腕伸肌腱

D

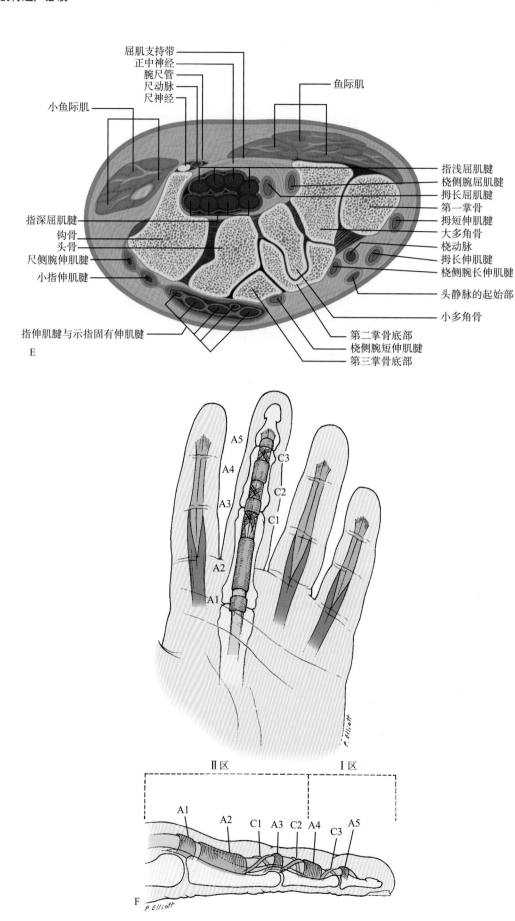

屈肌支持带
正中神经
腕尺管
尺动脉
尺神经
鱼际肌
小鱼际肌
指浅屈肌腱
桡侧腕屈肌腱
拇长屈肌腱
第一掌骨
指深屈肌腱
拇短伸肌腱
钩骨
大多角骨
头骨
桡动脉
尺侧腕伸肌腱
拇长伸肌腱
小指伸肌腱
桡侧腕长伸肌腱
头静脉的起始部
小多角骨
指伸肌腱与示指固有伸肌腱
第二掌骨底部
桡侧腕短伸肌腱
第三掌骨底部
E

A5
A4
A3
A2
A1
C3
C2
C1

II 区
I 区

A1 A2 C1 A3 C2 A4 C3 A5

F
P Elliott

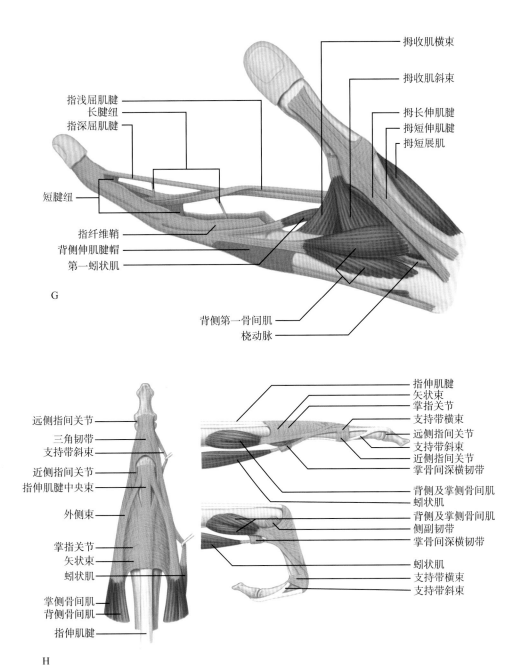

拇收肌横束
拇收肌斜束
拇长伸肌腱
拇短伸肌腱
拇短展肌

指浅屈肌腱
长腱纽
指深屈肌腱
短腱纽
指纤维鞘
背侧伸肌腱帽
第一蚓状肌
G
背侧第一骨间肌
桡动脉

远侧指间关节
三角韧带
支持带斜束
近侧指间关节
指伸肌腱中央束
外侧束
掌指关节
矢状束
蚓状肌
掌侧骨间肌
背侧骨间肌
指伸肌腱
H

指伸肌腱
矢状束
掌指关节
支持带横束
远侧指间关节
支持带斜束
近侧指间关节
掌骨间深横韧带
背侧及掌侧骨间肌
蚓状肌
背侧及掌侧骨间肌
侧副韧带
掌骨间深横韧带
蚓状肌
支持带横束
支持带斜束

图5-1 前臂、腕部和手部解剖

A.左侧前臂浅层屈肌；B.左侧前臂浅层伸肌；C.手部掌侧面，包括手指的环状滑车（A）和交叉滑车（C）；D.左侧前臂远段尺骨茎突水平横切面；E.左侧腕部钩骨水平横切面；F.掌侧及侧面显示指屈肌腱腱鞘的环状滑车（A）与交叉滑车（C）；G.左手外侧面观显示左手指屈肌腱；H.手指屈曲时背侧面和外侧面观显示手指伸肌系统（引自 Standring S：Gray's anatomy：the anatomical basis of clinical practice，ed 39，Edinburgh，2005，Churchill Livingstone.）

二、超声检查方法

表5-1和表5-2为超声检查项目列表。腕部超声诊断报告范例可见于方框5-1和方框5-2。

表5-1　手腕部超声检查列表

检查部位	主要检查结构
掌侧检查内容1	正中神经
	指屈肌腱
	掌侧关节隐窝
掌侧检查内容2	手舟骨
	桡侧腕屈肌腱
	桡动脉
	掌侧腱鞘囊肿
掌侧检查内容3	尺神经和尺动脉
背侧检查内容1	伸肌腱
	背侧关节隐窝
背侧检查内容2	舟月韧带
	背侧腱鞘囊肿
背侧检查内容3	三角纤维软骨复合体

表5-2　手指超声检查列表

检查部位	主要检查结构
掌侧	指屈肌腱
	滑车
	掌板
	关节隐窝
背侧	伸肌腱
	关节隐窝
其他	侧副韧带

（一）总论

超声检查手腕部时，患者可取坐位，手放置于检查床上。此体位有助于进行双侧对比检查。因手腕部的结构较为表浅，因此，需要用10MHz以上的超声探头。小型的超声探头更有利于与软组织接触而方便检查。一般可使用较厚的耦合剂，而不用耦合垫。手腕部超声检查时，可针对患者有症状的部位进行重点检查，也可行全面而系统的超声检查，以使检查者熟悉正常的解剖结构和正常变异，并形成一套快速而有效的超声检查方法。

方框5-1　　腕部超声检查报告范例：正常报告

检查名称：腕部超声检查。
日期：2011年3月11日。
患者姓名：Derrick May。
注册号：8675309。
病史：麻木，检查有无腕管综合征。
超声所见：正中神经未见明显异常，其在腕横纹处横截面积约为8mm²，在旋前方肌处为7mm²。腕管内肌腱未见腱鞘炎征象。桡腕关节、腕骨间关节和远侧桡尺关节腔内未见积液与滑膜增生。腕部肌腱正常，未见撕裂或腱鞘炎。背侧舟月韧带未见异常。腕背侧与掌侧未见腱鞘囊肿。腕尺管未见明显异常。另在症状最明显处进行超声检查未见异常。
超声印象：腕部超声检查未见明显异常。

方框5-2　　腕部超声检查报告范例：异常报告

检查名称：腕部超声检查。
检查日期：2011年3月11日。
患者姓名：Jacobim Mugatu。
病史：麻木，检查有无腕管综合征。
超声所见：正中神经增粗、回声减低，在腕横纹处横截面积为15mm²，在旋前方肌处横截面积为7mm²。腕管内肌腱未见腱鞘炎征象。腕关节、腕骨间关节和远侧桡尺关节腔内未见积液与滑膜增生。腕部肌腱正常，未见撕裂或腱鞘炎。背侧舟月韧带未见异常。腕背侧未见腱鞘囊肿。于腕掌侧桡动脉与桡侧腕屈肌腱之间可见一腱鞘囊肿，直径为7mm。腕尺管未见明显异常。
超声印象：①考虑腕管综合征；②腕掌侧腱鞘囊肿（大小7mm）。

（二）腕部：掌侧

1.正中神经、指屈肌腱和掌侧关节隐窝　腕掌侧主要的检查结构为正中神经、指屈肌腱和腕关节的掌侧部分。首先可横切面检查腕中部的正中神经和肌腱。因为短轴切面有助于对各结构进行准确定位，所以检查正中神经时，首先探头横切放置在腕横纹处的近段腕管（图5-2）。正常周围神经在短轴切面上显示为蜂窝状，由低回声的神经纤维束及高回声的神经束膜和神经外膜所组成（图5-2B）。侧动探头使声束垂直于神经，有助于显示神经内部正常的声像图特征。由于周围神经干含有低回声和高回声的成分，则正中神经周围如为高回声的组织（如腕管内），正中神经可显示为相对低回声的结构，如其周围为低回声的肌肉组织（如在前臂），正中神经可显示为相对高回声的结构。在腕横纹处，正中神经呈圆形或椭圆形，由于其周围为高回声的肌腱，其内部低回声的神经纤维束结构显示得较清晰。如在此处鉴别正中神经和肌腱较为困难，可横切向近段扫查，以鉴别此两种结构。探头横切向上移动过程中，可见正中神经移至指屈肌腱桡侧，继而向尺侧和深侧走行至指浅屈肌腱和指深屈肌腱之间（图 5-3）。此外，正中神经由于其内部的结缔组织和脂肪成分，在周围低回声肌肉组织的衬托下可呈相对高回声。因此，要根据正中神经的走行、位置和声像图特征来识别其结构。另一鉴别神经和肌腱的方法如下：探头横切，沿肌腱长轴走行不断侧动探头。肌腱由于各向异性伪像可由正常的高回声变为低回声，而正中神经内部的神经纤维束始终保持低回声不变。探头可继续向远侧扫查腕管内的正中神经，此时可见屈肌支持带呈薄的高回声带，其近段附着于豌豆骨和大多角骨（图 5-2C），远段附着于手舟骨和钩骨（图 5-2D）。正中神经的掌皮支，起自腕管近侧，自屈肌支持带浅侧向远侧走行，并位于桡侧腕屈肌腱的尺侧（图

5-2E）。在腕管出口处也可见正中神经鱼际支自正中神经桡侧分支的掌尺侧发出，向掌侧方向垂直走行，继而在拇短展肌和拇短屈肌之间向近侧走行（图 5-2F）。探头旋转 90°以显示正中神经长轴（图 5-4）。于前臂远段沿正中神经长轴扫查时可很好地显示其相对于周围组织的不同声像图表现（图 5-4D）。腕部近侧横切面可见旋前方肌位于桡骨和尺骨远端，为一软组织标志性结构而用于对正中神经近段的测量（图 5-3A）。

检查指屈肌腱时，应在长轴切面和短轴切面进行检查。指浅屈肌腱和指深屈肌腱在腕管内位于正中神经周围，在近侧移行为低回声的肌肉组织，在远侧肌腱呈纤维状的高回声结构（见图 5-2、图 5-3）。腕横纹稍远侧，可见屈肌支持带呈薄的高回声带，构成腕管的顶部，在

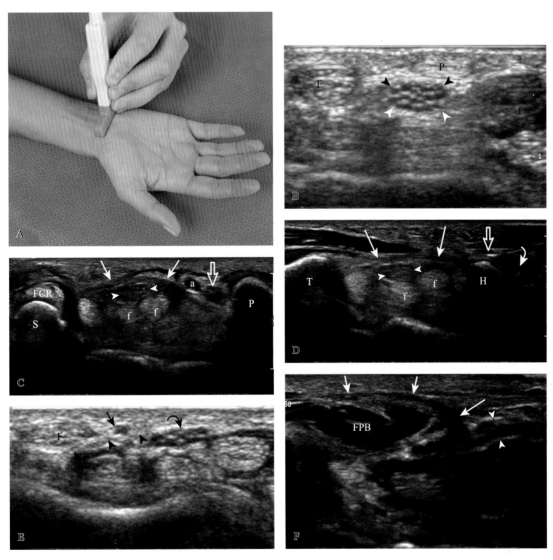

图 5-2　腕管和手腕掌侧（横切面）
A.于腕横纹处横切；B.超声显示正中神经（箭头）、桡侧腕屈肌腱（F）、掌长肌腱（P）、指屈肌腱（f）。C.于近侧腕管显示屈肌支持带（箭）和标志性骨结构即手舟骨（S）与豌豆骨（P）。D.于远侧腕管显示屈肌支持带（箭）和标志性骨结构即大多角骨（T）与钩骨钩（H）。注意图C与图D中的正中神经（箭头）、指屈肌腱（f）、桡侧腕屈肌腱（FCR）和尺动脉（a），还有图C中的尺神经（空心箭）及图D中的尺神经浅支（空心箭）和深支（弯箭）。E.于腕横纹近侧横切面显示正中神经（弯箭）的掌皮支（箭）位于屈肌支持带（箭头）的浅侧。F.远侧腕管斜矢状切面显示正中神经（箭头）的鱼际运动支（箭）向近侧走行进入鱼际肌。FPB.拇短屈肌

近侧，其自手舟骨延伸至豌豆骨，在远侧，其自大多角骨延伸至钩骨钩（见图5-2D）。如声束不垂直于屈肌支持带，屈肌支持带也可以由于各向异性伪像而呈低回声。指屈肌腱经过腕管而到达手指部，而掌长肌腱则位于腕管外侧、正中神经的浅侧。在矢状切面与指屈肌腱长轴切面上，可通过相邻骨皮质的形态识别桡腕关节和腕骨间关节的掌侧关节隐窝，因为桡骨远端的掌侧、月骨、头状骨均有特征性表现（见图5-4B、图5-4C）。桡骨远端与月骨之间为桡腕关节的掌侧隐窝，月骨与头状骨之间为腕骨间关节的掌侧隐窝。显示桡尺远侧关节时，探头横切放置于桡骨和尺骨远端。

2.手舟骨、桡侧腕屈肌腱、桡动脉和掌侧腱鞘囊肿　检查腕部掌面的桡侧时，可首先于腕横纹处横切检查，此处可见腕掌侧数个肌腱。桡侧腕屈肌腱位于正中神经桡侧，且与正中神经粗细相似，其位于腕管外的一个骨纤维管内（见图5-2B）。检查桡侧腕屈肌腱时应从长轴切面和短轴切面进行检查，并从近侧逐渐向远侧扫查直至肌腱的止点处，其主要止于第二掌骨和第三掌骨，另有一些纤维止于大多角骨结节。探头放置于桡侧腕屈肌腱远段检查肌腱的长轴时（图5-5），可见肌腱深方的手舟骨，其呈特征性的双叶状或花生状（图5-5C）。正常手舟骨表面呈平滑的强回声，如显示骨皮质错

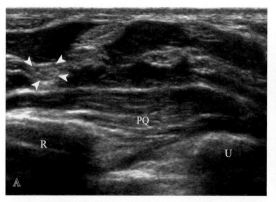
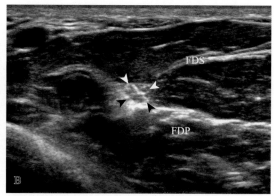

图5-3　前臂远段掌侧横切面
A、B.腕横纹近侧系列横切面显示正中神经（箭头）走行至指浅屈肌（FDS）与指深屈肌（FDP）之间。PQ.旋前方肌；R.桡骨；U.尺骨

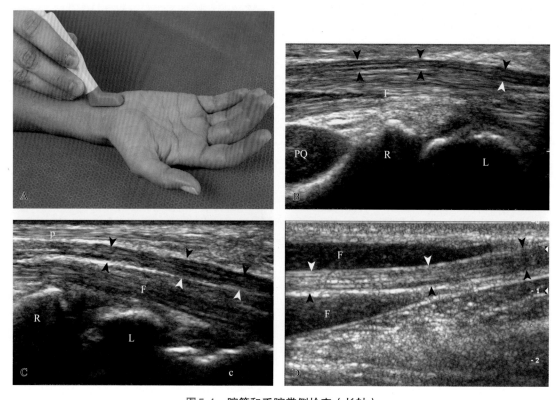

图5-4　腕管和手腕掌侧检查（长轴）
A.掌横纹处矢状切面；B～D.显示正中神经（箭头）、指屈肌腱（F）、掌长肌腱（p）、旋前方肌（PQ）、桡骨（R）、月骨（L）和头状骨（c），注意图D中的正中神经于近侧回声稍高、于远侧回声稍低（图像左侧为患者近侧）

位，则可诊断骨折。返回腕横纹处进行横切面检查（图5-6A），可见桡动脉和桡静脉紧邻桡侧腕屈肌腱的桡侧（图5-6B）。继而探头自桡腕关节向近侧和远侧移动以检查局部有无腱鞘囊肿。探头横切放置于手舟骨与月骨之间，可显示舟月韧带的掌侧部分，正常呈纤维状高回声（图5-6C）。

3.尺动脉、尺静脉和尺神经（Guyon管；腕尺管）检查腕掌侧尺侧时，探头首先横切放置于腕横纹处。将探头自腕管向尺侧移动（图5-7A），可见骨性解剖标志——豌豆骨（图5-7B）。于豌豆骨和尺动脉之间，可见尺神经结构，其内神经纤维束呈低回声，周围为高回声的结缔组织。尺静脉由于易被探头压瘪而不显示。探

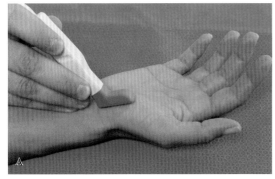

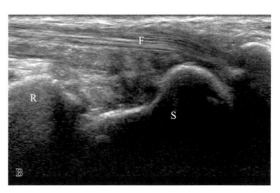

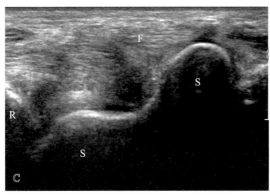

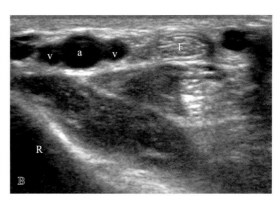

图5-5　手腕掌侧桡侧（长轴）

A.拇指底部斜矢状面；B、C.显示桡侧腕屈肌腱（F）和手舟骨（S）。R.桡骨

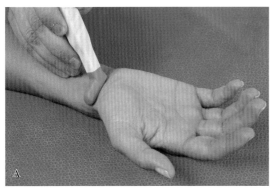

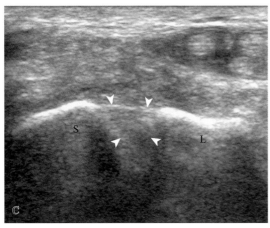

图5-6　手腕掌侧桡侧（短轴）

A.短轴切面；B.显示桡侧腕屈肌腱（F）、桡动脉（a）和桡静脉（v）；C.手舟骨（S）与月骨（L）之间横切面显示舟月韧带（箭头）的掌侧部分。R.桡骨

头继续向远侧移动，于尺神经和尺动脉深方可见钩骨钩呈强回声，后方伴声影。尺神经的深支为运动支，沿钩骨钩尺侧走行；浅支有1支或2支，为感觉支，于钩骨钩浅侧走行（图5-7C）。要注意对此部位进行超声检查，因为创伤时尺神经和尺动脉易受钩骨钩的挤压而损伤。

短轴切面检查结束后，还要对尺动脉和尺神经进行长轴切面检查。在豌豆骨的近侧可见尺侧腕屈肌，另外，可见尺神经的背侧皮支于尺侧腕屈肌的深方由掌侧向背侧走行（图5-7D）。最后，需要在长轴切面上检查尺动脉和尺神经（图5-8）。

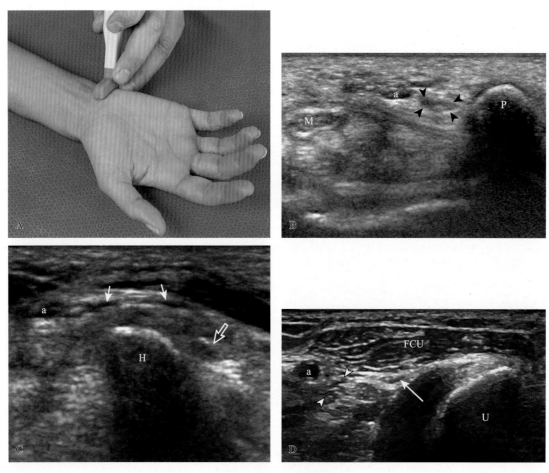

图5-7　腕尺管（横切面）

A.腕尺管处横切面；B.显示尺神经（箭头）位于豌豆骨（P）的桡侧；C.自图B向远侧于钩骨水平显示尺神经的分支：浅支（箭）和深支（空心箭）；D.于前臂远侧1/3段显示尺神经的掌皮支（箭）自尺神经（箭头）分出并位于尺侧腕屈肌（FCU）的深方。U.尺骨；a.尺动脉；M.正中神经；H.钩骨钩

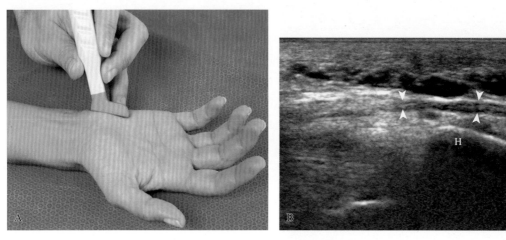

图5-8　腕尺管（长轴切面）

A.矢状切面；B.显示尺神经（箭头）和钩骨钩（H）（图像左侧为患者近侧）

（三）腕部：背侧

1.腕背侧肌腱和背侧关节隐窝　腕背侧主要的检查结构为腕背侧6个肌腱腔室内多个伸肌腱和外展肌腱及桡腕关节、腕骨间关节、桡尺远侧关节的背侧关节隐窝。检查时，探头可首先放置于桡骨背侧的Lister结节（图5-9A，图5-9B）。Lister结节为桡骨背侧的一个骨性突起，可作为腕背侧超声检查的一个重要解剖标志，有利于各肌腱的正确识别。超声检查前，局部触诊可触及此骨性突起。确定Lister结节后，紧邻其尺侧的肌腱为第三腔室内的拇长伸肌腱（图5-9B）。于拇长伸肌腱的尺侧通常还有一小的桡骨骨突。探头向桡侧移动（图5-9C），可依次显示桡侧腕短伸肌腱、桡侧腕长伸肌腱，此二肌腱为第二腔室内肌腱（图5-9D）。继续向桡侧移动探头，可依次显示拇短伸肌腱和拇长展肌腱，其位于第一腔室内（图5-9D）。各肌腱的名称可根据自拇长伸肌腱向桡侧依次为长—短—长—短—长来帮助记忆。拇长伸肌腱向远侧拇指走行时，斜行跨过桡侧腕伸肌腱的浅侧。因此，逐渐向远侧检查桡侧腕长伸肌腱和桡侧腕短伸肌腱短轴切面时，可见拇长伸肌腱自尺侧向桡侧并于桡侧腕长伸肌腱和桡侧腕短伸肌腱的浅侧跨过（图5-9E）。此处为交叉综合征的潜在发病部位。检查腕部第一腔室肌腱时，可见桡神经浅支于前臂远段由掌侧向背侧走行，继而位于第一腔室肌腱和伸肌支持带的浅侧，并邻近头静脉的属支（图5-9F）。

探头再次横切显示Lister结节，并自拇长伸肌腱向尺侧移动（图5-10A）显示第四腔室内的示指固有伸肌

腱和多个指伸肌腱、邻近桡尺远侧关节的第五腔室内的小指伸肌腱（图5-10B）。于第四腔室桡侧的深部可见骨间后神经（图5-9B）。最后，于尺骨的最尺侧、尺骨的骨沟内可见第六腔室内的尺侧腕伸肌腱（图5-10C）。尺侧腕伸肌腱常可见一纵行低回声裂隙，注意勿将其当作肌腱撕裂。伸肌支持带及其深侧的腱鞘下纤维带固定尺侧腕伸肌腱，其中腱鞘下纤维带附着于尺骨。另外，约50%的正常尺侧腕伸肌腱可位于骨沟外。

除短轴切面检查外，还应对每一个伸肌腱进行长轴切面检查（图5-11）。腕背侧的伸肌支持带横行但略斜位覆盖各伸肌腱，呈高回声，横切面上其厚约1.7mm，宽约23mm（图5-11B）。检查时，如伸肌支持带不垂直于声束，则其可以由于各向异性伪像而呈低回声，易误诊为腱鞘炎。同腕掌侧相似，桡腕关节（位于桡骨与近侧腕弓之间）、腕骨间关节和桡尺远侧关节的背侧关节隐窝可通过骨性结构进行识别。桡腕关节和腕骨间关节可在矢状切面上进行检查，而桡尺远侧关节可在横切面进行检查（图5-10B）。

2.舟月韧带（背侧部分）和腕背侧腱鞘囊肿　同检查腕背侧肌腱一样，检查舟月韧带时，探头可首先横切放置于Lister结节（图5-9A）。继而，探头向远侧移动，可见桡骨骨性结构消失，继而显示桡腕关节腔，接下来显示的骨性结构即为手舟骨。将探头向尺侧移动，可见邻近的月骨回声。于手舟骨和月骨之间可见舟月韧带的背侧部分呈三角形的致密纤维状高回声（图5-12）。舟月韧带的浅侧即为背侧桡腕韧带（或背侧桡三角韧带）。此部位为腕背侧腱鞘囊肿的常见发病部位。

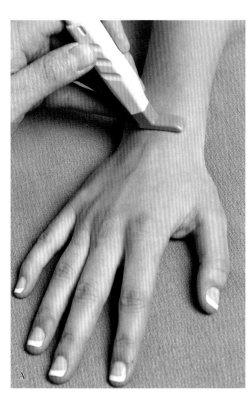
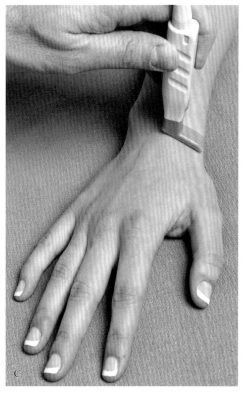

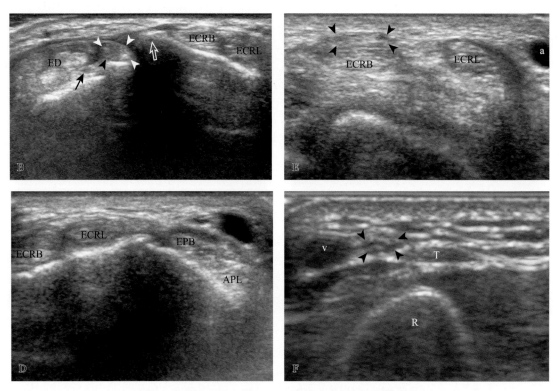

图5-9　腕背侧检查（第一伸肌腱腔室至第三伸肌腱腔室）

A.桡骨Lister结节处横切面；B.显示拇长伸肌腱（箭头）位于Lister结节（空心箭）的尺侧；C.自图A向桡侧横切；D.显示第一伸肌腱腔室和第二伸肌腱腔室；E.于第二伸肌腱腔室远侧显示拇长伸肌腱（箭头）自桡侧腕伸肌腱浅侧跨过；F.于腕背侧第一伸肌腱腔室（T）浅侧可见桡神经浅支（箭头），其旁邻近头静脉（v）的一个属支。图B中的箭为骨间后神经。a.桡动脉；APL.拇长展肌；ECRB/ECRL.桡侧腕长伸肌／短伸肌腱；ED.指伸肌腱；EPB.拇短伸肌腱；R.桡骨

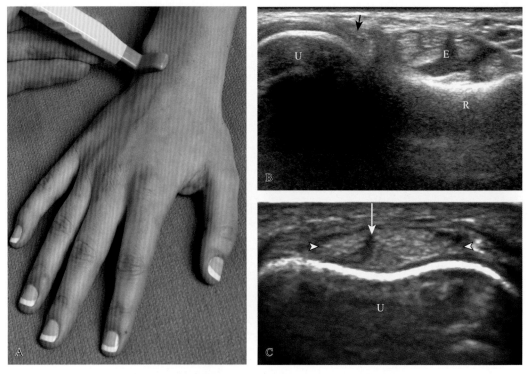

图5-10　腕背侧检查（第四伸肌腱腔室至第六伸肌腱腔室）

A. Lister结节尺侧横切面；B.显示指伸肌腱、示指伸肌腱（E）、小指伸肌腱（箭）及位于桡骨（R）和尺骨（U）之间的远侧桡尺关节；C.于尺骨外侧横切面显示尺侧腕伸肌腱。注意肌腱内正常的低回声裂隙（箭）

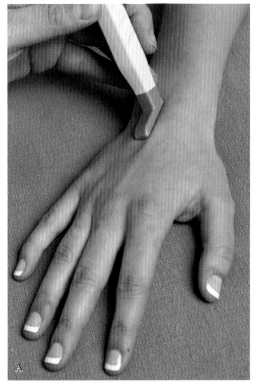

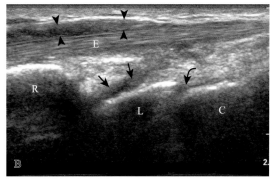

图5-11 腕背侧检查（长轴）

A.矢状切面；B.显示伸肌支持带（箭头）、伸肌腱（E）、桡腕关节背侧隐窝（箭）和腕骨间关节（弯箭）。C.头状骨；L.月骨；R.桡骨

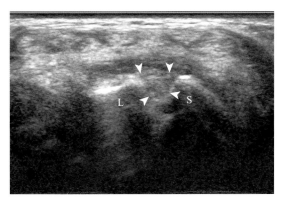

图5-12 舟月韧带（背侧部分）

于近侧腕骨弓横切面显示背侧舟月韧带（箭头）。L.月骨；S.手舟骨

3.三角纤维软骨复合体 由三角纤维软骨、半月板类似物、尺侧腕伸肌腱腱鞘和掌侧桡腕韧带、背侧桡腕韧带所构成。检查三角纤维软骨时，探头首先矢状切面放置于腕背侧的外侧，以显示尺骨远段，继而移动探头行冠状切面检查，腕部可轻度桡偏（图5-13A）。三角纤维软骨显示为自尺骨茎突底部延至桡骨的厚片样高回声结构（图5-13B）。应注意对三角纤维软骨于桡骨附着处的检查，因为该部位也可发生损伤。因为三角纤维软骨横向走行，并向远离探头的方向延伸，因此超声检查较为困难，有时需要应用低频超声探头进行检查。半月板类似物为呈三角形高回声结构，底部邻近尺侧腕伸肌腱，并附于三角骨。而三角纤维软骨较薄，更靠近侧，并紧邻尺骨头。

（四）手指检查

1.掌侧 手指长轴掌侧面（图5-14A），于掌指关节处可见指浅屈肌腱和指深屈肌腱呈纤维状高回声，局部被A1滑车固定（图5-14B）。滑车在超声上显示为3层结构，包括滑车表面的界面反射回声、相对低回声的滑车和深方的指屈肌腱腱鞘的界面反射回声。检查指屈肌腱长轴切面时，通过被动伸屈远节指骨可鉴别指浅屈肌腱和指深屈肌腱，因为远节指骨的屈伸可导致指深屈肌腱移动。于近节指骨水平，可见A2滑车。探头略倾斜时，由于各向异性伪像，滑车可呈低回声，此征象有助于鉴别滑车结构（图5-14C）。A2滑车的远侧段要比其近侧段厚，利用此征象可帮助识别该结构。于近侧指间关节，可见掌板呈高回声（图5-14D，图5-14E）。于近侧指间关节和中节指骨处指屈肌腱的浅侧可分别显示

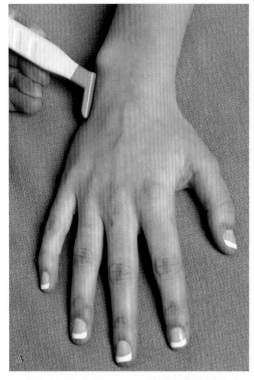

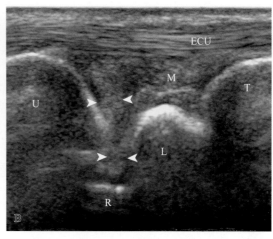

图 5-13　三角纤维软骨

A.尺骨茎突背侧斜冠状切面；B.显示三角纤维软骨（箭头）和半月板类似物（M）；ECU.尺侧腕伸肌腱；L.月骨；R.桡骨；T.三角骨；U.尺骨（Tracy Boon，Ann Arbor，Michigan馈赠）

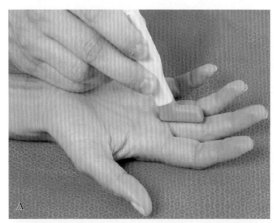

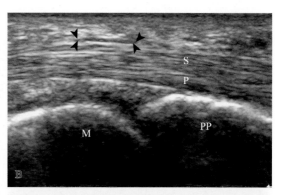

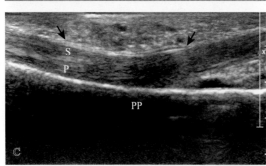

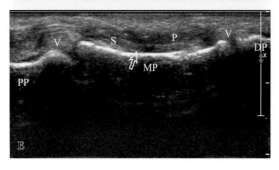

图 5-14　手指掌侧（长轴）

A.手指掌侧矢状切面；B.掌指关节处；C.近节指骨；D ～ E.中节指骨：显示指深屈肌腱（P）、指浅屈肌腱（S）和掌板（V），注意图B中A1滑车（箭头）、图C中A2滑车（箭）、图D中A3滑车（箭头）和A4滑车（箭）。旁矢状切面可见指浅屈肌腱的止点（空心箭）。DP.远节指骨；M.掌骨；MP.中节指骨；PP.近节指骨

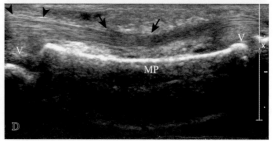

A3滑车和A4滑车（图5-14D）。于近侧指间关节的稍远侧，指浅屈肌腱于旁矢状切面止于中节指骨，而指深屈肌腱继续向远侧走行，经过远侧指间关节处的掌板后，于矢状切面止于远节指骨（图5-14E）。指浅屈肌腱分为两束后从两侧包绕指深屈肌腱，继而止于中节指骨。短轴切面有助于显示指浅屈肌腱与指深屈肌腱之间的关系（图5-15A，图5-15B）。向近侧于手掌部（图5-16），可见蚓状肌、骨间肌及指掌侧总动脉、指固有动脉和神经。矢状切面上可检查掌指关节和指间关节的掌侧面，检查掌板有无病变、关节隐窝内有无积液或滑膜增生。

2.手指背侧 每一手指背侧，于掌指关节处矢状切面可见指伸肌腱呈较细的纤维状高回声（图5-17A，图5-17B）。于近侧指间关节处，可见指伸肌腱的中央束止于中节指骨（图5-17C，图5-17D）。探头自中线向两侧偏移，可显示指伸肌腱的侧束（图5-17E）向远侧止于远节指骨（图5-17F）。超声声束可穿透指甲而显示呈低回声的甲下和甲床区域及呈强回声的远节指骨表面（图5-17F）。于掌指关节处，探头横切显示指伸肌腱，此时手指做屈曲动作以动态观察指伸肌腱有无脱位。如有脱位，则提示矢状束损伤。每一个手指还应检查指间关节有无积液或滑膜增生导致的关节腔扩张。通常情况下，背侧关节隐窝扩张较显著，因为关节隐窝可向近侧扩张而位于指伸肌腱下方。另外，还可观察每个关节的关节软骨，其在超声上呈低回声，手指屈曲时有利于超声对关节软骨的显示（图5-17G～图5-17I）。正常情况下，于背侧掌指关节的浅侧可见一三角形的结缔组织，其呈

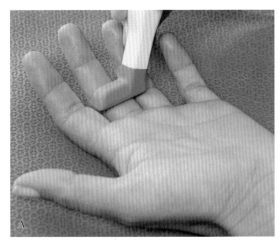

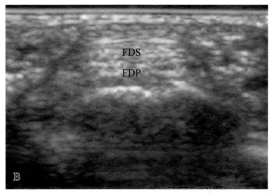

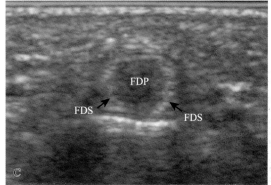

图5-15 手指掌侧（横切面）
A.横切面；B.近节指骨；C.中节指骨：显示指深屈肌腱（FDP）和指浅屈肌腱（FDS）。注意图C中指深屈肌腱（FDP）的各向异性伪像

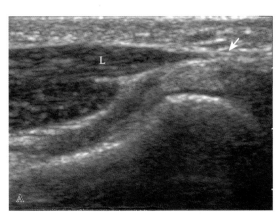

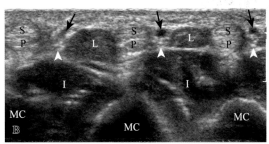

图5-16 手掌
A.旁矢状切面显示蚓状肌（L）的远侧（箭）；B.横切面显示指浅屈肌腱（S）、指深屈肌腱（P）、指掌侧总动脉（箭）、指掌侧总神经（箭头）和骨间肌（I）。MC.掌骨

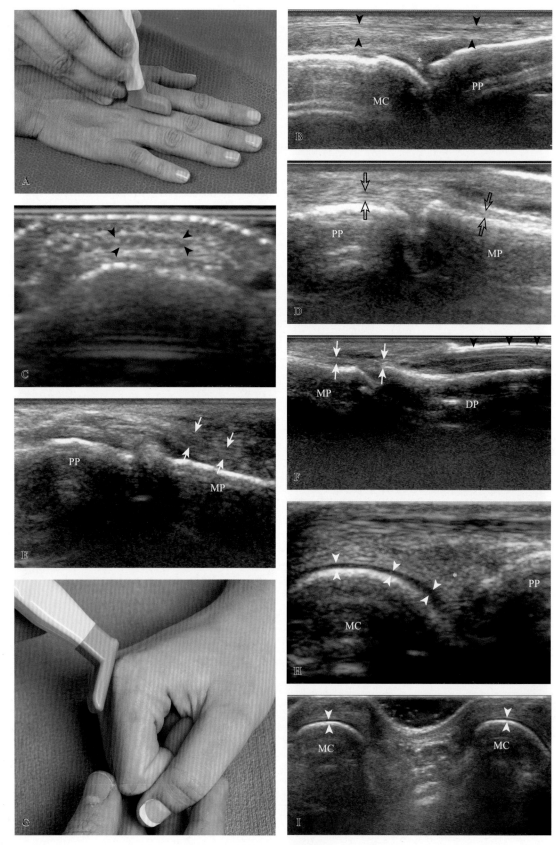

图5-17　手指背侧

A.手指背侧矢状切面；B.矢状切面显示指伸肌腱（箭头）；C.横切面显示指伸肌腱（箭头），注意图B中覆盖掌骨头的低回声透明软骨和三角形的结缔组织（*）；D.于近侧指间关节处显示中央束（空心箭）的止点；E.旁矢状切面显示侧束（箭）；F.显示侧束（箭）止于远节指骨（DP），注意指甲（箭头）；G.手指屈曲；H.矢状切面；I.横切面：显示掌骨关节软骨（箭头），注意图H中呈三角形的结缔组织（*）和伸肌腱。MC.掌骨头；MP.中节指骨；PP.近节指骨

均匀的高回声（图5-17H）。应在矢状切面和横切面上检查掌指关节，观察有无滑膜增生和骨侵蚀性病变。

　　3.韧带　检查手指的侧副韧带时，可于手指关节处行冠状切面检查。检查第一掌指关节的尺侧副韧带时，手部可放置于一个圈起的毛巾上，探头冠状切面显示第一掌指关节（图5-18A）。尺侧固有副韧带于长轴切面显示为致密的纤维状高回声，自掌骨一较宽的凹面上延伸至近节指骨（图5-18B）。由于尺侧副韧带浅侧的皮下脂肪组织回声较高，因此韧带呈相对低回声，但其厚度应较均匀一致。另外，韧带走行方向如不垂直于声束，则可由于各向异性伪像而呈低回声。于第一掌指关节处尺侧副韧带的浅侧，可见一特殊结构，即拇内收肌腱膜，其呈较薄的低回声。被动伸屈拇指指间关节，可见拇内收肌腱膜移动，而尺侧副韧带固定不动，此征象有助于两者鉴别。评价任何指间关节的侧副韧带时，可行应力试验（检查尺侧韧带时行外翻试验，检查桡侧韧带时行

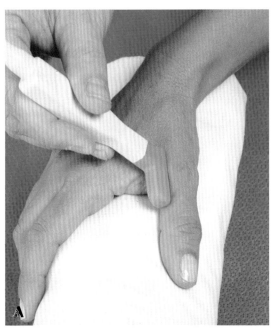

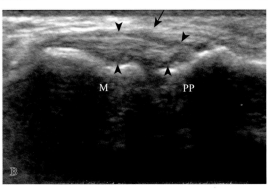

图5-18　第一掌指关节尺侧副韧带
　　A.第一掌指关节处冠状切面；B.冠状切面显示尺侧副韧带呈纤维状结构（箭头），注意尺侧副韧带附着处掌骨的特征性轮廓。M.掌骨；PP.近节指骨。尺侧副韧带浅侧可见部分内收肌腱膜（箭）

内翻试验）。此试验对于评估侧副韧带撕裂非常有帮助，仅需轻微应力则可实时显示关节腔内积液移至韧带撕裂处。其他手指的尺侧和桡侧副韧带均显示为致密的纤维状高回声，起连接和固定相应关节的作用。

三、关节病变

　　由于手腕部有多个关节，超声检查时应注意对每一个关节进行检查。矢状切面上可对桡腕关节、腕骨间关节的掌侧和背侧关节隐窝进行检查（图5-19A，图5-19B）。横切面上可对桡尺远侧关节的掌侧和背侧关节隐窝进行检查（图5-19C）。检查手指的关节时，可在矢状切面分别检查其掌侧和背侧关节隐窝（图5-19D，图5-19E）。关节隐窝内呈无回声扩张时，一般提示为单纯性积液，其病因可为多种，如退行性、反应性、创伤性、炎性病变等。如怀疑有感染，则应行超声引导下穿刺抽吸及化验。对于创伤性患者，应注意对骨性结构的检查，尤其是存在局部压痛的部位。如显示骨皮质错位，则可诊断为骨折。

　　如扩张的关节隐窝内不是无回声，则应鉴别关节内是混杂性积液（图5-20）还是滑膜增生（图5-21）。超声鉴别此两者病变较为困难，因混杂性积液和滑膜增生与皮下组织比较均可呈低回声或等回声。如探头加压或关节活动时，扩张的关节隐窝可被压扁，或可见液体流动征象，且彩色或能量多普勒超声显示其内未见血流信号，则可能为混杂性积液。相反，如探头加压或关节活动时，关节隐窝内病变未见移位或不能被压缩，彩色或能量多普勒超声于其内可见血流信号，则可能为滑膜增生（图5-21）。有时需要行超声引导下穿刺抽吸来鉴别。由于腕背侧腱鞘囊肿可发生于桡腕关节背侧隐窝，且超声表现与关节腔积液类似，此时探头加压或活动关节时进行动态超声检查有助于两者鉴别：腱鞘囊肿可为多房，不可压缩（见图5-89）；而关节腔内的积液可被压缩且为单房。混杂性积液和滑膜增生的原因包括出血、炎性病变，其中炎性病变包括感染（图5-22）、类风湿关节炎（图5-23）、银屑病性关节炎（图5-24）、系统性红斑狼疮（图5-25）和痛风（图5-26）等。

　　关节腔内为滑膜增生病变时，探头加压时病变常不能被移动，且很难被压缩。与邻近的皮下脂肪比较，增生的滑膜于超声上多呈低回声（图5-27），少数情况下呈等回声或高回声（图5-27C）。滑膜炎症为活动期时，增生的滑膜一般呈低回声，彩色或能量多普勒超声于其内可见血流信号增多。超声检查较表浅的部位时，应注意使探头轻浮于较厚的耦合剂上，以避免挤压局部的血流。超声上发现滑膜增厚但其内未见血流信号，并不足以诊断滑膜炎，因此征象可见于骨性关节炎，也可以见于无症状受试者。诊断关节炎时，应注意对多个关节进行全面超声检查，并应结合病史、实验室检查、其他影

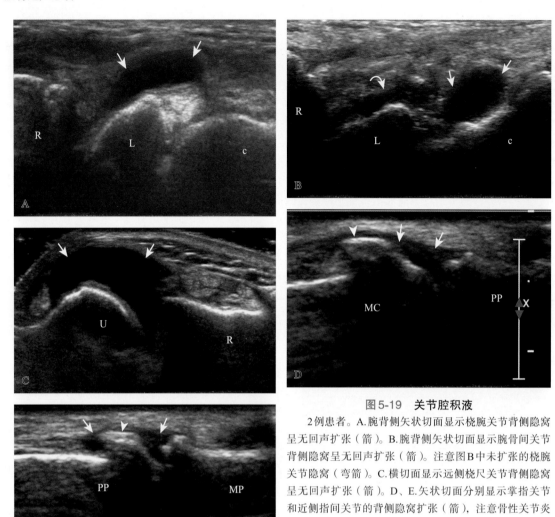

图 5-19 关节腔积液

2例患者。A.腕背侧矢状切面显示桡腕关节背侧隐窝呈无回声扩张（箭）。B.腕背侧矢状切面显示腕骨间关节背侧隐窝呈无回声扩张（箭）。注意图B中未扩张的桡腕关节隐窝（弯箭）。C.横切面显示远侧桡尺关节背侧隐窝呈无回声扩张（箭）。D、E.矢状切面分别显示掌指关节和近侧指间关节的背侧隐窝扩张（箭），注意骨性关节炎所致的背侧骨赘（箭头）。c.头状骨；L.月骨；MC.掌骨；MP.中节指骨；PP.近节指骨；R.桡骨；U.尺骨

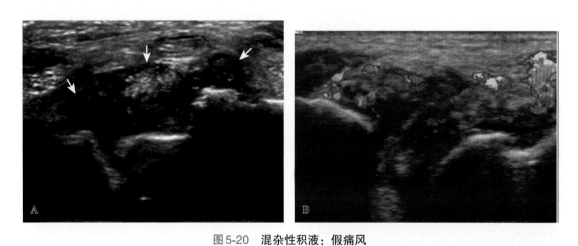

图 5-20 混杂性积液：假痛风

A、B.横切面灰阶超声和彩色多普勒超声于桡腕关节分别显示背侧隐窝扩张，以低回声为主，且不均匀（箭），血流信号增多

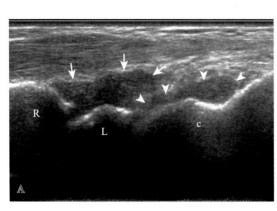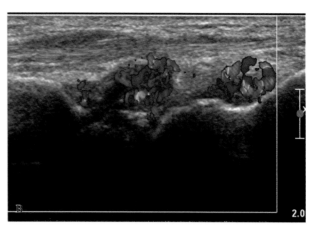

图5-21　滑膜增生：类风湿关节炎

矢状切面灰阶超声（A）和彩色多普勒超声（B）于腕背侧显示桡腕关节（箭）和腕骨间关节（箭头）背侧隐窝呈低回声扩张，血流增多。c.头状骨；L.月骨；R.桡骨

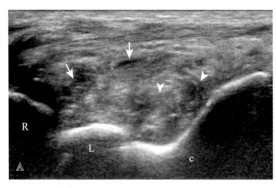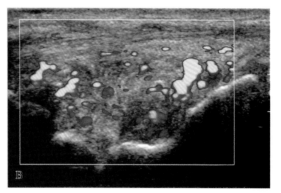

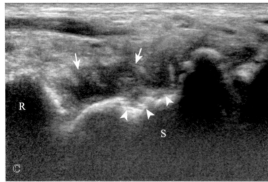

图5-22　滑膜增生：真菌感染

矢状切面灰阶超声（A）和彩色多普勒超声（B）于腕背侧显示桡腕关节（箭）和腕骨间关节（箭头）背侧隐窝呈混杂回声扩张，血流增多；C.斜矢状切面显示桡腕关节背侧隐窝扩张，伴手舟骨（S）骨侵蚀性病变（箭头）。c.头状骨；L.月骨；R.桡骨

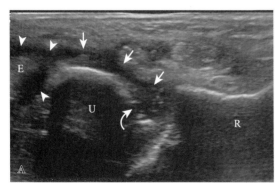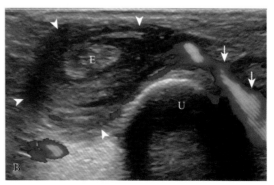

图5-23　滑膜增生：类风湿关节炎

A.横切面于远侧桡尺关节显示其背侧隐窝扩张，其内滑膜增生，呈低回声（箭）；B.显示局部血流增多及骨侵蚀性病变（弯箭），注意邻近的尺侧腕伸肌腱（E）腱鞘炎（箭头）。R.桡骨；U.尺骨

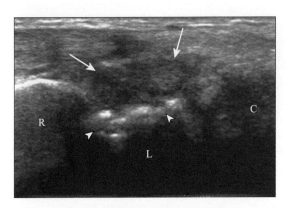

图 5-24　滑膜增生：银屑病性关节炎
腕背侧矢状切面显示滑膜增生呈低回声（箭）及骨侵蚀性病变（箭头）。R.桡骨；L.月骨；C.头状骨

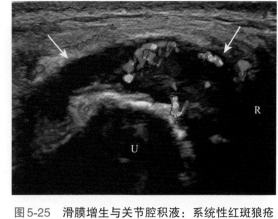

图 5-25　滑膜增生与关节腔积液：系统性红斑狼疮
远侧桡尺关节横切面显示背侧关节隐窝（箭）内无回声积液和低回声的滑膜增生，滑膜内可见较丰富血流信号。U.尺骨；R.桡骨

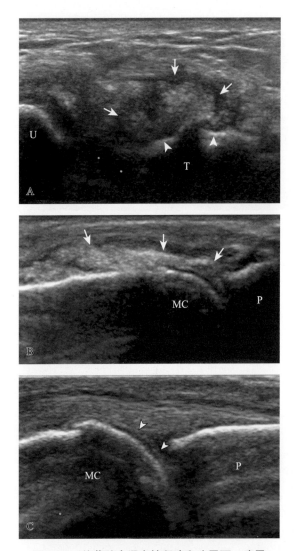

图 5-26　关节腔内混杂性积液和痛风石：痛风
A.冠状切面显示高回声的痛风石，周边可见低回声晕（箭），其旁腕骨可见骨侵蚀性病变（箭头）；B、C.掌指关节矢状切面显示尿酸盐结晶所致的稍高回声积液（箭）和关节透明软骨表面结冰征象（箭头）（也称双线征）。MC.掌骨头；P.近节指骨；T.三角骨；U.尺骨

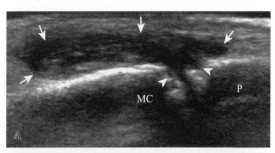

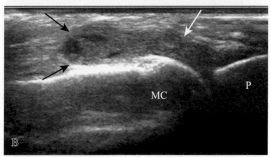

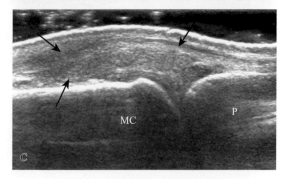

图 5-27　滑膜增生：类风湿关节炎
3例患者。矢状切面显示掌指关节背侧隐窝内滑膜增生。A.可见滑膜增生呈低回声（箭）和骨侵蚀性病变（箭头）；B.滑膜增生主要呈低回声；C.滑膜增生呈等回声。MC.掌骨头；P.近节指骨

像学检查而综合分析。超声所显示的滑膜炎性表现尽管在骨性关节炎较少见，但在侵蚀性骨性关节炎则较为多见。其他滑膜增生病变有色素沉着绒毛结节性滑膜炎、滑膜软骨瘤病。滑膜软骨瘤病时，增生的滑膜内有时可见强回声钙化。

如怀疑炎性滑膜炎，应注意观察关节软骨和其下方的骨质有无侵蚀性病变（图5-28～图5-31），表现为关节软骨变薄或缺损。骨侵蚀性病变时，于相互垂直的两个切面上可见正常为平滑的强回声骨质连续性中断或不规则。很多炎性病变都可导致骨侵蚀性病变，但如在

第2跖骨头、第5跖骨头或尺骨远端发现一个大的骨侵蚀性病变，则提示病变可能为类风湿关节炎。相对于X线检查，超声可敏感地显示手腕部的骨侵蚀性病变，并可用于评价滑膜厚度和血流丰富程度。但超声诊断腕部骨侵蚀性病变的敏感度仅为40%。怀疑骨侵蚀性病变时，如邻近组织可见滑膜炎，则更加提示病变为真正骨侵蚀，因为很多其他原因也可导致骨的不规则改变。超声发现骨侵蚀性病变时，应结合患者病史、X线检查和其他关节病变进行综合判断，因有研究报道超声诊断骨侵蚀性病变的假阳性率可达29%。掌骨远段正常的骨质

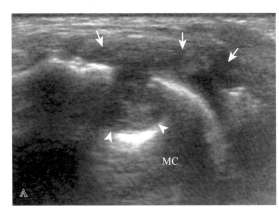
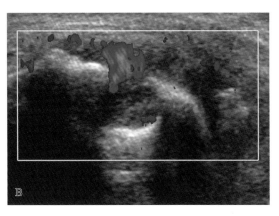

图5-28　骨侵蚀性病变：类风湿关节炎
A.第二掌骨头处冠状切面显示关节内滑膜增生呈低回声和等回声（箭），并延伸至掌骨（MC）的骨侵蚀性病变处（箭头）；B.显示局部血流信号增多

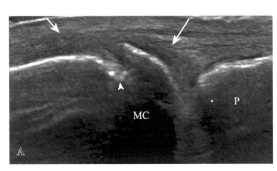
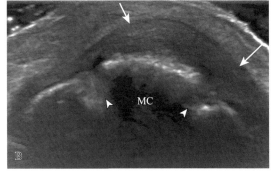

图5-29　骨侵蚀性病变：类风湿关节炎
超声于第二掌指关节背侧矢状切面（A）与横切面（B）显示滑膜增生呈低回声（箭）和掌骨头（MC）骨侵蚀性病变（箭头）。P.近节指骨

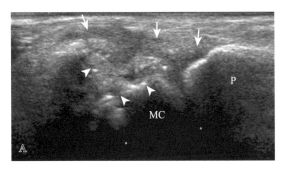
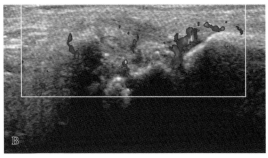

图5-30　骨侵蚀性病变：类风湿关节炎
A.第二掌骨头处冠状切面显示关节内滑膜增生呈低回声至高回声（箭），并延伸至掌骨（MC）的骨侵蚀性病变处（箭头）；B.显示局部血流信号增多。P.近节指骨

凹陷和局部不规则的骨赘有时与骨侵蚀性病变相似,应注意鉴别。在掌骨背侧尤其是第2掌骨背侧的关节软骨边缘处,有时可见一小的凹陷,为正常变异(图5-32)。与骨侵蚀性病变不同,此凹陷较浅且较平滑,局部骨皮质无中断,最为重要的是邻近无滑膜增生。除掌骨头外,骨皮质不规则改变还可见于正常的月骨和三角骨,与局部血管走行有关,其表现可类似骨侵蚀性病变(图5-33)。

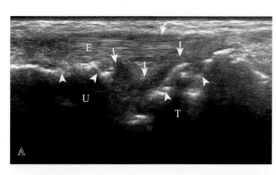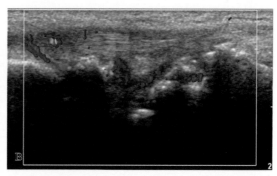

图5-31 骨侵蚀性病变:类风湿关节炎

A.于腕部外侧冠状切面显示滑膜增生以低回声为主(箭),并见尺骨(U)和三角骨(T)的骨侵蚀性病变(箭头);B.病变处血流信号增多。注意尺侧腕伸肌腱(E)腱鞘炎(弯箭)

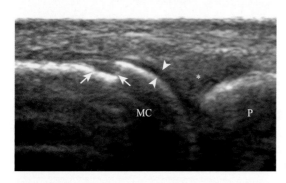

图5-32 掌骨头假性骨侵蚀表现

矢状切面于第2掌骨背侧显示正常骨皮质可见较浅的凹陷(箭),类似骨侵蚀性病变,注意掌骨头(MC)处的透明软骨(箭头)、近节指骨(P)和三角形的结缔组织(星号)

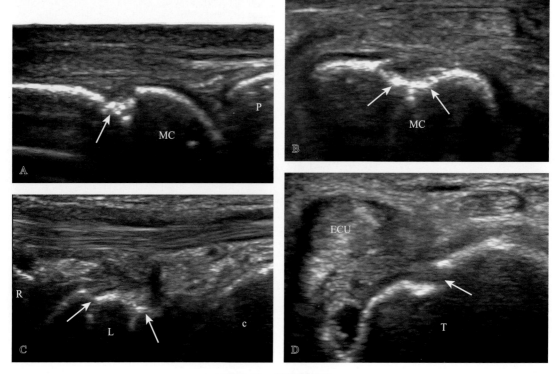

图5-33 假性骨侵蚀

超声于第3掌骨头矢状切面(A)与横切面(B)、月骨(C)与三角骨远端(D)显示骨皮质不规则(箭)而周围无滑膜炎病变。MC.掌骨;P.近节指骨;R.桡骨;L.月骨;c.头状骨;T.三角骨;ECU.尺侧腕伸肌腱

由于超声可敏感地显示骨皮质表面的不规则改变和其他病变，诊断时应考虑其病因。除骨侵蚀性病变外，骨的不规则改变还包括血清阴性脊柱关节病的骨增生性病变和骨性关节炎的骨赘，因此，诊断时要结合病史、病变的分布和其他影像学检查。鉴别血清阴性脊柱关节病和退行性病变所致的骨不规则改变有几种方法。退行性病变时，骨质增生位于滑膜关节的边缘（骨赘）（图5-34；见图5-19D、图5-19E），而血清阴性脊柱关节病的骨质增生可发生于骨表面的任何位置，特别是末端炎时的肌腱或韧带附着处（图5-35）。末端炎的特征：肌腱或韧带于其附着处回声减低，其内血流信号可增加，附着处的骨质可见增生或侵蚀性病变。

对于手腕部的关节炎性病变，有多种超声检查方法。在可疑类风湿关节炎患者，超声检查可提供信息帮助诊断和估测预后。对于类风湿关节炎，要注重对第2掌骨的检查，因为该部位常被累及。检查时，不仅于背侧行矢状切面和横切面检查，还应于桡侧行冠状切面检查（见图5-29）。还要注意对桡尺关节、桡腕关节、腕骨间关节背侧关节隐窝进行检查，以及对第3掌指关节的背侧关节隐窝进行检查。对近侧指间关节的检查应包括掌侧和背侧。超声检查时，还应注意对有症状部位进行重点检查及对足部第5跖趾关节进行检查，因为第5跖趾关节也为类风湿关节炎的常见病变部位。有学者建议，评估类风湿关节炎时，可对双侧手部和腕部进行部分区域检查，即包括双侧腕部的各三个关节、双侧示指和中指的掌指关节，另外，其他的方案中还加上了示指和中指的近侧指间关节。然而，应用超声可有效实现对滑膜增生的全面评估，包括对手腕部所有重要部位和有症状部位的关节进行检查。如滑膜增生伴血流信号增多及骨侵蚀性病变，则炎性关节炎的可能性更大。系统性红斑狼疮累及关节时，其病变分布可能与类风湿关节炎相似，但较为少见（见图5-25）。对于其他炎性关节病变，超声检查的具体部位可根据患者的症状或其他影像学检查而定，如银屑

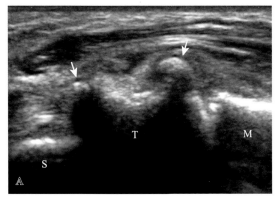
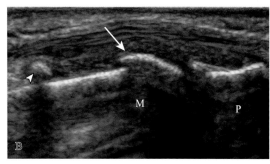

图5-34　骨赘：骨性关节炎
2例患者。超声（A与B）显示拇指的骨赘（箭）与关节内游离体（箭头）。S.手舟骨；T.大多角骨；M.第1掌骨；P.近节指骨

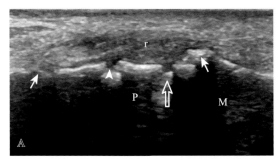
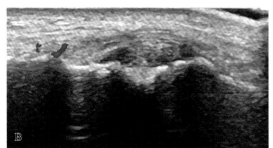
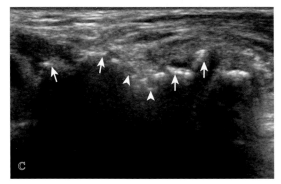

图5-35　末端病：银屑病关节炎
A、B.于近侧指间关节（空心箭）桡侧副韧带（r）长轴切面显示韧带附着处的骨增生（箭）和骨侵蚀性病变（箭头），邻近软组织肿胀、回声减低；B.病变处血流信号增多；C.腕背侧横切面显示弥漫分布的骨增生（箭）和骨侵蚀性病变（箭头）及覆盖其表面的低回声肿胀软组织。M.中节指骨；P.近节指骨

病关节炎的骨质增生可发生于任何部位，包括腕骨或单一手指的韧带附着处（见图5-35）。痛风石的发病部位也是多种多样的。尿酸盐结晶可见于关节腔内的混杂性积液内，或沉积于关节软骨表面而呈双线征（见图5-26）。

四、肌腱和肌肉病变

手腕部肌腱的异常包括腱鞘炎（或腱围炎，为肌腱无腱鞘时发生于其周围的炎性病变）、肌腱病和肌腱撕裂。腱鞘炎表现为包绕肌腱的腱鞘扩张。同关节腔积液类似，扩张的腱鞘内多呈无回声（图5-36，图5-37）。如腱鞘内不是无回声，其内则可为混杂性积液或滑膜增生（图5-38）。如出现探头加压时可被压缩或见其内的回声移动征象、彩色或能量多普勒超声于其内未见血流信号，则提示腱鞘内为混杂性积液而不是增生的滑膜，因为腱鞘内滑膜增生时，其内病变常不能被压缩、彩色多普勒超声于其内常可见血流信号。腱鞘内增生的滑膜相对于皮下脂肪组织多呈低回声，少数情况下可呈等回声或高回声（图5-39）。腱鞘炎也可导致邻近骨的侵蚀性病变，如类风湿关节炎患者的腱鞘炎可累及尺骨茎突（图5-40）。在类风湿关节炎，腱鞘病变尤其是尺侧腕伸肌腱和第2指屈肌腱的腱鞘病变可提示为早期病

变，且将继续进展。少数情况下，腱鞘病变也可见于系统性红斑狼疮（图5-39）和系统性硬化症。不管超声表现如何，腱鞘炎的病因可为退行性、创伤、增生性、炎性（包括晶体沉积性炎症）（图5-41，图5-42）和感染（图5-43）。检查腱鞘炎时，应注意正常桡腕关节背侧的伸肌支持带由于各向异性伪像可呈低回声，注意勿将其诊断为腱鞘炎（见图5-11B）。对于脊柱关节炎患者，如银屑病关节炎，超声有时可见肌腱周围炎性病变（见图5-46），也可见肌腱附着点处的末端炎，表现为异常低回声、血流信号增多、骨侵蚀和附着点处的骨质增生。结合X线检查，超声有助于帮助鉴别是退行性的还是炎性的附着点骨质增生，因为后者边界不清。

发生于腕背侧第一腔室内的拇长展肌腱和拇短伸肌腱的狭窄性腱鞘炎称为de Quervain病，其特征为肌腱浅侧的伸肌支持带增厚、血流信号可能增多、肌腱病和桡骨骨皮质不规则改变（图5-44）。于桡骨水平处可见伸肌支持带增厚，其多位于拇短伸肌腱的背侧，有时于伸肌支持带的近侧或远侧可见腱鞘内积液。第一腔室内常可见一分隔样结构，其呈低回声，将第一腔室分为两部分，其深部有时可见一骨嵴（多见于女性）。因此，行腱鞘内注药治疗时应注意。拇长展肌腱或少数情况下拇短伸肌腱可表现为多个肌腱束，称为"荷根"征，注意勿将其诊断为肌腱纵行撕裂。

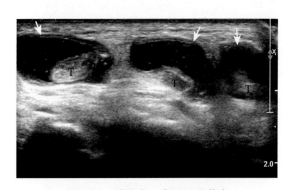

图5-36　腱鞘炎：类风湿关节炎
腕关节背侧横切面显示指伸肌腱（T）的腱鞘扩张（箭），其内主要为无回声的积液

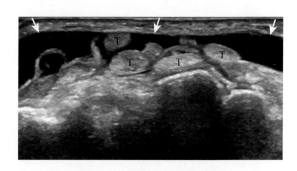

图5-37　腱鞘炎：假性痛风
腕关节背侧横切面显示指伸肌腱（T）的腱鞘扩张，其内为无回声的积液（箭）

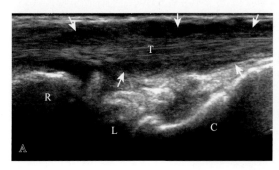

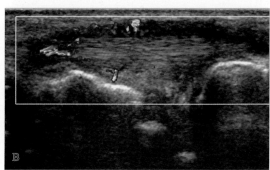

图5-38　腱鞘炎：类风湿关节炎
灰阶超声（A）与彩色多普勒超声（B）显示腕背侧伸肌腱（T）腱鞘扩张，其内滑膜增生呈低回声（箭），血流信号增加。C.头状骨；L.月骨；R.桡骨

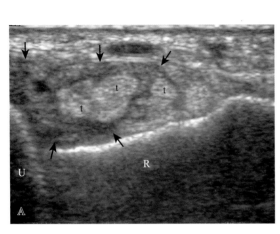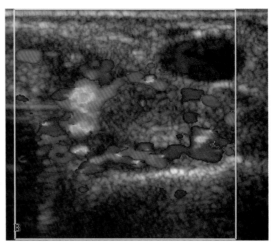

图 5-39　腱鞘炎：系统性红斑狼疮

灰阶超声（A）与彩色多普勒超声（B）短轴切面显示腕背侧伸肌腱（t）腱鞘扩张，其内滑膜增生呈低回声至等回声（箭），血流信号增加。R.桡骨；U.尺骨

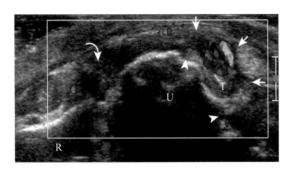

图 5-40　腱鞘炎：类风湿关节炎

彩色多普勒超声短轴切面显示尺侧腕伸肌腱（T）的腱鞘扩张，呈低回声，其内血流信号增加（箭），尺骨（U）可见骨侵蚀性病变（箭头）。注意桡尺远侧关节内滑膜增生（弯箭）及血流信号增加，尺侧腕伸肌腱呈异常低回声。R.桡骨

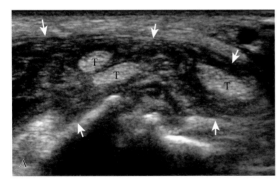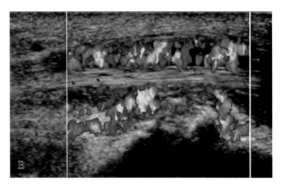

图 5-41　腱鞘炎：痛风

灰阶超声短轴切面（A）与彩色多普勒超声长轴切面（B）于桡腕关节处显示指伸肌腱（T）腱鞘内滑膜增生呈低回声（箭），血流信号增加

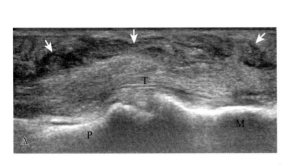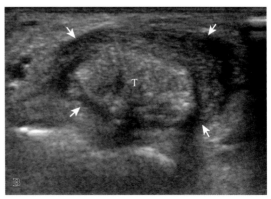

图 5-42　腱鞘炎：痛风

长轴切面（A）与短轴切面（B）显示指屈肌腱腱鞘扩张，其内滑膜增生呈低回声至等回声（箭）。M.中节指骨；P.近节指骨；T.指屈肌腱

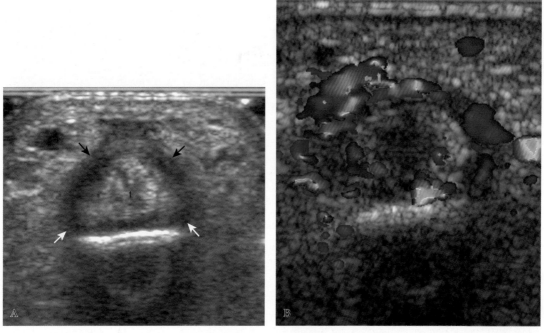

图 5-43　腱鞘炎：感染

短轴切面（A、B）显示指屈肌腱的腱鞘扩张，其内滑膜增生呈低回声（箭），血流信号增加。t.肌腱

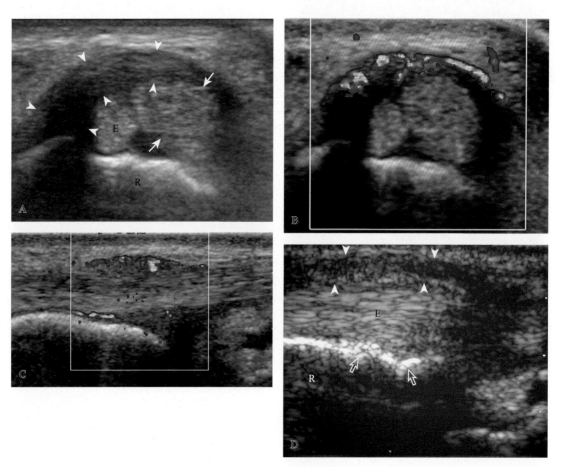

图 5-44　de Quervain 病

短轴切面（A）与彩色多普勒超声（B）、长轴切面（C）显示腕背侧第一腔室内肌腱的腱鞘增厚，呈低回声（箭头），其内血流信号增加；另一患者长轴切面（D）显示腱鞘呈低回声增厚（箭头）、桡骨（R）骨皮质不规则（箭）。E.拇短伸肌腱

其他肌腱病变包括肌腱病和肌腱撕裂。肌腱病为肌腱退行性病变，多为劳损所致，表现为肌腱增粗、回声减低，内部无撕裂（图5-45）。关节内存在炎性病变时，肌腱的异常低回声和其内增多的血流信号可提示肌腱为真正的肌腱炎（tendinitis）（图5-46；见图5-40）。羟磷灰石沉积在超声上显示为强回声，其后方可伴有或无声影，为钙化性肌腱病，或在病变炎性期称为钙化性肌腱炎（图5-47）。如在肌腱内发现不完全的低回声或无回声肌腱纤维断裂，提示为肌腱部分撕裂（图5-48）。位于大多角骨附近的桡侧腕屈肌腱肌腱病或撕裂可能与手舟骨-大多角骨-小多角骨骨性关节炎有关。如发现肌腱纤维完全断裂，则提示为肌腱全层厚度撕裂（图5-49，图

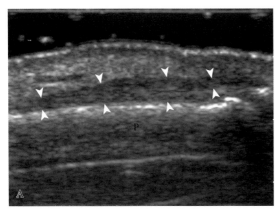
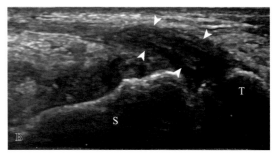

图5-45 肌腱病

近节指骨指伸肌腱长轴切面（A）与桡侧腕屈肌腱长轴切面（B）（2例患者）显示肌腱增厚，呈低回声（箭头）；P.指骨；S.手舟骨；T.大多角骨

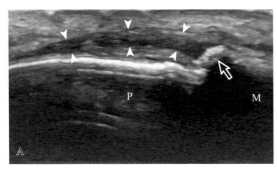
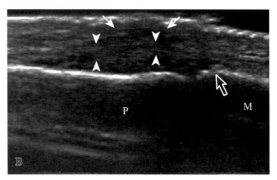

图5-46 肌腱炎：银屑病关节炎

近侧指间关节长轴切面。A.显示肌腱增厚呈低回声（箭头）和肌腱末端病（空心箭）；B.另一患者，显示肌腱增粗呈低回声（箭头）和肌腱末端病（空心箭），其邻近软组织低回声肿胀（箭）；C.其内血流信号增加。M.中节指骨；P.近节指骨

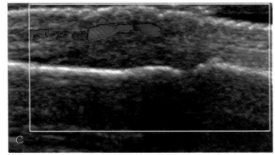

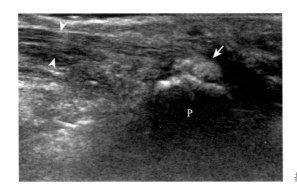

图5-47 钙化性肌腱病：尺侧腕屈肌腱

长轴切面显示尺侧腕屈肌腱（箭头）内一羟磷灰石钙盐沉积（箭），邻近豌豆骨（P）。注意豌豆骨骨皮质不规则

5-50）。手指的肌腱损伤可包括骨撕脱，骨折片于超声上显示为强回声（图5-51），诊断时应进一步行X线检查。撕脱骨折时，如显示肌腱断端回缩，则提示为肌腱全层撕裂。鉴别肌腱部分或完全撕裂困难时，可主动或被动活动肌腱进行动态超声检查，如可见连续的肌腱纤维移动，则可除外肌腱完全撕裂；相反，如在病变部位看不到肌腱纤维连续移动，则提示肌腱完全撕裂。动态超声检查还可以用来评估肌腱有无半脱位。当尺侧腕伸肌腱50%以上的部分移至骨沟外时，该肌腱的半脱位或脱位可视为异常，其原因与尺侧腕伸肌腱的腱鞘下撕裂有关（图5-52）。指伸肌腱腱帽的矢状束可发生损伤，

如矢状束断裂，手指屈曲时，指伸肌腱可发生半脱位，称为"拳击指"（图5-53）。如患者有间断弹响症状，超声检查时，可让患者重复做引起弹响的动作，以进行动态超声检查。

　　超声也可评估手指屈肌腱滑车的损伤。滑车撕裂时，超声显示滑车呈异常的低回声或滑车结构缺失（图5-54，图5-55）。滑车撕裂的一个间接征象为指屈肌腱异常的掌侧移位，称为弓弦征。检查时可让患者做抗阻力屈指动作（图5-56）。A2滑车损伤也较为常见，如同时累及A3滑车，则常需要手术修补治疗。正常情况下，手指抗阻力屈曲时，指屈肌腱的掌侧移位与指骨

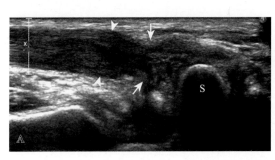
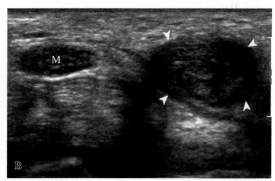

图5-48　部分撕裂：桡侧腕屈肌腱
长轴切面（A）与短轴切面（B）显示桡侧腕屈肌腱增厚、回声减低（箭头），且部分纤维断裂呈无回声（箭）。M.正中神经；S.手舟骨

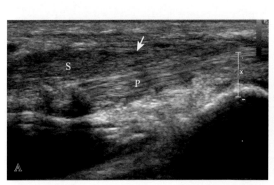
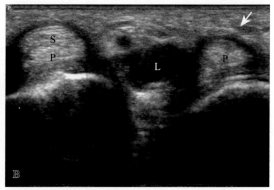

图5-49　完全撕裂：指浅屈肌腱
长轴切面（A）与短轴切面（B）显示指浅屈肌腱（S）撕裂、回缩（箭），指深屈肌腱完整（P）。L.蚓状肌

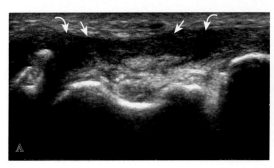
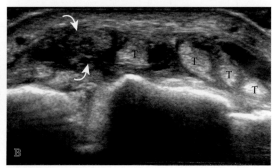

图5-50　完全撕裂：示指伸肌腱
长轴切面（A）与短轴切面（B）显示示指伸肌腱撕裂（箭之间）、断端回缩（弯箭）。T.指伸肌腱

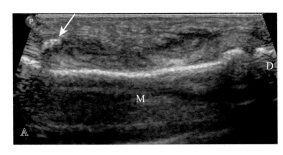
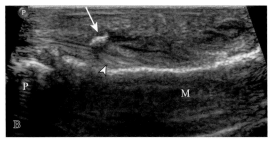

图5-51　撕脱骨折：指深屈肌腱

A.手指掌侧矢状切面显示强回声的骨折片（箭）自远节指骨（D）撕脱后向近侧回缩；B.旁矢状切面显示指浅屈肌腱完整（箭头），远端附着于中节指骨（M）。P.近节指骨（由 S. Allred, Hamilton, Ontario 馈赠）

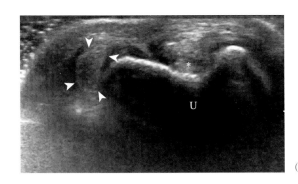

图5-52　脱位：尺侧腕伸肌腱

短轴切面显示尺侧腕伸肌腱（箭头）自其正常位置（*）移位。U.尺骨

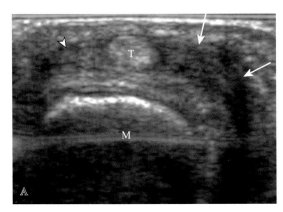
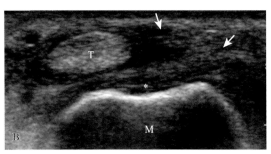

图5-53　矢状束损伤

A.指伸肌腱中央束（T）短轴切面显示矢状束增厚、回声减低（箭），箭头所指为正常矢状束；B.另一患者，指伸肌腱短轴切面，显示手指屈曲时，伸肌腱（T）自其正常位置（*）脱位，伸肌腱帽的矢状束连续性中断（箭）。M.掌骨

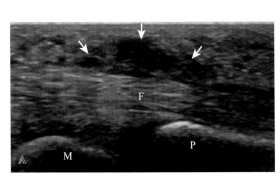
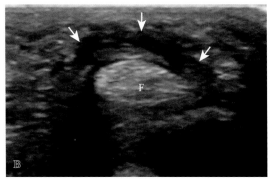

图5-54　滑车损伤：A1

长轴切面（A）与短轴切面（B）显示指屈肌腱（F）的A1滑车显著增厚、回声减低（箭）。M.掌骨头；P.近节指骨

的距离不应大于1mm。如在A2滑车远段指屈肌腱的移位距离大于3mm，则提示A2滑车完全撕裂，如大于5mm，则提示A2和A3滑车同时完全撕裂。少数情况下，拇指的滑车也可出现损伤（图5-57）。另一手指病变为扳机指，其发生是由于A1滑车增厚导致肌腱受压而滑动受阻（图5-58），有时伴有囊肿形成、滑车内血流信号增加、肌腱病和腱鞘炎。A1滑车增厚也可见于硬皮病。

前臂、腕部、手部还有多种少见或无特征性表现的肌肉、肌腱病变。然而，此处还有一特殊病变，称为交叉综合征，位于前臂远段Lister结节近侧4～8cm处，该处腕背侧第一腔室内肌腱的近侧肌腹跨越了第二腔室

内肌腱的近侧肌腹。超声于疼痛部位可见软组织肿胀、回声减低，或可见积液，探头加压时出现局部疼痛（图5-59）。另一较为少见的病变为远侧交叉综合征，为位于Lister结节远侧的拇长伸肌腱跨越桡侧腕长伸肌腱和短伸肌腱。

手腕部存在一些正常解剖变异，如肌腱呈多束、副肌腱和副肌肉，如副指短伸肌，其在临床查体时类似一软组织肿块（图5-60）。掌长肌有时也会出现变异，临床查体时局部可触及异常（图5-61）。另一常见变异，副小指外展肌，将在尺神经卡压部分一起讨论（见图5-73）。肌腱的肿瘤性病变将在后面与其他手腕部肿瘤一起讨论。

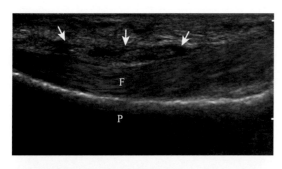

图5-55　滑车损伤：A2
长轴切面显示指屈肌腱（F）的A2滑车显著增厚、回声减低（箭）。P.近节指骨

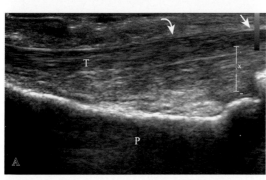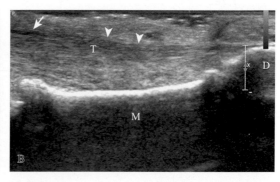

图5-56　滑车损伤：A2至A4
A、B.长轴切面显示指屈肌腱的A2滑车远段断裂（弯箭）、A3（箭）与A4（箭头）滑车缺失，指屈肌腱（T）向掌侧移位（称为弓弦征）。D.远节指骨；M.中节指骨；P.近节指骨

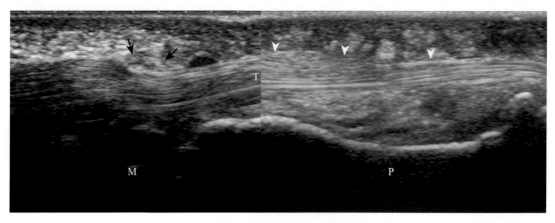

图5-57　滑车损伤：拇指
拇指屈肌腱长轴切面显示滑车（A2和斜束）断裂（箭头），屈肌腱向掌侧移位。注意指屈肌腱的A1滑车明显增厚（箭）。M.掌骨头；P.近节指骨；T.指屈肌腱

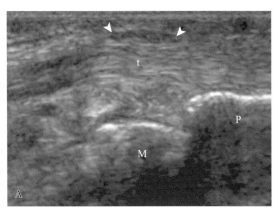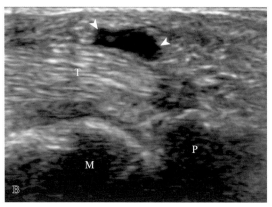

图 5-58　扳机指

第2指掌指关节处长轴切面显示：指屈肌腱A1滑车增厚呈低回声（箭头）（A）、囊肿形成（B）。指屈肌腱（t，T）自A1滑车下方经过时位置发生偏离。M.掌骨头；P.近节指骨

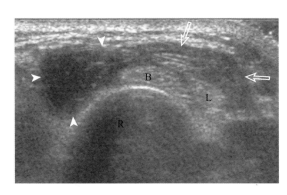

图 5-59　交叉综合征

前臂远段短轴切面显示拇短伸肌于桡侧腕短伸肌（B）和长伸肌（L）上方跨过时回声异常，呈低回声（箭头），其旁伴有拇长展肌（空心箭）。R.桡骨

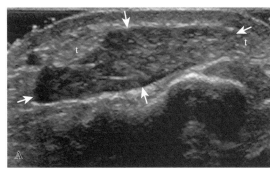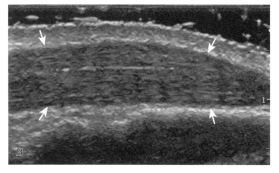

图 5-60　副指短伸肌

横切面（A）与矢状切面（B）于腕背侧显示一副肌（箭），呈低回声，位于第2指伸肌腱与第3指伸肌腱（t）之间

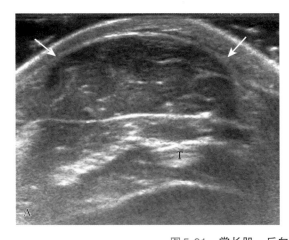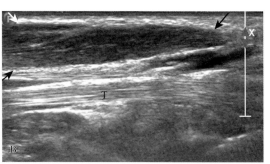

图 5-61　掌长肌：反向变异（肌腹位于远侧）

短轴切面（A）与长轴切面（B）显示掌长肌反向变异（箭），邻近指屈肌腱（T）

五、周围神经病变

（一）腕管综合征

腕管综合征为上肢最常见的周围神经卡压病变，为正中神经在腕部卡压所致。因为正中神经走行于腕管内，因此，任何使腕管体积缩小或腕管内容物体积增加的病变均可导致正中神经卡压，如创伤、肿瘤、腱鞘炎等。超声上，腕管综合征表现为正中神经于进入腕管处增粗肿胀（图5-62），但有时也可表现为远段神经肿胀（图5-63）。对于腕管综合征的定量测量，已有很多研究

报道了各种不同的诊断标准及相应的敏感度和特异度。正中神经横截面积如小于6mm²，常可除外腕管综合征，而大于12mm²，可提示腕管综合征。另有研究应用旋前方肌处与腕管处正中神经面积相差2mm²以上来诊断腕管综合征，其准确度为99%（图5-64）。此外，如旋前方肌与腕管处正中神经横截面积相差大于6mm²，可提示为中度腕管综合征，而大于9mm²，则提示为重度腕管综合征。测量面积时，最好应用周边轨迹描记法，因为正中神经形状在不同个体之间差异较大，且描记部位应该位于高回声的神经外膜内侧。腕管综合征的其他征象为横切面上屈肌支持带向浅侧隆起，纵切面上正中神经局部变细，受压变细与其近端骤然增粗部位之间可见

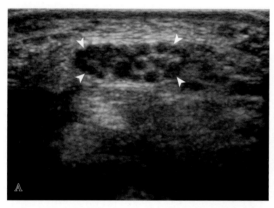
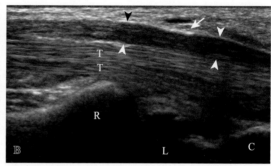

图5-62　腕管综合征
短轴切面（A）与长轴切面（B）显示正中神经肿胀呈低回声（箭头），注意图A中正中神经浅侧紧邻呈高回声的屈肌支持带，图B中正中神经（箭头）自屈肌支持带（箭）下方经过时轻度受压。C.头状骨；L.月骨；R.桡骨；T.指屈肌腱

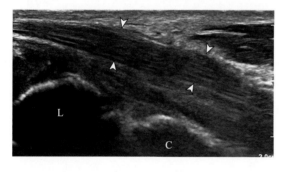

图5-63　腕管综合征
正中神经纵切面显示远侧腕管内正中神经增粗、回声减低（箭头）。L.月骨；C.头状骨

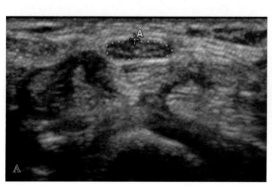
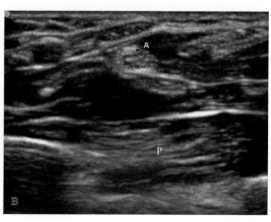

图5-64　腕管综合征：测量方法
超声横切面于腕管水平（A）和旋前方肌（P）水平（B）测量正中神经面积（标尺），对于腕管综合征患者，前者可比后者大2mm²以上

切迹，称为切迹征。腕管综合征时，手指屈伸活动时，还可见腕管内的正中神经横向滑动幅度减小。另外，彩色多普勒超声检查如显示正中神经内血流信号增加，可较为准确地提示腕管综合征（图5-66）。正中神经增粗也可见于糖尿病伴对称性多发神经病的患者。

正中神经可呈双支或高位分支，两分支之间常伴有一支正中动脉，此为正中神经的正常变异，可见于约15%的无症状人群。病变常为不完全性，但并不一定为双侧（图5-65）。正中神经双支变异时也可发生腕管综合征，但此结构变异并不一定为腕管综合征的危险因素。此时腕管内正中神经的两个分支均增粗肿胀，其面积之和与其近侧（旋前方肌处）和远侧（腕管）正中神经比较可增大至少4mm²（图5-66）。少数情况下，永存正中动脉可见于正中神经无双支变异的情况下，多为单侧，超声上其表现类似一显著的神经纤维束。另外，对于正中神经双支变异，其中的一支正中神经可能会出现走行异常，即穿过指浅屈肌肌腹走行。

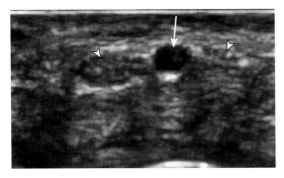

图5-65　正中神经双支变异和永存正中动脉

短轴切面显示正中神经呈双支（箭头），并可见一支粗大的永存正中动脉（箭）

腕管综合征行手术治疗后，屈肌支持带可显示增厚或中断伴正中神经的掌侧移位，正中神经的面积可见恢复正常，或仍保持肿胀而不随临床症状改善而缩小（图5-67）。腕管内注射类固醇激素后，有时最早在注射后7天即可显示正中神经面积缩小。少数情况下，腕管内正中神经的卡压可继发于外部病变的挤压，如肿瘤、腱鞘囊肿（图5-68）或腱鞘炎（图5-69）。另一少见的正中神经增粗病变为正中神经纤维脂肪错构瘤，为神经纤维束周围的弥漫脂肪组织浸润（图5-70）。

（二）腕尺管综合征

尺神经在腕尺管内的卡压较为少见，称为腕尺管综合征，其发病多为创伤所致。由于钩骨钩位于尺神经和尺动脉的深方，手部尺侧的撞击伤可导致尺神经或尺动脉损伤，或骑车时手把也可对该处造成慢性反复损伤。尺神经的卡压也可以由邻近的尺动脉瘤所致（图5-71），可能与尺动脉血栓形成有关。超声上，尺神经病变处可呈低回声。探头加压时，由于尺神经被压于探头与钩骨钩之间，从而患者出现相应症状。尺动脉瘤显示为与尺动脉相延续的不均质包块，彩色多普勒超声可见红蓝交替的血流信号。动脉瘤内血栓形成时，可无血流显示。与腕尺管综合征有关的一个病变称为小鱼际捶打综合征，其是由于局部直接创伤导致尺动脉血栓或动脉瘤形成，血栓脱落后至手指，从而导致手指供血障碍（图5-72）。其他引起腕尺管综合征的原因还包括血管病变、肿块和腱鞘囊肿。尺神经还可以被副小指展肌所压迫，此副肌为一正常变异，可见于约24%的人群，其一般位于尺神经和尺血管的浅侧，但也会位于其他位置（图5-73）。

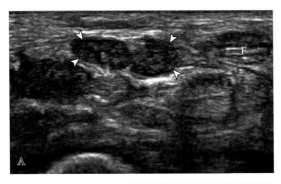
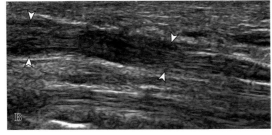
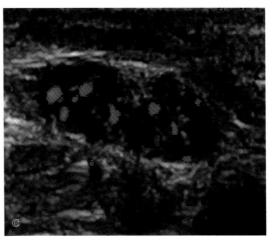

图5-66　正中神经双支变异与腕管综合征

短轴切面（A）与长轴切面（B）显示正中神经双支均增粗、回声减低（箭头）。超声显示正中神经内血流增多（C）。F.桡侧腕屈肌腱

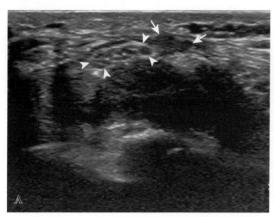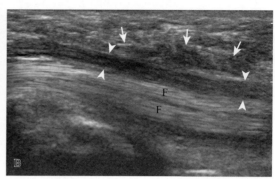

图 5-67　腕管综合征：松解术后

2例患者。短轴切面（A）与长轴切面（B）显示腕管综合征松解术后，屈肌支持带增厚、回声减低（箭）。F.指屈肌腱；箭头所示为正中神经

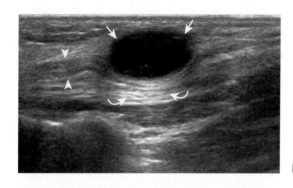

图 5-68　腕管综合征：腱鞘囊肿

正中神经（箭头）长轴切面显示一腱鞘囊肿（箭）卡压正中神经，呈无回声，后方回声增强（弯箭）

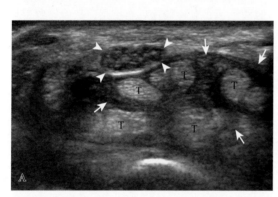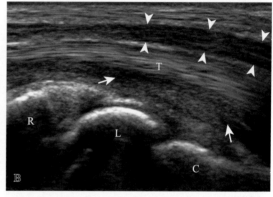

图 5-69　腕管综合征：腱鞘炎

短轴切面（A）与长轴切面（B）显示正中神经肿胀呈低回声（箭头），注意指屈肌腱（T）周围的滑膜增生呈低回声（箭）。C.头状骨；L.月骨；R.桡骨

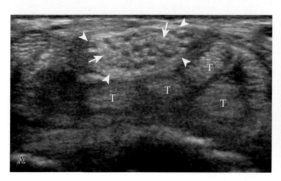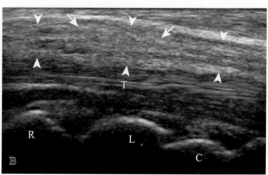

图 5-70　正中神经纤维脂肪错构瘤

短轴切面（A）与长轴切面（B）显示正中神经（箭头）内神经纤维束呈低回声，神经纤维束之间为高回声的脂肪组织（箭）。C.头状骨；L.月骨；R.桡骨；T.指屈肌腱

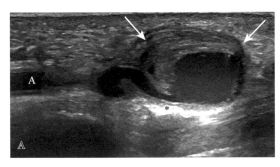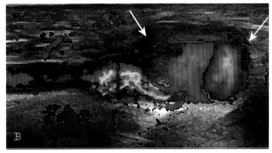

图 5-71　动脉瘤：尺动脉

A.长轴切面显示尺动脉局部瘤样扩张，呈不均质回声（箭），与尺动脉（箭头）相延续；B.彩色多普勒超声显示动脉瘤内可见往返血流信号

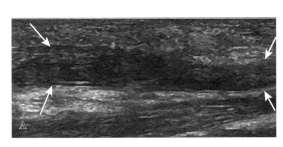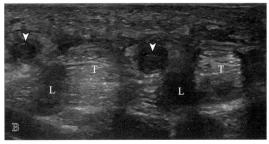

图 5-72　小鱼际捶打综合征

A.尺动脉长轴切面显示动脉内血栓（箭）；B.超声显示远侧的指总动脉内血栓（箭头）。T.指屈肌腱；L.蚓状肌

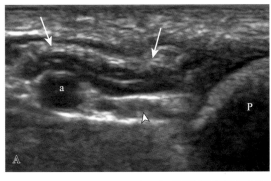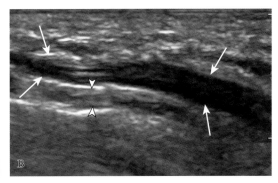

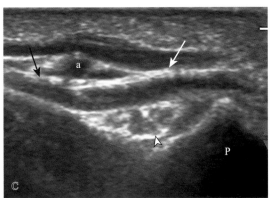

图 5-73　副小指展肌

尺神经（箭头）短轴切面（A）与长轴切面（B）显示副小指展肌呈低回声（箭）；另一患者，显示副小指展肌位于尺动脉（a）与尺神经（箭头）之间（C）。P.豌豆骨

（三）桡神经卡压

于前臂中段检查桡神经浅支时，可见其位于前臂的浅侧和桡侧。其向远侧走行时，经过前臂的桡侧，跨越拇长展肌和拇短伸肌。再向远侧，桡神经浅支行至腕背侧，并位于伸肌支持带的浅侧。桡神经浅支的卡压可发生于前臂远段，称为 Wartenberg 综合征，其原因可为血肿卡压，或由于该神经邻近头静脉而在静脉插管时损伤。其他引起桡神经卡压的因素还包括肿块或瘢痕组织（图 5-74）。

（四）断端神经瘤

神经损伤后可有不同的超声表现，与神经损伤的类型和程度有关。神经完全截断后，神经断端的正常反应为神经纤维试图再生而导致局部形成一个由再生神经纤维和瘢痕组织形成的紊乱区域，即神经瘤。超声上，神经瘤显示为以低回声为主的不均质结节（图5-75），其回声本身并无特征，诊断主要依据结节与神经的延续性。探头加压神经瘤时可引发相应的症状及延伸至神经瘤内的那段神经常呈异常低回声，有助于对神经瘤的识别。

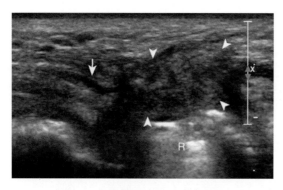

图5-74　桡神经浅支：瘢痕组织
桡骨远段（R）骨折术后，超声长轴切面显示桡神经浅支（箭）被周围瘢痕组织和血肿（箭头）包裹

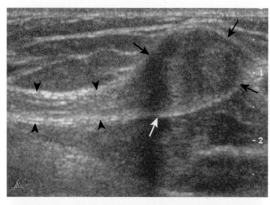

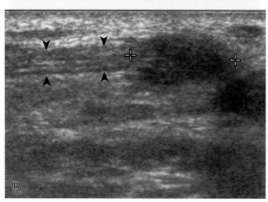

图5-75　断端神经瘤
A.超声长轴切面显示尺神经断端神经瘤呈不均质的低回声（箭）；B.另一患者，超声长轴切面显示正中神经断端神经瘤，呈低回声、不均质（标尺之间）。注意神经瘤与相应神经（箭头）的连续性

六、韧带和骨病变

（一）舟月韧带损伤

急性创伤或反复劳损可导致腕部韧带、软骨和邻近骨结构产生病变。对于腕部骨间韧带，舟月韧带是重要的起固定作用的韧带之一。正常韧带呈纤维状高回声，内部结构较肌腱更为致密，位于骨与骨之间。韧带部分撕裂时，可增厚，呈低回声；完全撕裂后，韧带结构消失，局部可见无回声积液或低回声的滑膜炎组织（图5-76）。舟月韧带撕裂后，手舟骨与月骨之间的间隙可

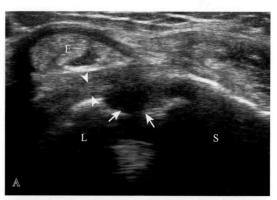

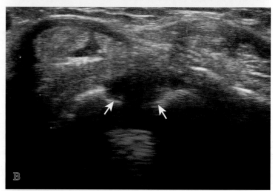

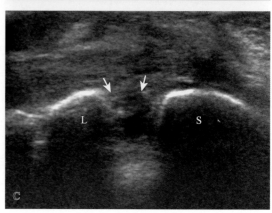

图5-76　舟月韧带撕裂
未行握拳动作（A）与握拳动作时（B），于腕部近段背侧横切面显示舟月韧带处异常低回声（箭）（箭头，背侧桡腕韧带）；注意图B与图A比较，其手舟骨与月骨之间的间隙增宽；C.腕掌侧显示舟月韧带部分撕裂呈低回声。E.指伸肌腱；L.月骨；S.手舟骨

增大，握拳或腕尺偏或桡偏时关节间隙进一步增大。舟月韧带的掌侧部分及月三角韧带的掌侧和背侧部分，也可以应用超声进行检查。除腕部骨间韧带外，超声还可以检查其他内在或外在关节囊韧带有无损伤或病变，如背侧桡腕韧带（或背侧桡三角韧带），其位于舟月韧带的浅侧和背侧（图5-77）。

（二）尺侧副韧带损伤（拇指）

除腕部韧带外，超声还可以检查手指的尺侧副韧带有无损伤。手指一个重要而特殊的韧带为第1掌指关节处的尺侧副韧带，因为其损伤后有时需要手术治疗。既往

此病变称为猎场看守者拇指（gamekeeper's thumb），因为猎人扭断兔子的脖子时易发生此类损伤。而近来，此病变被称为滑雪者拇指（skier's thumb），但也可见于其他任何拇指外展损伤。同其他韧带损伤一样，尺侧副韧带损伤后可表现为肿胀和回声减低（图5-78A），有时可见韧带与邻近指骨之间部分连续性中断（图5-78B）或完全连续性中断（图5-79）。鉴别韧带的部分撕裂与未移位的完全撕裂非常困难。然而，超声检查的主要目的为识别尺侧副韧带完全撕裂伴断端移位（或称为Stener病变）。发现呈强回声的撕脱骨折片常提示韧带发生完全撕裂。超声检查时，轻度外翻第1掌指关节，如显示

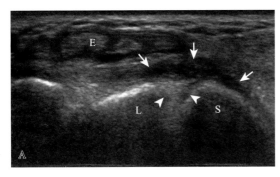
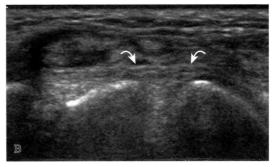

图5-77 背侧桡腕韧带：撕裂

A.腕背侧横切面显示背侧桡腕韧带（或桡三角韧带）断裂呈低回声（箭）。注意舟月韧带正常（箭头）。B.为对照侧正常的桡腕韧带（弯箭）。E.伸肌腱；L.月骨；S.手舟骨

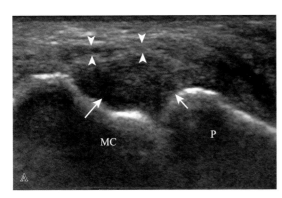
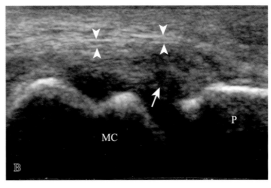

图5-78 拇指尺侧副韧带：拉伤和部分撕裂

A.长轴切面显示拇指尺侧副韧带弥漫性肿胀，呈低回声，其内纤维束连续（箭）；B.另一患者，显示尺侧副韧带部分撕裂，呈无回声（箭）。注意拇内收肌腱膜完整（箭头）。MC.掌骨；P.近节指骨

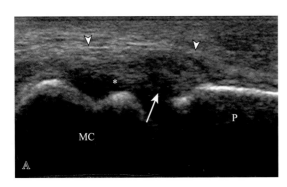
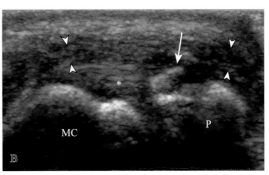

图5-79 第1掌指关节尺侧副韧带：完全撕裂与撕脱

2例患者。A.长轴切面显示尺侧副韧带（＊）全层撕裂（箭）、无移位；B.显示韧带全层撕裂，远侧可见撕脱骨折片（箭）。注意图A中拇内收肌腱膜完整（箭头），而图B中其则由于损伤而增厚、回声减低。MC.掌骨；P.近节指骨

积液进入韧带撕裂的间隙内，则有助于诊断韧带完全撕裂和回缩。

Stener病变为第1掌指关节的尺侧副韧带远段完全撕裂后，近侧断端移位至拇内收肌腱膜的近侧（图5-80）。此时，韧带常不能自行愈合，常需要手术进行治疗以避免发生慢性关节不稳。超声上，Stener病变显示为位于掌指关节近侧的、尺侧副韧带所在平面的结节状结构，常呈圆形、不均质的低回声（图5-81）。Stener病变的后方常可见声影，由撕裂韧带断端的声束折射所致。此外，于第1掌指关节正常尺侧副韧带所在的解剖位置未探及韧带纤维结构。如于回缩韧带的远端可见一强回声斑，后方有时可见声影，则为韧带撕脱骨折的典型征象（图5-81C）。Stener病变在超声上的表现类似绳上的溜溜球，与MRI表现相似。绳子代表拇内收肌腱膜，"溜溜球"为移位的尺侧副韧带近侧断端。尽管Stener病变的形态可为圆形、椭圆形或细长形（图5-81B），但其位置常位于拇内收肌腱膜近侧缘的近侧或少数情况下位于其浅侧（图5-81A）。屈曲拇指指间关节可导致拇内收肌腱膜在尺侧副韧带上滑动，从而有助于对拇内收肌腱膜的识别和对Stener病变的鉴别。拇内收肌腱膜损伤后也可表现为增厚、回声减低（图5-82）。

（三）其他韧带损伤

超声还可检查其他侧副韧带有无撕裂，如拇指的桡侧副韧带（图5-83）。关节处如见一强回声骨折片，但该部位并不是韧带附着部位，可为关节囊（图5-84A）或掌板的撕脱骨折（图5-84B）。韧带附着处的骨皮质不规则改变并不一定为创伤所致，有时可能为血清阴性脊柱关节病所致，此时应结合临床进行综合分析。检查此类病变如银屑病关节炎时，超声于韧带附着处可见骨皮质不规则、骨侵蚀性病变或骨增生性病变（末端炎），彩色或能量多普勒超声可见血流信号增加，邻近韧带可见肿胀、回声减低（图5-85）。韧带浅侧的软组织也可表现为肿胀、回声减低。

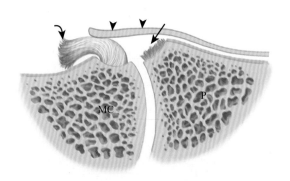

图5-80　Stener病变
显示尺侧副韧带远端完全撕裂后（箭）移位至掌指关节和拇内收肌腱膜（箭头）的近侧。MC.掌骨；P.近节指骨（改编自an illustration by Carolyn Nowak，Ann Arbor，Michigan；http：//www.carolyncnowak.com/MedTech.html.）

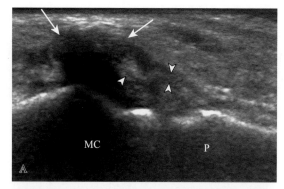
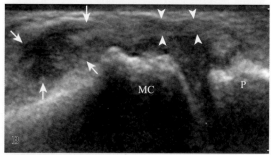
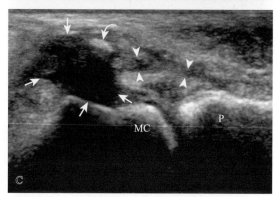

图5-81　Stener病变
3例患者。A～C.于第1掌指关节处显示尺侧副韧带完全撕裂后向近端移位，为Stener病变（箭），注意拇内收肌腱膜由于损伤而呈低回声（箭头），因而形成类似连绳的悠悠球表现；C.显示撕脱骨折片呈强回声（弯箭）。MC.掌骨；P.近节指骨

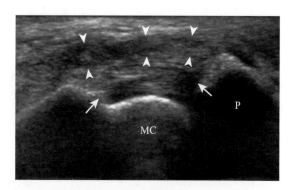

图5-82　拇内收肌腱膜：撕裂
超声于第一掌指关节长轴切面显示拇内收肌腱膜增厚、回声减低（箭头），尺侧副韧带正常（箭）。MC.掌骨；P.近节指骨

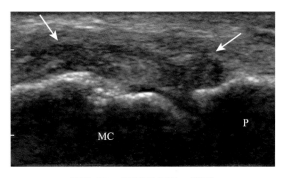

图 5-83 桡侧副韧带：撕裂

第一掌指关节桡侧副韧带长轴切面显示韧带呈异常低回声（箭），未见韧带纤维结构。MC.掌骨；P.近节指骨

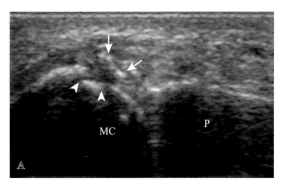

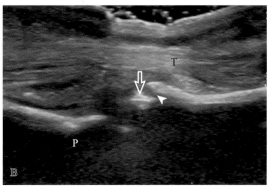

图 5-84 撕脱骨折

A.超声于掌骨头处显示掌侧关节囊附着处的撕脱骨折片（箭），撕脱部位为掌骨（MC）；B.另一患者，显示中节指骨底部（箭头）掌板附着处的撕脱骨折（空心箭）。P.近节指骨；T.指屈肌腱

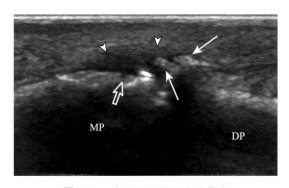

图 5-85 末端病：银屑病关节炎

超声于远侧指间关节冠状切面显示尺侧副韧带回声减低（箭头），并可见骨侵蚀性病变（空心箭）和骨质增生（箭）。MP.中节指骨；DP.远节指骨

腕部韧带的病变有时可伴发三角纤维软骨病变，患者的腕尺侧常伴有疼痛。尽管超声难以全面检查三角纤维软骨，但有时可显示三角纤维软骨病变呈异常的低回声、变薄或缺失（图5-86）。超声检查三角纤维软骨在桡骨的附着处较为困难，但此处必须检查以确保检查的全面性。

另外，位于前臂尺骨和桡骨之间的骨间膜亦可发生病变。骨间膜由一较大的纤维束、近侧背侧斜束、数个副纤维束、远侧膜性部分组成。检查骨间膜时，可首先于前臂中部背侧横切进行检查。探头可轻度向远侧的尺骨倾斜以显示骨间膜纤维长轴。骨间膜损伤时，其正常薄的高回声结构消失，局部可见骨间膜增厚、回声减低或骨间膜撕裂、韧带结构消失（图5-87）。骨间膜损伤为Essex-Lopresti损伤的一部分。Essex-Lopresti损伤包括桡骨头粉碎性骨折、骨间膜损伤和桡尺远侧关节断裂。

（四）骨损伤

骨折时，如骨断裂延伸至骨皮质处，并导致骨皮质中断、错位或撕脱骨折，常可被超声发现（见图5-84）。骨皮质局部的错位畸形为诊断骨折的特征性表现，此征象不同于骨性关节炎时关节边缘处由骨赘形成所致的骨

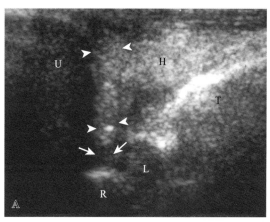

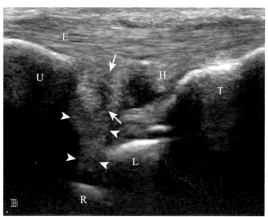

图 5-86 三角纤维软骨撕裂（2例患者）

腕尺侧冠状切面显示三角纤维软骨（箭头）内异常低回声区（箭）。注意半月板类似物（H）。E.尺侧腕伸肌腱；L.月骨；R.桡骨；T.三角骨；U.尺骨

皮质不规则改变。尽管如此，骨折的诊断还需结合X线检查。骨折时，其他重要的间接征象包括邻近软组织肿胀、回声减低、局部充血、探头加压时有压痛。

尽管手腕部的骨折可发生于任何部位，但应注意对手舟骨骨折的诊断，因为手舟骨骨折后如延误治疗可导致骨不连和手舟骨近端骨坏死。超声检查时，如患者有创伤史、解剖学鼻烟壶处压痛，应注意检查手舟骨，以观察有无骨皮质错位畸形、邻近软组织血肿（图5-88）。这些表现可提示骨折。手腕部小的撕脱骨折可见于肌腱和韧带止点处，超声上显示为强回声灶，有时后方可见声影。

七、腱鞘囊肿

腕部多数的肿块为良性，其中最为常见的是腱鞘囊肿。腱鞘囊肿的病因并不明确，但可能与组织退变、既往的损伤有关，或为特发性。超声上，腱鞘囊肿多表现为多房性、低回声或无回声、不可压缩（图5-89，图5-90）。当囊肿内为多个小腔室时，肿块后方的回声增强现象可能会不明显。少数情况下，腱鞘囊肿可以表现为一单房、无回声的单纯囊肿，其后方可见回声增强。由于腕部腱鞘囊肿的超声表现可以为多种多样，囊

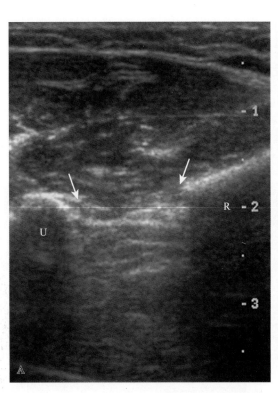
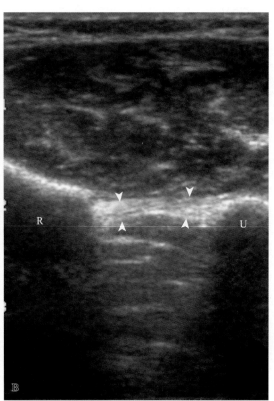

图5-87　骨间膜撕裂：Essex-Lopresti损伤
A.前臂中部背侧斜横切显示未见骨间膜结构（箭之间）；B.注意对侧的正常骨间膜声像图表现（箭头）。R.桡骨；U.尺骨

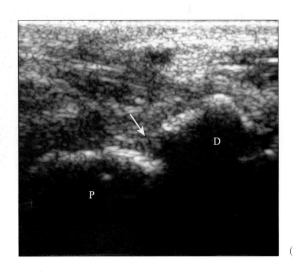

图5-88　手舟骨骨折
手腕掌侧长轴切面显示手舟骨连续性中断、错位畸形（箭）。D.手舟骨远端；P.手舟骨近端

肿的好发部位成为正确诊断的关键。多数腱鞘囊肿位于腕背侧，邻近舟月韧带（图5-89）。应注意鉴别腕背侧腱鞘囊肿与腕关节背侧隐窝扩张，因为两者具有相似的解剖学部位。腕部活动或探头加压时，关节隐窝可被压瘪，而腱鞘囊肿常不能被压缩（见图5-19）。另一常见

但常被忽略的腱鞘囊肿位于腕掌侧的桡动脉与桡侧腕屈肌腱之间，该囊肿起自桡骨与手舟骨之间的桡腕关节，并向近侧扩展（图5-90）。腕掌侧腱鞘囊肿可以向掌侧延伸至正中神经，或者向背侧延伸至腕背侧第一腔室浅侧（图5-91A），少见情况下其内可见来自桡腕关节腔内

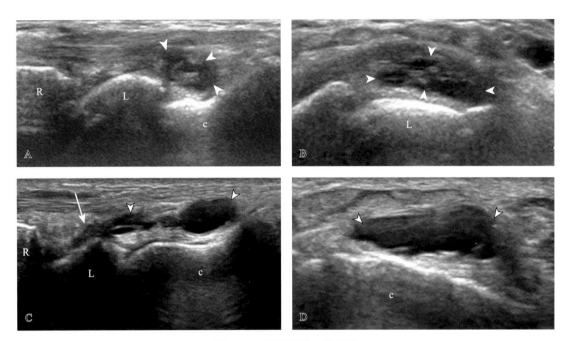

图5-89　腱鞘囊肿：腕背侧

2例患者。月骨（L）背侧矢状切面和横切面显示低回声（A、B）和无回声（C、D）多房腱鞘囊肿（箭头）。注意囊肿与桡腕关节（箭）连通，且后方回声增强。c.头状骨；R.桡骨

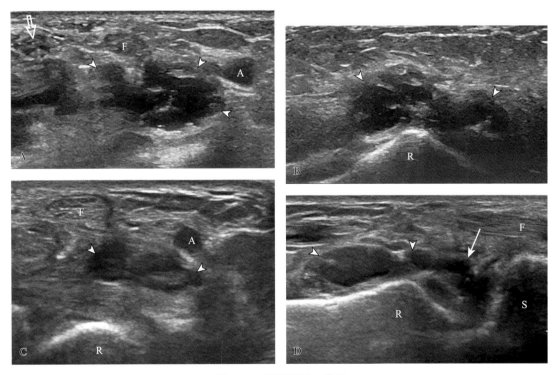

图5-90　腱鞘囊肿：掌侧

桡动脉（A）与桡侧腕屈肌腱（F）之间横切面、桡骨远段（R）矢状切面在2例不同患者（A、B）和（C、D）显示无回声、多房的腱鞘囊肿（箭头），其后方回声增强。注意图A中的正中神经（空心箭）及图D中囊肿与桡腕关节（箭）相连通

的真空气体所致的气体强回声（图5-91B）。腕掌侧腱鞘囊肿有时可推移（图5-92A）或包绕邻近的桡动脉（图5-92B）。受邻近桡动脉搏动的影响，囊肿内可产生血流伪像，导致其内出现多普勒血流信号（图5-93）。腕掌侧的腱鞘囊肿可较小而不易触及，但患者常会有症状。因此，腕部疼痛时，除检查舟月韧带旁的腱鞘囊肿外，还应注意检查位于桡动脉和桡侧腕屈肌腱之间的腱鞘囊肿。手腕部的其他部位也可发生腱鞘囊肿，有时可导致

腕管综合征（见图5-68）和扳机指（见图5-58B）。超声检查腱鞘囊肿时，应注意观察囊肿是否与邻近关节或腱鞘相连，此点对于需要治疗的囊肿较为重要。研究表明，经皮超声引导下行囊肿穿刺抽吸和注入类固醇药物治疗为治疗腕部腱鞘囊肿的有效方法。另一易与腱鞘囊肿相混淆的囊肿为黏液囊肿，该囊肿起自退变的远侧指间关节，常向甲床延伸（图5-94）。

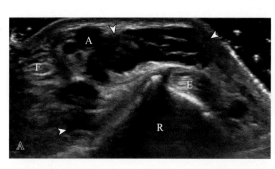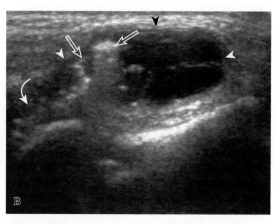

图5-91　腱鞘囊肿：掌侧

2例患者。超声于桡动脉（A）与桡侧腕屈肌腱（F）之间横切显示多房腱鞘囊肿（箭头）。图A中囊肿延伸至腕背侧第一伸肌腱腔室（E）浅侧；图B中可见囊肿内含有气体强回声（空心箭）

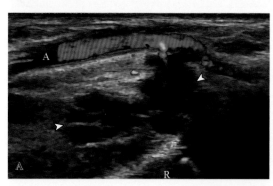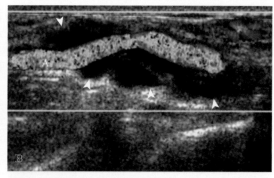

图5-92　腱鞘囊肿：掌侧

2例患者。桡动脉长轴切面彩色多普勒超声显示无回声多房囊性的腱鞘囊肿（箭头）挤压桡动脉（A）、包裹桡动脉（B）

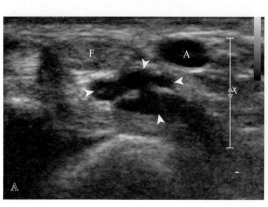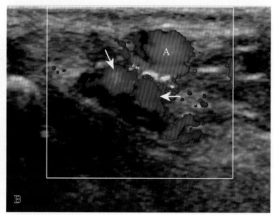

图5-93　腱鞘囊肿：血流伪像

灰阶超声（A）与彩色多普勒超声（B），桡动脉短轴切面显示腱鞘囊肿呈无回声（箭头），内见分隔；图B中由于邻近桡动脉（A）搏动而腱鞘囊肿内出现血流假象（箭）。F.桡侧腕屈肌腱

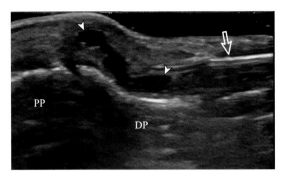

图5-94　黏液囊肿

拇指背侧矢状切面显示无回声的多房黏液囊肿（箭头）自指间关节向远侧扩展。注意指甲（空心箭）。PP.近节指骨；DP.远节指骨

八、其他肿块

（一）腱鞘巨细胞瘤和类似肿瘤

如实性肿块与肌腱相连，则高度怀疑腱鞘巨细胞瘤（也称局限性色素沉着绒毛结节性滑膜炎）。该实性低回声结节与腱鞘相连，多数为第1指屈肌腱至第3指屈肌腱的腱鞘，但并不随肌腱一起移动（图5-95）。同其他实性肿块类似，腱鞘巨细胞瘤后方有时可见回声增强，易误认为呈低回声的混杂囊肿，但彩色或能量多普勒超声于其内部常可见血流信号，提示肿瘤为一实性结节。另外一种有类似表现的手指实性结节为腱鞘纤维瘤（图5-96）。这些实性结节的超声表现并无特异性，因此常需病理进一步证实。

（二）掌腱膜挛缩

掌腱膜挛缩为位于指屈肌腱浅侧的手掌腱膜由于纤维组织增生而增厚，继而发生的挛缩。患者于手掌可触及一肿块或结节。超声可见结节状或条索状低回声肿块位于一条或多条指屈肌腱的浅侧并平行于指屈肌腱（图5-97）。少数情况下，其他软组织病变会出现类似表现，如破裂的表皮包涵囊肿（图5-98）。一种与掌腱膜挛缩相关的病变称为指节软组织垫，表现为近侧指间关节背侧的皮下组织增厚、回声减低，或者更为少见的位于掌指关节背侧（图5-99）。

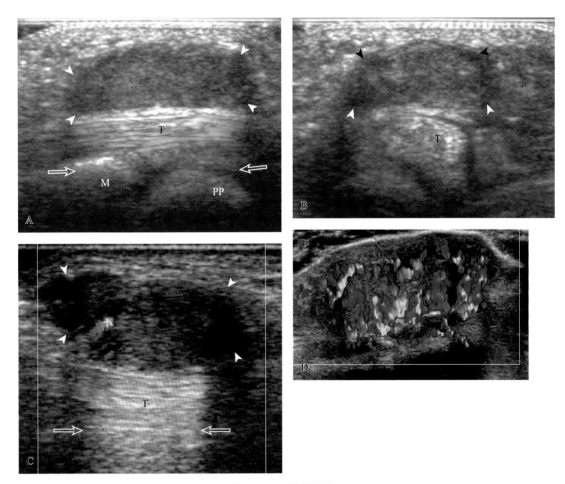

图5-95　腱鞘巨细胞瘤

长轴切面（A）与短轴切面（B）显示低回声、不均质的软组织结节（箭头），其后方可见回声增强（空心箭）。彩色多普勒超声长轴切面（C、D）显示2例患者腱鞘巨细胞瘤内血流分别为少许血流和丰富血流。M.掌骨；PP.近节指骨；T.指屈肌腱

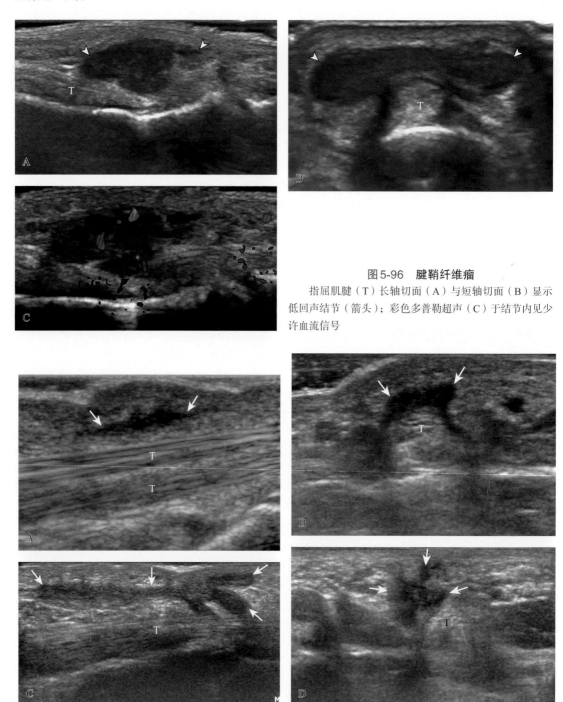

图5-96　腱鞘纤维瘤

指屈肌腱（T）长轴切面（A）与短轴切面（B）显示低回声结节（箭头）；彩色多普勒超声（C）于结节内见少许血流信号

图5-97　Dupuytren挛缩（掌筋膜纤维瘤病）

A、B.指屈肌腱（T）的长轴切面与短轴切面显示掌腱膜增厚呈低回声（箭）；C、D.另一患者，指屈肌腱（T）的长轴切面与短轴切面显示掌腱膜增厚呈低回声（箭）

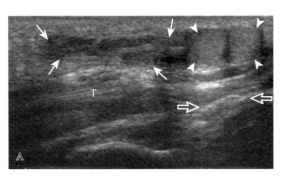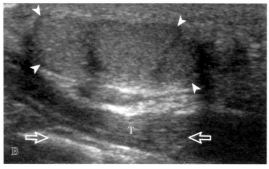

图5-98 表皮包涵囊肿：破裂

A、B.手部掌侧面显示表皮包涵囊肿呈一均质的低回声结节（箭头），后方回声可见增高（空心箭），其邻近的低回声区为囊肿破裂所致（箭）。T.指屈肌腱

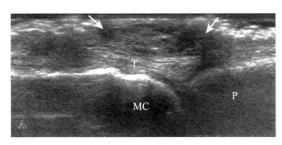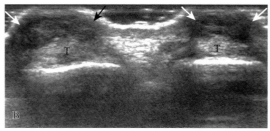

图5-99 指节软组织垫

指伸肌腱（T）长轴切面（A）与短轴切面（B）显示肌腱背侧软组织增厚（箭）。MC.掌骨；P.近节指骨

（三）血管球瘤

血管球瘤起自神经肌性动脉球，最常位于甲下或位于手指远节周围。临床上，此肿瘤可表现为疼痛、局部压痛、对冷刺激敏感。超声上，血管球瘤常呈低回声，内部可见丰富血流信号，后方回声增强，有时其深部骨质由于受压而变形（图5-100）。血管球瘤的超声表现本身并无特征性，诊断主要依据其特殊的解剖位置。

（四）其他肿瘤

很多实性结节本身在超声上并无特征性表现，但

对于某些病变，可根据其相关的一些影像学表现做出诊断。如结节与周围神经相延续，则为神经源性肿瘤或断端神经瘤（见第2章）。如彩色或能量多普勒超声于一不均质团块内可见往返的血流信号，且与邻近血管相延续，则考虑假性动脉瘤。手腕也可发生其他肿瘤，良性肿瘤有软骨瘤，恶性肿瘤有肉瘤。软组织内异物有时可以表现为瘤样改变（见第2章）。

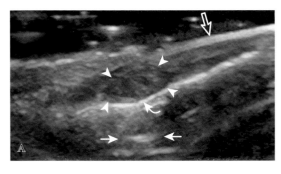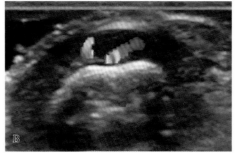

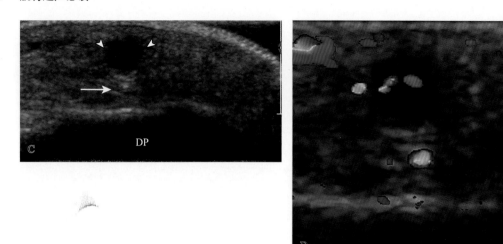

图5-100　于远节手指背侧和指甲处矢状切面（A）与横切面（B）显示血管球瘤呈低回声（箭头），其后方可见回声增强（箭），远节指骨由于受压而变形（弯箭）。注意图B中结节内可见血流信号。图C与图D为另一患者。灰阶超声（C）与彩色多普勒超声（D）矢状切面于手指远节掌侧可见低回声的血管球瘤（箭头），后方可见回声增强（箭），其内可见血流信号

精选参考文献

1. Boutry N, Titecat M, Demondion X, et al: Highfrequency ultrasonographic examination of the finger pulley system. J Ultrasound Med 24（10）: 1333-1339, 2005.

2. Boutry N, Larde A, Demondion X, et al: Metacarpophalangeal joints at US in asymptomatic volunteers and cadaveric specimens. Radiology 232（3）: 716-724, 2004.

3. Chiavaras MM, Jacobson JA, Yablon CM, et al: Pitfalls in wrist and hand ultrasound. AJR Am J Roentgenol 203（3）: 531-540, 2014.

4. Melville D, Jacobson JA, Haase S, et al: Ultrasound of displaced ulnar collateral ligament tears of the thumb: the Stener lesion revisited. Skeletal Radiol 42（5）: 667-673, 2013.

5. Lund PJ, Heikal A, Maricic MJ, et al: Ultrasonographic imaging of the hand and wrist in rheumatoid arthritis. Skeletal Radiol 24（8）: 591-596, 1995.

6. Kaeley GS: Review of the use of ultrasound for the diagnosis and monitoring of enthesitis in psoriatic arthritis. Curr Rheumatol Rep 13（4）: 338-345, 2011.

7. Thiele RG: Role of ultrasound and other advanced imaging in the diagnosis and management of gout. Curr Rheumatol Rep 13（2）: 146-153, 2011.

8. Lee KH, Kang CN, Lee BG, et al: Ultrasonographic evaluation of the first extensor compartment of the wrist in de Quervain's disease. J Orthop Sci 19（1）: 49-54, 2014.

9. Klauser A, Frauscher F, Bodner G, et al: Finger pulley injuries in extreme rock climbers: depiction with dynamic US. Radiology 222（3）: 755-761, 2002.

10. Peetrons PA, Derbali W: Carpal tunnel syndrome. Semin Musculoskelet Radiol 17（1）: 28-33, 2013.

11. Jacobson JA, Fessell DP, Lobo Lda G, et al: Entrapment neuropathies I: upper limb（carpal tunnel excluded）. Semin Musculoskelet Radiol 14（5）: 473-486, 2010.

12. Wang G, Jacobson JA, Feng FY, et al: Sonography of wrist ganglion cysts: variable and noncystic appearances. J Ultrasound Med 26（10）: 1323-1328, 2007. [quiz 30-1].

13. Baek HJ, Lee SJ, Cho KH, et al: Subungual tumors: clinicopathologic correlation with US and MR imaging findings. Radiographics 30（6）: 2010, 1621-1636.

14. Murphey MD, Ruble CM, Tyszko SM, et al: From the archives of the AFIP: musculoskeletal fibromatoses: radiologic-pathologic correlation. Radiographics 29（7）: 2143-2173, 2009.

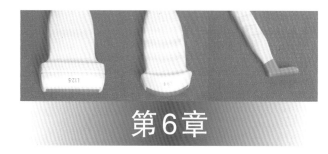

第6章
髋部与大腿超声检查

一、髋部与大腿解剖

髋关节为骨盆的髋臼与股骨近端形成的滑膜关节，关节隐窝自髋臼延伸至股骨并达转子间线水平，稍超过股骨颈水平。关节囊由于髂股韧带、坐股韧带、耻股韧带而增厚（图6-1），前部关节囊沿股骨颈向上反折。股骨头覆盖透明软骨，覆盖髋臼的软骨呈倒"U"形，髋臼周缘有纤维软骨的髋臼唇附着。

髋关节周围的肌肉组织有起自盆腔的，也有起自股骨本身的。起自髂骨后面的肌肉为臀小肌（止于股骨大转子前骨面）、臀中肌（止于股骨大转子的外侧骨面和后上骨面）和臀大肌（在股骨大转子下方和髂胫束深方止于股骨后面的臀肌粗隆）（图6-2，图6-3）。髋关节后

部有梨状肌，其起自骶骨，向下外延伸，止于股骨大转子。位于梨状肌下方的自骨盆延伸至股骨近段的肌肉包括上孖肌、闭孔内肌、下孖肌和股方肌。

在髋关节前部，髂腰肌由髂肌与腰大肌组成，止于股骨小转子。然而其解剖较为复杂，因为每块肌肉有自己独立的肌肉束。前部其他的肌肉有缝匠肌（起自骨盆的髂前上棘，移行为胫骨上段内侧）和阔筋膜张肌（起自髂骨的后外侧，移行为髂胫束，而髂胫束止于胫骨近段）（图6-4）。股直肌有两个头：直头，起自髂前下棘；斜头或反折头，起自髂前下棘后外侧的髋臼上缘。向远侧，直头肌腱形成股直肌前面表浅的肌腱，为单羽状结构；而斜头形成中心腱，为双羽状结构。股直肌在其远侧与股内侧肌、股外侧肌和股中间肌（此三肌均起自股骨）合并形成股四头肌，并止于髌骨，其中一些浅层肌

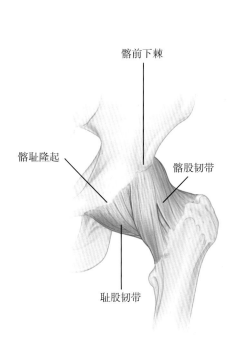

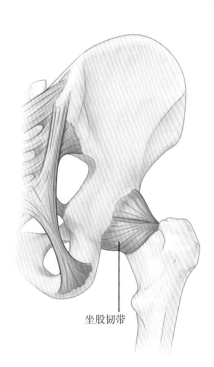

图6-1　髋关节解剖

从浅侧与后侧显示髋关节韧带（引自Drake R，Vogl W，Mitchell A：Gray's Anatomy for Students，Philadelphia，2005，Churchill Livingstone）

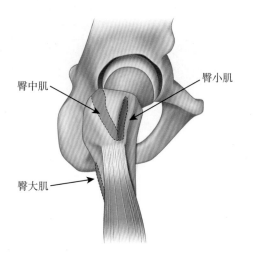

图 6-2 股骨大转子解剖

股骨大转子外侧观显示臀肌肌腱附着点（绘图，Danielle Dobbs，Ann Arbor，Michigan）

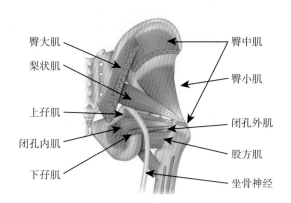

图 6-3 髋后部解剖

髋后部显示臀部肌肉、髋部外旋肌和坐骨神经（绘图，Danielle Dobbs，Ann Arbor，Michigan）

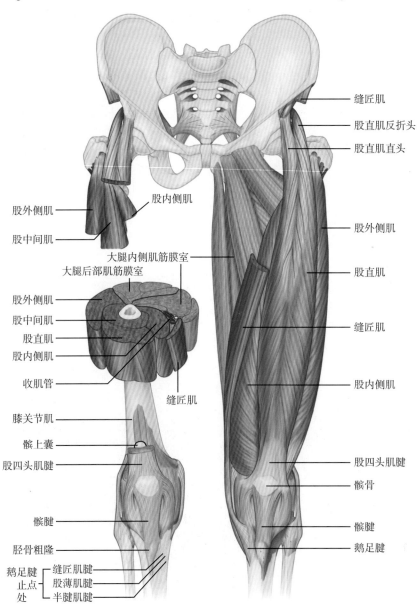

图 6-4 髋部与大腿解剖

前部肌肉组织（引自 Drake R，Vogl W，Mitchell A：Gray's Anatomy for Students，Philadelphia，2005，Churchill Livingstone）

腱纤维继续向远侧经过髌骨（称为髌前股四头肌延伸），继而以髌腱止于胫骨粗隆。

髋内侧的肌肉包括长收肌、短收肌和大收肌，其起自骨盆的坐骨和耻骨，止于股骨粗线，大收肌还止于收肌结节。内收肌的内侧浅层有股薄肌，起自耻骨下支，止于胫骨近段，为鹅足腱的一部分。

在大腿后部，从内向外依次为半膜肌、半腱肌（此二肌均起自坐骨结节，止于胫骨近段。半腱肌腱为鹅足腱的一部分）和股二头肌（其长头起自坐骨结节，短头起自股骨，止于腓骨头和胫骨外侧髁）（图6-5）。在上段，半膜肌腱位于股二头肌长头肌与半腱肌联合腱和半腱肌肌腹的前面。于坐骨起点处，半膜肌腱位于联合腱

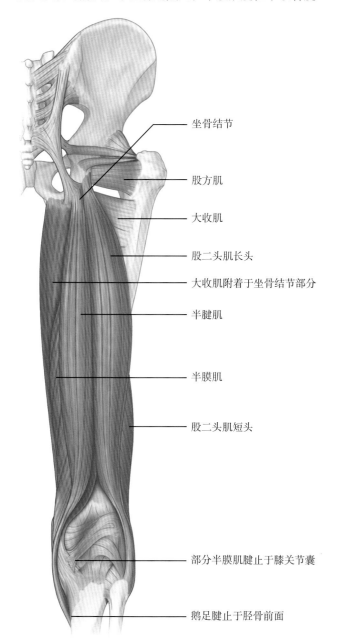

图6-5　髋部与大腿解剖
后部肌肉组织（引自Drake R，Vogl W，Mitchell A: Gray's Anatomy for Students，Philadelphia，2005，Churchill Livingstone）

的前外侧。

其他大腿前部重要的结构，自外向内分别为股神经、股动脉和股静脉［NAVEL，分别代表神经（nerve）、动脉（artery）、静脉（vein）、股管（empty space）、淋巴结（lymphatic）］。隐神经为股神经的分支，走行于缝匠肌的深方，继而在膝关节下方移行为皮神经。坐骨神经邻近股二头肌，于腘窝上角处分为胫神经和腓总神经。

髋关节周围有数个滑囊。髂腰肌滑囊沿髂腰肌腱内侧部分的前面分布，在15%的人群可与髋关节腔相通。臀大肌转子囊（或称臀大肌下滑囊）位于股骨大转子后外侧的后骨面和外骨面处，并位于臀大肌与髂胫束的深方；臀中肌下滑囊位于臀中肌与大转子外侧骨面之间；臀小肌下滑囊位于臀小肌与大转子前骨面之间（见图6-16）。在股骨近段还有其他一些滑囊。其他可能的滑囊为闭孔外肌滑囊，其位于股骨颈的内下方，可能与髋关节腔的后下部相通。在坐骨结节的浅侧有坐骨结节滑囊（或称坐骨臀肌滑囊）。

在腹股沟区，腹股沟管为位于下腹壁的一个三角形、细长形裂隙，位于腹股沟韧带的稍上方（图6-6）。其后部开口，即腹股沟管深环，位于外侧；而其前部开口，即腹股沟管浅环，位于内侧近耻骨处。腹股沟管内容物包括髂腹股沟神经、男性的精索和女性的圆韧带。腹股沟管深环位于腹壁下动脉自髂外动脉起始部的稍外侧。腹股沟三角（Hesselbach三角）的内侧边界为腹直肌外缘，下方为腹股沟韧带，外侧缘为腹壁下动脉。另一邻近腹股沟韧带的结构为股外侧皮神经。股外侧皮神经多数情况下自髂前上棘内侧走行，但也可自髂前上棘的浅侧或外侧走行，且其分支在不同人差异较大。

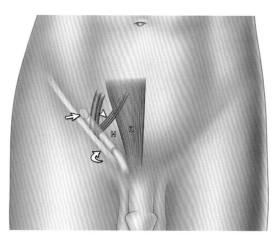

图6-6　髋部与大腿解剖
男性右侧腹股沟区解剖示意图显示腹壁下动脉（箭头）、腹股沟深环（箭）、腹股沟韧带（弯箭）、Hesselbach三角（H）和腹直肌（R）（引自Jacobson JA，Khoury V，Brandon CJ: Ultrasound of the Groin: Techniques，Pathology，and Pitfalls. AJR Am J Roentgenol 205: 1-11，2015）

图6-5中标注：
坐骨结节
股方肌
大收肌
股二头肌长头
大收肌附着于坐骨结节部分
半腱肌
半膜肌
股二头肌短头
部分半膜肌腱止于膝关节囊
鹅足腱止于胫骨前面

二、超声检查方法

表6-1为髋部和大腿超声检查内容一览表。髋部超声诊断报告范例见方框6-1和方框6-2。

表6-1 髋部和大腿超声检查主要内容

部位	主要检查内容
髋部：前部	髋关节、髂腰肌、股直肌、缝匠肌、耻骨联合
髋部：外侧	股骨大转子、臀肌肌腱、滑囊、髂胫束、阔筋膜张肌
髋部：后部	骶髂关节、梨状肌、其他髋部外旋肌
腹股沟区	腹股沟管深环、Hesselbach三角、股动脉区域
大腿：前部	股直肌、股内侧肌、股外侧肌、股中间肌
大腿：内侧	股动脉和股神经、缝匠肌、股薄肌、内收肌
大腿：后部	半膜肌腱、半腱肌腱、股二头肌腱、坐骨神经

方框6-1 髋部超声检查报告范例：正常报告

检查名称：右侧髋部超声检查。

检查日期：2016年3月11日。

患者姓名：Jack White。

注册号：8675309。

病史：髋部疼痛，怀疑滑囊炎。

超声所见：髋关节未见积液或滑膜增生。超声所能显示的前髋臼唇未见异常。髂腰肌滑囊未见积液，动态超声检查未见髂腰肌肌腱弹响。其他髋前部肌腱包括股直肌腱、缝匠肌腱和内收肌腱未见异常。髋外侧未见异常。股骨大转子周围滑囊未见扩张。臀中肌肌腱和臀小肌肌腱未见异常。股骨大转子处动态超声检查未见弹响。

超声印象：髋部超声检查未见异常。

方框6-2 髋部超声检查报告范例：异常报告

检查名称：右侧髋部超声检查。

检查日期：2016年3月11日。

患者姓名：Brennan Huff。

注册号：8675309。

病史：髋部疼痛，检查有无肌腱撕裂。

超声所见：长收肌在耻骨附着处可见部分撕裂，未见全层撕裂或肌腱回缩。腹直肌腱和联合腱未见异常，耻骨联合未见异常。髋关节未见明显积液和滑膜增生。前髋臼唇可疑撕裂，其周围未见囊肿。髂腰肌滑囊未见积液，动态超声检查未见髂腰肌肌腱弹响。髋外侧未见异常。股骨大转子周围滑囊未见扩张。臀中肌肌腱和臀小肌肌腱未见异常。股骨大转子处动态超声检查未见弹响。

超声印象：①长收肌近端部分撕裂；②前髋臼唇可疑撕裂。必要时行髋部MRI检查。

（一）总论

超声检查髋部和大腿前部时患者可取仰卧位；检查大腿后部时，患者可取俯卧位；检查股骨大转子部位时，患者可取侧卧位，患侧朝上。多数情况下，髋部的检查和大腿的检查可作为两项不同的检查项目。运动员的髋部或腹股沟区疼痛可由髋关节病变、肌肉肌腱病变、骨损伤或邻近的疝所致，因此要考虑所有可能的病变。探头频率的选择要根据患者的体型选择。高频线阵探头可以提高图像的分辨率，但对于体型较大患者，则可能需要用小于10MHz的探头以很好地穿透软组织，也可以用凸阵探头提供较大的视野及引导穿刺介入操作。最好首先使用这些低频率的超声探头检查，因为能较全面地显示整个深度的软组织，然后再换高频率的探头去检查浅表的组织结构，这样能保证较为全面的检查，并能显示较深的骨性结构与软组织的位置关系，而骨性标志结构较少且位置较深。髋部和大腿部超声检查时，可针对患者有症状或体征的部位进行重点检查，并要时刻想到患者的症状可能为多因素的或为牵涉痛。也可以对该部位进行全面、系统的超声检查，以使检查者熟悉正常解剖和正常组织变异，并形成一套快速而有效的超声检查方法。

（二）髋部检查：前部

该处主要的检查结构为髋关节及其前隐窝、髂腰肌肌腱及其滑囊、大腿近段肌肉的起点（股直肌和缝匠肌）和耻骨联合区域。根据患者的症状和体征，应对所有这些结构进行检查，因为患者的疼痛可能为牵涉痛，而其病因可能为多因素的。髋部前部的检查可首先自股骨颈长轴切面开始，即斜矢状切面（图6-7A）。检查股骨颈时，探头可首先横切放置于股骨干上，股骨表面呈弧形的强回声。继而，探头向上移动直至显示股骨大转子和股骨小转子的骨性突起，在此处，探头旋转以斜矢状切面显示股骨颈长轴。也可自股动静脉外侧寻找髋关节。股骨颈长轴切面可显示髋臼、股骨头和股骨颈的特征性骨性轮廓（图6-7B～图6-7D）。在此切面上，股骨颈的浅侧为髋关节前隐窝所在部位，可发现髋关节积液或滑膜异常。

股骨颈前方的髋关节前隐窝正常厚度为4～6mm。解剖学上，髋关节前部关节囊自髋臼和髋臼唇向下延伸，止于转子间线，而其中的一些纤维会向上反折，沿股骨颈止于股骨头-颈交界处（图6-8），因此形成前关节囊的前层和后层，其厚度均为2～3mm。关节囊两层之间存在少量生理性滑液，其厚度小于2mm，正常情况下，一般无液体显示。关节囊的前层可能稍厚于后层，因为其表面有韧带和轮匝带（轮匝带于股骨头-颈交界处环绕关节囊）加固。关节囊后层于股骨头-颈交界附着处有时可见局部增厚。正常关节前隐窝为凹陷状

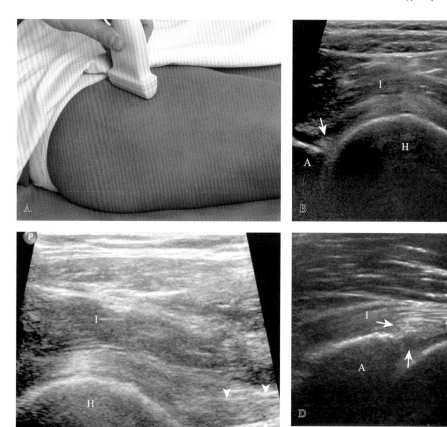

图 6-7 髋关节长轴

A.股骨近段斜矢状切面；B ～ D.显示股骨头（H）、股骨颈（N）和塌陷的关节前隐窝（箭头），注意髋臼（A）和纤维软髋臼唇（箭）。I.髂腰肌

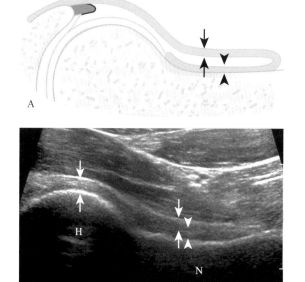

图 6-8 髋关节前隐窝

A.股骨头和股骨颈的斜矢状切面；B.超声显示关节囊前层（箭）和后层（箭头）。H.股骨头；N.股骨颈（改编自 an illustration by Carolyn Nowak，Ann Arbor，Michigan 的绘图）

或扁平状，但在髋部内旋时可能会呈外凸的形态（见图 6-35）。超声声束垂直于股骨颈时，可很好地显示关节囊的纤维状高回声表现（见图 6-7C）。但如声束倾斜，关节囊可由于各向异性伪像而呈低回声，类似积液回声，尤其是患者体型较大时（见图 6-7B）。股骨头与股骨颈表面正常时应较平滑，覆盖股骨头的软骨厚度应较均匀。髋臼唇为纤维软骨，呈三角形高回声，附着于髋臼周缘（见图 6-7D）。股骨颈长轴切面检查结束后，可行短轴切面检查股骨头和股骨颈（图 6-9）。

检查髂腰肌区域时，可首先横切面显示股骨头，因为股骨头显示较为容易（见图 6-9B）。探头继而向上移动，并旋转以平行于腹股沟韧带（图 6-10）。此切面可见特征性骨性轮廓，以及髂腰肌复合体、外侧的髂前下棘股直肌起点处和内侧的股动静脉。髂腰肌复合体包括多个肌腹和肌腱成分。偏外侧的肌腹代表髂肌的外侧和内侧肌纤维，中间有肌间隔，而偏内侧较为明显的肌腱为腰大肌肌腱，该肌腱内侧为腰大肌肌腹部分。真正的髂腰肌肌腱要在更远处才形成。检查任何肌腱的短轴切面时，注意侧动探头使声束垂直于肌腱，以正确显示肌腱的高回声结构，尤其是检查髂腰肌肌腱时，因髂腰

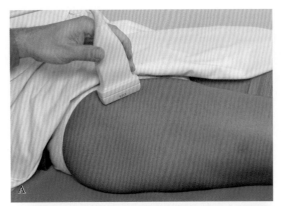

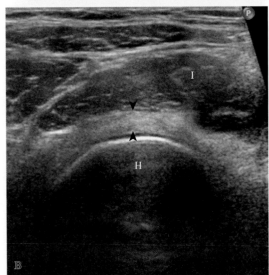

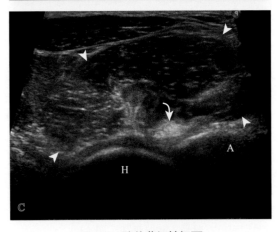

图6-9　髋关节短轴切面

A.斜横切面；B.显示关节囊前层和髂股韧带（箭头），透明软骨呈低回声覆盖于股骨头（H）；C.于股骨头（H）近段显示髂腰肌（箭头）及其肌腱（弯箭）。A.髋臼；I.髂腰肌

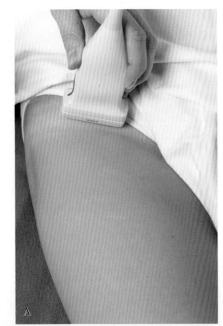

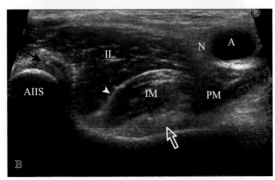

图6-10　髂腰肌短轴

A.斜横切面；B.显示腰大肌肌腱（空心箭）和肌腹（PM）、髂肌的外侧部分（IL）和内侧部分（IM）及肌内分隔（箭头）。注意股直肌直头（箭）、髂前下棘（AIIS）、股动脉（A）、股神经（N）

肌向深部走行，最后止于股骨小转子，从而该肌腱不垂直于声束。怀疑髂腰肌弹响时，应进行动态超声检查（见本章后面的髋部弹响）。髋前部的检查还包括髂腰肌滑囊，其起自股骨头水平，一般向内侧扩展，并可能位于腰大肌肌腱和髂腰肌肌腱的深方。探头旋转90°后可检查髂腰肌肌腱长轴切面。髋部屈曲、外展和外旋（FABER）有助于显示髂腰肌肌腱远段（图6-11）。

检查股直肌起点时，探头返回至髂腰肌复合体横切面，平行并位于腹股沟韧带水平（见图6-10A），继而向外侧移动至髂前下棘处。可见直头紧邻髂前下棘浅侧，对该肌腱可进行短轴切面和长轴切面检查（图6-12A，图6-12B）。在股直肌直头长轴切面，探头稍向外移动，可显示股直肌斜头向近侧的深方走行，由于各向异性伪像而呈低回声，并可见典型的折射声影（图6-12C）。另一检查股直肌斜头的方法为，首先于髋前部横切面显示股直肌直头，探头保持横切向外侧移至髋臼外侧，此处可显示斜头肌腱，继而探头旋转30°显示斜头肌腱的长轴（图6-12D，图6-12E）。检查缝匠肌时，探头返回至股直肌直头短轴切面，继而向近侧和外侧移动直至显示缝匠肌及其在髂前上棘起点处（图6-13）。

检查股外侧皮神经时，探头首先横切放置于缝匠肌近段，邻近髂前上棘。探头逐渐向远侧移动时，可见股外侧皮神经呈数支于缝匠肌浅侧自内向外走行（图

6-14A）。再向远侧，于缝匠肌外侧与阔筋膜张肌之间的一个三角形低回声脂肪间隙内可见股外侧皮神经的一个分支（图6-14B）。继而向上移动探头，以检查股外侧皮

神经在腹股沟韧带处有无卡压（图6-14C，图6-14D）。股外侧皮神经存在变异，表现为可能在腹股沟韧带上方开始分支；有不同的走行路径，即多数情况下自髂前上

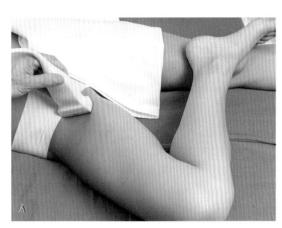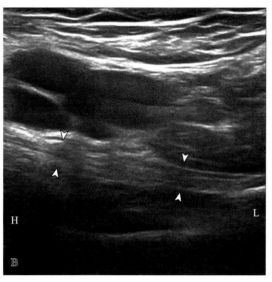

图6-11　髂腰肌长轴

髋部屈曲、外展和外旋（A），矢状切面显示（B）髂腰肌肌腱（箭头）和股骨小转子（L）。H.股骨头

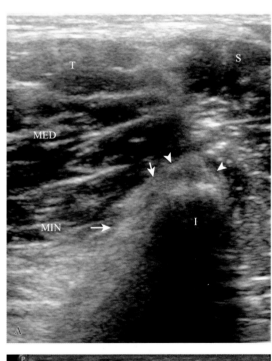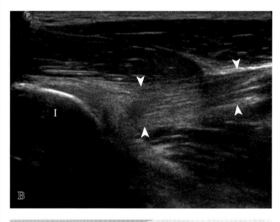

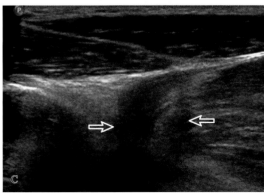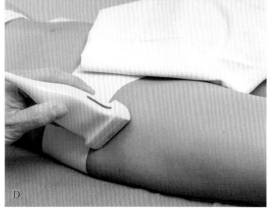

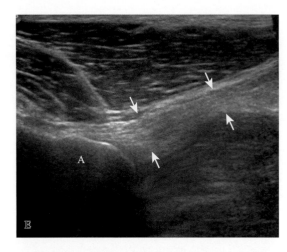

图6-12　股直肌近端

A.髂前下棘（I）处横切面显示股直肌的直头（箭头）和斜头（箭）（图像左侧为患者外侧）；B.矢状切面显示股直肌直头的长轴（箭头）；C.探头自图B向外侧移动显示股直肌斜头由于各向异性伪像而出现折射声影（空心箭）；D.将探头向外侧倾斜30°；E.显示股直肌斜头的长轴切面（箭）和髋臼（A）。MED.臀中肌；MIN.臀小肌；S.缝匠肌；T.阔筋膜张肌

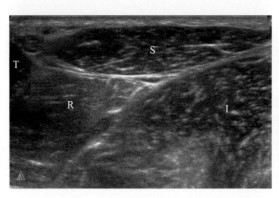
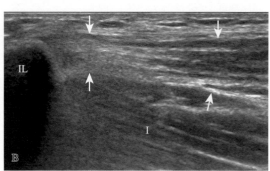

图6-13　缝匠肌

短轴切面（A）与长轴切面（B）显示缝匠肌（S与箭）。I.髂腰肌；IL.髂骨；R.股直肌；T.阔筋膜张肌

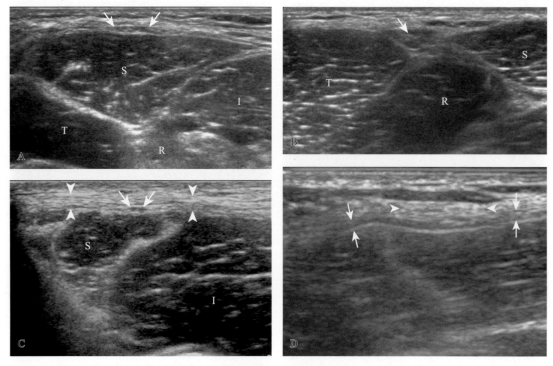

图6-14　股外侧皮神经

A.于缝匠肌（S）短轴切面显示股外侧皮神经（箭）；B.向远侧，可见其中一神经束（箭）位于低回声的脂肪垫中；C.向近侧于腹股沟韧带（箭头）水平显示神经纤维束的短轴切面（箭）；D.股外侧皮神经（箭）长轴切面。I.髂肌；R.股直肌；T.阔筋膜张肌

棘内侧走行，但也可能自髂前上棘浅侧或外侧走行，且其分支情况也会存在差异。

大腿部可作为单独的检查项目，髋部疼痛的患者（特别是运动相关性疼痛或运动员耻区痛）有可能为内收肌起点部位和腹直肌止点处的病变，或为耻骨联合处的病变。检查耻骨联合区域时，探头横切显示脐下方的腹直肌，并将探头中心放于一侧的腹直肌上，继而旋转90°行矢状切面扫查。沿腹直肌向下扫查，直至显示耻骨表面的强回声及覆盖其上的联合腱。将探头向外倾斜并朝向内收肌腱可显示腹直肌、长收肌及介于两者之间的联合腱（图6-15A）。接下来，探头转为横切面并将其中心放于耻骨联合以检查耻骨联合（图6-15B）。对于内收肌群远段的检查将在大腿内侧部分进行讨论。

（三）髋部检查：外侧

检查股骨大转子处的软组织时，了解局部的骨性解剖非常重要（图6-16）。患者取侧卧位，患侧朝上，探头横切放于髋外侧感兴趣区（图6-17A）。股骨大转子不能直接显示时，探头可首先横切放于其下方的股骨上。继而探头向上移动，直至显示股骨大转子特征性的骨性突起。重要的标志为位于股骨大转子前骨面与外侧骨面之间的骨突，其位于髋外侧的稍前侧（图6-17B）。股骨外侧骨面的后方为较圆的后骨面。臀小肌肌腱可见位于前骨面，臀中肌肌腱位于外侧骨面，臀大肌肌腱位于后骨面的浅侧，但不附着于后骨面。于前骨面臀小肌肌腱附着处的浅侧为低回声的臀中肌，再浅侧为髂胫束。髂胫束为高回声带状结构，其后方与臀大肌筋膜、前方

与扩筋膜张肌筋膜相延续（图6-16）。在股骨大转子外侧骨面，臀中肌肌腱附着处的浅侧为髂胫束；髋部外旋时，于臀中肌肌腱的浅侧还可以看到臀大肌。应对每一个股骨大转子的骨面进行短轴切面检查。检查时，应注意使声束垂直于所要检查的骨面，以避免位于骨面浅侧的肌腱发生各向异性伪像，另外，还要检查局部的滑囊有无扩张（图6-17C）。

此部位检查还包括臀小肌下滑囊、臀中肌下滑囊和臀大肌下滑囊，上述滑囊均位于相应肌腱与其在股骨大转子附着处之间（见图6-16）。因臀大肌下滑囊位于臀大肌与股骨大转子后骨面之间，因此，检查时应将探头放置于股骨大转子后面，以避免漏诊局部的滑囊积液。臀大肌下滑囊扩张时，可向外侧扩展而位于臀中肌肌腱与其浅侧的髂胫束之间。

检查臀小肌肌腱长轴时，探头可首先横切面放置于股骨大转子前骨面并垂直于前骨面，显示臀小肌肌腱后，旋转探头90°并稍向前移动以显示肌腱长轴（图6-18A）。同样方法，于股骨大转子外侧骨面可检查臀中肌肌腱长轴，检查时探头可稍向后移动（图6-18B）。臀中肌肌腱由于附着于两个骨面（股骨大转子的外侧骨面和后上骨面），检查时探头应向上方和后方移动，以全面显示臀中肌肌腱的止点（图6-18C）。自股骨大转子向上，臀小肌肌腱和臀中肌肌腱的长轴呈"V"形表现（见图6-2）。

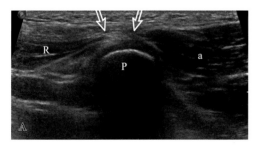

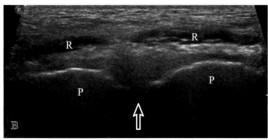

图6-15 耻骨联合与联合腱
A.斜矢状切面显示位于耻骨（P）上的联合腱（空心箭）位于腹直肌（R）与内收肌（a）之间；B.正中横切面显示腹直肌（R）和耻骨联合（空心箭）

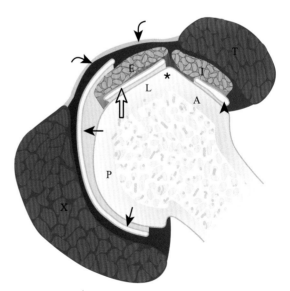

图6-16 股骨大转子解剖
股骨近段短轴切面（图像右侧为患者前部，图像上方为患者外侧）显示臀小肌肌腱（I）止于前骨面（A），其间为臀小肌下滑囊（箭头）；臀中肌肌腱（E）止于外侧骨面（L），其间为臀中肌下滑囊（空心箭）；臀大肌覆盖后骨面（P），其间为臀大肌下滑囊（箭），注意前骨面与外侧骨面之间的骨突（＊）及髂胫束（弯箭）。T.阔筋膜张肌（改编自Carolyn Nowak, Ann Arbor, Michigan的绘图）

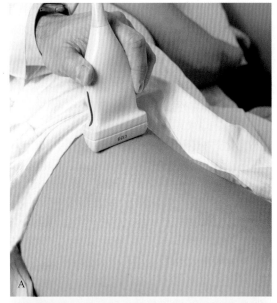

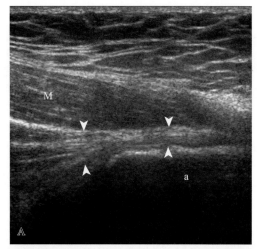

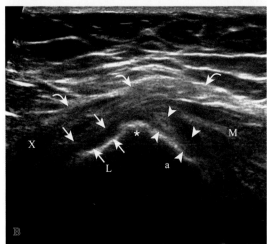

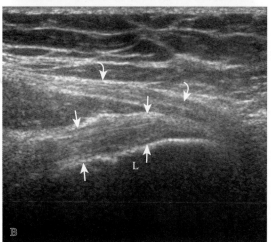

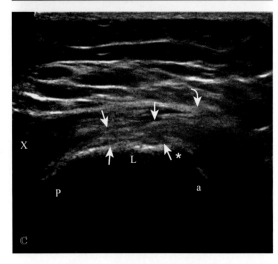

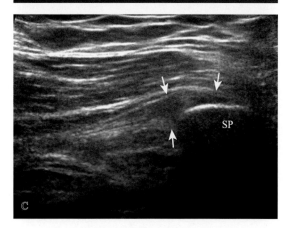

图6-17　股骨大转子短轴切面

　　A.患者取侧卧位，股骨大转子处横切面。B.臀小肌肌腱（箭头）止于前骨面，臀中肌肌腱（箭）止于外侧骨面，前骨面与外侧骨面之间可见一骨突（＊）。臀中肌肌腱由于各向异性伪像而呈低回声。C.调整探头方向后，臀中肌肌腱（箭）的各向异性伪像消失而呈正常回声，注意髂胫束（弯箭）和臀大肌（X）。a.前骨面；L.外侧骨面；M.臀中肌；P.股骨大转子的后骨面

图6-18　股骨大转子长轴

　　股骨长轴切面显示臀小肌肌腱（A，箭头）、臀中肌肌腱（B，箭），注意髂胫束（弯箭）、臀中肌肌腹（M）和大转子；探头向后移动至股骨大转子的后上骨面（SP）显示臀中肌肌腱的另一止点（C，箭）。a.前骨面；L.股骨大转子的外侧骨面

（四）髋部检查：后部

　　髋后部和盆腔的检查通常并不列为髋部检查的常规项目，仅在患者有相应病史和症状时进行。重点检查的区域有骶髂关节、梨状肌、上孖肌、闭孔内肌、下孖

肌、闭孔外肌和股方肌（见图6-3）。可首先检查骶髂关节：探头横切放置于骶骨中部，然后向外侧移动以显示骶后孔，再向外为骶髂关节和相邻的髂骨后部（图6-19）。骶后孔与骶髂关节相比，其位置偏内侧，自上向下扫查时为局限性骨皮质中断；而骶髂关节位置偏外，呈线状骨质中断。骶髂关节的上部较宽，为纤维软骨或韧带连结（图6-19A），下部较窄，为真正的滑膜关节（图6-19B）。

检查梨状肌时，由于其位置较深，需要用频率小于10MHz的凸阵探头以增加穿透力。探头可首先如前所述横切放置于骶髂关节处，探头向下移至坐骨大切迹并向下、外旋转（图6-19C）以显示梨状肌长轴切面（图6-19D）。此切面可见其肌腹位于髂骨的内侧，而其肌腱经髂骨后面延至股骨大转子。被动旋转髋部可见梨状肌肌腹与肌腱滑动，从而有助于对该肌肉的确定。

检查股方肌、闭孔肌和孖肌时，探头可首先横切放置于坐骨结节和腘绳肌起点处（图6-20A），于坐骨结节外侧、坐骨神经深方可见股方肌，其位于坐骨和股骨近段之间。闭孔外肌位置更深，并向前走行。将探头向上移动，依次可见下孖肌（图6-20B）、闭孔内肌（图

6-20C）和上孖肌。闭孔内肌走行较为独特，其于坐骨结节内侧走行，继而进入盆腔。上孖肌、下孖肌与闭孔内肌经常被认为是一个功能单位，超声检查时，探头矢状位可显示其短轴（图6-20D）。探头继续向上移动，并向内上方朝向骶骨，可显示梨状肌（见图6-19C）。在肌肉的短轴切面上，自头侧向尾侧，可见上孖肌、闭孔内肌、下孖肌、闭孔外肌和股方肌位于坐骨神经的深方（图6-20D）。坐骨神经位于梨状肌的深方，但位于其他髋部外旋肌的浅侧。

（五）腹股沟区检查

髋部和腹股沟区的检查有时也应包括腹股沟疝，因为患者的症状常为多因素的。如在股髋撞击综合征患者，腹股沟疝和内收肌肌腱病变常同时存在。超声上鉴别腹股沟疝类型的一个重要标志结构为Hesselbach三角，其底部位于内侧，为腹直肌的外侧缘，其顶部位于外侧，由上方的腹壁下动脉和下方的腹股沟韧带所形成（见图6-6）。

检查时，患者取仰卧位，探头横切放置于脐下腹壁上。腹白线显示为位于腹直肌之间的呈高回声的筋膜层。将探头的中心放于一侧的腹直肌上。探头横切向下

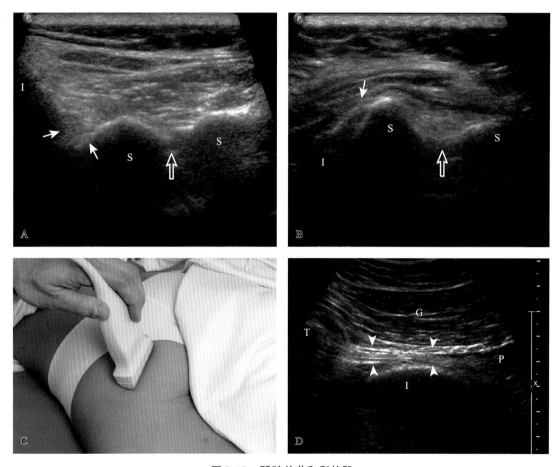

图6-19　骶髂关节和梨状肌
骶骨上部（A）与骶骨下部（B）横切面显示左侧骶髂关节（箭）、骶后孔（空心箭）和髂骨后面（I）（图像右侧为中线，图像左侧为外侧）；C.超声斜横切面；D.显示梨状肌的肌腱（箭头）与肌腹（P）。G.臀大肌；I.髂骨；T.股骨大转子

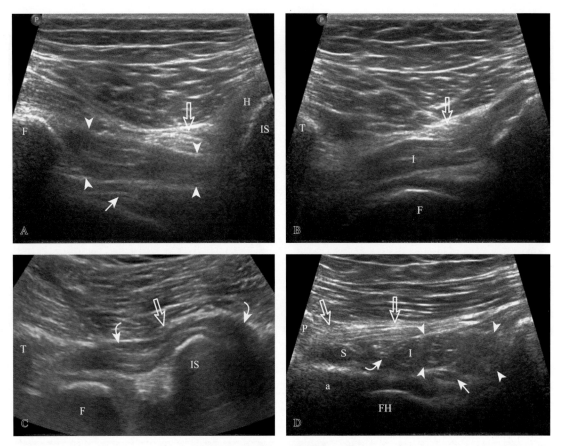

图6-20 股方肌、闭孔肌、孖肌

A.腘肌腱起点处横切面显示股方肌（箭头）、闭孔外肌（箭）和坐骨神经（空心箭）；B.探头向头侧移动显示下孖肌（I）和坐骨神经（空心箭）；C.将探头向头侧移动，可显示闭孔内肌（弯箭）向内侧跨过坐骨（IS）（用凸阵探头）。D.自上而下分别显示上孖肌（S）、闭孔内肌（弯箭）、下孖肌（I）、股方肌（箭头）和闭孔外肌（箭），注意坐骨神经（空心箭）和梨状肌（P）。a.髋臼；F.股骨；FH.股骨头；H.腘绳肌起点；IS.坐骨；T.大转子

移动可见腹壁下动脉，其位于腹直肌的深方并自内向外走行（图6-21A）。沿腹壁下动脉向下、外方向扫查直至其汇入髂外动脉，此处为Hesselbach三角的顶部。注意此处是一个非常重要的标志结构，紧邻其外上方为腹股沟管深环（图6-21B）。腹股沟斜疝时，疝内容物自腹壁下动脉外侧的腹股沟管深环经腹股沟管向内侧、浅侧突出。直疝时，疝内容物自腹壁下动脉内侧的Hesselbach三角向前方突出。

在腹股沟管深环位置，探头位于腹股沟韧带上方并与腹股沟韧带平行，且朝向耻骨，可显示腹股沟管长轴及此处可能存在的腹股沟斜疝（见图6-21C）。在男性，其内可见蔓状静脉丛和呈混杂回声的精索（见图6-21D、图6-21E）。在此处，可让患者绷紧腹部或做Valsalva动作（在气道闭合状态下用力呼气）以评估腹腔内结构或组织有无暂时性疝出；也可以让患者将手背放在嘴上，两腮鼓起。将探头放于Hesselbach三角，重复此动作以观察有无直疝。诊断腹股沟疝时应注意进行矢状切面检查以避免误诊。短轴切面检查腹股沟管和精索（男性）时，腹股沟斜疝时可见疝内容物进入继而移出超声视野，并使精索移位。横切面上，直疝表现为腹腔内容物局灶性异常向前移位，此征象需与非局灶性腹腔内脂肪移位相鉴别。

检查股疝时，探头首先显示腹股沟韧带长轴切面（见图6-21F），继而将探头向下移动，在腹股沟韧带的稍下方显示股总动脉，并做Valsalva动作。如股静脉扩张，则提示Valsalva动作较为充分。根据患者的症状，超声还可以评估其他类型的前腹壁疝，如Spigelian疝（位于腹直肌与腹外侧肌之间）、脐疝和切口疝。运动相关性疝的病因仍存在争议，对于运动员耻骨痛患者，联合腱病变常为主要病变，此点在耻骨联合部分已经论述。

（六）大腿检查：前部

大腿前部的检查应包括组成股四头肌的4块肌肉（见图6-4）。检查时，首先横切面显示大腿的前中部，此处可显示此4块肌肉（图6-22A）。离探头最近、最为表浅的肌肉为股直肌（图6-22B），其深部为股中间肌，该肌紧邻股骨。此2块肌肉的外侧为股外侧肌（图6-22C，图6-22D）、内侧为股内侧肌（图6-22E，图6-22F）。肌肉组织在超声上呈低回声，其中间可见高回

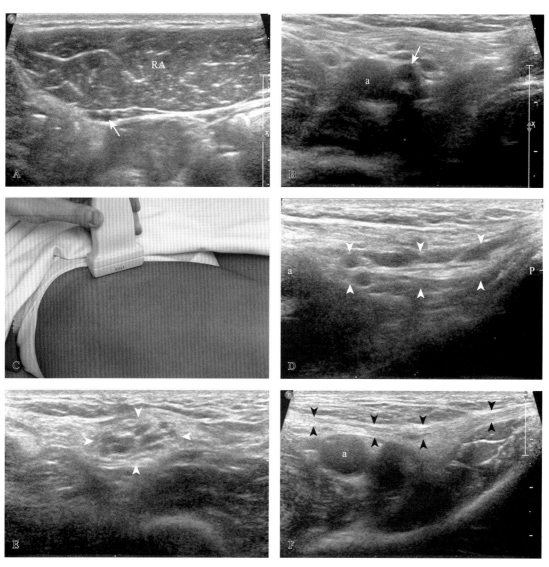

图6-21 腹股沟区

A.下腹部横切面显示腹直肌（RA）和腹壁下动脉（箭）（图像右侧为患者中线）；B.探头向下移动显示腹壁下动脉（箭）起自髂外动脉（a）；C.腹股沟管长轴切面；D.显示精索（箭头）；E.精索短轴切面（箭头）；F.腹股沟管下方显示腹股沟韧带长轴（箭头）。a.髂外动脉；P.耻骨

声的纤维脂肪分隔。

短轴切面检查结束后，行长轴切面检查股四头肌长轴（图6-23）。探头向远侧移动，可见股直肌移行为肌腱，继而股内侧肌、股外侧肌和股中间肌也移行为肌腱，从而形成3层结构的股四头肌腱，止于髌骨上缘。股四头肌腱远段浅层为股直肌肌腱，中间层由股内侧肌与股外侧肌的肌腱构成，深层为股中间肌肌腱。股四头肌腱的一部分纤维继续向下走行经过髌骨前面（称为髌前股四头肌腱延伸），继而向下走行止于胫骨粗隆（称为髌腱）。矢状切面可很好地显示股直肌的长轴，其向远侧逐渐变细。向近侧，可逐一检查股四头肌的各个肌肉。

如前所述，股直肌的近端起自髂骨（见图6-12），其直头起自髂前下棘，斜头起自外侧的髋臼上缘。在大腿，直头肌腱向浅侧逐渐变平，斜头在股直肌中央部移行为中心腱，向远侧形成肌后部的腱膜（见图6-22B）。阔筋

膜张肌位于股直肌的外侧（图6-24），其筋膜向外侧延续为髂胫束（见图6-16）。

（七）大腿检查：内侧

大腿内侧主要检查的项目为股神经、股动静脉、缝匠肌、股薄肌和内收肌群。检查时，可首先横切面显示股直肌，继而探头向头侧移动至大腿内上部（见图6-22E）。股动脉位于股直肌和股内侧肌的内侧部分，为一重要解剖标志（图6-25A）。股动脉浅侧为缝匠肌，此两个结构的内后侧为内收肌群（图6-25B）。内收肌群中，最前面为长收肌，其后方为短收肌，最后面，也是最大的肌肉为大收肌。一个有助于记住各内收肌名字的口诀为"ALABAMa"（AL代表长收肌，AB代表短收肌，AMa代表大收肌）。内收肌群之间有闭孔神经的前支和后支走行。内收肌群内侧浅方为股薄肌，其位于皮下组织深方（图6-25C）。于大腿远段内侧可见隐神

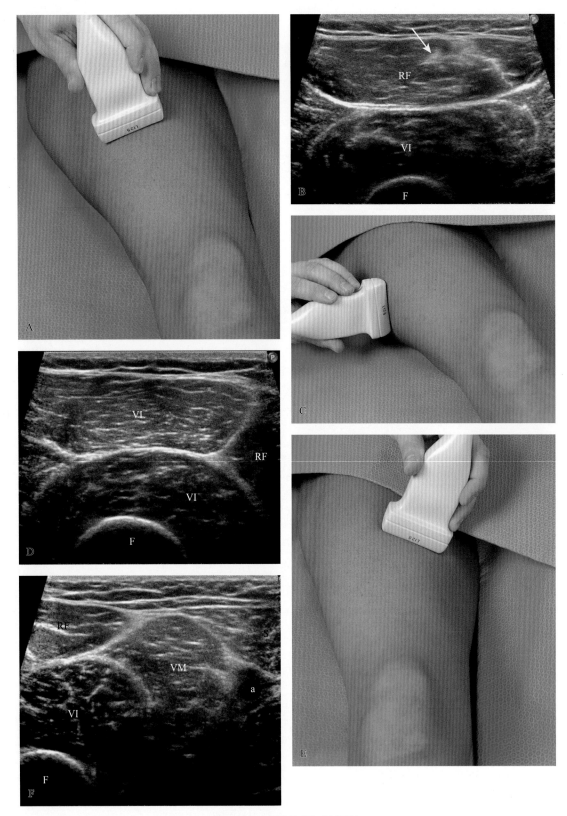

图6-22　大腿前部短轴切面

A.大腿前部短轴切面；B.显示股直肌（RF）、股中间肌（VI）和股骨（F）；C.大腿前外侧短轴切面；D.显示股外侧肌（VL）、股中间肌（VI）、股直肌（RF）和股骨（F）；E.大腿前内侧短轴切面；F.显示股中间肌（VI）、股直肌（RF）、股内侧肌（VM）、股骨（F）、股动脉（a）和缝匠肌（S）

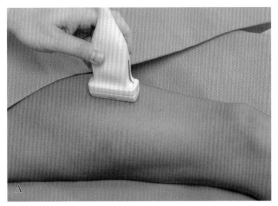

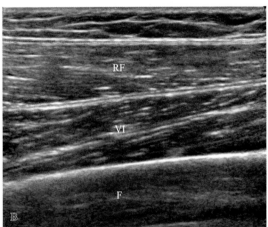

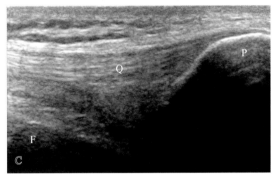

图6-23 大腿前部长轴切面

A.矢状切面；B.显示股直肌（RF）和股中间肌（VI）向远侧逐渐变细，于图C中形成股四头肌腱（Q）。F.股骨；P.髌骨

经自前向后走行，并位于缝匠肌深方、股薄肌浅侧（图6-25D），其在膝关节下方移行为皮神经并邻近大隐静脉（图6-25E）。检查大腿内侧肌群时，可采取短轴切面自近端向远端检查，继而可长轴切面检查每一块肌肉的近端起点直至其远端止点处（图6-25F）。

（八）大腿检查：后部

大腿后部主要的检查项目为半膜肌、半腱肌、股二头肌和坐骨神经。检查时，探头可首先横切放置3个不同水平：臀沟、坐骨结节及大腿后部中段。

1.臀沟与坐骨结节 如探头横切放置于臀沟处（图6-26A），可见特征性半膜肌腱及其腱膜位于半腱肌的深方，此为重要的标志结构。另外，股二头肌长头和半

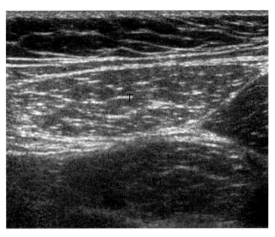

图6-24 阔筋膜张肌

大腿上部横切显示阔筋膜张肌（T）、股外侧肌（VL）和股直肌（RF）（图像左侧为患者外侧）

腱肌的联合腱、半膜肌腱与坐骨神经三者呈三角形排列。其中，半膜肌腱位于内侧，坐骨神经位于外侧，此两者构成三角形的底，而股二头肌长头与半腱肌联合腱则形成三角形的浅侧顶部（图6-26B）。检查时注意侧动探头以消除肌腱的各向异性伪像，有助于识别肌腱的正常高回声（图6-26C）。大收肌可见位于半膜肌的内侧（图6-26B）。探头向上移动时，可见半膜肌腱从内侧至外侧于股二头肌-半腱肌联合腱的深方经过（图6-26D）。

于坐骨结节处横切，可见联合腱的短轴，其位置较浅，而半膜肌腱的起点则位于坐骨结节相对偏外和较深的部位（图6-26E）。于腘绳肌腱的外侧可见坐骨神经和股后皮神经，其位于股方肌的浅侧。超声横切面检查腘绳肌腱近段时，可自臀沟至坐骨结节进行全面扫查，或者也可自坐骨结节开始向下扫查，而局部触诊有助于对坐骨结节的确定。当探头自臀沟向下移动时，可见另一特征性解剖结构，即半腱肌内可见弯曲的呈高回声的肌内分隔（图6-26F）。

检查腘绳肌腱近段长轴切面时，探头矢状切面放置于坐骨结节上（图6-27A）。在此处，于坐骨结节的浅侧部位可见股二头肌-半腱肌的联合腱（图6-27B）。检查半膜肌腱时，探头自联合腱稍向外侧移动并向中线倾斜（图6-27C，图6-27D）。在坐骨结节的稍远侧，股二头肌-半腱肌的联合腱与半膜肌腱交叉走行，此处在长轴切面上可同时显示两个肌腱的一小段（图6-27E）。在坐骨结节的外侧也可以显示坐骨神经的长轴切面，注意勿将坐骨神经当作肌腱（图6-27F）。将探头纵切放于坐骨结节的上方，探头上端稍向内侧旋转，可显示骶结节韧带（图6-27G），其与股二头肌-半腱肌的联合腱之间有纤维结构相延续。

2.大腿后部中段 探头横切放在大腿后部中段（图6-28A），自内向外可清晰显示3块肌肉，分别为半膜肌、半腱肌和股二头肌（图6-28B）。于股骨中段水平可见股

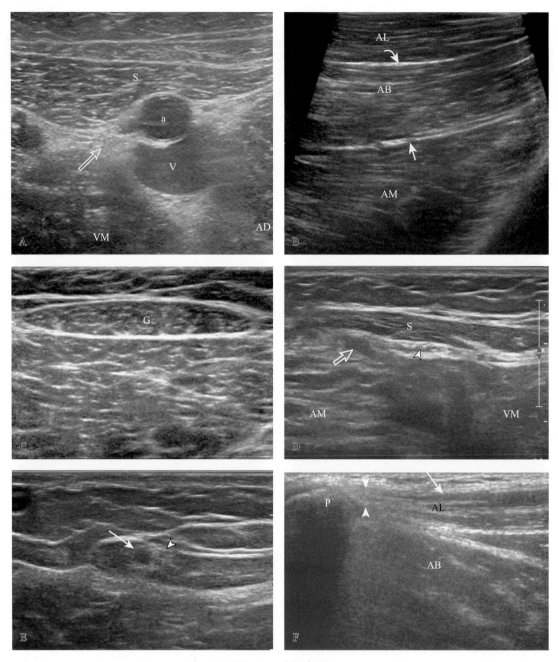

图6-25 大腿内侧

A.大腿前内侧横切面显示缝匠肌（S）紧邻股动脉（a）和股静脉（V）的浅侧（空心箭，股神经）；B.大腿内侧横切面显示长收肌（AL）、短收肌（AB）和大收肌（AM），注意闭孔神经的前支（弯箭）和后支（箭）；C.大腿内侧横切面显示股薄肌（G）位于内收肌群的浅侧；D.继续向远侧横切显示隐神经（箭头）位于缝匠肌（S）与股薄肌（空心箭）（由于各向异性伪像而呈低回声）之间；E.在膝关节下方，隐神经（箭头）位于皮下并邻近大隐静脉（箭）；F.冠状切面显示内收肌群长轴，可见长收肌（AL）起自（箭头）耻骨（P），并可见短收肌（AB）。AD.内收肌群；VM，股内侧肌

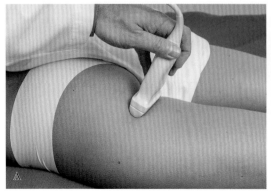

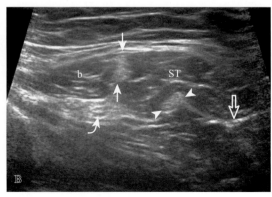

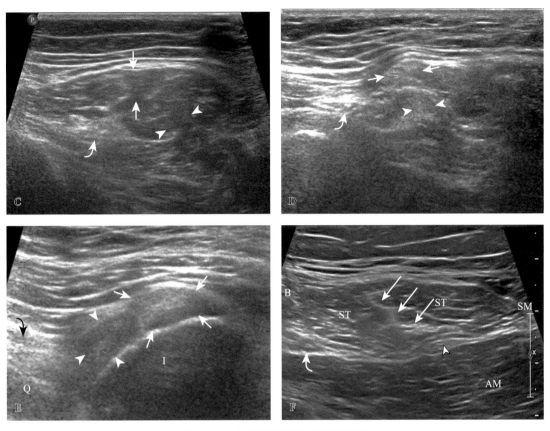

图6-26 大腿后部近段（短轴切面）

A.臀皱褶处横切面。B.显示半膜肌腱（箭头）、股二头肌-半腱肌联合腱（箭）和半腱肌肌腹（ST）（弯箭，坐骨神经）。注意股二头肌长头肌腹（b）和大收肌（空心箭）。图像左侧为患者的外侧。C.侧动探头可见肌腱的各向异性伪像。D.将探头向近侧移动可见联合腱（箭）位于半膜肌腱（箭头）的浅侧。E.在坐骨结节处（I），联合腱位于浅侧，而半膜肌腱（箭头）位于深侧和外侧（图像左侧为患者的外侧）。注意坐骨神经（弯箭）位于股方肌（Q）的浅侧。F.于臀皱褶远侧横切显示半腱肌肌腹（ST）内特征性的山脊状分隔（箭）。AM.大收肌；SM.半膜肌

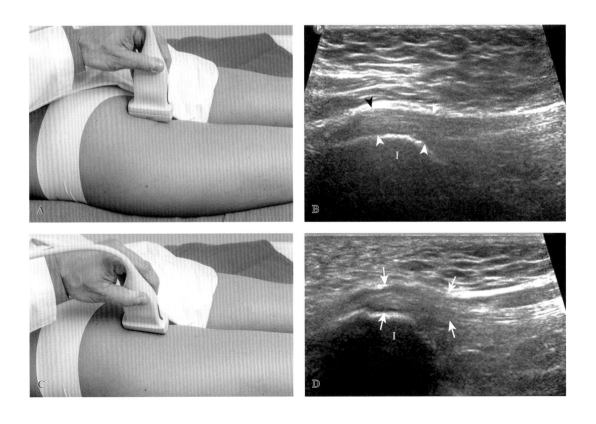

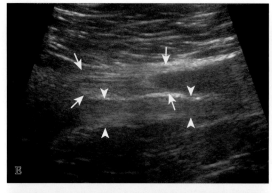

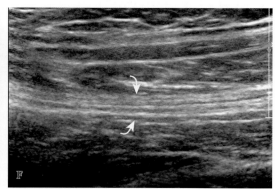

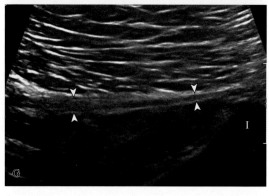

图6-27　大腿后部近段（长轴切面）

A.矢状切面；B.坐骨结节远侧显示联合腱长轴（箭头）位于坐骨结节（I）的浅侧部分；C、D.探头向外侧移动，并朝向中线，可显示半膜肌腱（箭）；E.于坐骨神经远侧，可同时显示联合腱（箭）和半膜肌腱（箭头）的长轴切面；F.偏外侧，可见坐骨神经（弯箭）；G.于坐骨结节（I）的近侧可见骶结节韧带（箭头）

二头肌短头位于长头深方、股骨骨皮质浅侧，坐骨神经呈蜂窝状结构，位于股二头肌与半腱肌之间。探头保持横切面继续向远侧膝关节移动，可见半腱肌移行为圆形的肌腱，并位于半膜肌的浅侧（图6-28C～E）。自大腿中段向上方移动探头，可见股二头肌短头于其在股骨起点上方消失，而半膜肌则移行为腱膜与肌腱并走行于半腱肌的深方，如臀沟部位所述。腘绳肌的各个肌腹也可在长轴切面显示。

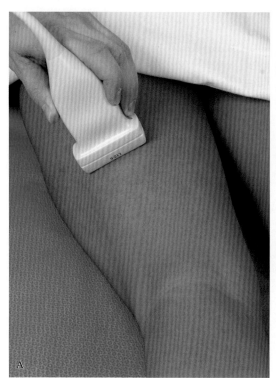

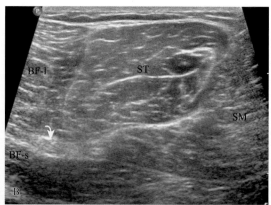

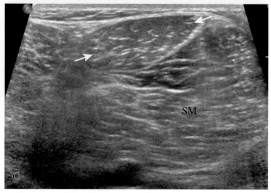

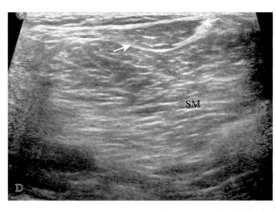
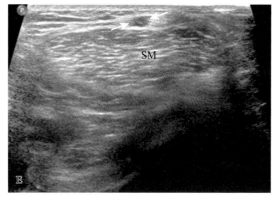

图6-28　大腿后部自中段至远段（短轴切面）

A.大腿后部中段横切面；B.显示半腱肌（ST）、半膜肌（SM）及股二头肌长头（BF-l）和短头（BF-s）（弯箭，坐骨神经）；C～E.可见远侧半腱肌（箭）逐渐变细，并位于半膜肌（SM）的浅侧（图像右侧为患者的内侧）

（九）小儿髋关节发育不良检查

关于超声检查小儿髋关节发育不良，目前有几种方法。一种侧重于对股骨头位置的观察和测量，另外一些方法侧重于应用Ortolani和Barlow方法进行动态超声检查，以评价髋关节的位置和稳定性。然而，小儿髋关节超声检查至少应包括髋关节冠状面中立位或冠状面屈曲位检查（可进行或不进行加压试验和定量测量）及屈曲位横切面加压和不加压检查。髋关节超声检查流程可以分为几个步骤。第一步为髋中立位冠状切面检查（图6-29A）。此切面显示髋臼窝与股骨头的关系，如一汤勺内放入一枚鸡蛋。沿平直的髂骨画一条平行线后，髋臼窝应至少覆盖50%的股骨头，髋臼骨顶角应大于60°（图6-29B，图6-29C）。α角为髂骨外缘（基线）与髋臼骨

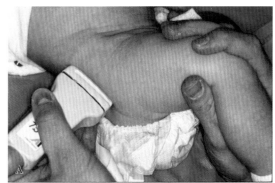
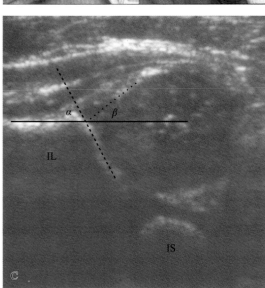
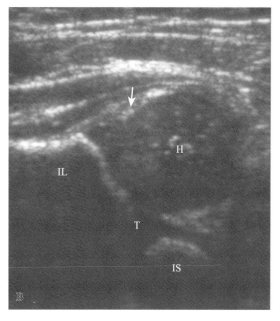

图6-29　髋关节发育不良（冠状切面）

A.髋伸直位，髋关节外侧冠状切面；B.显示股骨头（H）、髂骨（IL）、坐骨（IS）、三角透明软骨（T）和盂唇尖部（箭）；C.显示所测量的α角与β角

顶线之间的夹角，而β角为基线与软骨顶线（自髋臼外缘至呈高回声的盂唇之间的连线）之间的夹角。骨化的髋臼和股骨近段为强回声，后方伴声影，而未骨化的股骨头与髋臼的三角透明软骨呈低回声，内可见斑点状回声。第二步为髋屈曲位冠状切面检查（图6-30A）。在此体位，除了评估股骨头的位置，探头前后移动至三角软骨上，此时可行向后加压试验，以观察股骨头是否向后半脱位（图6-30B）。第三步，髋部保持屈曲，探头转为横切面（图6-31A）。此时，可行动态髋内收并向后行加压试验（Barlow试验）（图6-31B）以评价髋关节有无半脱位，如髋关节存在半脱位和脱位，则可行髋部外展和前拉试验（Ortolani试验）以评估股骨头是否能够复位。

三、髋关节和滑囊病变

（一）关节腔积液与滑膜增生

诊断髋关节积液依赖于股骨颈长轴切面显示关节前

隐窝扩张（图6-32）。对于自体髋关节，在股骨颈处观察髋关节前隐窝有无积液对于评估髋关节腔有无积液已经足够，因为积液会呈环状包绕股骨颈。而认为关节腔内积液可能会仅在髋关节后部积聚的观念是错误的。在儿童诊断髋关节腔异常扩张的标准为在股骨颈前部关节囊前层与后层之间分离2mm以上（图6-33）。在成人，整个关节囊厚度（自股骨颈表面至关节囊的外侧边界，包括关节囊的浅层和深层）大于7mm或比对侧无症状侧厚1mm可提示髋关节腔扩张，也有应用关节囊前层、后层分离超过5mm的标准（图6-34）。检查股骨颈时，使声束垂直于股骨颈，可以减少关节囊的各向异性伪像，从而有助于显示积液。腿部伸直和外展可有助于髋关节积液显示。关节前隐窝外凸或隆起常提示关节腔异常扩张，但小腿内旋时，有时也会导致正常的关节囊呈隆起状，注意不要误认为关节腔积液（图6-35）。少数情况下，关节腔积液可通过髋关节囊局部缺损而向浅侧扩展，形成滑膜的假性憩室（图6-36）。

正常塌陷的髋关节隐窝在超声上可能会有不同的表

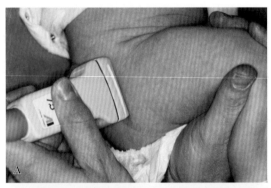

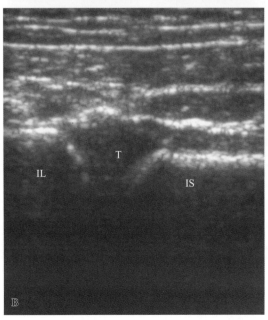

图6-30 髋关节发育不良（冠状切面）
A.髋屈曲位，检查者向后推压股骨头；B.显示位于髂骨（IL）和坐骨（IS）之间的正常三角透明软骨（T），股骨头未见向后移位

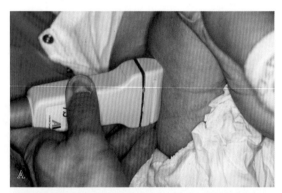

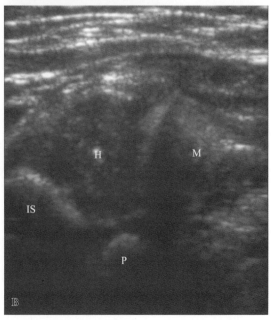

图6-31 髋关节发育不良（横切面）
A.髋屈曲内收，检查者向后施压；B.显示相对于坐骨（IS）的正常股骨头（H）位置，无脱位或半脱位。M.股骨干骺端；P.耻骨

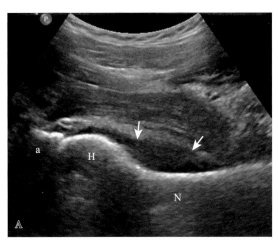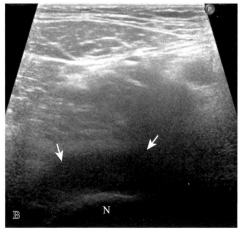

图 6-32　脓性积液

于股骨颈的长轴切面（A）与短轴切面（B）显示髋关节前隐窝呈无回声扩张（箭）。a.髋臼；H.股骨头；N.股骨颈

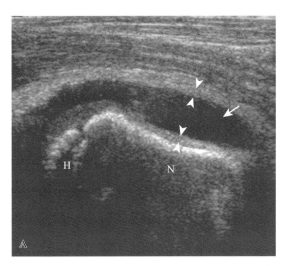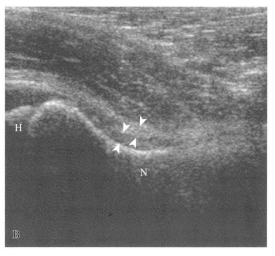

图 6-33　关节腔积液：无菌性

　　股骨近段长轴切面（A）显示髋关节前隐窝呈无回声扩张（箭）。注意关节囊的前层和后层（箭头）。B.对侧股骨颈长轴切面显示正常关节囊的前层和后层（箭头），两层之间未见积液。H.股骨头骨骺端；N.股骨颈

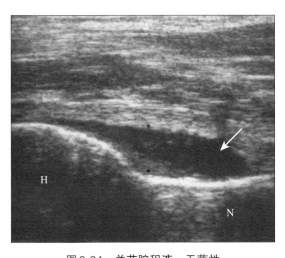

图 6-34　关节腔积液：无菌性

　　股骨颈长轴切面显示关节前隐窝扩张，呈无回声（箭），并可见关节囊前层和后层（＊）。H.股骨头；N.股骨颈

现，有时会类似关节腔积液或滑膜增生。正常情况下，关节囊及其反折层应呈高回声（当其垂直于声束时），但当声束不垂直时，由于各向异性伪像关节囊也可呈低回声，或者体型较大者也可表现为低回声。对于后者，如关节囊包括其前层和后层的厚度小于 7mm，则提示为伪像，而不是真正的关节隐窝扩张（见图 6-7 和图 6-8）。

　　关节腔扩张时，积液可呈无回声（为单纯性积液时）或高回声（为滑膜增生、出血或感染所致的混杂性积液）。仅依据积液的回声或彩色、能量多普勒超声表现均难以鉴别脓性积液和非脓性积液。如怀疑感染性积液，则可行超声引导下穿刺抽液。另外，在髋关节前方软组织较厚或体型较大的患者，髋关节积液较少时，超声可能显示不敏感。在此情况下，尽管超声未显示积液，但如临床怀疑感染，应进行关节腔穿刺抽吸。在体型较大的患者，即使应用低频超声探头和组织谐波成像，无回声的积液有时也可显示为低回声或等

回声。

髋关节积液的原因包括关节炎（如骨性关节炎）或股骨头病变（骨坏死）、创伤、感染和出血。混杂性积液（见图6-36）或滑膜增生时，髋关节隐窝可呈低回声、等回声或高回声扩张。如发现关节隐窝内病变无压缩性、探头加压无移位、彩色或能量多普勒超声可见血流信号，则提示为滑膜增生。感染（图6-37）和炎性关节炎（图6-38）均可导致滑膜增生。其他滑膜增生性病变如色素沉着绒毛结节性滑膜炎可有类似超声表现（图6-39）。另外，滑膜软骨瘤病也可有类似表现，但有时其内可见高回声钙化灶。关节腔内游离体超声上表现为

强回声，其后方有时可见声影。在儿童，暂时性滑膜炎时超声可见关节腔积液，但未见明显滑膜增生。

（二）髋臼唇与股骨近段病变

其他超声可显示的髋关节内结构包括覆盖股骨头的低回声透明软骨、呈高回声的三角形纤维软骨髋臼唇。髋臼唇退行性改变时，超声上可表现为弥漫性低回声，而髋臼唇撕裂可显示为髋臼唇内边界清晰的无回声或低回声裂隙。关节腔内有积液时，髋臼唇撕裂可显示得更清晰（图6-40）。如检查发现呈低回声或无回声的髋臼唇旁囊肿，则提示髋臼唇可能存在撕裂（图6-41；见图6-44）。超声诊断髋臼唇撕裂的准确性文献上报道不一，因为不能对髋臼唇进行全面扫查及该部位位置较深使超

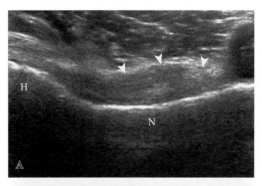

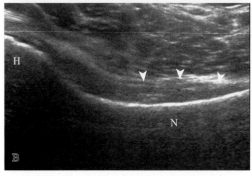

图6-35　腿部位置对髋关节囊的影响
小腿内旋（A）与外旋（B），股骨长轴切面显示髋关节囊（箭头）于小腿内旋时明显隆起。H.股骨头；N.股骨颈

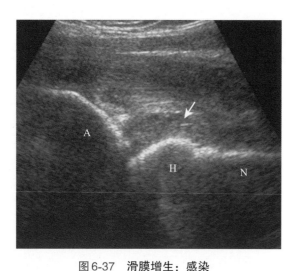

图6-37　滑膜增生：感染
股骨颈长轴切面显示髋关节前隐窝呈等回声扩张（箭）。A.髋臼；H.股骨头；N.股骨颈

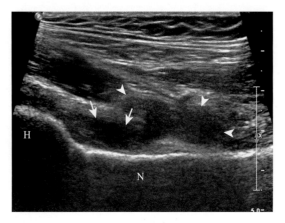

图6-36　混杂性关节积液
股骨颈长轴切面显示髋关节前隐窝呈低回声扩张，其内可见散在回声（箭），注意局部的假性憩室（箭头）。H.股骨头；N.股骨颈

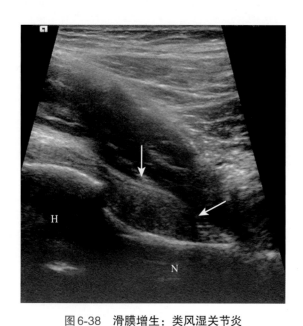

图6-38　滑膜增生：类风湿关节炎
股骨颈长轴切面显示髋关节前隐窝扩张，内呈低回声（箭）。H.股骨头；N.股骨颈

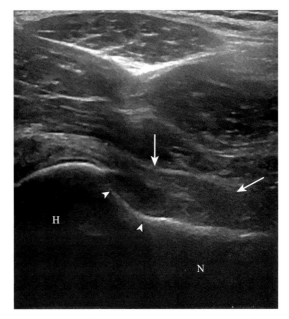

图6-39　滑膜增生：色素沉着绒毛结节性滑膜炎
股骨颈长轴切面显示髋关节前隐窝扩张（箭），内呈低回声，并可见骨侵蚀（箭头）。H.股骨头；N.股骨颈

声对髋臼唇的检查存在局限性。然而，超声对前髋臼唇撕裂诊断的准确性较高，且该部位为髋臼唇撕裂的好发部位。软骨钙化症可以为特发性，也可以为焦磷酸钙沉积所致，其在超声上表现为髋臼唇内多发点状强回声（图6-42）。

还应该检查股骨近段骨皮质有无异常。如超声显示股骨颈骨皮质错位，可提示骨折；如显示股骨颈存在骨赘，提示骨性关节炎（图6-43）。前上股骨头–颈交界处的骨皮质不规则或骨质凸起改变，可见于凸轮型股髋撞击综合征。髋屈曲和内旋进行动态超声检查时，如发现髋臼唇撕裂处与股骨骨皮质不规则处的直接撞击，可支持股髋撞击综合征诊断（图6-44）。股髋撞击综合征的治疗包括骨成形术。术后于股骨头–颈交界处可见骨皮质缺损区（图6-45）。

（三）滑囊病变

髋部有数个滑囊。髂腰肌滑囊位于髋关节前部。髂腰肌滑囊扩张时可见其位于髂腰肌复合体内侧，但其也可向前扩展而邻近股动静脉和股神经，或者向髂腰肌的外侧和后侧扩展。在15%的正常人中，髂腰肌滑

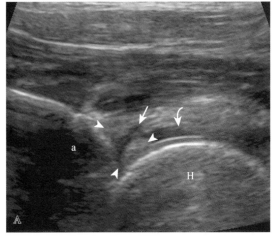

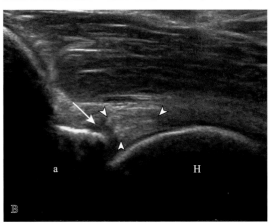

图6-40　髋臼唇撕裂
2例患者。股骨颈长轴切面显示髋臼唇（箭头）呈高回声（A），内可见一无回声裂隙（箭）；髋臼唇撕脱（箭）（B）。注意图A中邻近股骨头关节软骨的关节腔内少量积液（弯箭）。a.髋臼；H.股骨头

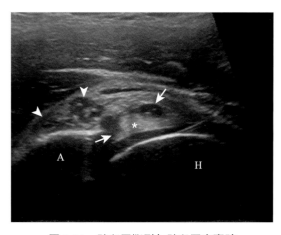

图6-41　髋臼唇撕裂与髋臼唇旁囊肿
股骨颈长轴切面显示髋臼唇（＊）内一无回声裂隙（箭），其旁为髋臼唇旁囊肿（箭头）。A.髋臼；H.股骨头

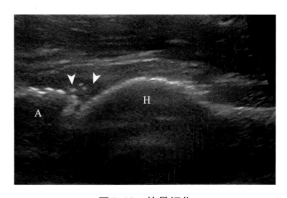

图6-42　软骨钙化
股骨颈长轴切面显示髋臼唇（箭头）内点状强回声钙化，为软骨钙化。A.髋臼；H.股骨头

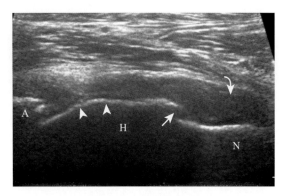

图6-43 骨性关节炎

股骨颈长轴切面显示位于股骨头-颈交界处骨赘(箭),股骨头表面不规则(箭头),注意关节腔呈低回声扩张(弯箭)。A.髋臼;H.股骨头;N.股骨颈

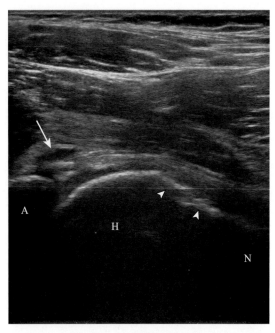

图6-44 股髋撞击综合征

股骨颈长轴切面显示股骨头(H)和股骨颈(N)前部的骨皮质不规则(箭头)。注意髋臼唇撕裂和与其相关的髋臼唇旁囊肿(箭)。A.髋臼

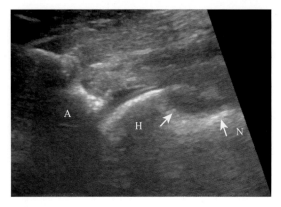

图6-45 骨成形术

股骨颈长轴切面显示股骨头-颈交界处由既往外科骨成形术所致的凹陷(箭)。A.髋臼;H.股骨头;N.股骨颈

囊与髋关节腔相通,且其扩张常与髋关节腔病变有关。于股骨头水平、髂腰肌复合体中的腰大肌肌腱内侧有时横切面可发现髂腰肌滑囊与髋关节腔相通(图6-46A)。髂腰肌滑囊扩张时,其内可为单纯性积液、混杂性积液(图6-46B,图6-46C),或滑膜增生,因此超声上显示为无回声至高回声。同髋关节腔内滑膜增生表现类似,如发现扩张的髂腰肌滑囊无压缩性、其内可见血流信号,则提示滑囊内为滑膜增生。异常扩张的髂腰肌滑囊有时可突入腹腔内,因此,不要将其误认为腹腔或腰大肌脓肿。另外,滑囊扩张本身并不能提示为炎性病变或真正的滑囊炎,而有可能为髋关节腔病变。但如探头加压时局部有疼痛、彩色或能量多普勒超声显示病变内血流信号增加、滑囊扩张与髋关节腔扩张程度不相称,则提示为滑囊的炎性病变和滑囊炎。

滑囊病变也可见于股骨大转子周围。臀大肌下滑囊位于臀大肌与股骨大转子后骨面之间,但扩张时可向股骨大转子外侧延伸而至臀中肌肌腱与其浅侧的髂胫束之间(图6-47;见图6-16)。检查髋后部臀大肌下滑囊有无局限性扩张时,使患者取侧卧位且患侧朝上非常重要,以利于对股骨大转子后骨面的全面扫查。同其他滑囊一样,臀大肌下滑囊扩张时,其内可为单纯性积液、混杂性积液或滑膜增生,可能与感染(图6-48)或炎性关节炎(图6-49)有关。前面已经描述过,臀小肌下滑囊(图6-50)和臀中肌下滑囊位于股骨大转子与其相应肌腱之间。这两个滑囊较小,且其扩张较为少见。在股骨大转子疼痛综合征患者,滑囊的炎性扩张非常少见,而臀小肌肌腱与臀中肌肌腱的病变则常为患者症状的原发病因,而非滑囊所致(图6-47)。少数情况下,于股骨小转子内侧有时可见闭孔外肌滑囊扩张,或于坐骨结节浅侧可见坐骨臀肌滑囊扩张(图6-51)。

(四)术后髋关节

对于髋关节置换术后的患者,股骨头和股骨近段通常被金属或陶瓷所替代,而髋臼帽被塑料、金属或陶瓷所替代。超声上,这些替代物均呈强回声,后方有时可见混响伪像(见于替代物为金属时)(图6-52)。检查股骨近段时,首先长轴切面显示股骨颈,可见关节替代物呈强回声,后方伴混响伪像,相比之下,远段自体股骨则表现为强回声,后方伴声影。超声也可显示呈高回声的人工髋臼帽周缘(如果存在),而其近段的自体髋臼后方则可见声影。对全髋置换术后无明显临床症状的患者,超声于人工髋关节颈和人工髋与自体股骨连接处的浅侧常可见低回声区,有时厚度可达6mm。

髋关节置换术后,关节腔积液显示为人工髋关节股骨颈前方的无回声或低回声区(图6-53)。如关节囊已经被切除,关节腔积液的边界可不清楚,因为其周边为一层假包膜。对于体型较大的患者,由于位置较深,且术后局部常呈低回声改变,超声对少量关节腔积液的识

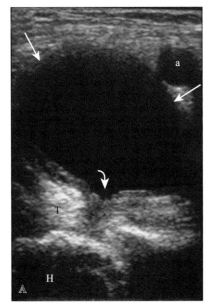

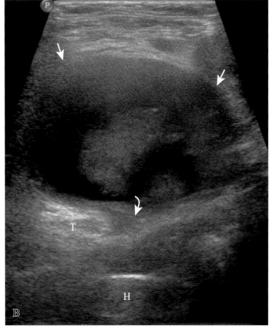

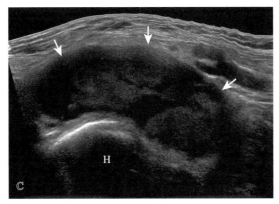

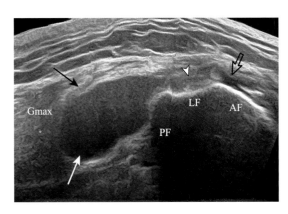

图6-46　髂腰肌滑囊扩张

A.股骨头短轴切面显示髂腰肌滑囊呈无回声扩张（箭）。注意于髂腰肌肌腱（T）内侧，此囊肿与髋关节腔相连通（弯箭）并邻近股动脉（a）。横切面（B）与矢状切面宽景成像（C）显示另一患者髂腰肌滑囊扩张（箭），内为混杂回声。囊肿颈部位于髂腰肌肌腱（T）的内侧，与髋关节腔相通（弯箭）。H.股骨头

图6-47　臀大肌下滑囊扩张

股骨短轴切面显示臀大肌下滑囊扩张呈无回声（箭）。注意臀小肌肌腱撕裂（空心箭）、臀中肌肌腱病（箭头），臀大肌下滑囊位于偏后的位置，且位于臀大肌（Gmax）的深方。AF.股骨大转子前骨面；LF.外侧骨面；PF.后骨面

别可能较为困难。而对于较大量的关节腔积液，超声诊断具有较高的准确性。如显示混杂性积液自关节腔扩展至周围软组织则应该怀疑感染（图6-54）。不管超声为何种表现，如临床高度怀疑关节腔感染，应考虑行经皮穿刺关节腔穿刺抽吸。如关节腔穿刺抽吸时未能抽出积液，建议行灌洗后再抽吸以除外感染。X线检查引导下行经皮髋关节穿刺抽吸时，要注意检查股骨颈前方软组织有无感染，以避免穿刺针经过前部的软组织感染灶而污染无菌的髋关节腔。

其他髋关节置换术后关节腔积液的病因为置入物

松动和颗粒病，后者为人工关节的裂解物所致的炎性反应，可导致骨溶解和关节腔积液。金属对金属的髋关节置换术后，置换体周围的软组织反应被称为假肿瘤改变，超声上表现为病变回声不均，且以低回声为主（图6-55）。髋关节置换术后，还要注意对切口处、滑囊（见图6-48）、人工关节的股骨部分及有症状的区域进行检查（图6-56）。还应检查臀肌肌腱有无异常，尤其对于行髋外侧直接入路或改良前外侧入路手术的患者。其他可能的病变为髂腰肌损伤，其是由人工髋关节的股骨成分或髋臼帽（图6-57）对肌腱的撞击所致。有时也

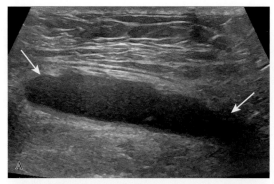

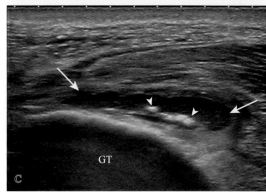

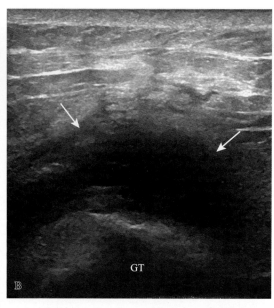

图6-48 臀大肌下滑囊扩张：感染

3例患者。超声显示邻近股骨大转子（GT）的臀大肌下滑囊扩张，呈低回声（箭）。注意图C中滑囊内的气体呈强回声（箭头）

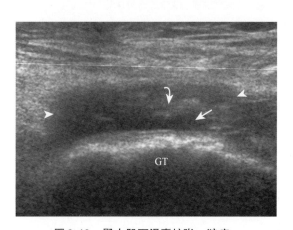

图6-49 臀大肌下滑囊扩张：狼疮

股骨大转子处（GT）冠状切面显示臀大肌下滑囊扩张（箭头），内见无回声积液（箭）和低回声滑膜增生（弯箭）

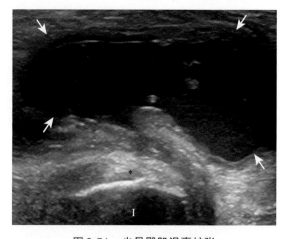

图6-51 坐骨臀肌滑囊扩张

坐骨结节（I）处横切面显示坐骨臀肌滑囊扩张，内部主要呈低回声，不均匀（箭）（*，腘绳肌联合腱）

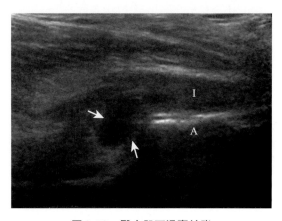

图6-50 臀小肌下滑囊扩张

臀小肌肌腱（I）长轴切面显示臀小肌下滑囊呈低回声扩张（箭），注意臀小肌肌腱呈严重的肌腱病改变。A.股骨大转子前骨面

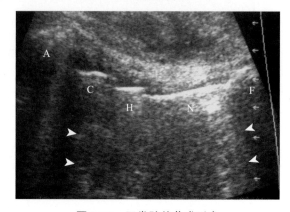

图6-52 正常髋关节成形术

髋关节成形术后，超声于股骨颈长轴切面显示髋臼（C）、股骨头（H）和股骨颈（N）表面呈混响伪像（箭头）。注意患者自身的髋臼（A）和股骨（F），其后方可见声影

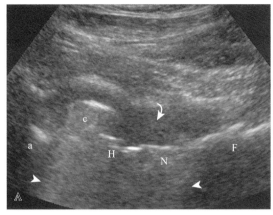
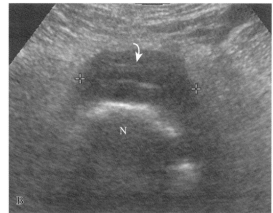
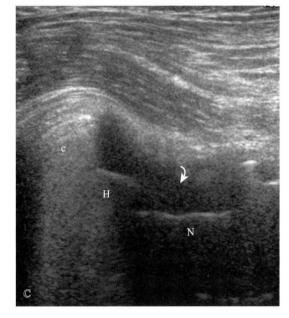

图 6-53　髋关节置换术后髋关节腔积液

全髋置换术后，超声于股骨颈长轴切面（A）与短轴切面（B）显示人工髋臼（c）、股骨头（H）和股骨颈（N）表面呈混响伪像（箭头），其关节腔内可见低回声积液（弯箭），注意患者自身的髋臼（a）和股骨（F），其后方可见声影；半髋置换术后股骨颈长轴切面（C）显示类似声像图表现

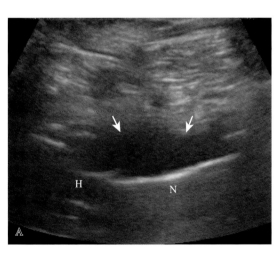
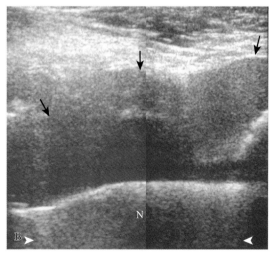

图 6-54　全髋置换术后感染

A.全髋置换术后，股骨颈长轴切面显示人工股骨头（H）与股骨颈（N）前方低回声积液（箭）；B.另一全髋置换术后患者，超声于股骨颈长轴切面显示人工股骨颈（N）表面呈混响伪像（箭头），注意呈无回声或低回声的混杂性积液（箭）自关节腔向邻近软组织内扩散

可发现髋臼的线性移位。

不管手术采取何种方式，手术切口处为常见的病变发生部位，如感染、血肿（图 6-58A）、血清肿（图 6-58B），有时还可见异位骨化（图 6-58C）。其他髋部的手术还包括将感染后的股骨头和股骨颈完全切除（girdlestone procedure）。股髋撞击综合征患者行骨成形术后，于股骨头-颈交界处可见相应术后改变（见图 6-45）。

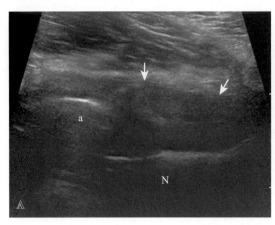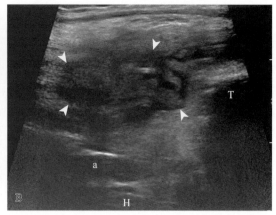

图 6-55　假肿瘤

金属（臼）对金属（头）全髋置换术后，股骨颈长轴切面分别于矢状位（A）与冠状位（B）显示假关节囊（箭）呈异常低回声扩张，其邻近炎性病变呈瘤样低回声不均质改变（箭头）。a.人工髋臼部分；H.人工股骨头；N.股骨颈；T.股骨大转子

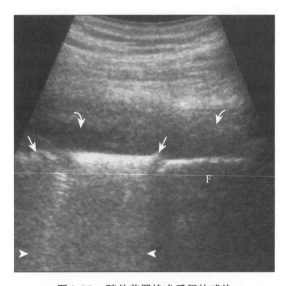

图 6-56　髋关节置换术后假体感染

股骨颈长轴切面显示自体股骨（F）与金属假体（箭）之间可见低回声的混杂性积液（弯箭）。注意假体后方的混响伪像（箭头）

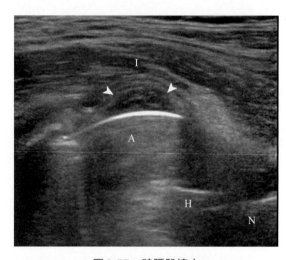

图 6-57　髂腰肌撞击

全髋置换术后，股骨颈长轴切面显示髋臼假体（A）与髂腰肌（I）之间的异常低回声组织（箭头）。H.假体股骨头部分；N.假体股骨颈部分

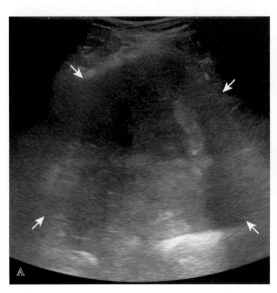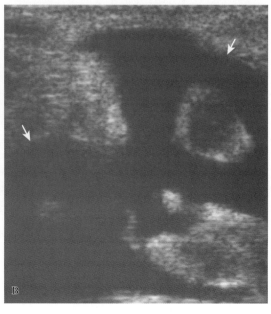

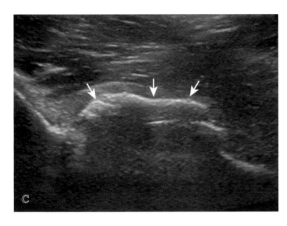

图 6-58 术后软组织异常：3 例患者

A.显示主要呈低回声、不均质的血肿（箭）；B.显示主要呈无回声、不均质的血清肿（箭）；C.显示异位骨化，其后方可见声影（箭）

四、肌腱和肌肉病变

（一）肌腱与肌肉损伤

与身体其他部位的肌腱一样，髋部肌腱可发生退行性病变——肌腱病，表现为肌腱回声减低，有时可见增厚。不用"肌腱炎"这个名词，是因为病变肌腱内黏液变性或伴有间质撕裂，而并无急性炎性细胞浸润。慢性肌腱病变在骨附着处可导致邻近的骨皮质显著不规则改变。肌腱部分撕裂显示为肌腱内部较清晰的无回声或低回声裂隙，而无肌腱完全断裂和回缩。肌腱完全断裂后，断端可回缩，两断端之间充填以不均质的以低回声为主的血肿。肌腱慢性反复性损伤或磨损时，其附着点常可见骨皮质不规则改变。跨越两个关节的肌肉于肌-腱移行处易发生撕裂。慢性损伤可发生于肌腱止点处，而直接的撞击伤多发生于肌腹。

1. 内收肌群与耻骨联合区域　肌腱病和肌腱部分撕裂常见于长收肌于耻骨起点处（图 6-59）。此病变有时可伴发位于耻骨浅侧、腹直肌与长收肌之间总腱膜的肌腱病，可见于运动性耻骨痛（此名称较运动相关性疝更为常用），表现为肌腱回声减低、增厚，伴骨皮质不规则改变（图 6-60）。还要检查耻骨联合区域有无积液、关节囊增厚等。肌腱完全断裂后显示为断端回缩和局部

血肿（图 6-61），有时还可见强回声的撕脱骨折片。内收肌起点处的远侧，可发生肌肉牵拉损伤，或直接撞击伤所致的血肿（图 6-62）。于股骨内后侧内收肌止点处可发生慢性反复性应力损伤，称为内收肌止点撕脱征。在此部位，局部可见骨的不规则改变，提示骨膜炎或应力骨折，探头加压时局部可有压痛（图 6-63）。因为腹股沟区症状的原因常为多因素的，因此需要进行全面的超声检查。而股髋撞击综合征的患者常并发腹股沟区疝及内收肌肌腱病变。

2. 股直肌　对于股直肌的损伤，病变可单独累及股直肌的直头（图 6-64A）或斜头，而直头和斜头的完全撕裂可导致股直肌完全撕裂和回缩（图 6-64B）。损伤也可见于中心腱，显示为肌腹内围绕斜头中心腱的异常低回声区（图 6-65，图 6-66）。股直肌部分撕裂显示为肌

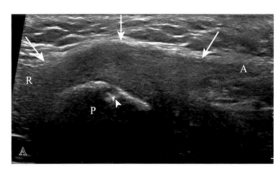

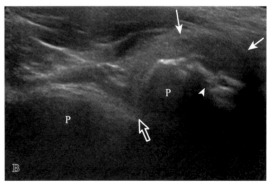

图 6-60 总腱膜损伤（慢性）

斜矢状切面（A）与横切面（B）于耻骨处（P）显示总腱膜呈低回声增厚（箭），其位于腹直肌（R）与长收肌（A）之间，其深部耻骨骨皮质不规则（箭头），注意图B中的耻骨联合（空心箭）

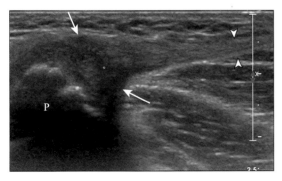

图 6-59 长收肌：肌腱病与部分撕裂

长收肌肌腱长轴切面显示肌腱增厚、回声减低（箭），内可见撕裂。注意耻骨（P）表面不规则。偏远侧长收肌肌腱正常（箭头）

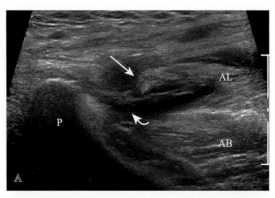

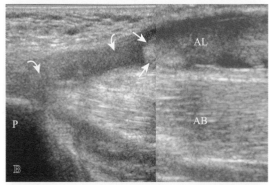

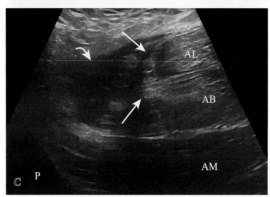

图6-61　长收肌撕裂：急性

长轴切面分别于3例患者（A～C）显示长收肌（AL）完全撕裂，断端回缩（箭），其间为积血（弯箭），图C中同时伴有短收肌（AB）撕裂。P.耻骨；AM.大收肌

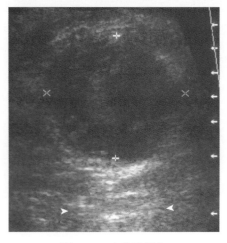

图6-62　内收肌损伤

超声显示血肿呈不均质回声（标尺），其后方回声增高（箭头）

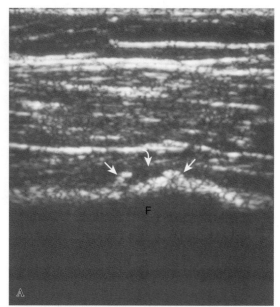

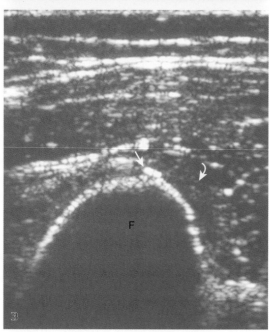

图6-63　内收肌止点撕脱征

股骨干长轴切面（A）与短轴切面（B）显示内收肌腱止点处骨皮质不规则（箭），其旁可见低回声积血或骨膜炎（弯箭）。F.股骨（引自Weaver JS, Jacobson JA, Jamadar DA, et al: Sonographic findings of adductor insertion avulsion syndrome with magnetic resonance imaging correlation. J Ultrasound Med 22：403-407, 2003，美国超声医学学会授权）

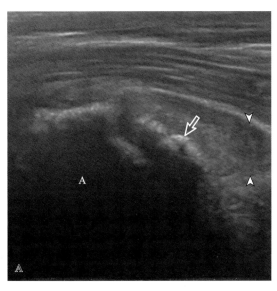
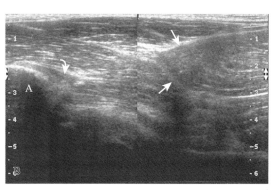

图6-64　股直肌损伤（近段）

2例患者。股直肌近段长轴切面。A.显示股直肌的直头（箭头）自髂前下棘（A）处撕脱（空心箭）；B.显示直头自起点（弯箭）处完全断裂并回缩（箭）

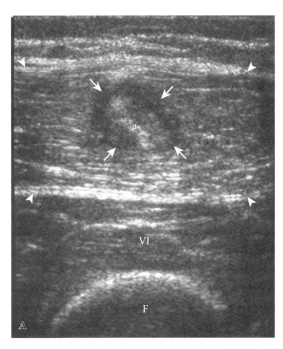
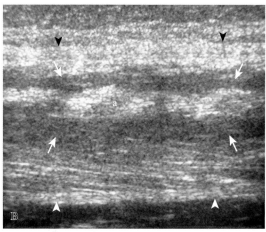

图6-65　股直肌撕裂（近段）：中心腱

短轴切面（A）与长轴切面（B）显示股直肌（箭头）中心部的低回声积血区域（箭）围绕中心腱（a）。F.股骨；VI.股中间肌

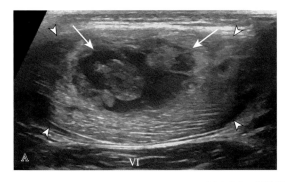
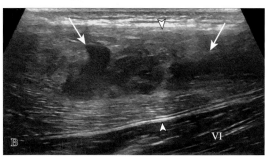

图6-66　股直肌撕裂：中心腱

股直肌短轴切面（A）与长轴切面（B）显示股直肌中心部的中心腱断裂，可见低回声的血肿（箭）。VI.股中间肌

纤维部分断裂，呈低回声。再向远侧，股直肌后部腱膜的损伤可导致血肿形成（图6-67A，图6-67B）。血肿以后可形成高回声的瘢痕组织（图6-67C）。股直肌远段完全撕裂后可导致肌肉回缩，局部有时可见无回声积液（图6-68）。损伤后期，由于肌肉断裂和肌腱回缩，在局部可触及肿块，此征象在临床上并不少见。直接的撞击伤可导致肌内血肿形成（图6-69）。股四头肌腱撕裂见第7章。

3.臀小肌肌腱与臀中肌肌腱　臀中肌肌腱和臀小肌肌腱的病变可见于其于股骨大转子附着处，常见病变为肌腱病（图6-70，图6-71）和肌腱撕裂（图6-72，图6-73）。经手术修补后的肌腱可以表现为低回声，并可见缝线强回声（图6-74）。前面已经叙述过，大转子疼痛综合征患者中，更多见的为臀肌肌腱的病变，而不是单独的滑囊炎。研究显示，超声诊断臀肌肌腱撕裂的敏感度为79%～100%。臀中肌肌腱撕裂较臀小肌肌腱撕裂多见，且常伴发滑囊异常。正确识别股骨大转子骨性轮廓的特征对于该部位各肌腱和软组织病变的识别和定位至关重要（见图6-16）。关于臀肌肌腱的钙化性肌腱病将在本章的后面进行讨论。

4.腘绳肌腱　对于腘绳肌腱，慢性损伤可导致肌腱病、部分撕裂和坐骨结节骨皮质的不规则改变。损伤可单独累及起自坐骨结节外侧面的半膜肌腱（图6-75）或起自坐骨结节浅侧的联合腱（由股二头肌长头肌腱和半腱肌腱组成）（图6-76），有时也可见仅累及一个肌腱的肌腱撕裂（图6-77），或部分撕裂，或可见肌腹-肌腱移行处的血肿（图6-78）。当股二头肌-半腱肌联合腱近段撕裂时，完整的骶结节韧带纤维可减轻肌腱断端回缩

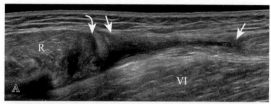

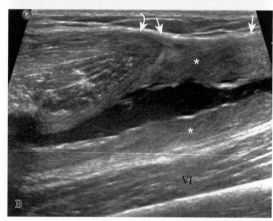

图6-68　股直肌远段撕裂：完全性

A～B.2例患者显示股直肌（R）完全断裂（箭之间），肌腱回缩（弯箭），致局部可触及肿块，注意撕裂部位（箭之间）的血肿机化后形成低回声区（＊）和无回声区。VI.股中间肌

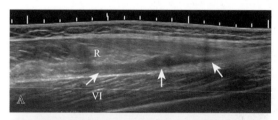

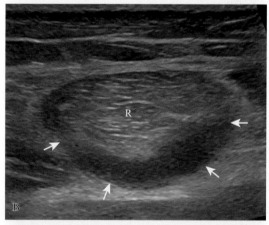

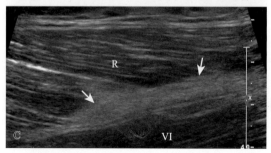

图6-67　股直肌撕裂：后腱膜

长轴切面（A）与短轴切面（B）显示沿股直肌（R）后部腱膜的低回声出血区域（箭）；C.于另一患者股直肌长轴切面显示股直肌陈旧性损伤，表现为高回声瘢痕组织（箭）。VI.股中间肌

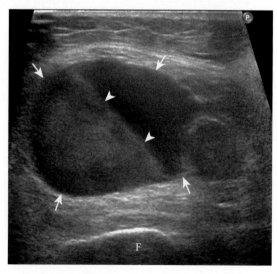

图6-69　股四头肌血肿

短轴切面显示股四头肌内急性血肿（箭），内可见液平面（箭头），其上方为血清，下方为沉积的血细胞。F.股骨

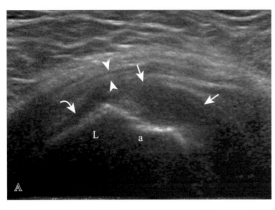
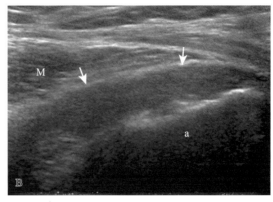

图6-70　臀小肌肌腱：肌腱病

短轴切面（A）与长轴切面（B）显示臀小肌肌腱增厚、回声减低（箭）（弯箭，臀中肌肌腱；箭头，髂胫束）；a.股骨大转子前骨面；L.股骨大转子外侧骨面；M.臀中肌（箭头，髂胫束）

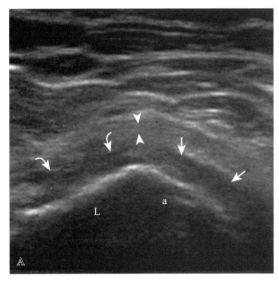
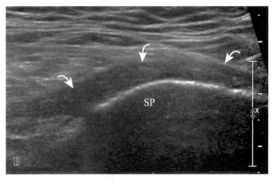

图6-71　臀中肌肌腱与臀小肌肌腱：肌腱病

短轴切面（A）与长轴切面（B）显示臀中肌肌腱（弯箭）和臀小肌肌腱（箭）增厚、回声减低。注意图B中病变累及止于股骨大转子后上骨面（SP）的臀中肌肌腱。a.股骨大转子前骨面；L.股骨大转子外侧骨面；箭头指示髂胫束

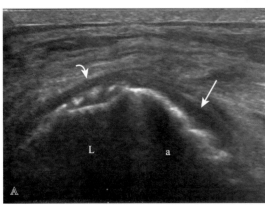
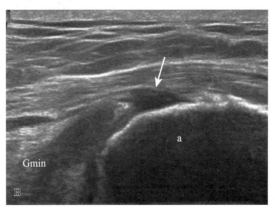

图6-72　臀小肌肌腱：肌腱撕裂

臀小肌肌腱的短轴切面（A）与长轴切面（B）显示肌腱撕裂，呈无回声（箭）（弯箭，臀中肌肌腱病伴钙化）。a.股骨大转子前骨面；L.股骨大转子外侧骨面；Gmin.近侧的臀小肌肌腹

（图6-79）。腘绳肌肌腱起点处的完全撕裂显示为局部肌腱结构缺失和断端回缩（图6-80）。腘绳肌的慢性损伤有时可见瘢痕形成，超声上呈高回声；查体有时可见局部假瘤样改变，其为肌肉断裂回缩所致（图6-81）。检查腘绳肌肌腱时，因其邻近大收肌肌腱，故应同时对大收肌肌腱进行检查（图6-82）。

5.其他肌肉与肌腱　其他肌肉、肌腱损伤可见于缝匠肌（图6-83）和阔筋膜张肌近段（图6-84）。肌肉自发血肿可见于髂腰肌，多见于血友病患者和采取抗凝治疗的患者（图6-85）。因髂腰肌内血肿可以表现为肌肉的不均匀肿大，有时与软组织肿瘤表现类似，因此要注意鉴别。

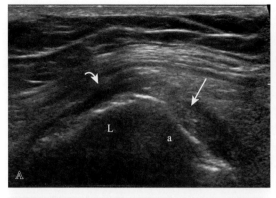

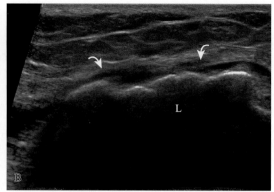

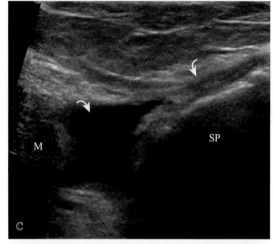

图 6-73　臀中肌肌腱：肌腱撕裂

臀中肌肌腱短轴切面（A）与长轴切面（B、C）显示臀中肌肌腱结构缺失（弯箭）（箭，臀小肌肌腱）。a.股骨大转子前骨面；L.股骨大转子外侧骨面；SP.股骨大转子后上骨面；M.近侧的臀中肌肌腹

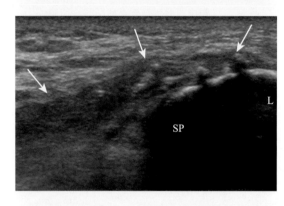

图 6-74　臀中肌肌腱：修复术后

臀中肌肌腱长轴切面显示肌腱增厚呈低回声，内可见强回声缝线。L.股骨大转子外侧骨面；SP.股骨大转子后上骨面

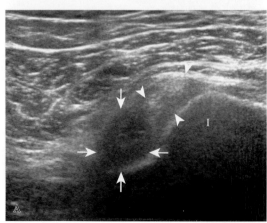

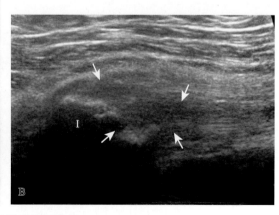

图 6-75　半膜肌腱的肌腱病

短轴切面（A）与长轴切面（B）于腘绳肌近段显示半膜肌腱呈低回声肿胀（箭），邻近坐骨骨皮质不规则（I），股二头肌-半腱肌的联合腱正常（箭头）；图A中图像左侧为患者外侧

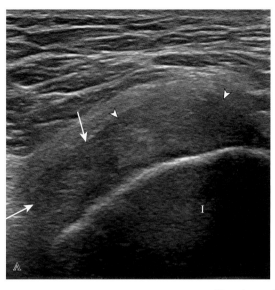
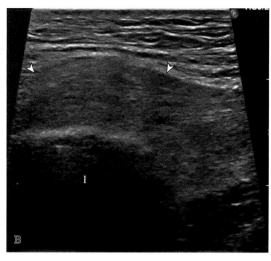

图6-76　股二头肌-半腱肌联合腱：肌腱病

股二头肌-半腱肌联合腱短轴切面（A）与长轴切面（B）显示联合腱肿胀呈低回声（箭头），并可见正常的半膜肌腱（箭）。I.坐骨结节；图A中图像的左侧为患者的外侧

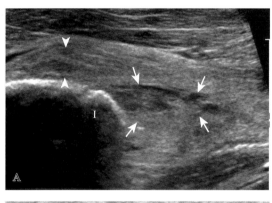

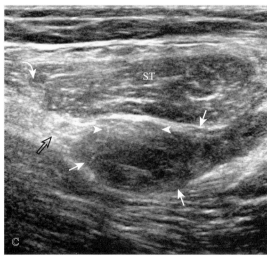

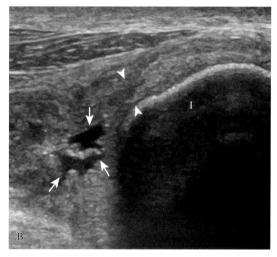

图6-77　半膜肌腱撕裂

长轴切面（A）与短轴切面（B）于腘绳肌腱近段显示半膜肌腱部分撕裂呈无回声（箭），邻近的坐骨骨皮质不规则（I）。注意联合腱呈肌腱病表现（箭头）。图B中图像左侧为患者外侧。C.腘绳肌腱近段短轴切面显示半膜肌的腱膜撕裂（箭）（箭头，半膜肌腱；弯箭，联合腱；空心箭，坐骨神经）。ST.半腱肌

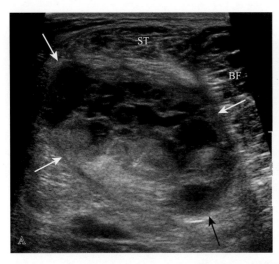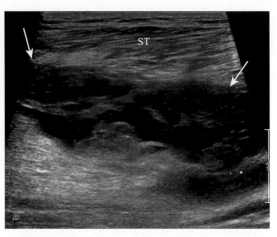

图6-78 半膜肌：撕裂（远段）

短轴切面（A）与长轴切面（B）显示半膜肌部分撕裂、血肿形成（箭），其后方可见回声增强。ST.半腱肌；BF.股二头肌

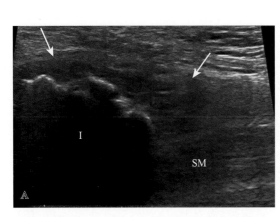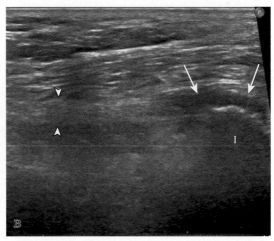

图6-79 股二头肌-半腱肌联合腱：撕裂

A.长轴切面显示股二头肌-半腱肌联合腱增厚、回声减低（箭），其内可见小的无回声裂隙。坐骨骨皮质不规则（Ⅰ）。B.长轴切面显示骶结节韧带增厚、回声减低（箭头），其纤维与联合腱相延续。SM.半膜肌腱

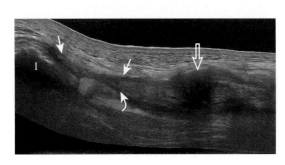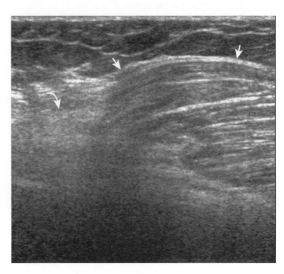

图6-80 腘绳肌腱完全撕裂

腘绳肌腱长轴切面显示腘绳肌腱近段缺失（箭之间），断端向远侧回缩（弯箭），并可见撕脱骨折片（空心箭）。Ⅰ.坐骨；

图6-81 半膜肌撕裂：慢性

长轴切面显示半膜肌慢性撕裂，断端肌肉回缩呈瘤样改变（箭），邻近可见瘢痕组织呈高回声（弯箭）

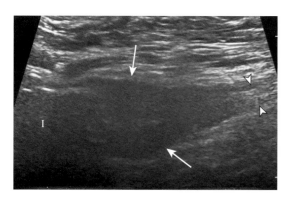

图 6-82　大收肌撕裂

大收肌长轴切面显示大收肌在坐骨结节处（I）增厚，呈低回声（箭）。箭头为稍远侧大收肌腱

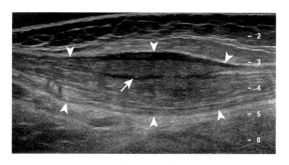

图 6-83　缝匠肌：部分撕裂

长轴切面显示缝匠肌呈低回声增厚（箭头）和无回声裂隙（箭），其为肌肉部分撕裂

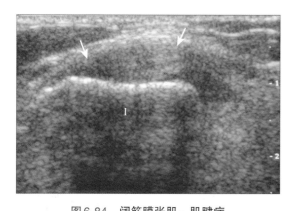

图 6-84　阔筋膜张肌：肌腱病

长轴切面显示阔筋膜张肌近段增厚、回声减低（箭）。I. 髂骨

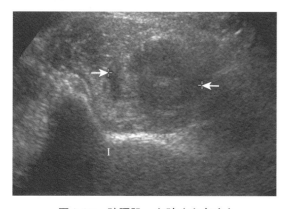

图 6-85　髂腰肌：血肿（血友病）

短轴切面显示髂腰肌血肿呈低回声、不均质（箭）。I. 髂骨

（二）弹响髋

髋部活动时出现弹响称为弹响髋（snapping hip syndrome），其病因可分为关节内和关节外。关节内弹响与关节病变有关，如关节内游离体或既往创伤。关节外弹响包括髋内侧弹响（与髂腰肌有关）和髋外侧弹响（与髂胫束和臀大肌有关），可以用动态超声检查观察。

与髂腰肌复合体有关的髋部弹响综合征位于髂前下棘水平。超声检查时，可让患者做自髋屈曲、外展、外旋位（蛙式位）至髋部伸直动作，或让患者自己做能引起髋部弹响的动作，同时超声实时观察髂腰肌肌腱有无活动异常。在做此动作时，正常情况下可见腰大肌肌腱向前外移动，而在腿部伸直时回到正常位置，肌腱的深方未见肌肉介入或突然弹响。异常情况下，髋部屈曲、外展、外旋时，可见髂肌的内侧部分被卡压在腰大肌肌腱与耻骨上支之间，而当腿部伸直时，可见髂肌内侧部分向外移动，而腰大肌肌腱突然移向耻骨上支，同时探头下方感觉出弹响，并导致患者出现症状（图6-86）。少见情况下，腰大肌肌腱弹响可以发生于屈髋时，由肌

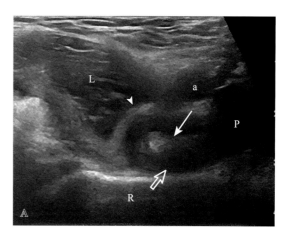

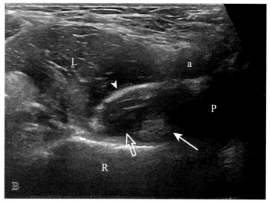

图 6-86　髋部弹响：髂腰肌肌腱

A. 髂腰肌复合体短轴切面显示髋部屈曲外展时髂肌内侧部分（空心箭）卡压在腰大肌肌腱（箭）与耻骨上支（R）之间；B. 髋部伸直时，髂肌内侧部分（空心箭）向外侧移动，而腰大肌肌腱（箭）则突然向耻骨上支（R）移动而产生弹响。L. 髂肌外侧部分；箭头指示肌内分隔；P. 腰大肌肌腹；a. 股动脉（图像左侧为患者的外侧）

腱两裂变异或腰大肌肌腱在髋臼唇旁囊肿上方移动所致。与既往研究不同的是，弹响的发生一般与肌腱与髂耻隆起的撞击无关。

髋外侧弹响发生于髋关节外侧，是由臀大肌肌腱或髂胫束在股骨大转子上的移动受阻所致（图6-87）。超声检查时，需要让患者重复做能引起弹响的动作，很多时候患者需要站起且重心放于患侧才能引起弹响，或患者侧卧，患侧朝上，以方便做髋部屈曲和伸直活动。检查时，探头横切放于股骨大转子上，可显示髂胫束和（或）臀大肌在股骨大转子处的异常突发弹响，而髂胫束和臀大肌常有增厚的表现。

（三）钙化性肌腱病

羟磷灰石在肌腱内的沉积较多见于肩袖，也可见于髋关节周围的肌腱，包括臀大肌肌腱、臀中肌肌腱（图6-88）和股直肌肌腱（图6-89）。超声上，羟磷灰石表现为强回声，有时后方可见声影，受累肌腱有时可见回声减低，彩色或能量多普勒超声显示其内血流信号增加。超声引导下经皮对钙化灶进行穿刺抽吸和灌洗为治疗该病变的方法之一。

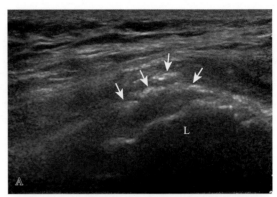
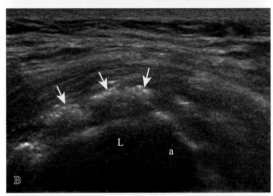

图6-88 钙化性肌腱病：臀中肌肌腱
长轴切面（A）与短轴切面（B）显示臀中肌肌腱内钙化灶（箭），后方伴声影。a.股骨大转子前骨面；L.股骨大转子外侧骨面

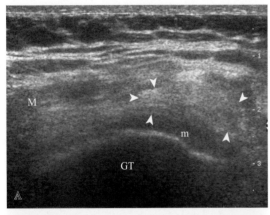
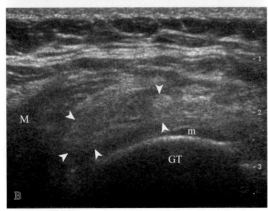

图6-87 髋部弹响：髂胫束
股骨大转子（GT）横切面显示增厚的髂胫束（箭头）在髋伸直位（A）至髋屈曲位（B）过程中发生的异常移位。M.臀大肌；m.臀中肌肌腱

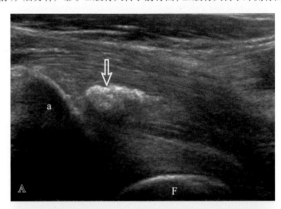
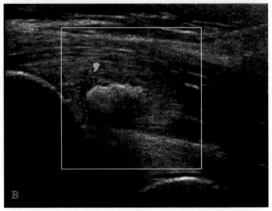

图6-89 钙化性肌腱病：股直肌直头
灰阶超声（A）与能量多普勒超声（B）长轴切面显示股直肌肌腱内钙化灶呈强回声（空心箭），其周围血流信号增加。a.髂前下棘；F.股骨头

（四）糖尿病性肌坏死

检查有疼痛或肿胀的大腿时，应想到一种可能的病变——糖尿病性肌梗死或肌坏死。该病发生于有长期糖尿病病史的患者，多见于大腿和小腿，有时可为双侧。该病发生的原因尚不完全明确，可能与血管阻塞性病变有关。超声上，病变处肌肉组织肿胀、回声减低，但肌肉纤维尚可显示（图6-90A），然而病变严重者可导致肌肉明显不均质改变（图6-90B）。此征象有助于除外软组织脓肿。糖尿病性肌坏死时，有时于筋膜下可见积液。超声检查应结合实验室检查、患者的症状和体征以除外感染性病变。

（五）阔筋膜张肌假性肥大

肌肉萎缩伴脂肪组织增多为肌肉在慢性失神经支配时发生的病理改变。而脂肪组织浸润导致肌肉体积增大或假性肥大则较为少见。肌肉假性肥大多见于大腿上部的阔筋膜张肌，其在临床上表现为局部软组织肿块，但也可见于小腿部的肌肉。超声显示受累肌肉局限性或弥漫性增大，伴回声增高和声束衰减，其与脂肪组织与肌纤维之间的反射界面增多有关（图6-91）。该病变常为非对称性，多见于腰椎退行性变导致神经慢性卡压或部分损伤的患者，也可能与慢性周围神经病变或肌营养不良有关。

五、周围神经病变

髋部和大腿部也可以发生一些周围神经病变。其中特发于髋部的一种周围神经病变为股外侧皮神经卡压。如其他神经卡压病变，股外侧皮神经卡压可表现为神经于卡压或损伤部位肿胀、回声减低，探头于局部加压时可引发患者症状（图6-92）。股外侧皮神经由于其走行及在出盆腔时存在解剖变异（可自腹股沟韧带、缝匠肌或髂嵴处出盆腔）而易发生损伤。

另一周围神经病变为神经截断伤，表现为神经连续性中断，断端形成增大的呈低回声的神经瘤，完全中断时，断端可回缩（图6-93）。神经截断后，由于神经纤维的再生常可形成神经瘤。膝部截肢后，可应用超声检查有无神经瘤形成。超声不仅可以诊断神经瘤，还可以通过探头加压局部有无疼痛来判断该神经瘤是否为引起患者疼痛的病变。

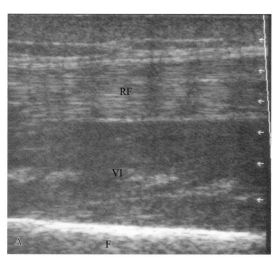

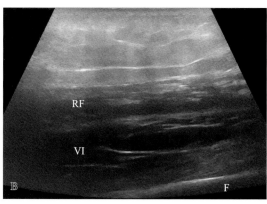

图6-90 糖尿病性肌坏死

2例患者。大腿前部长轴切面显示股中间肌（VI）回声减低而股直肌（RF）未受累。注意图A中股中间肌的肌纤维尚连续，而图B中股中间肌回声减低、不均匀，浅层的皮下组织水肿、回声增高。F.股骨头

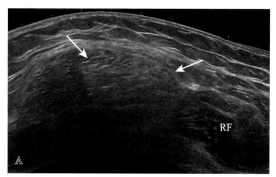

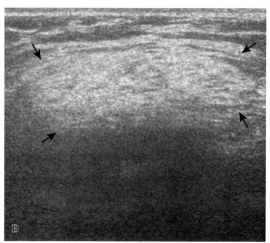

图6-91 阔筋膜张肌假性肥大

2例患者。短轴切面显示阔筋膜张肌局灶性（A）与弥漫性（B）增厚、回声增高（箭），为脂肪浸润所致。RF.股直肌

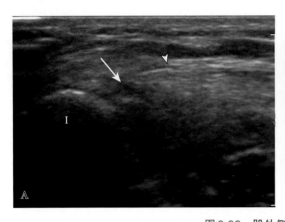
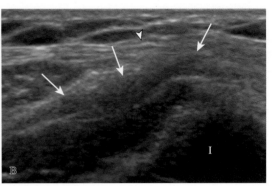

图6-92 股外侧皮神经：卡压

短轴切面（A）与长轴切面（B）显示股外侧皮神经（箭）增粗、回声减低。箭头所示为腹股沟韧带；I.髂骨

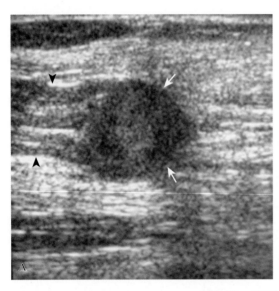
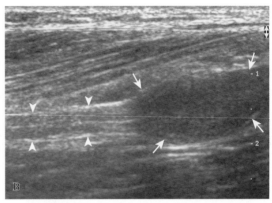

图6-93 周围神经断端神经瘤

A.长轴切面显示坐骨神经断端神经瘤，呈低回声（箭），其近端可见与神经（箭头）相延续；B.长轴切面显示腓总神经断端神经瘤，呈低回声（箭），其近端可见与神经（箭头）相延续

六、其他病变

（一）Morel-Lavallée病变

Morel-Lavallée病变为一创伤后病变，多见于大腿和髋关节近侧，表现为皮下组织与深部筋膜之间的局限性积液。该病变是由于局部发生闭合性脱套损伤或剪切损伤，从而局部的交通血管和淋巴管破裂，继而液体积聚。病变容易复发。超声上，积液多表现为无回声或低回声，位于皮下脂肪组织与深部筋膜之间。急性期积液回声可不均匀，慢性期回声常较为均匀且呈扁平状，有时其内可见脂肪小叶（图6-94）。

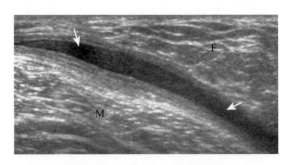

图6-94 Morel-Lavallée病变

超声于大腿外侧显示位于皮下脂肪组织（F）与肌层（M）之间的无回声积液（箭）

（二）腹股沟淋巴结

正常腹股沟淋巴结表现为椭圆形，淋巴门呈高回声，皮质呈厚度均匀的低回声，以及淋巴门型血流（如能显示血流）（图6-95）。对于无症状的腹股沟区淋巴结，其短径一般平均为5mm，常为多发，淋巴门呈高回声。在老年人，由于低回声的淋巴皮质消失，淋巴结一般较小。如腹股沟淋巴结的短径大于1.5cm，或皮质不均匀性增厚，则为异常淋巴结。淋巴结肿大可为良性或恶性，仅从淋巴结的大小难以鉴别。良性淋巴结肿大可为炎性或反应性，表现为肿大淋巴结，但仍表现为椭圆形、淋巴门为高回声及淋巴门型血流（图6-96）。相反，恶性淋巴结常为圆形，淋巴门结构变窄或消失，皮质增厚，血流分布呈混合型或周围型（图6-97）。很多情况下，良恶性鉴别困难时，需行超声引导下穿刺活检。藏

毛窦囊肿常见于骶尾部，但少数情况下也可见于腹股沟区，超声上表现为低回声，内部可见线状强回声的毛发（图6-98）。

（三）其他软组织肿块

在髋部和大腿部，多数软组织肿瘤并无特异性，然而有些软组织肿瘤好发于大腿。肌内黏液瘤为良性软组织肿瘤，超声上显示为低回声为主（图6-99），但内部回声不均匀。该肿瘤由于边界清楚、呈椭圆形、后方可见回声增高，易误诊为混杂性囊肿。肌内黏液瘤有时周边可见高回声环和高回声帽，与邻近组织萎缩伴脂肪变和脂肪浸润有关。

对于恶性病变，大腿部是恶性肉瘤的好发部位（图6-100），但也可发生其他原发性恶性肿瘤（图6-101）和转移性病变（图6-102）。这些肿瘤常呈低回声，而对于体积较大或侵袭性较强的肿瘤，其内部回声可不均匀，特别是当肿瘤发生出血或坏死时。另外，很多软组织实性肿瘤在超声上可见后方回声增强。尽管恶性肿瘤内血流信号常增多，但此现象也可见于良性肿瘤。软组织肉瘤术后，超声检查可有效评价有无肿瘤复发（图6-103）。对于可触及的软组织肿瘤，超声检查时要注意鉴别一些假肿瘤病变，如阔筋膜张肌假性肥大、慢性肌肉或肌腱撕裂后组织回缩。

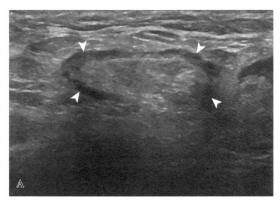

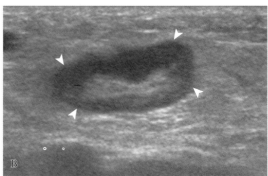

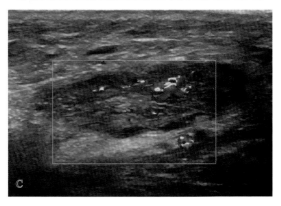

图6-95 淋巴结：正常
A～C.显示腹股沟区正常淋巴结（箭头），中心淋巴门呈高回声，皮质呈无回声，淋巴门处可见血流信号

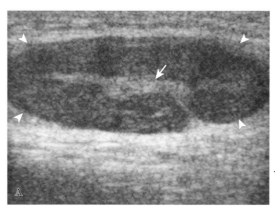

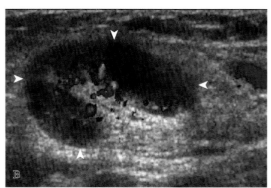

图6-96 淋巴结：增生
长轴切面（A）与短轴切面（B）显示腹股沟区淋巴结肿大（箭头），呈椭圆形，其皮质均匀增厚，血流为淋巴门型（箭，呈高回声的淋巴门）

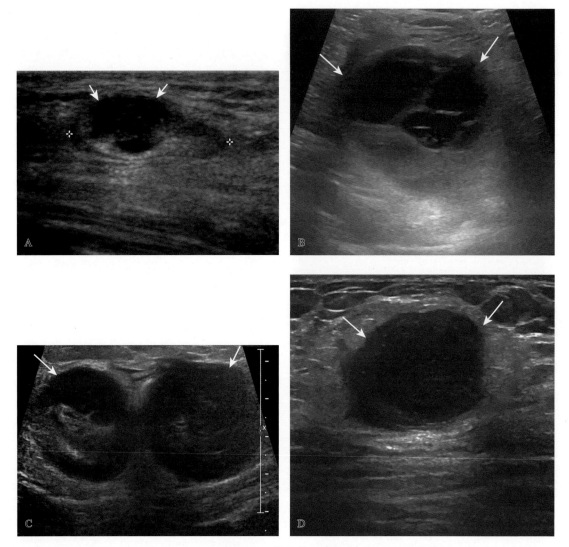

图6-97　淋巴结：恶性

　　4例患者。A.血管肉瘤淋巴结转移，显示淋巴结皮质局限性增厚、回声减低（箭）（标尺之间为淋巴结长度）；B.肉瘤淋巴结转移，淋巴结呈不均质无回声增大，并可见分隔（箭）；C.淋巴瘤患者，可见2个淋巴结明显增大（箭），呈低回声，仅部分淋巴门可见；D.淋巴瘤显著增大、回声减低（箭），后方回声可见增强

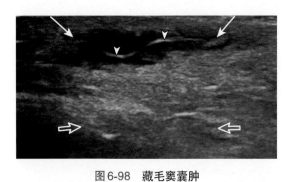

图6-98　藏毛窦囊肿

　　超声显示藏毛窦囊肿呈低回声（箭）。注意囊肿后方可见回声增强（空心箭），囊肿内可见线状毛发强回声（箭头）

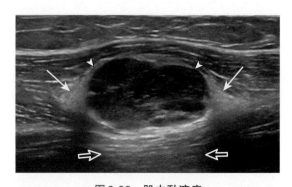

图6-99　肌内黏液瘤

　　超声显示肿瘤呈低回声（箭头），内部回声不均匀。注意肿瘤后方回声增高（空心箭），并可见呈高回声的脂肪帽（箭）

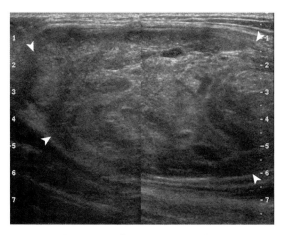

图6-100　高度恶性多形性肉瘤

超声显示肿瘤为不均质肿块（箭头）

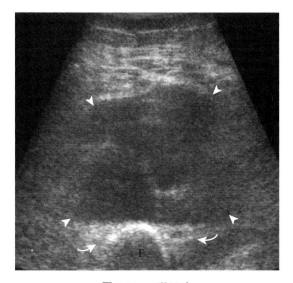

图6-101　淋巴瘤

超声显示肿瘤呈低回声、分叶状（箭头），其后方回声增高
（弯箭）。F.股骨

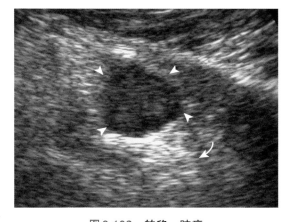

图6-102　转移：肺癌

超声显示肿瘤呈一边界清楚的低回声肿块（箭头），其后方回
声增高（弯箭）

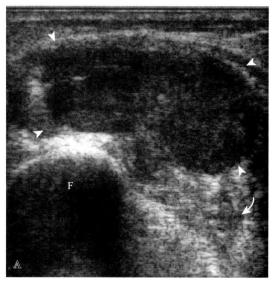

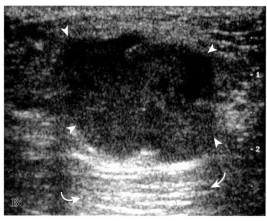

图6-103　复发性恶性软组织肿瘤

2例患者。A.超声显示恶性纤维组织细胞瘤复发灶呈一分叶状
低回声肿块（箭头）；B.高度恶性多形性肉瘤复发表现为一分叶状
低回声肿块（箭头）。注意肿块后方回声增高（弯箭）。F.股骨

（四）疝

正确检查腹股沟区的疝有赖于超声检查技巧、对局
部解剖知识的掌握和对超声标志结构的识别。检查时需
要让患者做Valsalva动作（在密闭的呼吸道内用力做呼
气动作），有时需要患者采取站立位，超声实时观察腹
腔内容物自某一特定解剖部位移至另一部位，如半月线
疝发生于腹直肌外缘（图6-104）。多数情况下，疝内容
物为呈高回声的脂肪，少数情况下为肠管。检查时，应
注意判断疝为短暂性、可复性还是嵌顿性。

斜疝起自腹股沟管深环，其位于髂外动脉的外侧、
腹壁下动脉起点处稍上方（图6-105）。斜疝时，腹腔内
容物自腹股沟管深环向浅侧继而向内侧突向耻骨联合，
并与皮肤平行（图6-106）。注意要在腹股沟管长轴切面
和短轴切面上进行观察，因为仅从长轴切面观察有可能
导致漏诊。腹股沟管短轴切面检查可减少漏诊的发生，
可显示疝内容物突入腹股沟管内，并邻近精索或圆韧

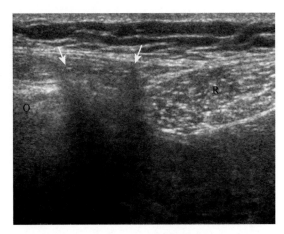

图6-104 半月线疝

Valsalva动作时，超声于右侧腹直肌外缘显示腹腔内容物（箭）于腹直肌（R）与腹外斜肌（O）之间向前移位（图像左侧为患者外侧，图像右侧为邻近患者中线）

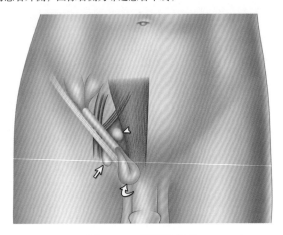

图6-105 腹股沟区疝

男性腹股沟区显示不同疝的位置：斜疝（弯箭）、直疝（箭头）和股疝（箭）（引自Jacobson JA, Khoury V, Brandon CJ: Ultrasound of the Groin: Techniques, Pathology, and Pitfalls. AJR Am J Roentgenol 205：1-11，2015）

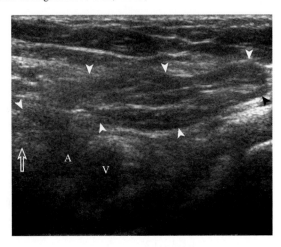

图6-106 腹股沟斜疝

Valsalva动作时，超声于右侧腹股沟管处显示腹腔内容物（箭头）经腹股沟深环（空心箭）（其位于髂外动脉与静脉的外侧），然后平行于皮肤向内侧异常移动（图像左侧为患者外侧）。A.动脉；V.静脉

带。斜疝的内容物可以自腹股沟浅环突出（图6-107），继而进入男性的阴囊和女性的大阴唇。多数疝内容物含有高回声的脂肪组织。含脂肪组织的斜疝需与精索脂肪瘤（图6-108）相鉴别。斜疝时，其内容物常在Valsalva动作时突出，且可扩张腹股沟管深环。女性腹股沟管另外两种病变为Nuck管囊肿（图6-109）（为腹膜鞘状突未闭所致）和发生于妊娠期的圆韧带静脉曲张（图6-110）。在男性有时在腹股沟管还可见未下降的睾丸（图6-111）。

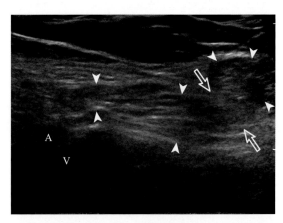

图6-107 腹股沟斜疝

Valsalva动作时，右侧腹股沟管长轴切面显示腹腔内容物（箭头）经过腹股沟浅环（空心箭）。A.动脉；V.静脉

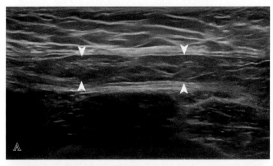

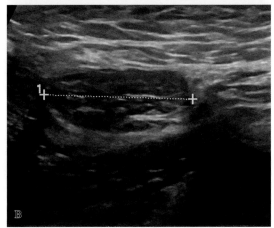

图6-108 精索脂肪瘤

长轴切面（A）与短轴切面（B）显示精索内低回声的脂肪瘤（图A中位于箭头之间，图B中位于标尺之间）

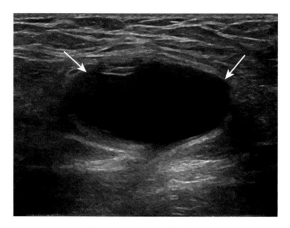

图6-109　Nuck管囊肿

超声于腹股沟管显示囊肿呈无回声（箭），后方可见回声增强

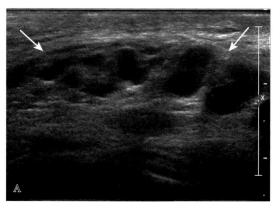

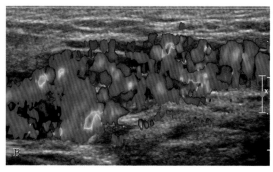

图6-110　妊娠期圆韧带静脉曲张

A.超声于腹股沟管显示多发无回声管状结构；B.彩色多普勒超声显示其内可见血流信号

与腹股沟斜疝不同，直疝的起点位于髂外血管的内侧，Valsalva动作时疝内容物朝向探头向前突出（图6-112）。检查直疝时，要于Hesselbach三角处行矢状切面和横切面检查。如仅行横切面超声检查，有时可能会将正常腹腔内容物自上而下的移动误认为直疝。矢状切面检查可很好地鉴别腹腔内容物正常向下移动与直疝。矢状切面上直疝表现为腹腔内容物局限性前向移动。

腹股沟韧带水平以下的疝为股疝，Valsalva动作时，于股静脉内侧可见腹腔内容物自上向下突出，疝较大时可压迫股静脉（图6-113）。腹壁疝可以发生于腹壁中线腹直肌分离处（图6-114）、脐部（图6-115）或切口处。

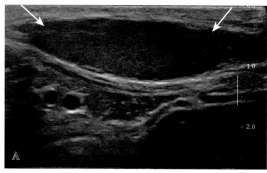

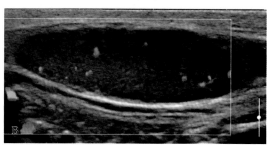

图6-111　未下降的睾丸

A.超声于腹股沟管显示低回声未下降的睾丸；B.其内可见少许血流信号

疝行外科手术后，补片在超声上显示为线状排列的斑点状回声（图6-116A）或连续性强回声，后方可见声影（图6-116B）。斜疝复发时，可见腹腔内容物向腹股沟管内异常移动（图6-116B）。诊断疝时，需要与其他病变相鉴别，如抗凝治疗患者的腹壁血肿（图6-117）、腹壁肿块（图6-118）和腹腔内恶性肿瘤（图6-119）。

（五）先天性髋关节脱位

应用何种超声检查先天性髋关节脱位操作流程取决于临床检查结果。如临床应用Barlow与Ortolani试验提示髋关节异常，对于髋关节不稳的小儿，可在出生后2周内进行超声检查。而对于稳定的髋关节弹响，则可在出生后4～6周时进行超声检查。轻度的生理性髋关节松弛常不需要治疗，可在出生后4周内消失。如临床检查正常，但患儿存在先天性髋关节脱位的危险因素，如髋关节脱位家族史、臀位产、姿态性畸形等，可在患儿出生后4～6周时行超声检查。如临床检查正常，患儿又无危险因素，则不需要进行超声检查。

前面已经叙述，先天性髋关节脱位的超声诊断标准依赖于动态超声检查加或不加髋关节测量。髋关节发育不良的超声表现包括股骨头在动态加压试验时出现的半脱位和脱位（图6-120）。髋关节中立位或轻度屈曲位时，冠状切面上，α角在正常情况下应大于60°。α角小于50°时，对β角的测量较为重要，β角大于77°时，提示股骨头出现半脱位和脱位。于股骨头与髋臼之间如发现高回声的纤维脂肪组织，也提示髋关节发育不良。超声还可评价股骨近段有无局限性发育缺陷及不同程度的股骨发育不全，包括股骨头软骨骨化不全。

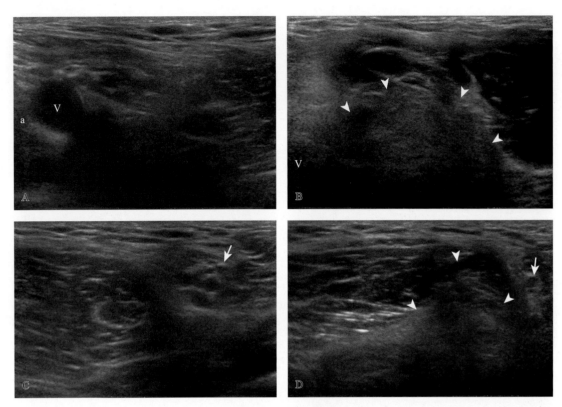

图6-112　腹股沟直疝

　　探头平行放置于右侧腹股沟管，Valsalva动作前（A）与Valsalva动作时（B）超声显示异常高回声的腹腔内容物于髂外血管（a.动脉；V.静脉）内侧向前突出（图像左侧为患者外侧）。右侧腹股沟管短轴切面于Valsalva动作前（C）与Valsalva动作时（D）显示异常的高回声腹腔内容物（箭头）向前突出，推移精索（箭）

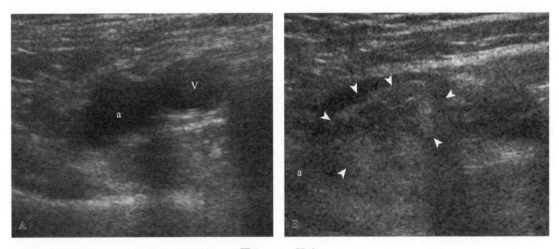

图6-113　股疝

　　探头平行放置于腹股沟韧带下方，Valsalva动作前（A）与Valsalva动作时（B）超声显示高回声的腹腔内容物（箭头）向内下方异常突出，其旁为股血管（a.动脉；V.静脉）（图像左侧为患者外侧）

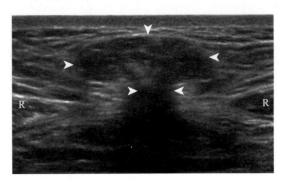

图6-114　腹壁疝

　　前腹壁横切面显示腹直肌分离，导致腹壁疝形成（箭头）。R.腹直肌

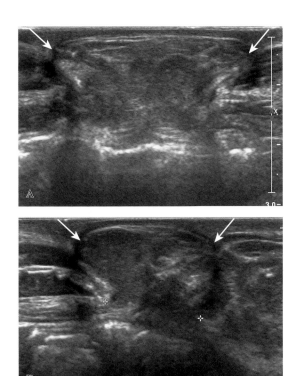

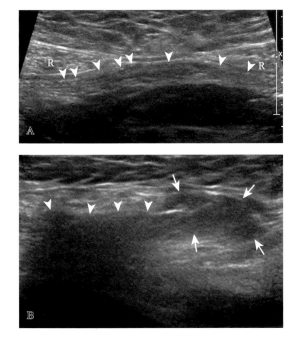

图6-115　脐疝

于脐部横切面（A）与矢状切面（B）显示局限性脐疝（箭）。注意疝囊颈（图B中位于标尺之间）

图6-116　疝修补术后

A.超声可见前腹壁后方的疝补片（箭头）（R.腹直肌）；B.另一患者，为疝修补术后，可见呈高回声的补片（箭头）及复发的腹股沟斜疝（箭）

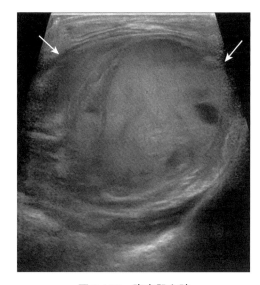

图6-117　腹直肌血肿

超声显示腹直肌内血肿（箭），内回声不均匀

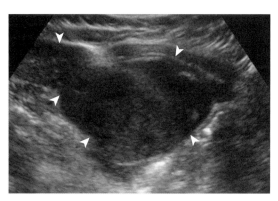

图6-118　腹壁尤因肉瘤

超声可见腹壁内的低回声肿块（箭头）

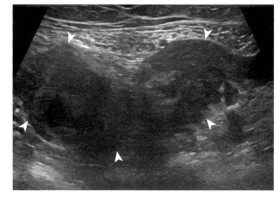

图6-119　卵巢癌侵及网膜

超声显示腹腔内低回声肿块（箭头）

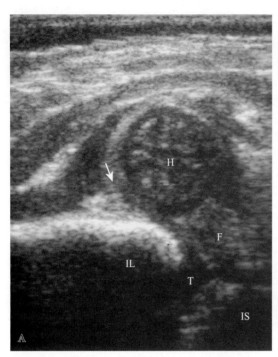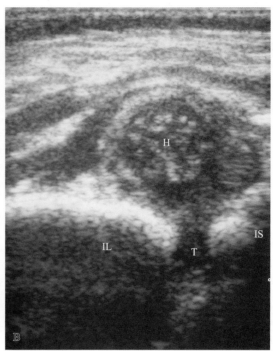

图6-120　髋关节发育不良

A.髋关节中立位冠状切面显示股骨头（H）脱位，髋臼发育不良（IL，髂骨），髋臼唇变形且回声增高（箭），注意髋臼内纤维脂肪组织（F）；B.髋关节屈曲位且检查者向后加压，探头冠状切面放置于髋关节后部显示股骨头（H）向后移位。IL.髂骨；IS.坐骨；T.三角软骨

精选参考文献

1. Robben SG，Lequin MH，Diepstraten AF：Anterior joint capsule of the normal hip and in children with transient synovitis：US study with anatomic and histologic correlation. Radiology 210（2）：499-507，1999.

2. Pfirrmann CW，Chung CB，Theumann NH：Greater trochanter of the hip：attachment of the abductor mechanism and a complex of three bursae—MR imaging and MR bursography in cadavers and MR imaging in asymptomatic volunteers. Radiology 221（2）：469-477，2001.

3. Philippon MJ，Michalski MP，Campbell KJ，et al：Surgically relevant bony and soft tissue anatomy of the proximal femur. Orthop J Sports Med 2（6）：2325967114535188，2014.

4. Guillin R，Cardinal E，Bureau NJ：Sonographic anatomy and dynamic study of the normal iliopsoas musculotendinous junction. Eur Radiol 19（4）：995-1001，2009.

5. Jacobson JA，Khoury V，Brandon CJ：Ultrasound of the groin：techniques，pathology，and pitfalls. AJR Am J Roentgenol 205（3）：513-523，2015.

6. Damarey B，Demondion X，Boutry N：Sonographic assessment of the lateral femoral cutaneous nerve. J Clin Ultrasound 37（2）：89-95，2009.

7. Morley N，Grant T，Blount K：Sonographic evaluation of athletic pubalgia. Skeletal Radiol 45（5）：689-699，2016.

8. Bierry G，Simeone FJ，Borg-Stein JP：Sacrotuberous ligament：relationship to normal，torn，and retracted hamstring tendons on MR images. Radiology 271（1）：162-171，2014.

9. Weybright PN，Jacobson JA，Murry KH，et al：Limited effectiveness of sonography in revealing hip joint effusion：preliminary results in 21 adult patients with native and postoperative hips. AJR Am J Roentgenol 181（1）：215-218，2003.

10. Long SS，Surrey DE，Nazarian LN：Sonography of greater trochanteric pain syndrome and the rarity of primary bursitis. AJR Am J Roentgenol 201（5）：1083-1086，2013.

11. Hadduck TA，van Holsbeeck MT，Girish G，et al：Value of ultrasound before joint aspiration. AJR Am J Roentgenol 201（3）：W453-W459，2013.

12. Ostlere S：How to image metal-on-metal prostheses and their complications. AJR Am J Roentgenol 197（3）：558-567，2011.

13. Davis KW：Imaging of the hamstrings. Semin Musculoskelet Radiol 12（1）：28-41，2008.

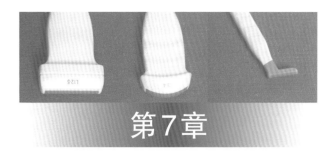

第 7 章

膝关节超声检查

一、膝关节解剖

膝关节是位于股骨、胫骨和髌骨之间的有透明软骨的滑膜关节（图7-1）。由纤维软骨构成的半月板为位于股骨与胫骨之间的 "C" 形结构（图7-1E）。髌上囊为一较大的关节隐窝，位于股骨与髌骨之间，为膝关节腔向上延伸所形成的关节隐窝，并与膝内侧隐窝与膝外侧隐窝相通。膝内侧隐窝和外侧隐窝分别位于髌骨支持带与股骨内侧髁和股骨外侧髁之间（图7-1F）。矢状切面上，股四头肌脂肪垫位于前部的髌上囊与股四头肌腱之间，股骨前脂肪垫位于髌上囊与股骨之间。髌下脂肪垫，称为Hoffa脂肪垫，为滑膜外但关节囊内的脂肪垫，位于膝关节腔前部与髌腱之间。膝关节前部周围有数个滑囊，分别为髌骨前方的髌前滑囊、髌腱远段前方的髌

下浅囊、髌腱与胫骨近端之间的髌下深囊（图7-1F）。膝内侧周围还有一些滑囊，包括位于鹅足腱深方的鹅足囊、位于关节线水平胫侧副韧带与半膜肌腱之间呈倒 "U" 形的半膜肌腱-胫侧副韧带滑囊（图7-1F）。此两个滑囊不与膝关节腔相通。另一常见的滑囊为半膜肌腱-腓肠肌内侧头滑囊，扩张时称为Baker囊肿（或腘窝囊肿）。此滑囊在50%的50岁以上人群中与膝关节腔相通，关节腔积液和关节内游离体常出现在此滑囊内。

膝关节由数个韧带所固定。在膝内侧，胫侧副韧带在冠状切面自股骨内侧髁延伸至胫骨，其深层（半月板-股骨韧带和半月板-胫骨韧带）较薄，自半月板延伸至股骨和胫骨，而其浅层（胫侧副韧带）较厚，自股骨向下一直延伸至胫骨，并位于鹅足腱的深方。胫侧副韧带的浅侧为小腿深筋膜。膝外侧或腓侧副韧带起自股骨外侧，向下经过腘肌腱与股二头肌腱一起止于腓骨外

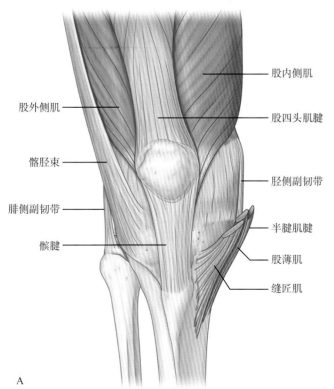

股外侧肌
髂胫束
腓侧副韧带
髌腱
股内侧肌
股四头肌腱
胫侧副韧带
半腱肌腱
股薄肌
缝匠肌

A

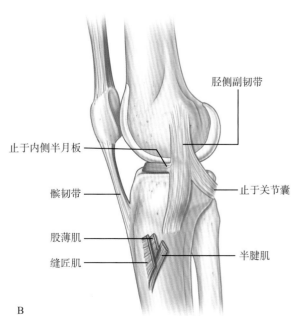

胫侧副韧带
止于内侧半月板
髌韧带
股薄肌
缝匠肌
止于关节囊
半腱肌

B

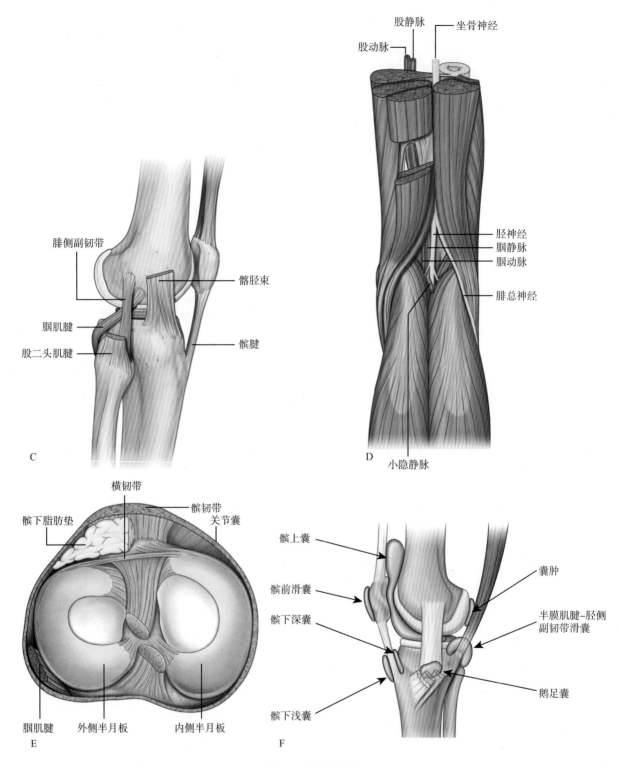

图 7-1 膝关节解剖

A.膝关节前面观；B.膝关节内侧观；C.膝关节外侧观；D.膝关节后面观；E.膝关节半月板上面观；F.膝关节内侧观显示髌上囊与其他滑囊（图 A ～ E 引自 Drake R，Vogl W，Mitchell A：Gray's anatomy for students. Philadelphia，2005，Churchill Livingstone；图 F 由 Daniel Dobbs，Ann Arbor，Michigan 馈赠）

侧。膝后外侧其他的支持结构有腘腓韧带和弓状韧带。腘腓韧带自腘肌腱延伸至腓骨近端的茎突，而弓状韧带自股骨和关节囊延伸至腓骨尖部。如腓肠豆骨存在，则可见腓肠豆-腓骨韧带。还有一个韧带为前外侧韧带，其起自股骨外上髁，止于胫骨前外侧，并位于 Gerdy 结

节与腓骨之间，其部分纤维也止于膝外侧半月板。前交叉韧带、后交叉韧带位于髁间窝内，自股骨延伸至胫骨近端，为关节囊内、滑膜外结构。

膝关节周围有许多肌腱，前面为股四头肌腱，止于髌骨上极，但其浅层纤维经髌骨前方（称为髌前股

四头肌延续部分）向下止于胫骨粗隆而成为髌腱的一部分。髌骨内侧支持带及外侧支持带分别自髌骨的两侧延伸至股骨，其中内侧支持带由内侧髌-股韧带（自髌骨内侧延伸至股骨内侧髁的收肌结节）进一步加强。股内侧肌的远段，又称股内侧斜肌，与髌内侧支持带融合而止于髌骨内缘。于膝前内侧，缝匠肌、股薄肌和半腱肌的肌腱合称为鹅足腱，止于胫侧副韧带胫骨止点处附近［为了有利于记忆，可记住"Say Grace before Tea"。S（Sartorius），缝匠肌腱；G（Gracilis），股薄肌腱；T（semi-Tendinosis），半腱肌腱。或者记住英文"Sergeant"的缩写SGT］。于鹅足腱的后上方，半膜肌腱主要止于胫骨关节面稍远侧的胫骨上，但其远端结构较为复杂。于膝关节后部，腓肠肌内侧头和外侧头分别起自股骨髁的后部。于膝关节外侧，股二头肌腱与腓侧副韧带止于腓骨头的外侧缘。股二头肌长头肌腱的一束与腓侧副韧带一同止于腓骨头的外侧，而另一束止于腓骨头的偏前侧。股二头肌短头肌腱也有两个止点，一个止点为腓骨近端、长头肌腱的内侧，而另一止点为胫骨近端。腘肌腱起自股骨外侧面，并位于股骨外侧的骨沟内，向下斜行走行，其肌腹位于胫骨与胫动静脉之间。于膝关节的前外侧，髂胫束止于胫骨近段的Gerdy结节。

关于膝关节附近的周围神经，坐骨神经分为胫神经和腓总神经。其中胫神经向远侧走行，并位于腘动脉、腘静脉的后方；腓总神经向外斜行走行，平行并位于股二头肌腱的后方。腓总神经于腓骨长肌起点的深方绕腓骨颈向前走行，并分为腓浅神经（沿腓骨肌走行）和腓深神经，其中腓深神经行至骨间膜处，并伴胫前动脉走行于胫骨与腓骨之间。

二、超声检查方法

表7-1为膝关节超声检查内容一览表。膝关节超声诊断报告范例见方框7-1和方框7-2。

表7-1　膝关节超声检查项目

部位	检查项目
膝前部	股四头肌腱
	髌骨
	髌腱
	髌骨支持带
	髌上囊
	膝内侧和外侧隐窝
	膝前部周围的滑囊
	股骨关节软骨
膝内侧	胫侧副韧带

续表

部位	检查项目
	内侧半月板：体部和前角
膝外侧	鹅足腱
	髂胫束
	腓侧副韧带
	股二头肌腱
	腓总神经
	前外侧韧带
	腘肌腱
	外侧半月板：体部和前角
膝后部	Baker囊肿
	半月板：后角
	后交叉韧带
	前交叉韧带
	神经血管束

方框7-1　膝关节超声诊断报告范例：正常报告

检查名称：右膝关节超声检查。

检查日期：2016年3月11日。

患者姓名：Meg White。

注册号：8675309。

病史：创伤。

超声所见：膝关节伸肌装置包括股四头肌腱、髌骨、髌腱未见异常，局部滑囊未见扩张。关节腔内未见积液与滑膜增生。膝胫侧副韧带与腓侧副韧带未见异常。髂胫束、股二头肌腱、腘肌腱和腓总神经未见异常。腘窝未见Baker囊肿。超声所能显示的半月板未见异常。

超声印象：右侧膝关节未见异常。

方框7-2　膝关节超声诊断报告范例：异常报告

检查名称：右侧膝关节超声检查。

检查日期：2016年3月11日。

患者姓名：Frank Ricard。

注册号：8675309。

病史：膝关节疼痛，检查有无囊肿。

超声所见：膝关节伸肌装置包括股四头肌腱、髌骨、髌腱未见异常。膝关节腔内可见中等量积液，未见滑膜增生及关节腔内游离体。膝胫侧副韧带和腓侧副韧带未见异常，髂胫束、股二头肌腱、腘肌腱和腓总神经未见异常。膝内侧关节间隙变窄，可见骨赘形成，半月板体部轻度外凸且回声减低。半月板周围未见囊肿。腘窝内侧可见Baker囊肿，大小为2cm×2cm×6cm，其下方边界可见异常低回声区。内侧半月板后角可见低回声裂隙延伸至关节表面。

超声印象：①Baker囊肿伴破裂；②膝关节内侧骨性关节炎伴关节腔中等量积液；③膝关节内侧半月板后角可疑撕裂。必要时行MRI检查。

（一）总论

超声检查膝关节时，患者可采取仰卧位，此体位可用来检查膝部的大部分结构，而俯卧位可用来检查患者膝后部的结构。检查时，一般用至少10MHz的高频率超声探头，但膝后部由于软组织较厚，可用小于10MHz的探头。检查膝关节时，可针对患者的症状或病史进行重点检查，但最好进行全面检查以熟悉膝关节的正常解剖结构和正常变异，并有利于快速而有效地掌握超声检查方法。

（二）膝前部检查

膝前部检查的主要结构为股四头肌腱、髌骨、髌腱和髌骨支持带、髌上囊、膝内侧隐窝、外侧隐窝及膝前部周围的滑囊。可首先于髌骨上方行矢状切面检查（图7-2A）。此切面可显示股四头肌腱，其正常呈纤维状高回声（图7-2B）。检查时，可将一毛巾卷放置于膝关节后部以使膝关节轻度屈曲，此体位可拉直和紧张膝关节的伸肌装置，从而可减少肌腱的各向异性伪像。股四头肌腱可表现为3层结构，其中股直肌位于浅层，股内侧肌和股外侧肌构成中间层，而股中间肌为最深层

（见"股四头肌损伤"）。也可在短轴切面检查股四头肌腱（图7-3）。于股四头肌腱长轴切面上，可见髌上囊位于股四头肌腱的深方，此滑囊出现积液时，可呈无回声或低回声，并将浅侧的股四头肌脂肪垫与深侧的股前脂肪垫分开（图7-2）。轻度屈曲膝关节也可将关节腔内其他部位的积液挤压至髌上囊内。探头向下移动至髌骨下方，矢状切面显示呈纤维状高回声的髌腱（图7-4）。髌下的Hoffa脂肪垫位于髌腱的深方，其回声略高于肌肉组织，或呈等回声。检查髌骨有无骨折及髌前滑囊有无积液时，探头可放置于髌腱近段和髌骨上，局部涂较厚耦合剂，因为探头轻度加压可挤压滑囊内的积液而出现假阴性的结果。于髌腱远段可检查髌下浅囊和深囊。正常情况下髌下深囊内可出现少量积液，为生理性改变（见"其他滑囊"）。尽管长轴切面为检查膝关节伸肌系统病变的主要切面，但还应进行短轴切面检查以确保全面检查，尤其是检查髌腱时，有时局灶性病变并不位于髌腱的中线位置（图7-5）。

探头继而移至髌骨的内侧和外侧以横切面显示薄的呈高回声的髌骨支持带及膝关节内侧隐窝、外侧隐窝，膝关节内侧隐窝、外侧隐窝在膝关节完全伸直时易于显示（图7-6）。检查关节隐窝积液时，探头不要加压，以

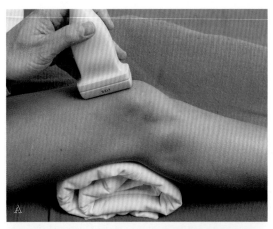

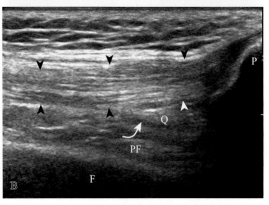

图7-2　股四头肌：长轴
A.膝关节前部髌骨上方矢状切面；B.显示股四头肌腱（箭头）、股四头肌后方脂肪垫（Q）、股骨前方脂肪垫（PF）和塌陷的关节隐窝（弯箭）。F.股骨；P.髌骨

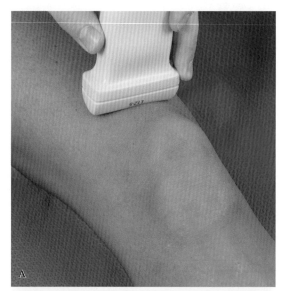

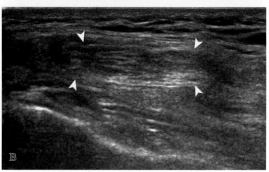

图7-3　股四头肌：短轴
A.膝关节前部髌骨上方横切面；B.显示股四头肌腱（箭头）

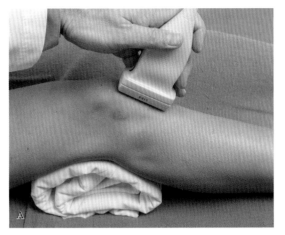

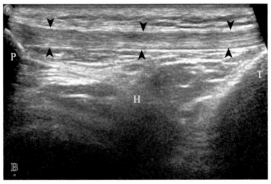

图7-4 髌腱：长轴

A.膝关节前部髌骨下方矢状切面；B.显示髌腱（箭头）和Hoffa脂肪垫（H）。P.髌骨；T.胫骨

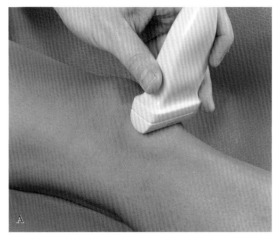

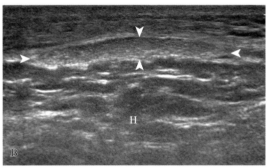

图7-5 髌腱：短轴

A.膝关节前部髌骨下方横切面；B.显示髌腱（箭头）和Hoffa脂肪垫（H）

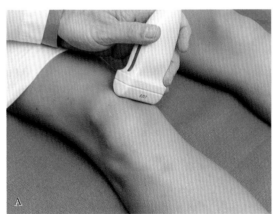

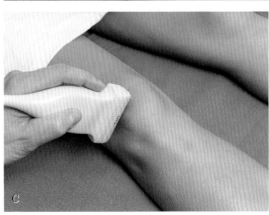

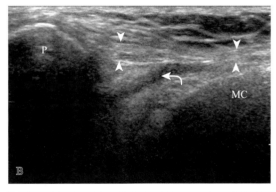

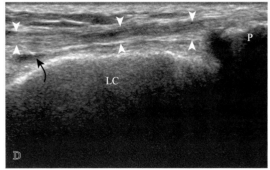

图7-6 膝关节内侧隐窝和外侧隐窝

A.探头横切放于髌骨内侧；B.显示髌骨内侧支持带及其内部的内侧髌股韧带（箭头）；C.探头横切放于髌骨外侧；D.显示髌骨外侧支持带（箭头）。弯箭.塌陷的关节隐窝；LC.股骨外侧髁；MC.股骨内侧髁；P.髌骨

免将积液挤压至别处（见"关节腔积液和滑膜增生"）。髌骨支持带有时可显示为3层结构。于髌内侧支持带内，内侧髌股韧带有时可显示为高回声的致密纤维结构，其自股骨的内收肌结节延伸至髌骨。最后，在膝关节屈曲时，于髌骨上方横切面可显示股骨前面滑车处的关节软骨，呈低回声（图7-7A，图7-7B），旁矢状切面可显示股骨内侧髁、股骨外侧髁的前中部呈低回声的关节软骨（图7-7C）。膝关节屈曲时，斜矢状切面可显示前交叉韧带的前部，探头可斜放于髁间窝与胫骨内侧之间。

（三）膝内侧检查

检查膝内侧时，患者仍为仰卧位，髋部外旋以显示膝内侧结构。膝内侧主要的检查结构为胫侧副韧带（包括数层结构）、内侧半月板的体部和前角及鹅足腱。首先，探头沿膝关节内侧冠状切面显示股骨髁和胫骨近段（图7-8A）。长轴切面上可见胫侧副韧带浅层，呈纤维状高回声（图7-8B），其自股骨内侧髁向远侧延伸至胫骨近段干骺端。旋转探头90°以显示胫侧副韧带的短轴切面，可显示其前后的范围（图7-9A，图7-9B）。短轴切面向上或向下检查过程中可不断侧动探头，有助于判断此韧带的边界，因为韧带纤维可以由于各向异性伪像而呈低回声，而邻近的软组织仍为高回声（图7-9C）。返回至膝胫侧副韧带的冠状切面或长轴切

面，可见膝胫侧副韧带的深层较薄，又称为半月板-股骨韧带和半月板-胫骨韧带，分别自半月板延至股骨和胫骨（图7-8B）。半月板为纤维软骨，其在超声上显示为位于股骨与胫骨之间的三角形高回声结构。继而探头自冠状切面向前移动，在斜矢状切面上显示内侧半月板的前角。

探头返回以冠状切面显示膝胫侧副韧带的长轴，继而沿膝胫侧副韧带向关节线远侧移动并稍向前，以显示胫侧副韧带在胫骨的止点，其位于关节线远侧4～5cm处（图7-10A）。此处于膝胫侧副韧带的浅侧可见鹅足腱的3个高回声肌腱汇聚在一起并止于胫骨。侧动探头可使位于膝胫侧副韧带浅侧的鹅足腱由于各向异性伪像而呈低回声，从而有利于对肌腱的显示和识别。将探头转成斜横切可分别显示鹅足腱的每一个肌腱长轴，可见缝匠肌、股薄肌和半腱肌的肌腱向远侧汇合成鹅足腱而止于胫骨（图7-10B）。鹅足腱的近段可在膝后部检查时显示。检查内侧半月板后部时，有时易将邻近的半膜肌腱出现的各向异性伪像误认为半月板囊肿。超声检查时可显示半月板远侧的胫骨骨沟内一圆形的低回声结构，此为半膜肌腱于胫骨止点处所致的各向异性伪像（图7-11）。为了显示半膜肌腱的正常结构，可调整探头位置以显示肌腱的长轴，并使声束垂直于肌腱，可显示正常肌腱呈纤维状高回声结构。

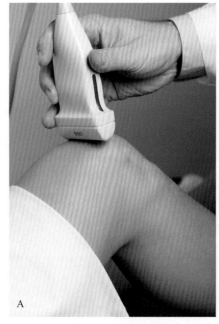
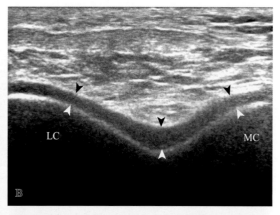
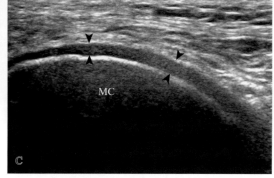

图7-7 滑车和股骨髁软骨

膝关节屈曲（A）；横切面（B）与旁矢状切面（C）显示低回声透明软骨（箭头）。LC.股骨外侧髁；MC.股骨内侧髁

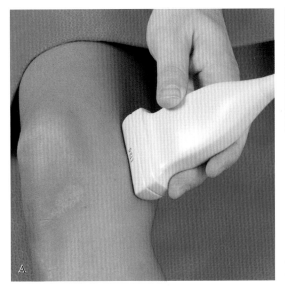

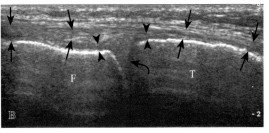

图 7-8　膝内侧检查：冠状切面
A.膝内侧冠状切面；B.长轴切面显示胫侧副韧带的浅层（箭）和深层（箭头）（弯箭，内侧半月板体部）。F.股骨；T.胫骨

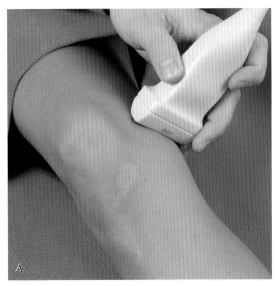

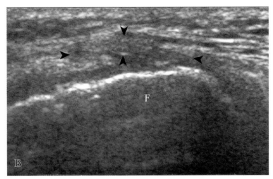

图 7-9　膝内侧检查：横切面
A.横切面；B.显示胫侧副韧带（箭头）无各向异性伪像；C.显示胫侧副韧带（箭头）出现各向异性伪像。F.股骨

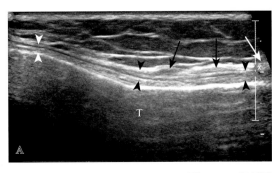

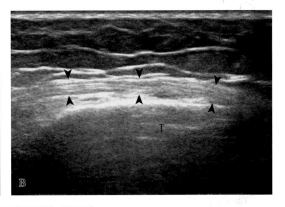

图 7-10　胫侧副韧带远侧与鹅足腱
膝关节的远侧冠状切面显示胫侧副韧带的浅层（箭头）与鹅足腱（箭）（A），以及鹅足腱近侧的半腱肌腱长轴（箭头）（B），为正常表现。T.胫骨干骺端

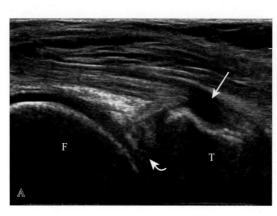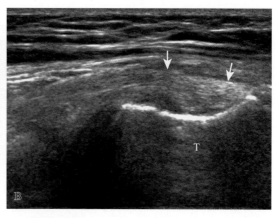

图7-11　半膜肌腱：假囊肿表现

A.于膝关节后内侧斜冠状切面显示一圆形低回声区（箭），为半膜肌腱远端在胫骨（T）止点处出现各向异性伪像所致；B.调整探头方向后，此区域（箭）伪像消失，呈正常纤维状高回声表现。注意半膜肌腱止点处胫骨的特征性轮廓表现（弯箭，内侧半月板及其内部病变）。F.股骨

（四）膝外侧检查

检查膝外侧时，患者小腿可内旋，或稍向对侧侧卧。检查的主要结构包括髂胫束、腓侧副韧带（膝外侧副韧带）、股二头肌腱、前外侧韧带及膝后外侧的支持结构、腓总神经。检查时，探头可首先放置于膝前部髌腱长轴切面，然后向外侧移动（图7-12A）。离开髌腱后，接下来显示的纤维状结构为髂胫束，其止于胫骨近段的Gerdy结节（图7-12B），触诊时有时可触及该结节。继而探头向近侧移动以检查位于髂胫束与股骨远段之间的软组织有无异常，因该处可发生髂胫束摩擦综合征。

接下来，探头继续向外移动至股骨外侧髁行冠状切面检查，此处可见一重要的骨性解剖标志结构——腘肌腱沟。在此处可显示腓侧副韧带在股骨的附着处，其位于腘肌腱沟的近侧缘，同时可显示邻近的腘肌腱。显示

腘肌腱沟后，探头近端固定于股骨上保持不动，而将其远端向后旋转朝向腓骨头（图7-13A）。此处可见纤维状高回声的腓侧副韧带，其自股骨外侧髁延伸至腓骨头外侧面（图7-13B，图7-13C）。腓侧副韧带的近段跨过位于腘肌腱沟内的腘肌腱。腓侧副韧带于腓骨头止点处有时可显示较厚且不均匀，此特征是由于股二头肌腱远段分为两束，且分别位于腓侧副韧带的浅侧和深侧（图7-13C）。此处检查时应注意：轻度膝关节外翻可使腓侧副韧带呈纤曲波浪状而出现各向异性伪像。为避免出现此伪像，可使对侧膝关节屈曲并放于检查侧膝关节的下方，或将一枕头放于两个膝关节之间，使检查侧膝关节处于轻度内翻状态。

探头沿腓侧副韧带的长轴移至其在腓骨的止点处，然后探头远端固定于腓骨头上，而其近端向后旋转至冠状切面（图7-14A）以显示股二头肌腱。股二头肌腱与韧带鉴别的要点为股二头肌腱不如韧带致密，且其近侧

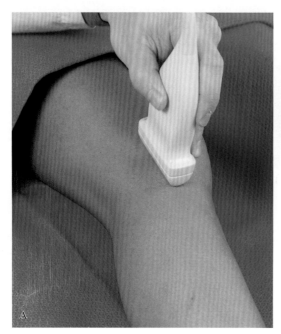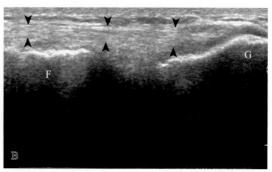

图7-12　髂胫束：长轴

A.于髌腱与膝外缘之间；B.显示髂胫束（箭头）。F.股骨；G.胫骨Gerdy结节

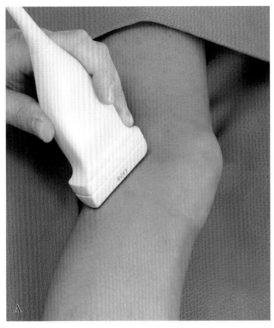
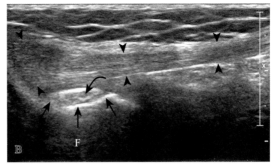
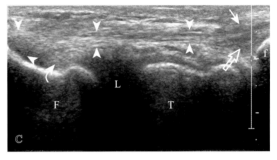

图7-13　腓侧副韧带

　　A.斜冠状切面；B、C.显示邻近腘肌腱（弯箭）和腓侧副韧带上段（箭头）的股骨（F）特征性轮廓表现（箭），注意图C中股二头肌腱分叉的浅头（箭）和深头（空心箭）。f.腓骨；L.外侧半月板；T.胫骨

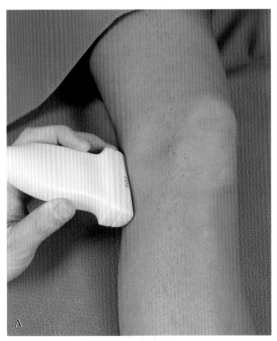
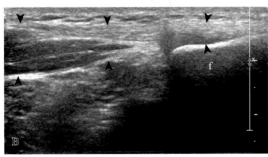

图7-14　股二头肌

A.冠状切面；B.显示股二头肌（箭头）。f.腓骨

　　可见低回声的肌肉组织（图7-14B）。腓侧副韧带和股二头肌腱均止于腓骨头近端外侧面。股二头肌腱的远端可显示不均匀，因为其肌腱纤维于腓骨止点处分为两支而分别位于腓侧副韧带的浅侧和深侧，因此勿将此表现误诊为肌腱病（图7-13C）。检查髂胫束、腓侧副韧带和股二头肌腱时探头的位置构成"Z"字形状。

　　探头继而自股二头肌腱的冠状切面向后移动，可显示腓总神经的长轴切面，其呈相对低回声、条带状结构（图7-15A），但在横切面上该神经显示得会更清楚（图7-15B）。检查腓骨近侧的膝关节后外侧时，患者可采取俯卧位，探头横切以观察腓侧副韧带、股二头肌腱和腓总神经的相对位置关系（图7-15B）。

　　检查前外侧韧带时，探头放于胫骨前外侧约Gerdy结节与腓骨中间的位置，探头上端位于腓侧副韧带的近侧止点处（图7-16A）。前外侧韧带显示为起自胫骨止于膝外侧半月板及其近侧股骨的带状高回声结构（图7-16B）。

　　探头返回至股骨外侧髁处的腘肌腱沟冠状切面，可见腘肌腱绕膝关节向后走行。此处还可检查外侧半月板的体部和前角，其内部由于为纤维软骨而呈高回声。由于腘肌腱走行弯曲，因此为避免出现肌腱的各向异性伪像可对腘肌腱进行分段检查（图7-17A）。检查腘肌时，最好从膝关节后部进行检查，因为此肌肉位于胫骨与胫后血管之间（见"膝后部检查"）。最后一个检查的结构为腘腓韧带，其自关节线处的腘肌腱延伸至腓骨茎突（图7-17B），呈高回声。膝后外侧其他的支持结构如弓状韧带和少见的腓肠豆-腓骨韧带，超声显示较为困难。

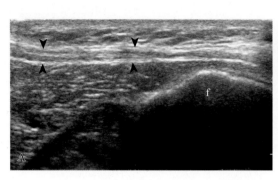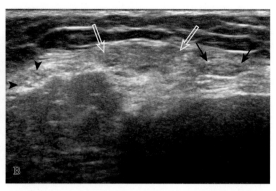

图7-15　腓总神经

A.于股二头肌后方冠状切面显示腓总神经（箭头）。f.腓骨。B.腓骨近侧横切面显示腓侧副韧带（箭）、股二头肌（空心箭）和腓总神经的短轴（箭头）（图像左侧为患者的后部）

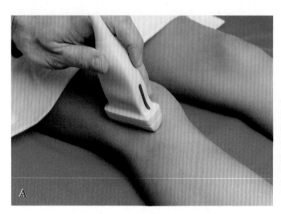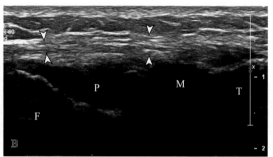

图7-16　前外侧韧带

A.于Gerdy结节与腓骨之间中间位置冠状斜切；B.显示前外侧韧带（箭头）。F.股骨；T.胫骨。注意腘肌腱（P）与外侧半月板（M）由于各向异性伪像而呈低回声

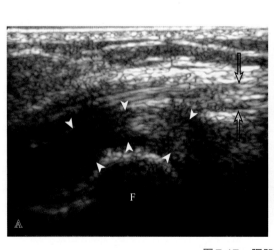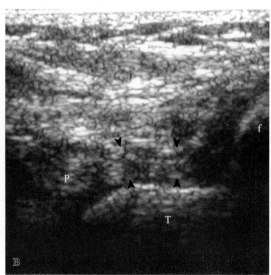

图7-17　腘肌腱和腘腓韧带

A.腘肌腱近端长轴切面显示腘肌腱（箭头）和腓侧副韧带（空心箭）。F.股骨。B.冠状切面显示位于腘肌腱（P）与腓骨（f）之间的腘腓韧带（箭头）。T.胫骨（图B引自Sekiya JK，Jacobson JA，Wojtys EM：Sonographic imaging of the posterolateral structures of the knee：findings in human cadavers. Arthroscopy 18：872-881，2002）

（五）膝后部检查

检查膝关节后部时，患者取俯卧位。此处主要的检查结构为 Baker 囊肿、半月板后角、交叉韧带和膝后部的神经血管结构。可首先检查 Baker 囊肿。此处重要的骨性标志结构为圆形表面的股骨内侧髁，其表面覆盖低回声的关节软骨。寻找此结构时，探头可横切放置于膝后部中间位置以显示神经血管结构和股骨髁间窝（图7-18），继而探头向内移动显示股骨内侧髁（图7-19）。此时可见腓肠肌内侧头与半膜肌腱，后者位置更靠内侧。此二肌腱为重要的软组织标志结构，因 Baker 囊肿的颈部位于此二肌腱之间。于半膜肌腱的浅侧可见半腱肌腱。识别这些肌腱时，可不断侧动探头，肌腱由于各向异性伪像可呈低回声（图7-20）。另外，侧动探头也可以纠正肌腱的各向异性伪像，以避免将由于各向异性伪像而呈低回声的肌腱误诊为 Baker 囊肿（图7-20A）。由于腓肠肌内侧头肌腱的走行与半膜肌腱并不平行，因此很难在一个切面上使此两个肌腱均呈高回声。当超声显示 Baker 囊肿时，探头可旋转以矢状切面显示 Baker 囊肿

的范围，并检查囊肿有无破裂。此处还可以检查半腱肌腱，并可沿其长轴向远侧追踪探查，直至其作为鹅足腱的一部分而止于胫骨处。

探头继而移至膝后部的内侧进行矢状切面检查以显示股骨髁的后部（图7-21A）。此处，可显示膝内侧半月板后角，其正常呈三角形的高回声结构（图7-21B）。此处检查时，需用一个低频率的超声探头（小于10MHz）来显示半月板。在显示膝内侧半月板后角内侧部分的切面上，可见半膜肌腱止于胫骨后内侧的一个显著凹陷的骨沟内，并紧邻半月板的远侧。正常半膜肌腱如出现各向异性伪像，可显示为低回声而易被误诊为半月板囊肿（见图7-11）。

探头继而移至中线并行矢状切面检查，可见后交叉韧带止于胫骨后部，止点处呈特征性的骨性轮廓（图7-21C）。正常后交叉韧带由于各向异性伪像可呈低回声，但其厚度应均匀一致，一般不超过1cm。采取探头一端抬起、另一端下压的方法或使用仪器的声束调节功能（某些超声仪器可具备此项功能）可消除此伪像。探头然后向外侧移动以显示外侧半月板后角。在外侧半月板的周边有腘肌腱及其腱鞘经过，因此应用超声判断半

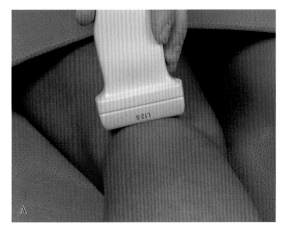
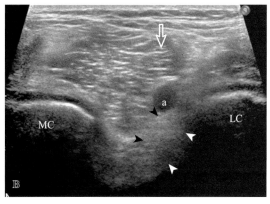

图7-18　膝后部

A.股骨远端后部横切面；B.显示股骨内侧髁（MC）与股骨外侧髁（LC）、腘动脉（a）、胫神经（空心箭）及位于髁间窝偏外侧的前交叉韧带（箭头）

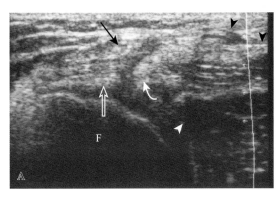
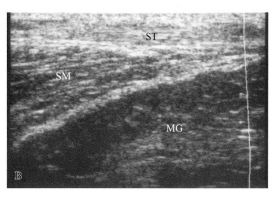

图7-19　膝关节后部检查：Baker囊肿

横切面（A）与矢状切面（B）于股骨内侧髁（F）处显示腓肠肌内侧头（箭头或MG）及其肌腱（弯箭）和半膜肌腱（空心箭）、半腱肌腱（箭或ST）（图像左侧为患者的内侧）。SM.半膜肌

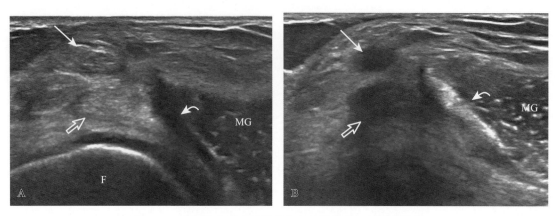

图7-20　腓肠肌内侧头肌腱的各向异性伪像：假囊肿表现

A、B.横切面显示半膜肌腱（空心箭）、半腱肌腱（箭）和腓肠肌内侧头肌腱（弯箭）的各向异性伪像，图A中腓肠肌内侧头肌腱的各向异性伪像类似一小的Baker囊肿。F.股骨；MG.腓肠肌内侧头

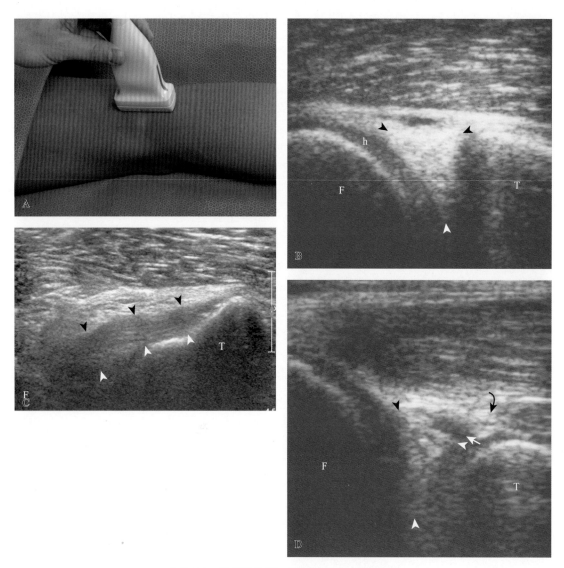

图7-21　膝后部检查：半月板和后交叉韧带

A.膝后内侧旁矢状切面；B.显示膝内侧半月板后角（箭头）；C.中线处矢状切面显示后交叉韧带（箭头）；D.膝外侧旁矢状切面显示外侧半月板后角（箭头）、腘肌腱（弯箭）及其腱鞘（箭）。F.股骨；T.胫骨；h.关节透明软骨

月板后角有无病变常较困难（图 7-21D）。

探头转向横切面并放置于髁间窝处（见图 7-18A）。正常情况下，髁间窝呈高回声，内含位于外侧壁的前交叉韧带和邻近的呈高回声的脂肪组织（见图 7-18B）。侧动探头的方法有助于对前交叉韧带的识别，因为正常交叉韧带由于各向异性伪像可呈低回声，而其周围的脂肪组织则始终呈高回声。最后，可分别在短轴切面和长轴切面显示腘动脉和腘静脉。腘肌的肌腹位于这些血管与胫骨之间。检查胫神经时，可沿其长轴向上扫查直至其与腓总神经汇合成坐骨神经，而坐骨神经可在大腿后部进行检查。坐骨神经在短轴切面上可显示为蜂窝状结构，其内神经纤维束呈低回声，而神经纤维束周围的结缔组织呈高回声。但一些小的周围神经分支可仅含少许呈低回声的神经纤维束。

三、关节病变

（一）关节腔积液和滑膜增生

膝关节腔内积液增加时，可见膝关节隐窝扩张，内呈无回声或低回声。检查膝前部关节隐窝时，髌上囊、膝内侧隐窝和外侧隐窝较易检查。膝关节屈曲 30° 时，可将位于髌骨与股骨之间的积液挤向上方，而使股四头肌腱深方的髌上囊首先扩张（图 7-22；见图 7-1F）。髌上囊扩张时，积液可将股四头肌脂肪垫与股骨前脂肪垫分开，并向上、向前扩展至股四头肌腱。膝关节腔内的

积液较少时，积液可仅见于髌骨外上方的髌上囊内，股四头肌收缩时可能会有助于显示该处积液。此处为超声引导下关节腔抽吸或注射的理想部位。膝关节伸直位时，横切面上积液可仅见于髌骨内侧或更为多见的为髌骨外侧，而髌上囊内可以无明显积液（图 7-23）。膝关节腔大量积液时，可见这三个关节隐窝同时扩张。检查这些区域时，注意探头不应用力加压，以免将关节隐窝压扁而将关节腔内的积液挤向别处。膝关节腔存在积液时，积液可出现在腘肌腱的腱鞘内或 Baker 囊肿内（当囊肿与膝关节腔后部相通时）。外侧半月板周围隐窝有时也会扩张，注意勿当作半月板周围囊肿（图 7-24）。髌上滑膜皱襞呈横向位于髌骨上方的髌上囊内，少数情况下可将髌上囊分为两个不相通的腔室（图 7-25）。关节内骨折时，由于关节积脂血症的出现，积液呈多层状的不同回声（图 7-26）。

引起关节腔积液的病因很多，但超声包括彩色或能量多普勒超声很难鉴别非化脓性和化脓性积液（图 7-27，图 7-28）。如扩张的关节隐窝内部不是无回声，而是表现为相对肌肉组织的低回声、等回声或高回声，则应考虑关节内是混杂性积液还是滑膜增生。如关节隐窝可以被压缩、局部按压或关节活动时可见关节内容物移动或呈旋涡状、彩色或能量多普勒超声显示其内未见血流信号，则提示关节内为混杂性积液而不是滑膜增生。混杂性积液的鉴别诊断包括感染（图 7-28）、痛风、出血（图 7-29）和积脂血症（见图 7-26）。如怀疑感染，则应行经皮穿刺抽吸以进一步明确诊断。

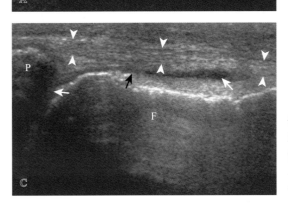

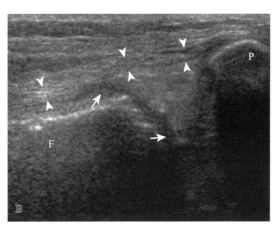

图 7-22　关节腔积液：膝关节屈曲位

膝关节轻度屈曲，分别于股四头肌腱长轴切面（A）、髌内侧支持带横切面（B）与髌外侧支持带横切面（C）显示关节隐窝呈低回声扩张（箭），注意股四头肌腱（空心箭）深方的关节隐窝扩张，将股四头肌后方脂肪垫（Q）与股骨前方脂肪垫（PF）分开。箭头. 髌骨支持带；F. 股骨；P. 髌骨

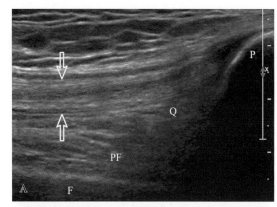

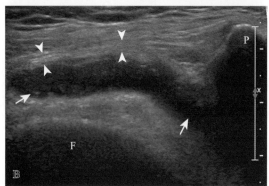

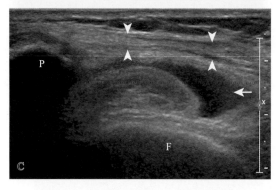

图 7-23　膝关节腔积液：膝关节伸直位

膝关节完全伸直，分别于股四头肌腱长轴切面（A）、髌内侧支持带横切面（B）与髌外侧支持带横切面（C）显示关节隐窝呈低回声扩张（箭），注意主要为髌骨（P）内侧隐窝及外侧隐窝扩张（箭头，髌骨支持带；空心箭，股四头肌腱）。F.股骨；PF.股骨前方脂肪垫；Q.股四头肌腱后方脂肪垫

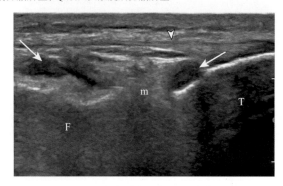

图 7-24　膝外侧半月板周围关节隐窝

超声于膝关节的前外侧显示外侧半月板前角（m）附近的关节隐窝扩张，内为无回声积液（箭）。注意髂胫束（箭头）。F.肱骨；T.胫骨

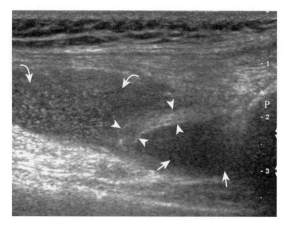

图 7-25　髌上滑膜皱襞

超声于股四头肌腱长轴切面显示髌上滑膜皱襞（箭头）将髌上囊隐窝的上部（弯箭，其内因低回声混杂性积液而扩张）与膝关节腔（箭，其内因无回声的单纯积液而扩张）分开。P.髌骨

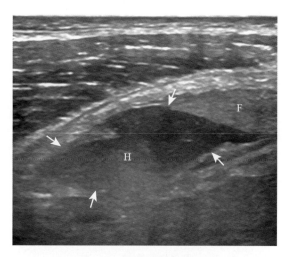

图 7-26　膝关节积脂血症

超声显示髌上囊外侧的积液（箭）呈分层状，脂肪层位于浅层（F），其深层为血清，再往深部为沉积的血细胞（H）

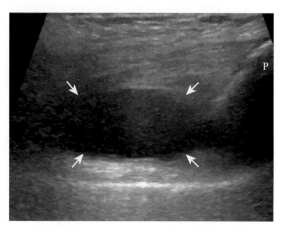

图 7-27　关节腔积液：感染

股四头肌长轴切面显示髌上囊呈低回声扩张（箭），注意其后方回声增高。P.髌骨

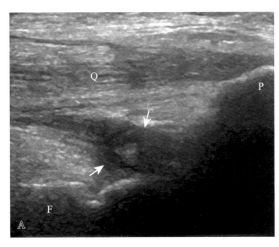
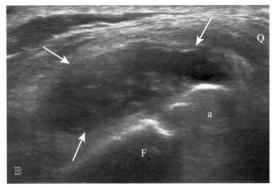

图 7-28 关节腔积液：感染

2 例患者。长轴切面（A）与短轴切面（B）显示髌上囊扩张，内可见混杂性积液及滑膜增生，分别为假单胞菌感染和真菌感染。F. 股骨；P. 髌骨；Q. 股四头肌腱；a. 人工关节

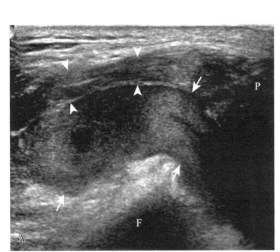
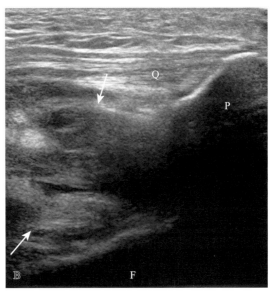

图 7-29 关节腔内出血

2 例患者。超声分别于膝外侧关节隐窝（A）与髌上囊内（B）显示关节腔内积血，呈混杂回声（箭）。注意图 A 中异常增厚的髌外侧支持带。F. 股骨；P. 髌骨；Q. 股四头肌腱

炎性滑膜增生时，有时可伴有骨侵蚀性病变，超声在两个相互垂直的切面上均显示骨皮质不规则和不连续，彩色或能量多普勒超声于病变内可见血流信号增加。滑膜增生病变除可以由炎性病变如慢性感染（见图 7-28）、类风湿关节炎（图 7-30）、血清阴性关节炎（图 7-31）、晶体沉积（图 7-32）和人工关节磨损导致的颗粒病（图 7-33）导致外，还应考虑其他病变，如色素沉着绒毛结节性滑膜炎（图 7-34）、树枝状脂肪瘤、滑膜软骨瘤病，而在滑膜软骨瘤病者有时可见由于钙化所形成的强回声灶。滑膜血管瘤时，于髌上囊内可见混杂的高回声和低回声组织，并可见可压缩的管状结构（见"血管病变"）。局灶性结节性滑膜炎有时也可见于膝关节隐窝内，典型者表现为低回声、无压缩性，其后方有时可见回声增强（图 7-35）。动态超声检查可见

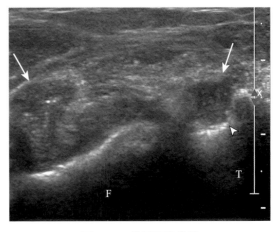

图 7-30 类风湿关节炎

于膝内侧冠状切面显示关节内滑膜增生呈低回声（箭）及骨侵蚀（箭头）。F. 股骨；T. 胫骨。彩色多普勒超声于滑膜内未见血流信号

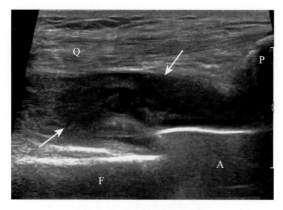

图7-31　血清阴性关节炎
膝关节前部矢状切面显示关节腔扩张（箭），其内滑膜增生呈低回声至等回声，积液呈无回声。注意人工关节的强回声表面（A）及后方的混响伪像。F.股骨；P.髌骨；Q.股四头肌腱

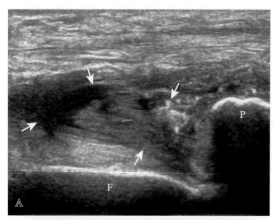

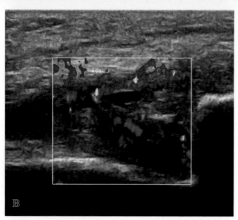

图7-32　假性痛风（二水焦磷酸钙沉积症）
A、B.股四头肌腱长轴切面显示髌上囊呈不均质扩张（箭），其内为滑膜增生和混杂性积液，且其内血流信号增加。F.股骨；P.髌骨

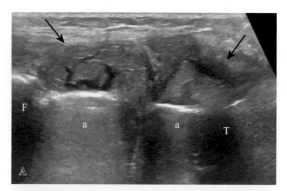

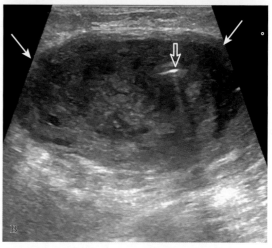

图7-33　颗粒病
A.膝内侧冠状切面显示滑膜增生呈低回声至等回声，积液为无回声（箭）。注意人工关节（a）表面呈强回声，后方可见混响伪像。F.股骨；T.胫骨。B.超声显示Baker囊肿内类似的滑膜增生改变（箭）及金属碎屑（空心箭）

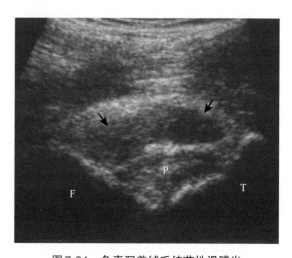

图7-34　色素沉着绒毛结节性滑膜炎
超声于膝关节后部矢状切面显示滑膜增生呈低回声（箭），其旁为后交叉韧带（P）。F.股骨；T.胫骨

增生滑膜所致的弹响。在全膝关节置换的患者，异常滑膜增生可导致弹响，称为膝关节弹响征（patellar clunk syndrome）（图7-36）。于关节腔积液内，有时可见关节游离体，多见于Baker囊肿内（见"Baker囊肿"）或髌上囊内（图7-37）。关节腔内游离体如果为软骨成分，则表现为低回声，如发生钙化或骨化，则表现为强回声，后方伴声影。动态观察时，可见游离体移动。当探及关节内游离体时，需进一步检查关节透明软骨，以发现原发软骨缺损部位（图7-38）。

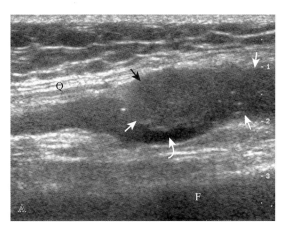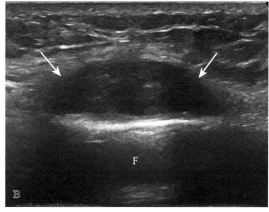

图7-35　局灶性结节性滑膜炎

2例患者。超声分别于髌上囊内（A）、膝外侧关节隐窝内（B）显示滑膜增生呈低回声（箭）。注意图A中关节腔积液（弯箭）。F.股骨；Q.股四头肌腱

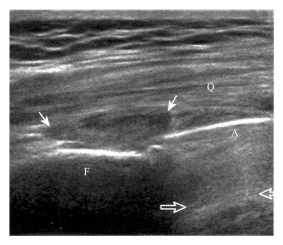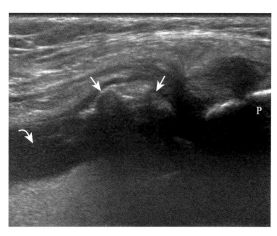

图7-36　膝关节弹响征

股四头肌腱（Q）长轴切面显示滑膜增生呈低回声（箭），其在膝关节屈伸时可见移动，并导致弹响，注意膝关节完全置换术后，其金属部分呈强回声（A），后方伴混响伪像（空心箭）；自身股骨（F）后方可见声影（图像右侧为患者的远侧）

图7-37　关节内游离体

超声于股四头肌腱长轴切面显示髌上囊内骨化的关节游离体呈强回声，后方伴声影（箭），注意关节内积液呈无回声（弯箭）。P.髌骨

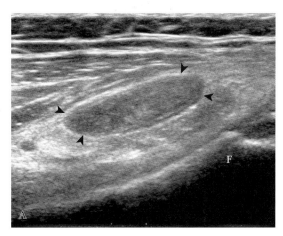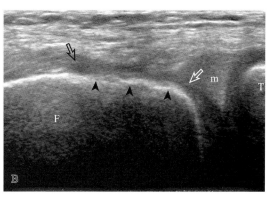

图7-38　关节腔游离体

A.超声于髌上囊外侧显示一边界清楚的未钙化的关节腔内游离体（箭头），呈低回声；B.超声于股骨内侧髁前侧显示骨皮质不规则改变（箭头）和一软骨缺损（空心箭之间）。F.股骨；m.半月板；T.胫骨

（二）软骨病变

关节腔积液的一个常见病因为软骨病变。半月板退行性变时可表现为不均匀或内部回声减低；而半月板撕裂时，可表现为边界清楚的无回声或低回声裂隙延至关节表面，或半月板不规则或截断改变（图7-39）。有研究显示，超声诊断半月板撕裂的敏感度和特异度分别为85%和86%。由于超声不能全面显示半月板，MRI仍为评估半月板的首选检查。但超声还是可以发现一些半月板的病变，如膝关节活动时动态观察半月板组织移位，且花费时间较短。内侧半月板后角为撕裂的好发部位，因此要注意至少对此部位进行检查。

有研究显示，超声诊断半月板囊肿的准确度为88%。半月板囊肿常伴发邻近的半月板撕裂，但外侧半月板前角附近的半月板囊肿却不常伴有半月板撕裂。半月板囊

肿常为多房状，多位于关节线水平的半月板底部。半月板囊肿可以为无回声，后方回声增高（图7-40），也可以为低回声的混杂囊肿（图7-41）。膝内侧半月板囊肿可能会从半月板撕裂处扩展到较远部分，因此，于膝关节周围发现多房囊性包块时，应考虑半月板囊肿的诊断，并应仔细观察囊肿是否与半月板相通。检查内侧半月板后角时，正常半膜肌腱于胫骨止点处由于为斜行走行而易出现各向异性伪像，超声常表现为一椭圆形的低回声结构，因此应注意勿将其诊断为半月板囊肿（见图7-11）。

半月板除了撕裂和退行性变外，在骨性关节炎患者还可见半月板外突，常与患者的疼痛有关（图7-42）。其在冠状切面显示为半月板相对于胫骨的异常移位，并位于膝胫侧副韧带的深侧，有时可伴有膝胫侧副韧带水肿增厚。与内侧半月板外突不同，发生于外侧半月板前角和

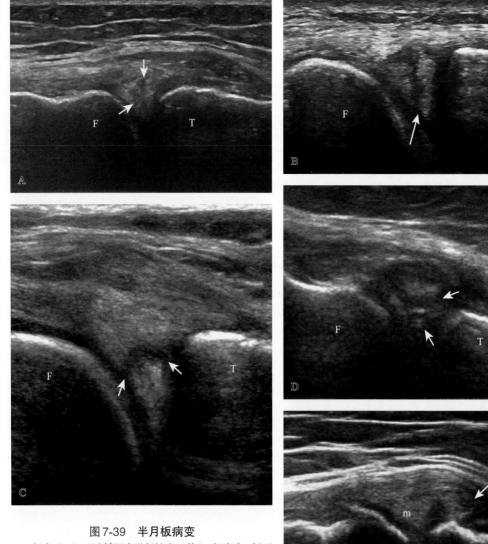

图7-39 半月板病变

超声（A）显示低回声退行性变（箭）。超声自3例不同患者显示半月板撕裂为低回声或无回声裂隙（箭），并延伸至关节面，分别为水平撕裂（B）、垂直撕裂（C）和复杂撕裂（D）。另一患者（E），显示移位的半月板碎片。F.股骨；T.胫骨；m，半月板

体部的外突可能为正常解剖变异。骨性关节炎的特征性病变为骨赘，超声可很好地观察此病变。

其他软骨病变可累及关节透明软骨，如软骨变薄或缺损（图7-43；见图7-38B）。骨性关节炎时，应在

膝关节屈曲时行旁矢状切面以观察股骨关节软骨的厚度，此检查结果与MRI检查结果的相关程度要优于横切面对股骨滑车的检查。如发现关节腔内有游离体，应进一步检查关节透明软骨，以发现原发的软骨缺损部

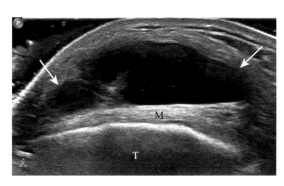
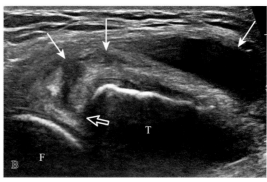

图7-40　半月板囊肿：膝内侧

A.膝内侧冠状切面显示半月板囊肿呈多房性（箭），后方回声增强；B.超声于内侧半月板后角显示低回声半月板撕裂（空心箭），其与半月板囊肿（箭）相通。F.股骨；T.胫骨；M.胫侧副韧带

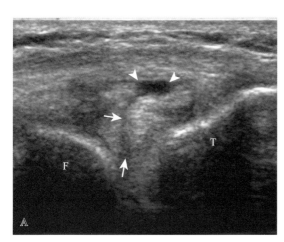
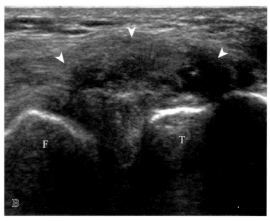

图7-41　半月板囊肿：外侧

A.超声于外侧半月板体部显示半月板撕裂呈低回声（箭），其与呈无回声的半月板囊肿（箭头）相连；B.自图A切面向后移动探头显示半月板囊肿呈不均质低回声（箭头）。F.股骨；T.胫骨

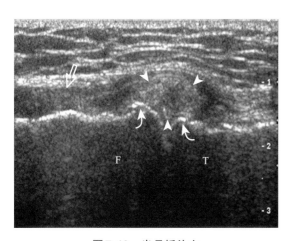
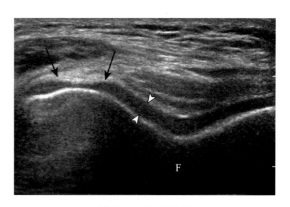

图7-42　半月板外突

于膝关节内侧冠状切面显示呈异常低回声的半月板（箭头），伴有关节间隙变窄、半月板向胫骨（T）内侧突出（弯箭，骨赘）。F.股骨

图7-43　软骨缺损

股骨远段横切面显示股骨滑车处关节软骨局灶性缺损（箭）。注意正常的关节软骨（箭头）。F.股骨

位。软骨的另一病变与钙盐沉积有关，可累及内为纤维软骨的半月板（图7-44）和关节透明软骨（图7-45）。假性痛风（二水焦磷酸钙沉积症，calcium pyrophosphate dihydrate crystal deposition disease）时，钙盐可沉积于软骨内，表现为强回声斑。膝关节屈曲位时可在横切面上

和旁矢状切面上检查股骨前部关节软骨，此外还要检查股骨后部关节软骨。与软骨钙质沉着症不同，痛风时，单钠尿酸盐结晶则沉积于软骨表面（图7-46），包括半月板和透明软骨。沉积于透明软骨表面时，称为双线征，其在血尿酸水平低于6mg/dl时可消失。

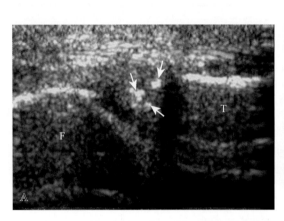
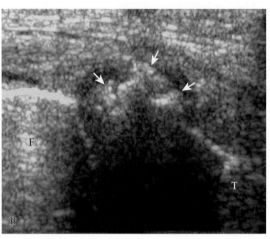

图7-44　软骨钙化：假性痛风

A、B. 2例患者，超声显示内侧半月板内软骨钙化灶呈强回声伴声影（箭）。F.股骨；T.胫骨

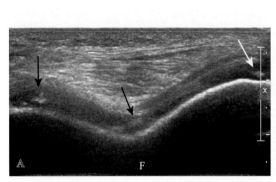
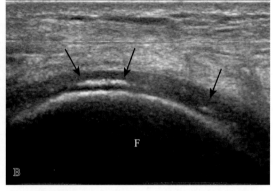

图7-45　软骨钙化：假性痛风

超声分别于股骨滑车（A）与股骨髁前侧（B）显示低回声透明软骨内钙化灶呈强回声，后方伴声影（箭）。F.股骨

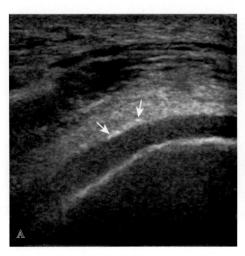
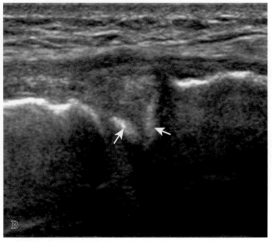

图7-46　痛风

超声分别于股骨髁前部的关节透明软骨表面（A）和内侧半月板体部（B）显示尿酸盐晶体呈强回声（箭）

四、肌腱和肌肉病变

（一）股四头肌损伤

超声可很好地评价膝部的伸肌系统，因为肌腱较表浅且相对粗大。股四头肌腱肌腱病时表现为肌腱回声减低，有时可见增厚（图7-47）。肌腱内有时还可见钙化和血流信号增加，而血流信号增多常与患者的症状相关。如肌腱纤维连续且无局部缺损，则可除外肌腱撕裂。一般用肌腱病而不用肌腱炎这个名词，是因为此病变主要为退行性病变，而无急性炎性细胞浸润。肌腱的部分撕裂显示为肌腱内边界清晰的低回声或无回声裂隙或部分肌腱纤维中断。

股四头肌腱部分断裂可仅累及其三层结构中的一层或两层，而保留其余的结构（图7-48）。肌腱全层撕裂显示为肌腱纤维完全断裂、断端回缩、关节腔积液可自

髌上囊流至肌腱缺损处。另外，由于髌骨位置下降，髌腱可松弛而呈波浪状（图7-49）。回缩的肌腱断端有时后方可见折射声影，或可见撕脱的骨折片呈强回声。髌骨上极的撕脱骨折可见于股四头肌腱部分撕裂或完全撕

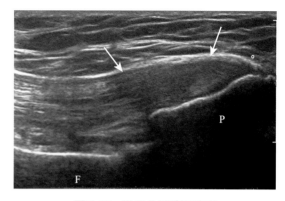

图7-47　股四头肌腱肌腱病

股四头肌腱长轴切面显示肌腱远段增厚、回声减低（箭头），其内肌腱纤维未见断裂。F.股骨；P.髌骨

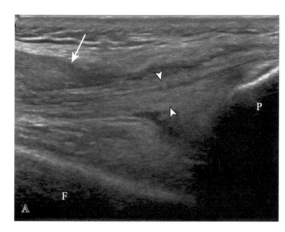
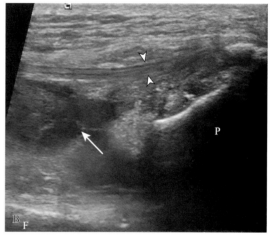

图7-48　股四头肌腱部分撕裂

A.长轴切面显示股四头肌腱的股直肌肌腱断裂、回缩（箭），而股内侧肌、股外侧肌、股中间肌的肌腱完整（箭头）；B.另一例患者，显示股直肌腱完整（箭头），而股外侧肌、股内侧肌、股中间肌肌腱断裂、回缩（箭）。P.髌骨；F.股骨

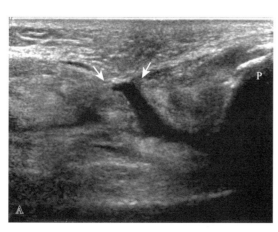
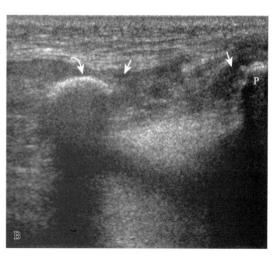

图7-49　股四头肌腱全层撕裂

2例患者。于股四头肌腱长轴切面显示肌腱全层撕裂（箭）。注意图B中的髌骨上缘撕脱骨折（弯箭）。F.股骨；P.髌骨

裂。动态超声检查有助于判断股四头肌腱是否为完全撕裂，因为肌腱完全撕裂时，病变处或一侧肌腱断端缺乏与膝关节活动一致的移动，或可见撕脱骨折片在膝关节活动时远离髌骨。行动态超声检查时，可通过轻度屈膝，或用手向下挤压髌骨来完成。此法在肌腱的亚急性撕裂（血肿可充填肌腱断端之间的间隙，呈高回声）和慢性撕裂（开始出现部分愈合）诊断中较为有用。超声诊断股四头肌腱完全撕裂和严重部分撕裂的准确度可达100%。

（二）髌腱损伤

髌腱近端可发生肌腱病和部分撕裂，又称跳跃膝（jumper's knee）（图7-50）。超声上，肌腱病显示为肌腱回声异常减低，有时可见增厚，其内肌腱纤维保持连续。如肌腱内部可见边界较清晰的低回声或无回声裂隙，则提示合并肌腱内部撕裂。彩色或能量多普勒超声如显示病变内由于新生血管所致的丰富血流信号，常与患者的疼痛高度相关。髌腱全层撕裂时，可见肌腱纤维完全中断，肌腱断端回缩并可见折射声影（图7-51）。怀疑髌腱完全撕裂时，可通过轻度屈曲膝关节或用手向上挤压髌骨的方法进行动态超声检查，以判断肌腱的连续性和肌腱断端的回缩情况。Osgood-Schlatter病时，可见髌腱远段肿胀、回声减低及未骨化的软骨，有时还可见胫骨粗隆碎裂（图7-52）。该病发生于青少年，为反复创伤所致的髌腱远端止点处病变，常伴有

疼痛。类似的病变可发生于髌腱近端于髌骨下缘止点处，称为Sinding-Larsen-Johansson病。髌腱还可用于前交叉韧带的重建，术后可见髌腱的中心部分缺损或呈低回声区域（图7-53）。全膝关节置换术后，常可见髌腱肿胀。

（三）膝关节其他肌腱损伤

膝关节周围其他肌腱的病变较少见。但半膜肌腱（图7-54）或股二头肌腱可发生肌腱病。正常股二头肌腱远端可分为两支并包绕腓侧副韧带，注意勿将此表现诊断为肌腱病（见图7-13C）。另外值得一提的病变为髂胫束摩擦综合征，由于髂胫束与股骨外侧髁之间慢性和反复的摩擦，可出现髂胫束深方的局部软组织肿胀、回声减低、炎性改变，或继发滑囊形成，有时伴有髂胫束增厚（图7-55）。膝外侧关节隐窝内积液扩展至髂胫束深方时，注意勿诊断为滑囊积液。急性创伤也可导致髂胫束损伤（图7-56）。少数情况下，动态超声可显示半腱肌腱的异常弹响。

（四）痛风

痛风时，髌腱（图7-57）和腘肌腱（图7-58）较易被累及，因此对于炎性关节炎患者要注意对这些部位的检查。即使在无症状的高尿酸血症患者，髌腱远端病变并不少见。超声上，痛风石显示为无固定形态的高回声区，内部可见多发点状回声，其周边常伴有无回声或

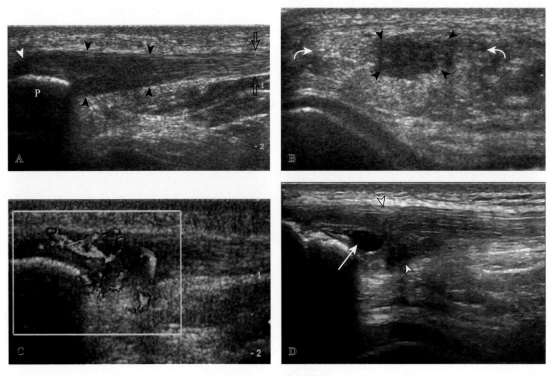

图7-50 髌腱肌腱病

超声于髌腱近段的长轴切面（A）与短轴切面（B）显示髌腱肿胀、回声减低（箭头），其内肌腱纤维连续。注意图A中髌腱远段厚度正常（空心箭）和图B中髌腱的宽度（弯箭）。C.彩色多普勒超声于肌腱长轴显示肌腱内的血流信号。D.另一患者，显示髌腱的肌腱病（箭头）及呈低回声的局灶性黏液退行性改变（箭）。P.髌骨

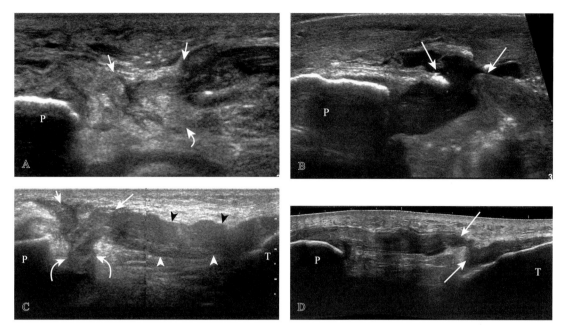

图 7-51　髌腱完全撕裂

4 例患者。髌腱长轴切面显示髌腱完全撕裂（箭），肌腱断端深方可见折射声影（弯箭）。注意图 C 中髌腱远侧断端回缩、不均质出血及弥漫性增厚（箭头）。P. 髌腱；T. 胫骨

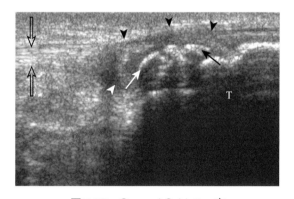

图 7-52　Osgood-Schlatter 病

髌腱远段长轴切面显示髌腱增厚、回声减低（箭头）及胫骨粗隆处的骨碎裂表现（箭），探头按压时局部疼痛明显。注意髌骨近段正常（空心箭）。T. 胫骨

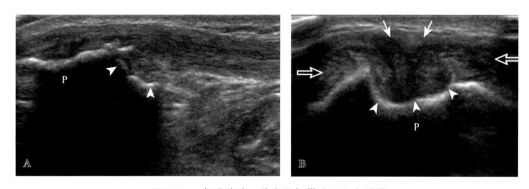

图 7-53　术后髌腱：前交叉韧带（ACL）重建

长轴切面（A）与短轴切面（B）显示术后髌骨下缘缺损（箭头）及髌腱的中 1/3 缺失（箭），用于 ACL 重建，注意图 B 中髌腱（空心箭）的宽度。P. 髌骨

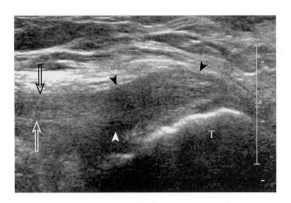

图7-54 肌腱病：半膜肌腱

长轴切面显示半膜肌腱远段增厚、回声减低（箭头）（空心箭，半膜肌腱的近段正常）。T.胫骨

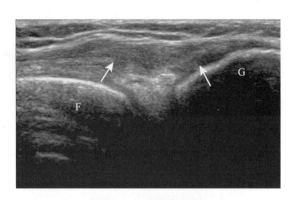

图7-56 髂胫束撕裂

长轴切面显示髂胫束撕裂（箭）伴不均质的积血。F.股骨；G.胫骨Gerdy结节

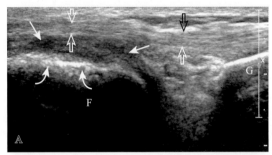

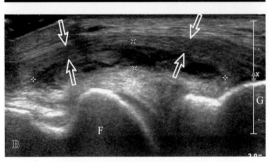

图7-55 髂胫束摩擦综合征

2例患者，超声分别于髂胫束长轴切面显示软组织增厚呈低回声（箭）（A），位于髂胫束（空心箭）深方的滑囊增厚，呈不均质低回声（标尺之间）（B），注意图A中的股骨骨皮质不规则改变（弯箭）。F.股骨；G.胫骨Gerdy结节

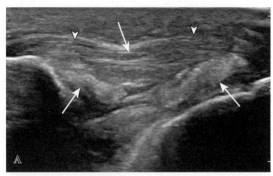

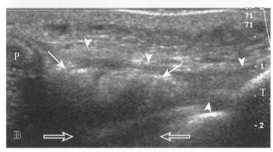

图7-57 痛风：髌腱痛风石

2例患者。图A与图B显示髌腱（箭头）内强回声的痛风石（箭）。注意图B中非钙化痛风石（箭）后方由于声束衰减而形成的声影（空心箭）。P.髌骨；T.胫骨

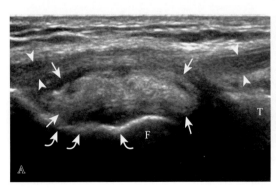

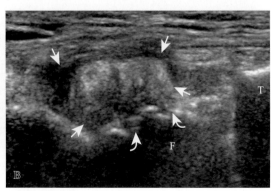

图7-58 痛风：腘肌腱痛风石

A、B. 2例患者，长轴切面于腘肌腱近段显示痛风石呈强回声伴低回声晕环（箭），注意股骨外侧的骨侵蚀性病变（弯箭）（箭头，膝腓侧副韧带）。F.股骨；T.胫骨

低回声晕环。痛风石如位于肌腱内则显示较为困难，因为两者均为高回声。但实时超声检查可显示痛风石内缺乏纤维状结构，此点与肌腱不同。痛风石后方有时可见声影，常由声束衰减所致，而不是痛风石内钙化所致的真正声影（图7-57B）。有时于骨侵蚀性病变周围（图7-58B）或痛风石周围软组织内可见血流信号增加。

五、韧带和骨病变

（一）膝胫侧副韧带

对于膝关节周围的韧带，超声可有效地评价位置表浅的韧带，如膝胫侧副韧带和膝腓侧副韧带。检查韧带时，韧带的长轴切面为最重要的切面，但也要做短轴切面检查。对于膝胫侧副韧带，Ⅰ度损伤表现为韧带连续，但周围可见低回声或无回声积液（图7-59A）。膝胫侧副韧带周围的组织水肿也可以为非创伤性病变所致，可继发于半月板外突和骨性关节炎（见图7-42）。膝胫侧副韧带Ⅱ度损伤或部分撕裂时，韧带可失去其正常的纤维状高回声表现，而表现为异常低回声，其周围有时可见低回声或无回声的积液。韧带Ⅲ度损伤或完全撕裂时，表现为韧带纤维完全断裂，并可见不均质的积血和积液（图7-59B）。一般而言，如膝胫侧副韧带于股骨附着处厚度大于6mm或其胫骨附着处大于3.6mm，可

提示膝胫侧副韧带损伤。动态超声检查可用于评估膝胫侧副韧带的完整性，即抗阻力外翻时，膝内侧关节间隙如小于5mm为Ⅰ度损伤，5～10mm为Ⅱ度损伤，大于10mm提示为Ⅲ度损伤。如于膝胫侧副韧带近段可见钙化灶或骨化灶，且后方伴声影，则提示为陈旧性损伤，称为Pelligrini-Stieda钙化（图7-59B）。如膝胫侧副韧带增厚，但其韧带纤维连续，患者也无明显症状，提示为陈旧性损伤（图7-59C）或既往有全膝关节置换病史。因膝胫侧副韧带为相对扁平的结构，因此应注意在短轴切面上对韧带的前部和后部进行全面检查。韧带全层撕裂仅累及韧带前部而韧带后部保持完整的情况并不少见。膝胫侧副韧带深层与浅层之间有时可见一滑囊。

（二）膝腓侧副韧带

膝腓侧副韧带为一重要结构，且为膝后外侧韧带复合体的一部分。韧带损伤可导致韧带增厚、回声减低或韧带完全撕裂（图7-60）。膝腓侧副韧带远端可发生撕脱骨折，撕脱处可见一强回声的腓骨骨折片。此时，韧带在结构上保持完整，但其功能上则为完全撕裂。膝后外侧其他的支持结构包括腘腓韧带。由于此韧带超声显示较为困难，因此可利用其他膝后外侧结构损伤的征象，如膝腓侧副韧带撕裂、膝外侧关节间隙在膝内翻时异常增宽。如膝外侧关节间隙增宽大于10.5mm，则提示患者需要行膝后外侧角修补或重建。

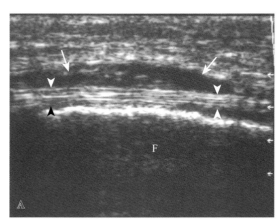

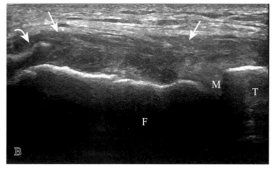

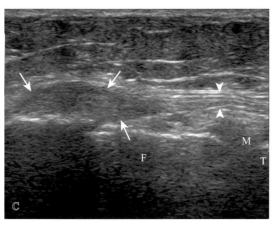

图7-59　膝胫侧副韧带损伤

超声分别于3例患者的膝胫侧副韧带长轴切面显示：A.膝胫侧副韧带完整（箭头），其浅侧可见无回声积液（箭）（Ⅰ度损伤）；B.韧带完全撕裂（箭）（Ⅲ度损伤）并伴有Pelligrini-Stieda钙化（弯箭）；C.陈旧性损伤，膝胫侧副韧带近段增厚、回声减低（箭），而韧带远段正常（箭头）。F.股骨；M.内侧半月板体部；T.胫骨

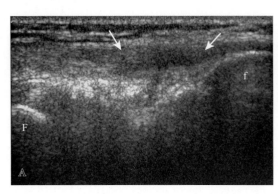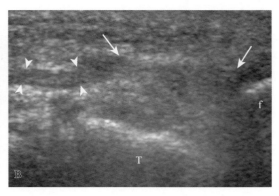

图 7-60　膝腓侧副韧带撕裂

超声分别于 2 例患者的腓侧副韧带长轴切面显示膝腓侧副韧带于腓骨（f）附着处增厚、回声减低（箭），为较严重的部分撕裂（A）；韧带完全撕裂（箭），其近段水肿、松弛（箭头）（B）。F.股骨；T.胫骨

（三）交叉韧带及其他韧带

对于前后交叉韧带，超声仅能检查韧带的部分区域，而 MRI 可作为检查韧带的有效手段。超声上，如后交叉韧带呈低回声或无回声且厚度大于 1cm，则为异常（图 7-61）。后交叉韧带撕裂可表现为局部撕裂或弥漫增粗改变。后交叉韧带自胫骨后部也可发生撕脱骨折，骨折片呈强回声。诊断前交叉韧带损伤时，探头横切放置于髁间窝处。正常前交叉韧带于髁间窝外侧壁呈高回声（见图 7-18B），损伤时可表现为异常的低回声或无回声。动态加压试验可与超声进行联合诊断。加压试验中出现的异常胫骨前移可作为诊断前交叉韧带损伤的间接征象。超声对评价前、后交叉韧带损伤的作用有限，与交叉韧带有关的腱鞘囊肿（将在后面讨论）有时可向膝关节后部延伸而被超声检查所发现。怀疑前交叉韧带撕裂时，还应检查前外侧韧带及其在胫骨近端是否存在撕脱骨折（Segond 骨折）。

（四）骨性结构损伤

对于骨性结构来说，超声可显示骨性结构的表面轮廓，因此可作为识别软组织结构尤其是韧带的标志性结构。超声上正常骨皮质表面平滑而连续。如骨皮质局部可见错位畸形，且探头加压时局部有压痛，则提示骨折可能（图 7-62）。对于髌骨，注意勿将髌骨的正常变异表现，如二裂或三裂变异诊断为骨折。与骨折不同，此解剖学变异一般位于髌骨的外上象限，骨质边缘不规则，常无明显症状，其最后诊断需要 X 线检查证实（图 7-63）。

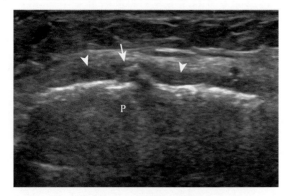

图 7-62　骨折：髌骨

超声于髌骨上横切面显示骨皮质不连续（箭）及其旁的水肿或出血（箭头）。P.髌骨

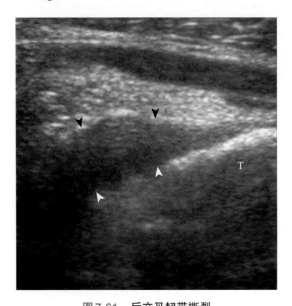

图 7-61　后交叉韧带撕裂

后交叉韧带长轴切面显示后交叉韧带增厚、回声减低（箭头）。T.胫骨

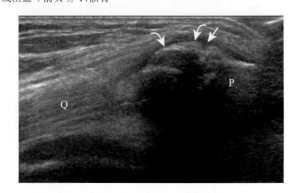

图 7-63　髌骨二裂畸形

于髌骨外侧矢状切面显示髌骨的分离部分（弯箭）及其与主髌骨（P）之间的软骨联合（箭）。Q.股四头肌腱

六、滑囊与囊肿

（一）Baker囊肿

除了前面讲的半月板囊肿外，膝关节周围还可见其他囊性病变（见图7-1F）。其中最为常见的病变为腓肠肌内侧头-半膜肌腱滑囊的病变，其扩张时称为Baker囊肿（或腘窝囊肿）。尽管此滑囊可以由于局部刺激或炎性病变而扩张，但最为多见的病因为膝关节腔内的积液通过一通道流入滑囊。在约50%的50岁以上成人，此滑囊与膝关节腔通过一通道相通。通道的形成是滑囊与膝关节腔之间的关节囊发生退行性改变而薄弱，加上膝关节腔内由于病理改变而积液增加及关节腔内压力增加这些因素共同导致的。在儿童中，多数情况下，Baker囊肿可见与膝关节腔相通，其可能与自身的关节炎或关节过度活动有关。Baker囊肿的准确诊断有赖于对囊肿颈部或通道特定解剖位置的识别，即其颈部位于腓肠肌内侧头与半膜肌腱之间。此颈部通过腓肠肌下滑囊连通Baker囊肿与膝关节腔。因此形成一个"C"形的积液形态，其外侧缘呈凹形而包绕腓肠肌内侧头肌腱及其肌肉（图7-64）。

Baker囊肿扩张时，其内部可为无回声或低回声积液。如其内部呈等回声或高回声，则可能为混杂性积液、积血或滑膜增生（炎性病变或滑膜增生性病变如色素沉着绒毛结节性滑膜炎）（图7-65；见图7-33）所致。Baker囊肿内常可见游离体，其发生钙化时后方可见声影（图7-65D，图7-65E；见图7-33B）。检查Baker囊肿时，还应注意在矢状切面检查囊肿的下缘。正常情况下，其下缘应边界清晰且平滑。如在Baker囊肿的囊壁外发现低回声或无回声的积液，则提示囊肿破裂。另

外，还可发现囊肿破裂所致的软组织弥漫性水肿或反应性蜂窝织炎，其常位于腓肠肌内侧头浅侧的皮下组织，有时可延伸至踝部（图7-66A）。如于Baker囊肿下缘可见局灶性软组织回声，提示囊肿陈旧性破裂（图7-66B）。范围较广的Baker囊肿破裂有时会导致小腿出现不均质、团块样的区域，常位于腓肠肌内侧头浅侧

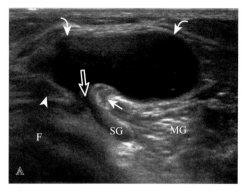

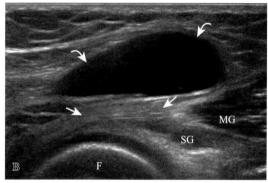

图7-64 Baker囊肿

超声于膝后部内侧横切面（A）与矢状切面（B）显示半膜肌腱-腓肠肌内侧头滑囊呈无回声扩张（弯箭）。该囊肿在半膜肌腱（箭头）与腓肠肌内侧头肌腱（箭）、肌肉（MG）（空心箭）之间经腓肠肌下滑囊（SG）与膝关节腔相通。F.股骨内侧髁

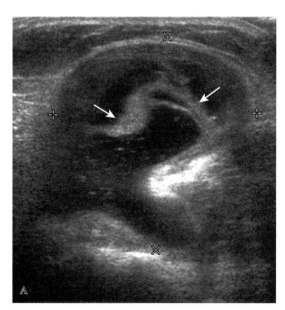

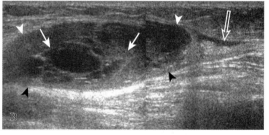

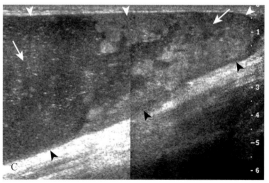

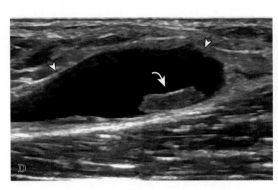
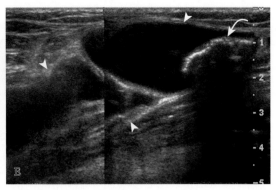

图 7-65　混杂性 Baker 囊肿

5 例患者。超声分别于膝后部内侧横切面（A）和矢状切面（B ～ E）显示 Baker 囊肿（标尺或箭头）内由于混杂性积液、出血或滑膜炎所致的不同声像图表现（箭），注意图 B 中 Baker 囊肿破裂（空心箭）、图 D 中低回声的透明软骨游离体（弯箭）、图 E 中一骨化的关节腔内游离体，后方可见声影（弯箭），探头挤压后可见移动

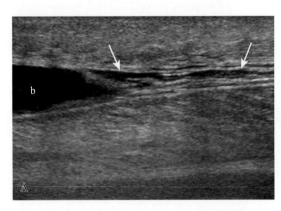
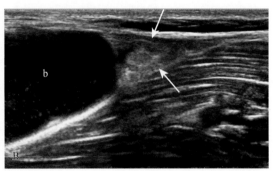

图 7-66　Baker 囊肿破裂

2 例患者。于 Baker 囊肿（b）下缘可见无回声积液（A）与低回声至等回声软组织（B），分别为囊肿急性破裂和陈旧性破裂所致

（图 7-67）。此时应注意鉴别 Baker 囊肿破裂与软组织肿瘤。一个重要的鉴别点为 Baker 囊肿通过其颈部，即腓肠肌内侧头与半膜肌腱之间的通道，与膝关节腔相通。Baker 囊肿向小腿肌肉组织深方的扩展较为少见，而向

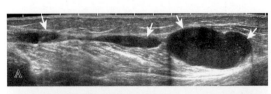
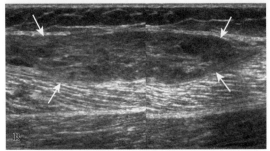

图 7-67　2 例患者

矢状切面显示腓肠肌内侧头浅侧的分叶状低回声积液（箭）（A）和低至等回声血肿（箭）（B），每一例中均可见积液的近端与膝关节腔后部相连

肌内扩展更为少见，如发现此征象，应考虑其他病变的可能，如肉瘤。对 Baker 囊肿的治疗有时可采取超声引导下抽吸和注射类固醇激素，但治疗后膝关节腔内的积液有可能重新积聚到囊肿内（见第 9 章）。

（二）其他滑囊

除了 Baker 囊肿，膝关节周围其他滑囊也可以由于病变而扩张（见图 7-1F）。膝关节前内侧，鹅足腱滑囊位于胫骨内侧的鹅足腱深侧，滑囊扩张时其范围可以很广（图 7-68）。鹅足腱部位的疼痛很少由肌腱或滑囊的病变所致，更多的情况下是与膝关节骨性关节炎有关。极少数情况下，可见缝匠肌肌腱于扩张的鹅足腱滑囊浅侧发生弹响，并导致患者出现症状。于鹅足腱上后方的关节间隙水平，半膜肌腱－膝胫侧副韧带滑囊呈倒"U"形而包绕半膜肌腱（图 7-69）。髌前滑囊位于髌骨和髌腱近段的前方，常为多房表现（图 7-70）。检查髌前滑囊时，注意探头不要加压，以免将滑囊内积液挤出。髌下浅囊（图 7-71）和髌下深囊（图 7-72）位于髌腱远段的周围，后者在正常情况下可见少量积液（图 7-72A）。在异常机械摩擦或接触的部位，如膝部截肢后，也可形成滑囊，称为继发性滑囊或附加滑囊（图 7-73）。滑囊扩

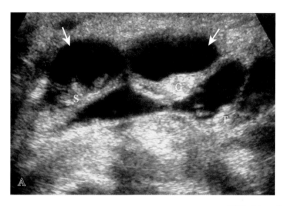
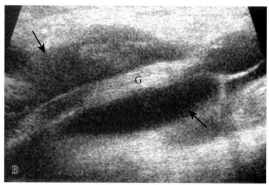

图7-68　鹅足腱滑囊

股薄肌肌腱（G）的短轴切面（A）与长轴切面（B）显示鹅足腱滑囊呈无回声扩张（箭）。S.缝匠肌；T.半腱肌

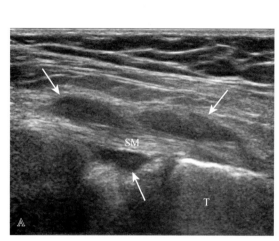
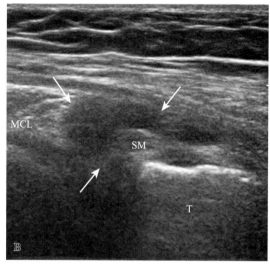

图7-69　半膜肌腱-膝胫侧副韧带滑囊

半膜肌腱（SM）的长轴切面（A）与短轴切面（B）显示半膜肌腱-膝胫侧副韧带滑囊扩张，内为低回声积液（箭），注意滑囊位于半膜肌腱与膝胫侧副韧带（MCL）之间。T.胫骨

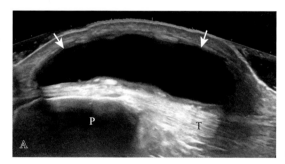
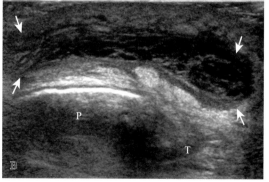
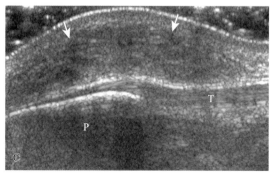

图7-70　髌前滑囊

3例患者。超声于髌腱近段长轴切面显示髌前滑囊扩张（箭），其内分别为无回声积液（非脓性）（A）、低回声不均质的滑膜增生和混杂性积液（感染）（B）和呈等回声的积血（C），注意图A与图C中探头放置于较厚的耦合剂上。P.髌骨；T.髌腱

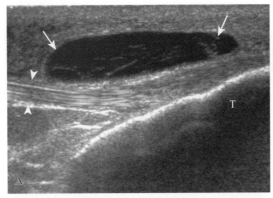

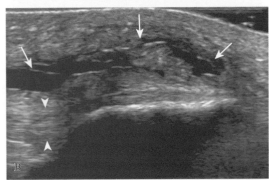

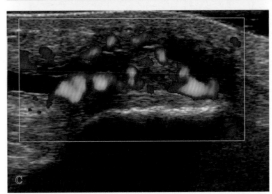

图 7-71　髌下浅囊

A.髌腱远段（箭头）长轴切面显示髌下浅囊呈低回声扩张
（箭），其内可见由无菌性混杂性积液和出血所致的线状回声；B.另一
患者的长轴切面显示滑囊内混杂性积液和不均质的滑膜炎（箭），能
量多普勒超声（C）显示其内血流信号增加。T.胫骨

张时，其内可为无回声或低回声的积液，也可以为混杂
性积液、积血或滑膜增生，表现为低回声至高回声的不
同声像图特征。而滑膜增生时，彩色或能量多普勒超声
有时于其内部可见血流信号增加。

　　滑囊扩张的原因包括创伤、炎性病变（如感染、类
风湿关节炎）、痛风等，其他还有滑膜增生性病变。出
现滑囊感染性病变时，有时可见强回声气体。如探头按
压局部出现明显疼痛、彩色或能量多普勒超声显示病变
内血流信号增加，则提示为真正的炎性病变或滑囊炎，
而不是机械性或反应性滑囊积液。充分了解这些滑囊的
解剖学位置有助于鉴别滑囊病变与局部非特异的软组织
内积液或脓肿。与Baker囊肿不同，这些滑囊通常不与
膝关节腔相通。治疗上，可对这些囊肿进行超声引导下

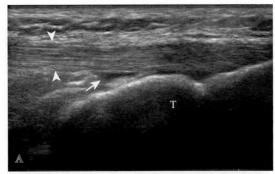

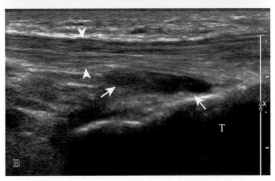

图 7-72　髌下深囊

2例患者。超声分别于髌腱（箭头）远段显示滑囊生理性扩张
（A）；滑囊异常扩张，内可见积液（箭）（B）。T.胫骨

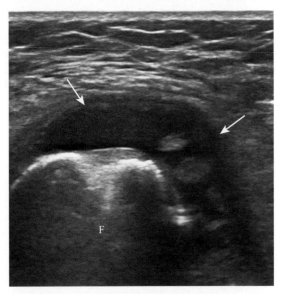

图 7-73　继发性滑囊

股骨远段截肢处矢状切面显示继发性滑囊形成，呈低回声
（箭），其内可见滑膜增生

穿刺抽吸和注药治疗。

（三）腱鞘囊肿

　　膝关节周围的某些特定部位易发生腱鞘囊肿。腱
鞘囊肿的确切病因并不明确，但可能与滑膜疝出、组
织退变和组织对创伤的反应等因素有关。腱鞘囊肿一
个常见部位为交叉韧带周围，囊肿可向其周围的软组
织和骨内扩展（图7-74）。在膝关节后部，腱鞘囊肿可
发生于腓肠肌肌腱的起点处（图7-75）；在膝关节前

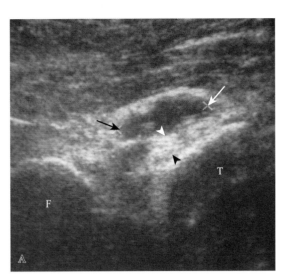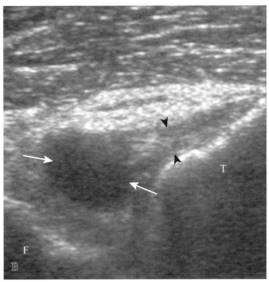

图7-74　腱鞘囊肿：后交叉韧带

膝后部矢状切面于后交叉韧带（PCL）长轴切面显示低回声的腱鞘囊肿（箭）（箭头，PCL）。F.股骨；T.胫骨

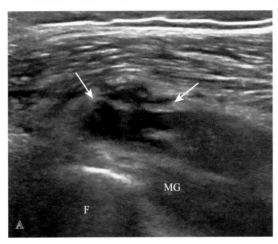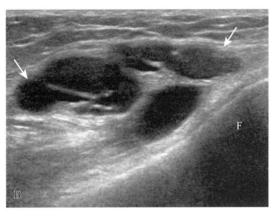

图7-75　腱鞘囊肿：腓肠肌肌腱

2例患者。膝后部矢状切面显示起源于腓肠肌肌腱的腱鞘囊肿，均呈多房囊性包块（箭）（B），注意图B中囊肿后方回声增高。F.股骨；MG.腓肠肌内侧头

部，则其可见于髌下的Hoffa脂肪垫内（图7-76）。多数腱鞘囊肿表现为分叶状，内部可见分隔而呈多房状，且无压缩性。腱鞘囊肿可为无回声，伴后方回声增高；囊肿较小时呈低回声，而后方无明显回声增高。经皮穿刺抽吸可见囊肿内黏稠、清亮胶冻状液体。需要鉴别的一个病变为半月板囊肿，此病变多位于关节间隙周围，可见囊肿自半月板撕裂处向外延伸。如超声显示一个较大的类似囊肿病变，其内部不是表现为多房性（如腱鞘囊肿），也不是位于某一特定滑囊所在的解剖学位置，则应怀疑为低回声的实性肿瘤性病变。神经内的腱鞘囊肿，如腓总神经腱鞘囊肿，将在后面讨论。

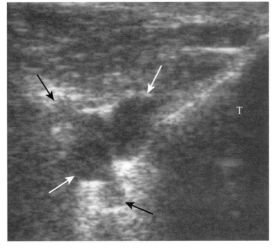

图7-76　腱鞘囊肿：Hoffa脂肪垫

超声于髌腱长轴切面显示Hoffa脂肪垫内的囊肿，呈低回声的多房囊状（箭），其后方回声可见增高。T.胫骨

七、周围神经病变

超声检查膝关节时，还应检查周围神经。腓骨头附近的腓总神经在临床上易发生病变，其原因包括直接的损伤或卡压于腓骨长肌与腓骨之间（图7-77）。神经卡压在超声上表现为神经在卡压处及其近侧肿胀、回声减低，而在卡压远侧则逐渐过渡为正常神经表现。探头在病变神经处加压常可引起神经刺激症状。

神经内囊肿常累及腓总神经（图7-78），患者的体重指数（body mass index，BMI）常较高。病变的发生可能为近侧胫腓关节腔内的积液经腓总神经的关节支扩散至腓总神经内从而形成囊肿。此类囊肿起源于腓骨颈部附近，但可向近侧扩展至坐骨神经，继而向坐骨神经的近侧扩展或向远侧的胫神经内扩展。超声上，腓总神经内囊肿呈低回声，常呈多叶状，并沿神经的长轴延伸和扩展。对于任何周围神经病变，应注意该神经所支配的肌肉有无失神经支配改变（肌肉回声增高）和肌肉萎缩（图7-79）。研究显示，在单发的腓总神经病变中，约18%的患者可伴有神经内囊肿。腓总神经也可以被邻近的腱鞘囊肿所卡压，此类囊肿并非位于神经内部。

对周围神经的超声检查还可用于膝关节截肢术后的患者，以评估有无神经瘤。周围神经截断后，由

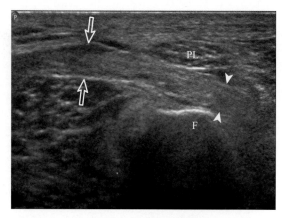

图7-77　腓总神经卡压

腓总神经长轴切面显示腓总神经于腓骨长肌（PL）与腓骨（F）之间受压，卡压处神经近段增粗，回声减低（空心箭），远段神经正常（箭头）

于神经断端的再生功能，常可形成神经瘤。超声检查可发现神经瘤，并可通过探头加压是否会引发患者症状来判断该神经瘤是否为症状产生的根源。神经瘤在超声上显示为低回声结节，并与受累神经相延续（图7-80）。周围肌肉组织发生萎缩时，受声束衰减的影响，超声对肌肉深部的神经瘤显示常较为困难。周围神经鞘瘤在第2章讨论。

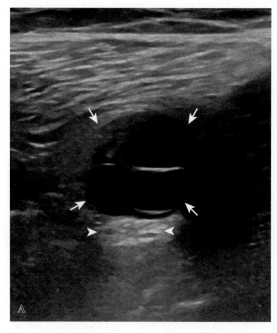
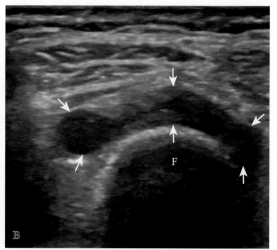
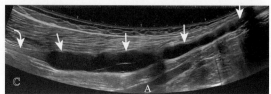

图7-78　神经内腱鞘囊肿：腓总神经

A.短轴切面显示腓总神经（箭头）内腱鞘囊肿呈无回声分叶状（箭）；B.腓骨短轴切面显示低回声的囊肿（箭）绕腓骨颈（F）走行；C.超声扩展成像显示腱鞘囊肿（箭）累及范围长约16cm，并累及坐骨神经（弯箭）。A.腘动脉

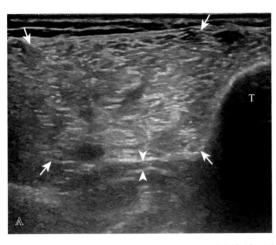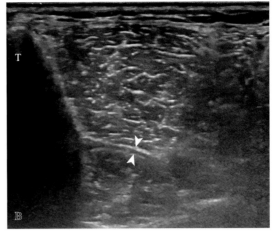

图7-79　肌肉失神经支配改变：小腿前筋膜室

A.超声显示小腿前筋膜室肌肉组织回声增高（箭）；B.对侧无症状的小腿前筋膜室（箭头，骨间膜）。T.胫骨

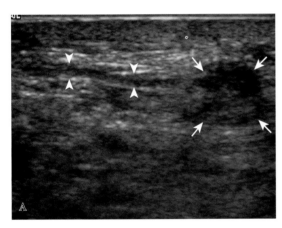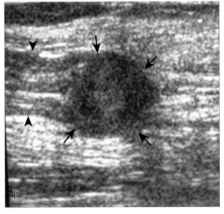

图7-80　截肢后神经瘤

2例患者。超声分别显示膝部截断后一周围神经分支神经瘤（A）与坐骨神经神经瘤（B），呈低回声结节（箭），并与邻近神经（箭头）相延续

八、血管病变

膝后部的检查中应包括对腘动静脉的检查。腘窝区囊肿的鉴别应包括动脉瘤和假性动脉瘤。假性动脉瘤时，彩色多普勒超声可显示假性动脉瘤与邻近血管之间特征性的血流往返现象（图7-81）。软组织血肿有时也表现为软组织肿块（图7-82），应注意与软组织肿瘤相鉴别（图7-83）。对于腘静脉，应检查其内有无血栓。腘静脉血栓时，超声显示静脉内出现实性回声，探头加压不能压瘪管腔，彩色多普勒超声显示其内血流信号缺失（图7-84）。腘动脉旁囊肿的鉴别诊断还应包括腘动脉壁外膜囊性病变（adventitial cystic disease）（7-85）。尽管血管畸形在第2章已经进行了讨论，此处要提一下滑膜血管瘤。此病变多位于膝关节的髌上囊内，内部呈低、高混杂回声，并可见可压缩的管状回声（图7-86）。

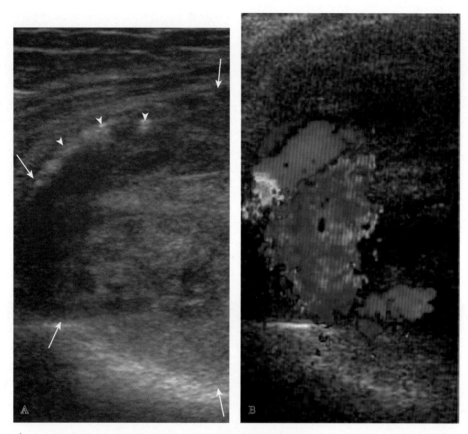

图7-81　腘动脉假性动脉瘤

A.膝后部矢状切面显示一不均质的瘤样区域（箭），并可见血管钙化（箭头）；B.CDFI显示搏动性血流进入假性动脉瘤内

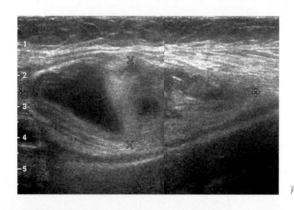

图7-82　软组织血肿

超声显示软组织出血所致的血肿，呈不均质、混杂回声的类瘤样改变（标尺）

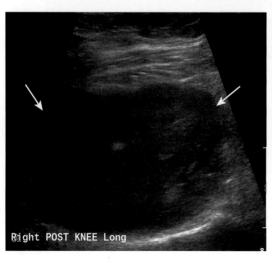
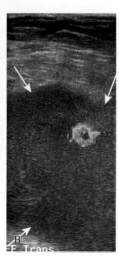

图7-83　淋巴瘤

A.膝后部矢状切面显示低回声实性包块（箭）；B.彩色多普勒超声显示包块包绕腘动脉

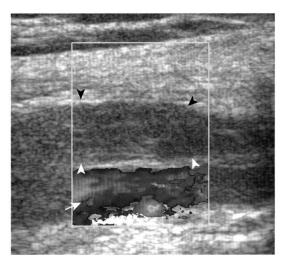

图 7-84　深静脉血栓：腘静脉

腘静脉（箭头）长轴切面显示血栓呈异常低回声，无压缩性，CDFI 显示其内未见血流信号（箭，正常腘动脉）

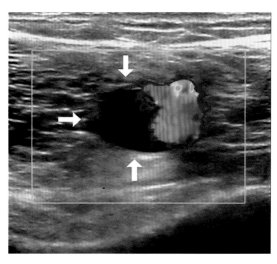

图 7-85　血管外膜囊性变

彩色多普勒超声于膝后部横切面显示无回声囊肿（箭）紧邻腘动脉，腘动脉内可见血流信号

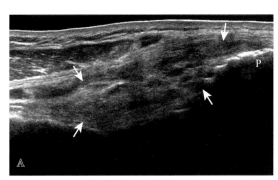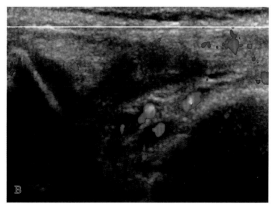

图 7-86　滑膜血管瘤

超声分别于髌上囊的矢状切面（A）、髌骨内侧及关节内侧隐窝（B）显示血管瘤呈混杂的高低回声（箭），其内可见可压缩的管状回声。P. 髌骨

精选参考文献

1. Fenn S，Datir A，Saifuddin A：Synovial recesses of the knee：MR imaging review of anatomical and pathological features．Skeletal Radiol 38（4）：317-328，2009.

2. Ward EE，Jacobson JA，Fessell DP，et al：Sonographic detection of Baker's cysts：comparison with MR imaging．AJR Am J Roentgenol 176（2）：373-380，2001.

3. De Maeseneer M，Vanderdood K，Marcelis S，et al：Sonography of the medial and lateral tendons and ligaments of the knee：the use of bony landmarks as an easy method for identification．AJR Am J Roentgenol 178（6）：1437-1444，2002.

4. Wakefield RJ，Balint PV，Szkudlarek M，et al：Musculo-skeletal ultrasound including definitions for ultrasonographic pathology．J Rheumatol 32（12）：2485-2487，2005.

5. Thiele RG：Role of ultrasound and other advanced imaging in the diagnosis and management of gout．Curr Rheumatol Rep 13（2）：146-153，2011.

6. Marchand AJ，Proisy M，Ropars M，et al：Snapping knee：imaging findings with an emphasis on dynamic sonography．AJR Am J Roentgenol 199（1）：142-150，2012.

7. Khan KM，Bonar F，Desmond PM，et al：Patellar tendino-sis（jumper's knee）：findings at histopathologic examination，US，and MR imaging．Victorian Institute of Sport Tendon Study Group．Radiology 200（3）：821-827，1996.

8. Grant TH，Omar IM，Dumanian GA，et al：Sonographic evaluation of common peroneal neuropathy in patients with foot drop．J Ultrasound Med 34（4）：705-711，2015.

9. Tagliafico A，Altafini L，Garello I，et al：Traumatic neuropa-thies：spectrum of imaging findings and postoperative assessment．Semin Musculoskelet Radiol 14（5）：512-522，2010.

10. Spinner RJ，Desy NM，Amrami KK：Sequential tibial and peroneal intraneural ganglia arising from the superior tibiofibular joint．Skeletal Radiol 37（1）：79-84，2008.

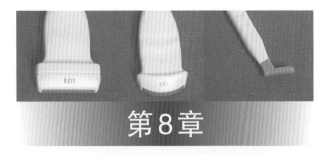

第8章

踝、足和小腿超声检查

一、踝部和足部解剖

（一）骨性解剖

踝关节为位于胫骨和腓骨远端与距骨之间的铰链型滑膜关节（图8-1）。向下距骨与跟骨通过3个关节面相关节，并由位于呈锥形的跗骨窦内的颈韧带和距跟骨间韧带所连接。跗骨窦的开口朝向外侧。Chopart关节为距骨与足舟骨、跟骨与骰骨之间的关节。足舟骨依次与内侧、中间、外侧楔骨相关节，而内侧、中间、外侧楔骨则分别与第一跖骨至第三跖骨相关节，骰骨则与第四跖骨和第五跖骨相关节。跗跖关节统称为Lisfranc关节。跖趾关节由侧副韧带及内为纤维软骨结缔组织的跖板所固定。跖骨远侧为趾骨。

（二）肌肉、肌腱与神经解剖

1. 踝前部解剖　踝前部肌腱从内侧向外侧依次为胫骨前肌腱（起自胫骨近段和骨间膜，止于第一跖骨底部和内侧楔骨）、踇长伸肌腱（起自腓骨和骨间膜，止于踇趾远节）和趾长伸肌腱（起自胫骨、腓骨和骨间膜，止于第二趾至第五趾）（见图8-1A～图8-1C）。在解剖学上，于趾长伸肌腱与距骨嵴之间有一滑囊，称为Gruberi滑囊，有时其可延伸至跗骨窦。第三腓骨肌腱起自腓骨和骨间膜，止于第五跖骨底部。踝前部肌腱由伸肌上支持带和伸肌下支持带所固定。胫前动脉自伸肌上支持带下方经过，移行为足背动脉，位于踇长伸肌腱与趾长伸肌腱之间。腓深神经与胫前动脉和足背动脉伴行，在踝前部分为内侧和外侧分支。

2. 踝内侧解剖　踝内侧，各肌腱从前向后依次为胫骨后肌腱（起自胫骨、腓骨和骨间膜，止于足舟骨、楔骨和第二跖骨至第四跖骨）、趾长屈肌腱（起自胫骨，止于第二趾至第五趾的远节趾骨）和踇长屈肌腱（起自腓骨，止于踇趾远节趾骨底部）（见图8-1A～图8-1D）。在趾长屈肌腱与踇长屈肌腱之间为胫神经和胫后动静脉。内踝各肌腱和神经的顺序可按以下顺口溜来

记"Tom，Dick，And Very Nervous Harry"［T（tibialis posterior tendon），胫骨后肌腱；D（flexor digitorum longus tendon），趾长屈肌腱；A（tibial artery），胫后动脉；V（tibial veins），胫后静脉；N（tibial nerve），胫神经；H（flexor hallucis longus tendon），踇长屈肌腱］。屈肌支持带自内踝延至跟骨，覆盖内踝各肌腱和胫神经，从而形成踝管的顶部。胫神经向下分为足底内侧神经、足底外侧神经和一支小的跟神经内侧支。跟下神经通常起自足底外侧神经，继而自踇展肌与足底方肌之间穿行至跟骨足底侧。足底内侧神经和足底外侧神经继续向足趾走行而移行为趾足底总神经，继而移行为趾足底固有神经。在足中部，趾长屈肌腱与踇长屈肌腱相互交叉，此处称为Henry结节。趾短屈肌和踇短屈肌位于足底部。

3. 踝外侧解剖　踝外侧，腓骨短肌腱（起自腓骨远段，止于第五跖骨底部）和腓骨长肌腱（起自腓骨近段和胫骨髁，止于第一跖骨底部和内侧楔骨）位于外踝后方（见图8-1A、图8-1B、图8-1D与图8-1E）。腓骨长肌的肌-腱移行处较腓骨短肌的肌-腱移行处位置表浅且偏高。在腓骨远端，腓骨短肌及其肌腱较腓骨长肌腱位置偏内、偏前。再向远侧，在外踝处，腓骨短肌腱紧邻腓骨后面（位于踝后骨沟内）。正常腓骨肌的肌腹应逐渐变细，因此在腓骨尖处只应看到肌腱。腓骨肌腱被腓骨肌上支持带和下支持带所固定。向远侧，腓骨长肌腱、腓骨短肌腱分别走行于跟骨的腓骨肌滑车两侧，继而向远侧走行。在外踝后方有时可见第四腓骨肌腱，为正常解剖变异。第四腓骨肌常起自腓骨短肌，止于跟骨外侧的滑车后凸起。在跟骨的外侧，趾短伸肌起自跟骨和伸肌支持带，止于第二趾骨至第四趾骨。于外踝近侧约9cm处，可见腓总神经浅支位于腓骨长肌与趾长伸肌之间，继而穿过小腿浅筋膜移行为皮神经。

4. 踝后部解剖　在小腿后部，腓肠肌内侧头和外侧头与比目鱼肌汇合形成跟腱而止于跟骨（见图8-1B、图8-1E）。跖肌起自股骨外侧，向下斜行穿过腘窝，移行为一纤细肌腱，并于腓肠肌内侧头与比目鱼肌之间向下走行，继而位于跟腱的内侧，最后止于跟骨或少数情况

下止于跟腱。腓肠肌内侧头和外侧头及比目鱼肌统称为小腿三头肌（译者注：原文有误，已修正）。在踝部可见腓肠神经位于皮下组织并邻近位于跟腱与腓骨肌肌腱之间的小隐静脉。在跟骨的足底侧，足底腱膜（又称足底筋膜）起自跟骨内侧，向远侧分为内侧束、中央束和外侧束（见图8-1H）。足底筋膜中央束包裹趾短屈肌。

（三）韧带解剖

外踝的固定结构有距腓前韧带（多数情况下由两束构成，其在短轴切面上自腓骨延伸至距骨）、跟腓韧带（自腓骨向后下方向延伸至跟骨，并位于腓骨长肌腱、腓骨短肌腱深方）、距腓后韧带（在横切面上自腓骨延伸至距骨后面）（见图8-1G）。此外，胫腓前韧带和胫腓后韧带分别自胫骨斜向下外方延至腓骨。有时可见副胫腓前韧带，又称Bassett韧带。

内踝的韧带称为三角韧带，其由深层（胫距前韧带和胫距后韧带）和浅层（胫跟韧带、胫舟韧带、胫弹簧韧带和胫距韧带）组成（见图8-1F）。足底弹簧韧带复

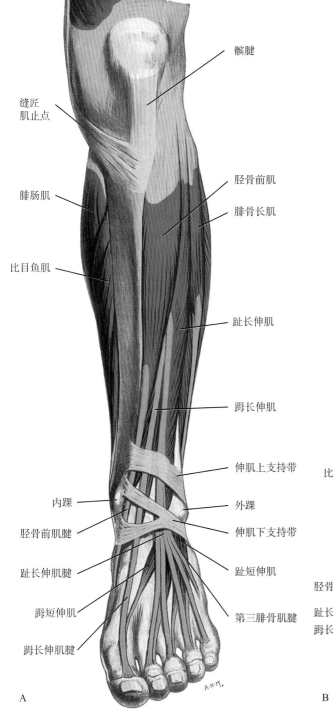

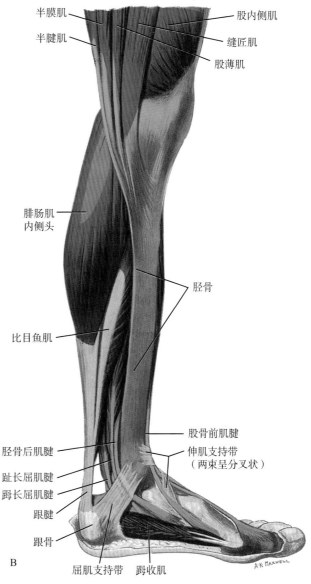

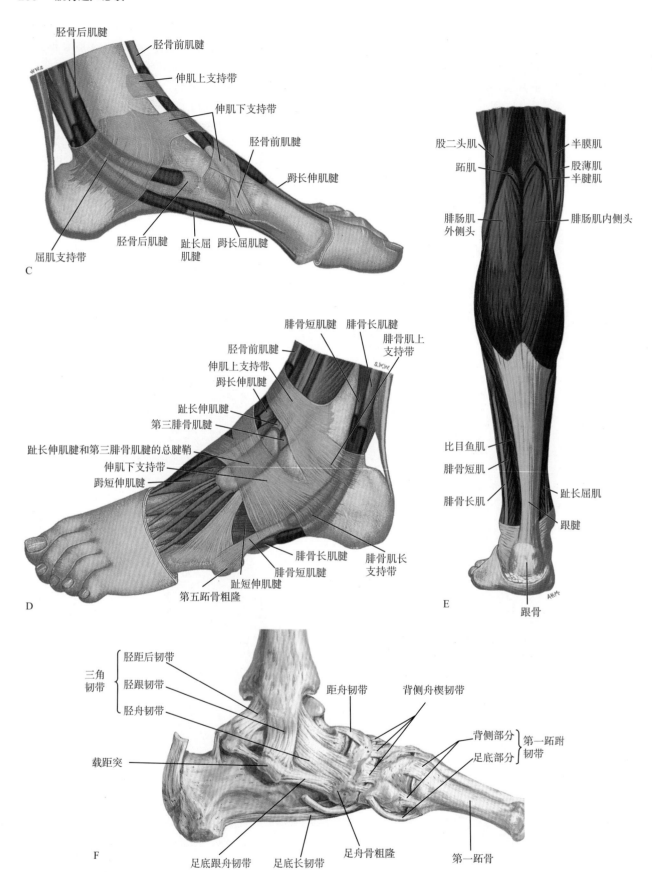

C

胫骨后肌腱
胫骨前肌腱
伸肌上支持带
伸肌下支持带
胫骨前肌腱
姆长伸肌腱
屈肌支持带
胫骨后肌腱
趾长屈肌腱
姆长屈肌腱

D

腓骨短肌腱　腓骨长肌腱
胫骨前肌腱
伸肌上支持带
姆长伸肌腱
腓骨肌上支持带
趾长伸肌腱
第三腓骨肌腱
趾长伸肌腱和第三腓骨肌腱的总腱鞘
伸肌下支持带
姆短伸肌腱
腓骨长肌腱
腓骨短肌腱
趾短伸肌腱
第五跖骨粗隆
腓骨肌长支持带

E

股二头肌
跖肌
腓肠肌外侧头
比目鱼肌
腓骨短肌
腓骨长肌
半膜肌
股薄肌
半腱肌
腓肠肌内侧头
趾长屈肌
跟腱
跟骨

F

三角韧带
胫距后韧带
胫跟韧带
胫舟韧带
载距突
足底跟舟韧带
足底长韧带
距舟韧带
背侧舟楔韧带
背侧部分
足底部分
第一跖跗韧带
足舟骨粗隆
第一跖骨

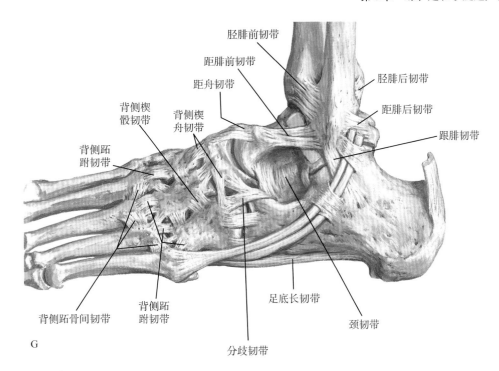

胫腓前韧带

距腓前韧带

距舟韧带

胫腓后韧带

距腓后韧带

背侧楔骰韧带

背侧楔舟韧带

跟腓韧带

背侧跖跗韧带

背侧跖骨间韧带

背侧跖跗韧带

足底长韧带

颈韧带

分歧韧带

G

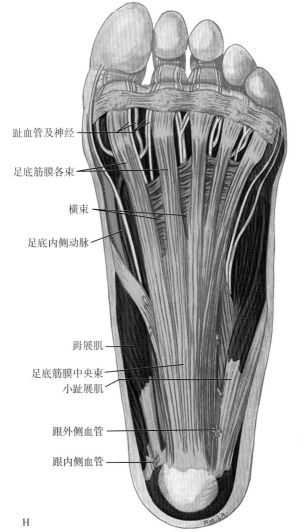

趾血管及神经

足底筋膜各束

横束

足底内侧动脉

踇展肌

足底筋膜中央束

小趾展肌

跟外侧血管

跟内侧血管

H

图8-1　小腿、足踝部解剖

A.小腿前面观；B.小腿内侧观；C.左踝内侧；D.左踝外侧；E.小腿后部；F.踝内侧和足中部韧带；G.外踝和足中部韧带；H.左侧足底部（图A和图E引自Schaefer EA，Symington J，Bryce TH：Quain's anatomy，ed 11.London，1915，Longmans，Green，为Pearson Education许可；图B、图C、图D和图H引自Standring S：Gray's anatomy：The anatomical basis of clinical practice，ed 39，Edinburgh，2005，Churchill Livingstone；图F和图G改编自Netterimages.com，#4568，Elsevier，Inc.）

合体包括上内侧跟舟韧带、足底内侧跟舟韧带和足底下侧跟舟韧带。足部还有一些较小的位于不同跗骨之间的韧带，其名称是根据韧带两端附着处骨的名称命名的。Lisfranc固有韧带为一强健韧带，自内侧楔骨斜行延至第二跖骨底部。分歧韧带在足中部偏外侧自跟骨延伸至足舟骨和骰骨。

二、超声检查技术

表8-1为踝部、小腿和足前部超声检查列表。踝关节超声检查报告范例见方框8-1和方框8-2。

表8-1　踝部、小腿和足前部超声检查列表

部位	主要检查结构
踝部：前面	踝关节前隐窝
	胫骨前肌腱
	跨长伸肌腱
	足背动脉
	腓深神经
	趾长伸肌腱
踝部：内侧	胫骨后肌腱
	趾长屈肌腱
	胫神经
	跨长屈肌腱
	三角韧带
踝部：外侧	腓骨长肌腱、腓骨短肌腱
	距腓前韧带
	跟腓韧带
	胫腓前韧带
踝部：后部	跟腱
	后部滑囊
	足底筋膜
小腿	比目鱼肌
	腓肠肌内侧头和外侧头
	跖肌
	跟腱
足前部	关节背侧隐窝
	Morton神经瘤

（一）总论

足踝部的超声检查可以在患者仰卧位足踝部放于检查床上完成，但在仰卧位小腿外旋时仅能对跟腱远段和足底筋膜进行有限的检查。相比而言，俯卧位可对该部

方框8-1　踝关节超声检查报告范例：正常报告

检查名称：右侧踝关节超声检查。
检查日期：2017年3月11日。
患者姓名：John Mayer。
注册号：8675309。
病史：踝关节疼痛，检查有无肌腱撕裂。
超声所见：踝关节腔未见积液。踝前部胫骨前肌腱、跨长伸肌腱、趾长伸肌腱未见异常。踝内侧胫骨后肌腱、趾长屈肌腱、跨长屈肌腱、胫神经和三角韧带未见异常。踝外侧腓骨长肌腱、短肌腱未见异常，距腓前韧带、跟腓韧带、胫腓前韧带未见异常。踝后部跟腱和足底筋膜未见异常。另于踝外侧患者有症状处进行超声检查未见异常。
超声印象：右侧踝关节超声检查未见明显异常；肌腱未见异常。

方框8.2　踝关节超声检查报告范例：异常报告

检查名称：右侧踝关节超声检查。
检查日期：2017年3月11日。
患者姓名：Ron Burgundy。
注册号：8675309。
病史：踝部疼痛，检查有无肌腱撕裂。
超声所见：踝关节腔可见少量积液，未见明显滑膜增生。于踝外侧腓骨远端水平，可见腓骨长肌腱、腓骨短肌腱周围异常的无回声积液与低回声增生的滑膜。腓骨短肌腱可见纵行撕裂。腓骨肌上支持带于腓骨附着处可见撕裂。踝背屈和外翻时动态超声检查可见腓骨肌腱脱位。腓骨短肌的肌腹未见异常低位。距腓前韧带、跟腓韧带、胫腓前韧带未见异常。踝前部胫骨前肌腱、跨长伸肌腱、趾长伸肌腱未见异常。踝内侧胫骨后肌腱、趾长屈肌腱、跨长屈肌腱、胫神经和三角韧带未见异常。踝后部跟腱和足底筋膜未见异常。另于踝外侧患者有症状处进行超声检查可见腓骨肌腱撕裂。
超声印象：①腓骨短肌腱纵行撕裂伴腱鞘炎；②腓骨肌上支持带撕裂，动态检查显示腓骨肌腱间断前外侧脱位；③踝关节腔少量积液。

位进行更为全面的检查，特别在临床怀疑跟腱或小腿病变时。因为足踝部多数结构较为表浅，因此一般要用至少10MHz的超声探头。一般而言，检查肌腱时可首先进行短轴切面检查（跟腱例外）以对所检查肌腱进行识别和定位。然后再进行长轴切面检查，以明确肌腱有无撕裂或肌腱病。检查足踝部或小腿时，可首先对临床有症状部位进行重点检查，但最好对所有部位进行全面系统的检查，以熟悉解剖结构和解剖变异，并形成一套快速而有效的系统超声检查方法，从而有利于微小或早期病变的检出。检查范围过于局限时，可能会错过重要病变，尤其是当患者的临床病史或体格检查结果模糊不清或不正确时。除进行全面系统检查外，有必要对患者所述不适的部位进行重点检查，因为患者指出的部位常提示病变所在处，如应力骨折，而此部位有可能在常规检查时被漏诊。这种针对性检查方法在足踝部超声检查中尤为重要，因为某一症状可由多个相关结构的病变所导致。

（二）踝前部检查

踝前部主要的检查结构包括踝关节前隐窝、胫骨前肌腱、姆长伸肌腱、足背动脉和腓深神经、趾长伸肌腱。探头首先矢状位纵切放置于胫距关节处，足部轻度跖屈（图8-2A）。此处可利用强回声的胫骨远端和距骨近段为骨性标志结构来进行定位，并评估踝关节前隐窝有无异常（图8-2B）。探头应向内或向外在旁矢状切面上进行检查，以确保检查的全面性。有时仅在邻近距腓前韧带的踝外侧关节隐窝内可见关节腔少量积液。

检查踝前部肌腱时，探头可横切放置于踝关节处（图8-3A）。首先对肌腱进行短轴切面检查较为重要，因为在短轴切面上，各个肌腱均可显示，有助于判断肌腱的位置和比邻关系。胫骨前肌腱最粗大，位于最内侧，内部呈纤维状高回声（图8-3B）。检查时可侧动探头以利于显示肌腱短轴切面（见图1-3B）。侧动探头时可见正常呈高回声的肌腱由于各向异性伪像而呈低回声，从而肌腱在周围高回声的脂肪组织衬托下显示得更为清晰（图8-3C）。胫骨前肌腱的外侧为姆长伸肌腱（图8-3D）。由于姆长伸肌的肌腹与其他踝前部肌腱相比位置较低，因此注意勿将低回声的肌腹组织当作腱鞘炎。胫前动脉于姆长伸肌腱深方自内向外走行，于伸肌上支持带远侧移行为足背动脉。再往外为趾长伸肌腱，内为多个肌腱，向远侧分别止于足趾（图8-3D，图8-3E）。有时于趾伸肌

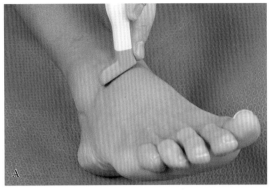

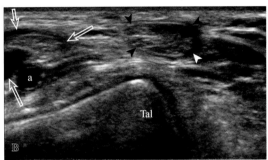

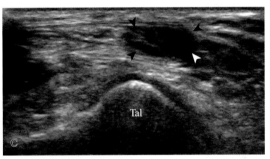

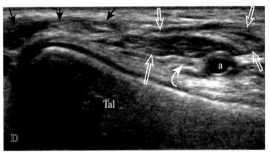

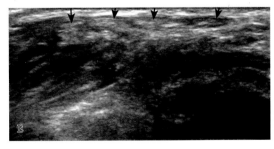

图8-3　踝关节前部：肌腱，短轴切面
A.踝前部短轴切面；B.胫骨前肌腱（箭头）和姆长伸肌腱（空心箭）（图像右侧为患者的内侧）；C.侧动探头时肌腱由于出现各向异性伪像而呈低回声（箭头），使其与周围对比度增加而得以清晰显示；D、E.探头进一步向外侧移动而显示姆长伸肌及其肌腱（空心箭）、趾长伸肌及其肌腱（箭）（弯箭所示为腓深神经；图像左侧为患者外侧）。a.足背动脉；Tal.距骨

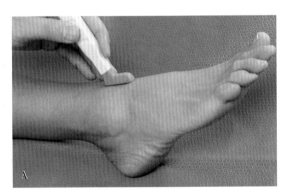

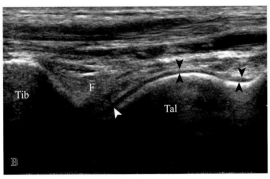

图8-2　踝前部：关节隐窝
A.踝关节矢状切面；B.显示正常位于胫骨（Tib）和距骨（Tal）之间的呈高回声的脂肪垫（F）。注意呈低回声的关节透明软骨（箭头），其位置提示了踝关节前隐窝的范围。骨轮廓表面呈强回声，声束垂直于骨表面时有助于其强回声清晰显示

腱与距骨之间可见Gruberi滑囊。趾长伸肌腱外侧为第三腓骨肌腱，向远侧止于第五跖骨底。接下来应在长轴切面上检查上述肌腱，检查范围应从踝关节近侧向下至少至足中部，甚至更远侧，具体可根据临床查体结果或患者病史确定检查范围（图8-4）。在踝关节近侧可见腓深神经位于胫前动脉内侧（图8-5），在踝关节水平则跨过胫前动脉（图8-3D），继而在稍远侧则位于胫前动脉外侧。

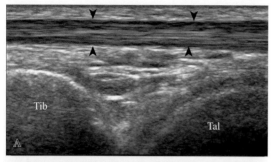

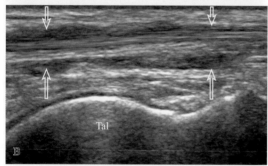

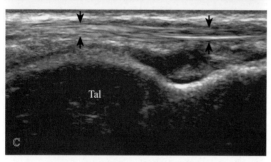

图8-4 踝前部：肌腱长轴切面

A.矢状切面显示胫骨前肌腱（箭头）；B.踇长伸肌及其肌腱（空心箭）；C.趾长伸肌腱其中的一束（箭）（图像右侧为患者的远侧）。Tal.距骨；Tib.胫骨

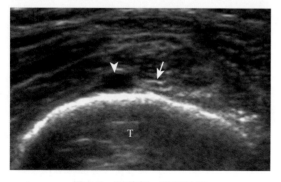

图8-5 踝前部：腓深神经

胫骨（T）远端横断面显示腓深神经（箭），其位于胫前动脉的内侧（箭头），胫前静脉由于受压而未显示

（三）踝内侧检查

检查踝内侧时，患者取仰卧位，小腿外旋，或稍向同侧转身，以很好地显示踝内侧。超声检查可首先自内踝处横切检查（图8-6A），可见胫骨远端（内踝）呈强

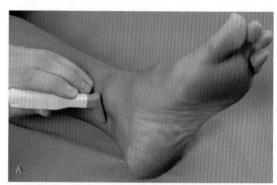

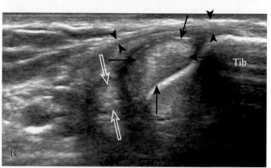

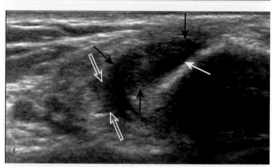

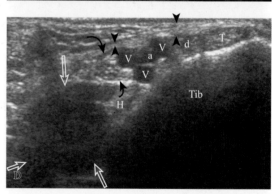

图8-6 踝内侧：肌腱短轴切面，近侧

A.内踝后内侧短轴切面；B.显示胫骨后肌腱（箭）、趾长屈肌腱（空心箭）（箭头所示为屈肌支持带）（图像右侧为患者的前侧）；C.侧动探头，肌腱的各向异性伪像有利于胫骨后肌腱和趾长屈肌腱的显示；D.探头自图B向后移动以显示胫骨后肌腱（T）、趾长屈肌腱（d）、胫动脉（a）和胫静脉（V）、胫神经（弯箭）及踇长屈肌腱（H）和其肌腹（空心箭）（箭头所示为屈肌支持带）。Tib.胫骨

回声骨性结构，后方伴声影。然后探头向后方移动，第一个肌腱为胫骨后肌腱短轴（图8-6B）。检查时应注意侧动探头以显示肌腱的短轴切面（见图1-3B）。侧动探头时，肌腱由于各向异性伪像而呈低回声，因而肌腱在周围高回声的脂肪组织衬托下显示得更清楚（图8-6C）。探头继续向后移动，依次显示趾长屈肌腱、胫后动静脉、胫神经和蹑长屈肌腱（图8-6D）。一般胫骨后肌腱的直径为趾长屈肌腱的2倍。于肌腱的浅侧可见屈肌支持带呈纤细的带状高回声，并止于胫骨。

检查肌腱时，探头横切自近侧向远侧检查。然后纵切显示肌腱直至远端（图8-7A）。利用肌腱的各向异性伪像可有助于鉴别肌腱与其周围组织（图8-7B，图8-7C）。在跟骨的内侧，有一骨性突起——载距突，其与距骨相关节，为前距下关节的中关节面。内踝各肌腱分别位于载距突的不同位置（图8-7B）：胫骨后肌腱位

于其背侧和浅侧，趾长屈肌腱紧邻其浅侧，蹑长屈肌腱位于其跖侧的跟骨骨沟内。

在内踝上方区域，胫神经位于蹑长屈肌腱与趾长屈肌腱之间。横切面，胫神经呈蜂窝状，内部为多个低回声的神经纤维束，周边为高回声的神经外膜（见图8-6D）；纵切面，胫神经呈多条纤维束状回声，与肌腱比较，其内部神经纤维束结构稍粗（见图8-10B）。在踝上区域，一支小的跟内侧支自胫神经分出，在跟骨内侧面向下走行，其位置较为表浅（图8-8A）。继而胫神经分为足底内侧神经和足底外侧神经，其于足底中部分出足底趾总神经继而移行为足底趾固有神经。跟下神经一

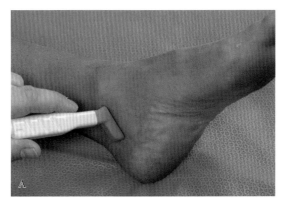

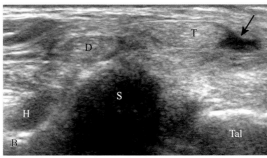

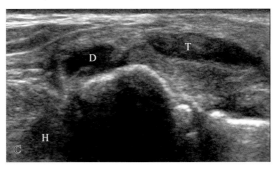

图8-7 踝内侧：肌腱短轴切面，远侧
A.内踝下方冠状切面；B.胫骨后肌腱（T）及腱鞘内少量生理性积液（箭）、趾长屈肌腱（D）、蹑长屈肌腱（H）；C.肌腱的各向异性伪像可使肌腱与其周围组织对比增大（图像左侧为足底侧）。S.跟骨载距突；Tal.距骨

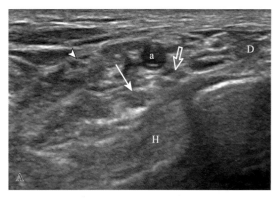

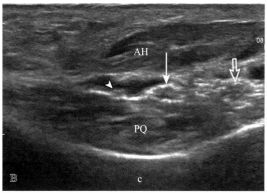

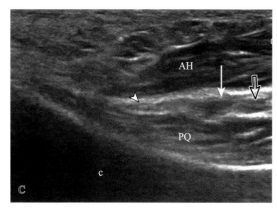

图8-8 内踝：胫神经与跟下神经
A.胫神经远段横切面显示胫神经外侧支（箭）与内侧支（空心箭）和跟内侧支（箭头）。注意胫后动脉（a）、蹑长屈肌腱（H）和趾长屈肌腱（D）。B、C.再向远侧横切面显示跟下神经的短轴切面（箭头），位于蹑展肌（AH）与足底方肌（PQ）之间，并位于胫神经外侧支（箭）与内侧支（空心箭）的足底侧。c.跟骨

般起自胫神经的足底外侧神经分支，于踇展肌和足底方肌之间穿行，继而位于跟骨足底侧（图8-8B）。

纵切面检查内踝各肌腱时，探头可返回至胫骨远端水平，并放置于胫骨后肌腱上，继而探头旋转90°进行纵切面检查（图8-9A，图8-9B）。当探头沿胫骨后肌腱长轴向下检查时，探头可从人体的冠状面转为水平面（图8-9C～图8-9F）。近足舟骨附着处，胫骨后肌腱常表现为稍增厚和回声减低，与肌腱止于足舟骨及由于肌腱的部分纤维束经足舟骨足底侧向远侧止于楔骨和第二跖骨至第四跖骨所产生的各向异性伪像有关（图8-9F）。在内踝的稍远侧，于胫骨后肌腱腱鞘内常可见少量积液，积液通常位于肌腱的一侧，为正常现象（见图8-7B）。无症状的腱鞘积液不会出现在足舟骨附近，因为此处无腱鞘。有时可见副舟骨，其位于邻近足舟骨的胫骨后肌腱内（见图8-80）。检查趾长屈肌腱时，探头可横切放置于内踝的后上方，从上向下检查，继而纵

切面检查（图8-10A）。同样，检查踇长屈肌腱时，可首先横切面检查，然后进行纵切面检查（图8-10B）。于足底中部可见踇长屈肌腱与趾长屈肌腱相互交叉，此处称为Henry结节（图8-10C）。

踝内侧肌腱检查结束后，可检查三角韧带。探头可首先冠状切面放置于内踝处并稍朝向后侧（图8-11A）。在此部位，可见三角韧带的浅层韧带胫跟韧带，自胫骨延至跟骨载距突，其呈纤维束状高回声（图8-11B）。继而探头稍向前移动，并回到冠状切面以显示胫弹簧韧带（图8-11C），可见其纤维自内踝浅侧延伸至位于跟骨载距突前面、胫骨后肌腱深方的弹簧韧带。此处，于胫弹簧韧带的深方可见深层的胫距前韧带（图8-11C）。接下来，探头自内踝向前移动并向前旋转以显示胫舟韧带（图8-11D）。继而，将探头放于内踝后部并向后旋转，同时踝部背屈，以显示胫距后韧带的浅层和较厚的深层，其位于胫骨后肌腱的深方（图8-11E）。

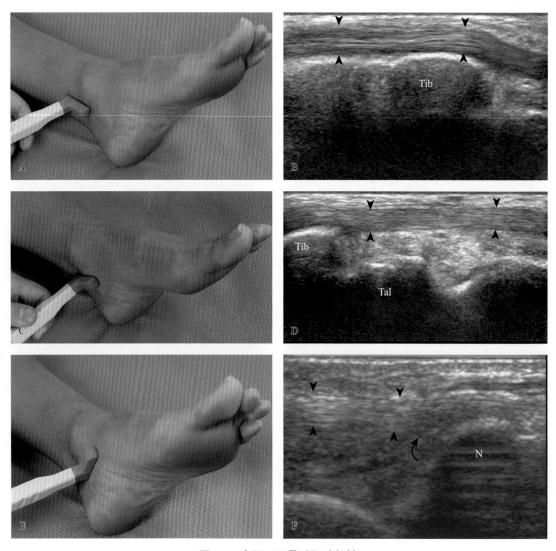

图8-9　内踝：胫骨后肌腱长轴

A、B.分别显示胫骨后肌腱（箭头）长轴切面的近侧；C、D.内踝水平；E、F.远侧；注意图F中胫骨后肌腱远侧在足舟骨附着处呈低回声（弯箭）。N.足舟骨；Tal.距骨；Tib.胫骨

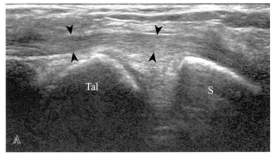

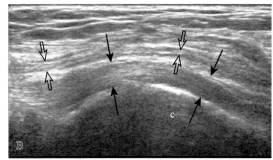

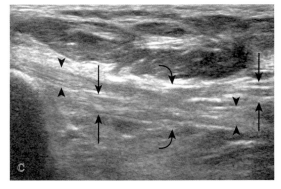

图8-10　踝内侧：趾长屈肌腱和踇长屈肌腱长轴切面
A.趾长屈肌腱长轴（箭头）；B.踇长屈肌腱长轴（箭）；C.此两肌腱在足底部交叉处称为Henry结节（弯箭），注意图B中胫神经及其分支（空心箭）。c.跟骨；S.载距突；Tal.距骨

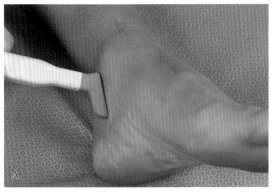

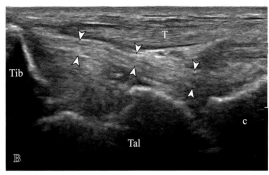

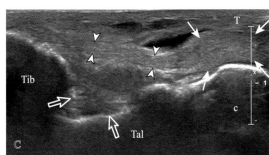

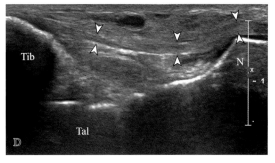

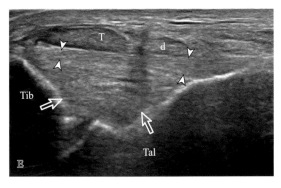

图8-11　内踝：三角韧带复合体
A.内踝处斜冠状切面。B.显示胫跟韧带（箭头）。C.向前移动并旋转探头行冠状切面显示胫弹簧韧带（箭头），该韧带附着于弹簧韧带（箭）。同时可见深方的胫距前韧带（空心箭）。D.进一步向前移动并旋转探头，可见胫舟韧带（箭头）。E.探头放于内踝的后部并向后旋转，可见胫距后韧带的浅层（箭头）与深层（空心箭），其位于胫骨后肌腱（T）的深方。c.跟骨载距突；N.足舟骨；Tal.距骨；Tib.胫骨；d.趾长屈肌腱

弹簧韧带复合体包括上内侧跟舟韧带、足底内侧跟舟韧带和足底下侧跟舟韧带。上内侧跟舟韧带较易显示，可在胫骨后肌腱远段横切面进行检查，显示为高回声、纤维状结构，并位于胫骨后肌腱与距骨之间（图8-12A）。此处，上内侧跟舟韧带的直径与胫骨后肌腱类似，两者呈交叉走行。探头旋转至水平切面可显示上内侧跟舟韧带的长轴切面，可见其位于跟骨载距突与足舟骨之间（图8-12B）。

（四）踝外侧检查

踝外侧主要检查腓骨肌腱和踝外侧的韧带。探头于踝外侧的上方横切，检查腓骨后方的踝后沟（图8-13A），在此部位可见腓骨短肌的肌腹和肌腱短轴切面（图8-13B），其旁可仅见腓骨长肌的肌腱，而无肌

腹部分。探头自上向下，可见腓骨短肌的肌腹逐渐变细。至腓骨尖部，则仅见腓骨长肌腱和腓骨短肌腱（图8-13C）。如在腓骨尖的远侧依然能看到腓骨短肌的肌腹，此为腓骨短肌的正常变异，称为低位腓骨短肌，可能与肌腱的撕裂有关（见图8-98）。尽管存在个体差异，腓骨短肌通常紧邻腓骨后方的骨皮质，而腓骨长肌腱则更为靠后。腓骨上支持带呈一薄的高回声结构，覆盖腓骨长肌腱、腓骨短肌腱，止于腓骨的后外缘。

横切面可自上向下检查腓骨肌腱。探头侧动有助于肌腱横切面的显示。探头侧动时，如声束不垂直于肌腱，肌腱由于各向异性伪像而呈低回声，此时，由于周围脂肪组织呈高回声而增加了肌腱和周围组织的回声对比，从而有助于肌腱的显示（见图1-12）。当探头经过腓骨尖与足跟后部时，超声可显示位于腓骨肌腱深方的

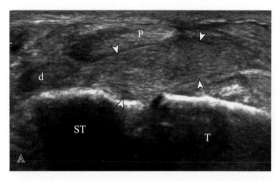
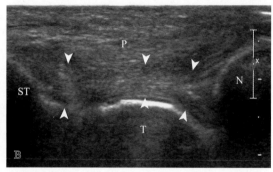

图8-12　内踝：弹簧韧带

A.胫骨后肌腱（P）短轴切面显示上内侧跟舟韧带（箭头）邻近距骨（T）；B.稍微旋转探头至横切面显示上内侧跟舟韧带（弹簧韧带）的长轴切面（箭头）。N.足舟骨；ST.跟骨载距突。d.趾长屈肌腱

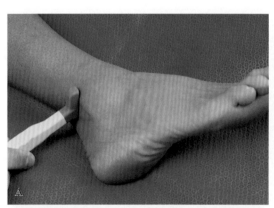
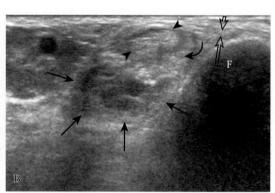
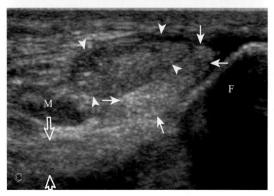

图8-13　踝外侧：腓骨肌腱短轴切面，近侧

A.外踝后上方横切面；B.显示腓骨长肌腱（箭头）、腓骨短肌（箭）及其肌腱（弯箭）（空心箭，腓骨肌上支持带；图像右侧为前部）；C.腓骨外踝尖部显示腓骨长肌腱（箭头）、腓骨短肌腱（箭）及其肌腹（M）（空心箭，距腓后韧带）。F.腓骨

跟腓韧带（图8-14）。横切面从上向下检查腓骨肌腱时，探头逐渐变为冠状位（图8-15A）。在跟骨的外侧面，可见一个骨性突起，称为腓骨肌滑车，其大小在个体之间存在差异（图8-15B）。在此部位，腓骨长肌腱和腓骨短肌腱沿不同方向分开走行，因此横切面检查时，很难保证两个肌腱均无各向异性伪像出现（图8-15B）。检查时，轻微顺时针或逆时针旋转探头或侧动探头可避免肌腱各向异性伪像发生（图8-15C）。可一直扫查腓骨短肌腱至其于第五跖骨底部的止点处。腓骨长肌腱检查时，可沿其走行一直扫查至足底中部和足底前部，直至其止于内侧楔骨和第一跖骨底部。

短轴切面扫查对于评估腓骨肌腱病变较为重要，因为此切面为显示肌腱纵行撕裂的最佳切面。应用动态超声检查也较为重要，可检查腓骨肌腱有无半脱位或脱位至腓骨的外侧和前侧。检查时，探头横切放置于腓骨远端的后方，让患者做可引发其症状的动作或主动背屈和

外翻踝关节。动态超声检查过程中，切记探头一定要轻放于检查部位，不能用力按压，以免阻碍肌腱的异常运动。动态超声检查过程中，常需要用双手来稳定探头，一方面探头要轻放于局部，另一方面要保持探头与皮肤良好的接触。腓骨肌上支持带完整时，在踝背屈和外翻过程中，腓骨肌腱应保持在踝后方的位置。

检查腓骨肌腱长轴切面时，探头返回踝上方区域，将探头放置于腓骨远段后部做斜矢状切面检查（图8-16A）。此时可在同一切面上显示腓骨长肌腱和腓骨短肌腱（图8-16B）。探头向远侧移至腓骨远侧时，腓骨长肌腱和腓骨短肌腱开始分道而行，各自位于独立的腱鞘内（图8-16C，图8-16D）。自此，可分别检查腓骨长肌腱和腓骨短肌腱（图8-16E）。腓骨长肌腱向深部朝向骰骨走行，在此处肌腱常可见各向异性伪像（图8-16F）。腓骨长肌腱内有时可见一强回声的副腓骨（为正常的籽骨）。如患者症状提示腓骨长肌腱远段病变，则应继续沿

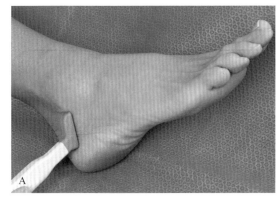
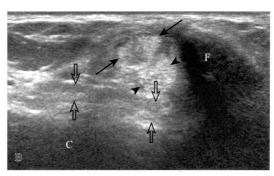

图8-14 外踝：腓骨肌腱短轴，跟腓韧带水平
A.斜冠状切面；B.显示腓骨长肌腱（箭）和腓骨短肌腱（箭头）及跟腓韧带（空心箭）。C.跟骨；F.腓骨

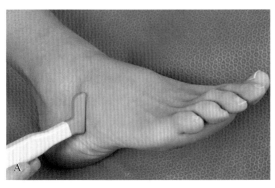
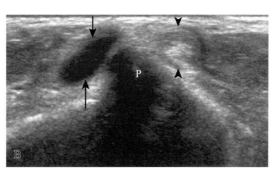

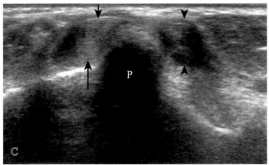

图8-15 外踝：腓骨肌腱短轴切面，远侧
A.冠状切面；B、C.显示腓骨长肌腱（箭）和腓骨短肌腱（箭头）的各向异性伪像。P.腓骨肌滑车

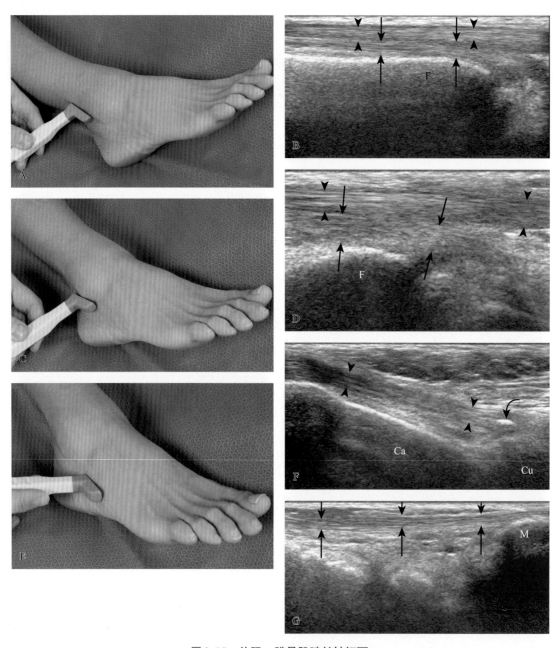

图8-16 外踝：腓骨肌腱长轴切面

A、B.腓骨肌腱长轴近侧；C、D.腓骨肌腱外踝水平；E～G.腓骨肌腱远侧：分别显示腓骨长肌腱（箭头）和腓骨短肌腱（箭）（图像右侧为患者远侧）。注意位于腓骨长肌腱（箭头）内的副腓骨（弯箭）。Ca.跟骨；Cu.骰骨；F.腓骨；M.第五跖骨

肌腱向远侧扫查，以避免漏诊。腓骨短肌腱可一直沿其走行扫查，直至其止于第五跖骨底部（图8-16G）。

检查外踝韧带时，可首先检查距腓前韧带。如远端的腓骨尖可以触及，则可将探头一端直接放于腓骨尖上，另一端朝向腓骨前方而做横切面检查，可见特征性的腓骨和距骨骨性轮廓（图8-17A）。此处，距腓前韧带由于为斜行朝向距骨走行而易出现各向异性伪像，超声上显示为低回声结构（图8-17B）。如将探头一端轻抬、另一端轻压，使韧带纤维垂直于声束，则可消除韧带的各向异性伪像而表现为致密纤维状回声（图8-17C）。检查距腓前韧带时，可利用韧带的各向异性伪像对其进行定位，因为相对于周围呈较高回声的脂肪

组织，韧带由于各向异性伪像而呈低回声会更容易被显示。如远端腓骨尖不能触及，则可采用另外一种方法来显示距腓前韧带，即探头首先放置于腓骨远段外侧，向下移动探头直至腓骨尖部最远端。继而探头稍向上、向前移动以显示距骨。一个诊断误区为检查切面位于距腓前韧带位置的上方而误判该处韧带缺失。避免的方法为识别一重要的骨性标志结构即腓骨尖部的最远端。

检查跟腓韧带长轴时，可首先触及腓骨尖部，再将探头斜冠状切面放置于腓骨尖和足跟后部之间，可见跟腓韧带位于腓骨肌腱与跟骨之间（图8-18A，图8-18B）。踝背屈时，跟腓韧带可绷紧而有助于消除韧带的各向异

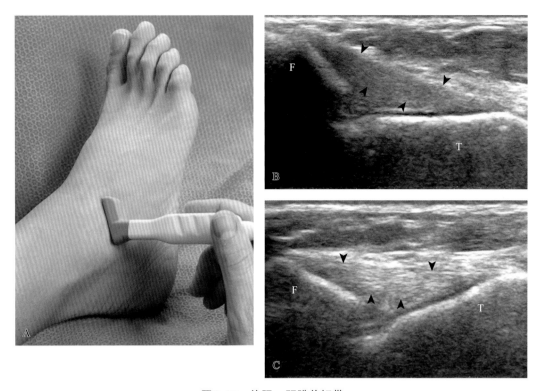

图8-17 外踝：距腓前韧带

A.腓骨尖前面横切面；B.显示距腓前韧带长轴切面，其由于各向异性伪像而呈低回声（箭头），其外缘与周围呈高回声的脂肪组织分界清晰；C.将探头一端下压而另一端抬起以使声束垂直于韧带，可显示距腓前韧带内致密排列的纤维状回声（箭头）。F.腓骨；T.距骨

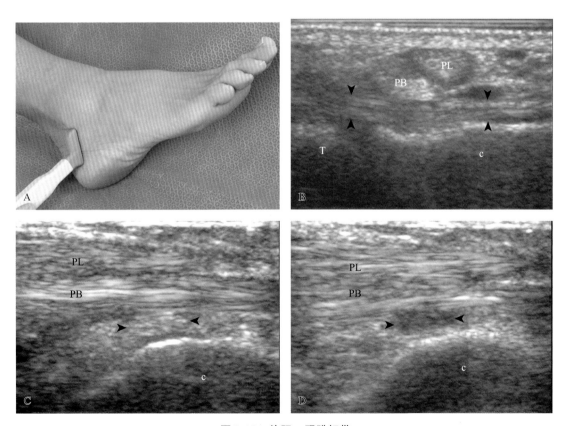

图8-18 外踝：跟腓韧带

A.腓骨尖与足跟部之间斜冠状切面；B.显示跟腓韧带长轴（箭头）；C、D.探头旋转90°显示跟腓韧带短轴切面（箭头），探头倾斜时韧带可呈低回声。c.跟骨；PB.腓骨短肌腱；PL.腓骨长肌腱；T.距骨

性伪像。常规检查腓骨肌腱时，也可同时检查跟腓韧带有无异常（见图8-14B）。短轴切面上，跟腓韧带有时可由于各向异性伪像而呈低回声，易被误诊为与腓骨肌腱有关的腱鞘囊肿（图8-18C，图8-18D）。

检查胫腓前下韧带时，检查切面类似检查跟腓韧带的切面，但位置更靠上，且位于腓骨与胫骨之间。实际上，检查完跟腓韧带后，可将探头在同一切面上向上移动至腓骨的另一面，以显示腓骨和胫骨的骨性轮廓（图8-19A，图8-19B）。正常胫腓前下韧带显示为均质的纤维状高回声结构。另一显示胫腓前下韧带的方法：首先显示距腓前韧带，将探头在腓骨的一端固定，另一端向上旋转至胫骨而呈斜切面。有时可见副胫腓前下韧带（Bassett韧带），其位于胫腓前下韧带的下方，为一独立

的纤维束，走行较水平，位于胫腓骨之间，范围较大且邻近距骨（图8-19C）。胫腓前下韧带内部纤维束数量存在个体差异（图8-19D）。

当胫腓前韧带撕裂时，应注意观察胫骨与腓骨之间的骨间膜有无病变。超声上，骨间膜显示为一薄的高回声结构，常为双层结构并自胫骨延至腓骨。超声检查时，最好采用横切面，因为声束可垂直于骨间膜（图8-20）。骨间膜向下延伸并增厚形成胫距关节上方的骨间韧带。骨间韧带、胫腓前下韧带、胫腓后下韧带和位于后面的下横韧带共同维持踝关节的稳定。尽管超声可以显示距腓后韧带和胫腓后下韧带，但通常不将其列为常规超声检查项目，除非临床上有检查上述韧带的指征（图8-21）。

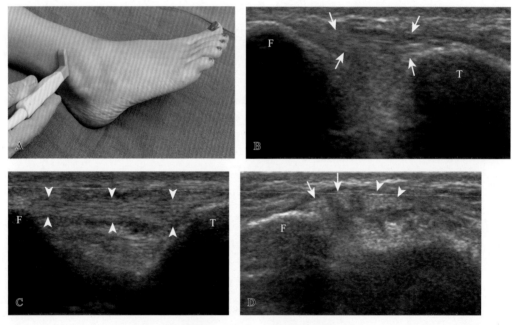

图8-19　外踝：胫腓前下韧带

A.胫骨与腓骨远段斜切面；B.显示胫腓前下韧带（箭）；C.探头自图B切面平行向下移动，显示副胫腓前下韧带（箭头）；D.短轴切面显示胫腓前下韧带（箭）和副胫腓前下韧带（箭头）的多个纤维束。F.腓骨；T.胫骨

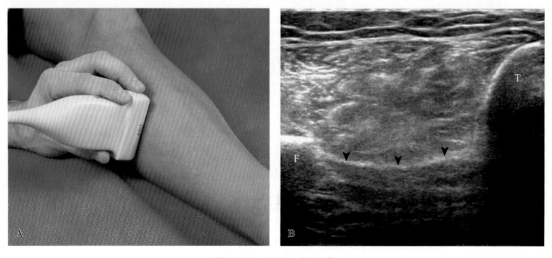

图8-20　小腿：骨间膜

A.胫骨与腓骨之间横切面；B.显示骨间膜（箭头）。F.腓骨；T.胫骨

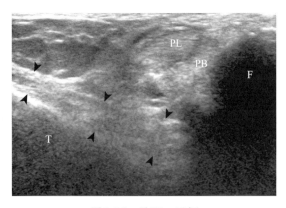

图 8-21　外踝：后部

距骨（T）与腓骨（F）的后面横切面显示距腓后韧带（箭头）。PB.腓骨短肌腱；PL.腓骨长肌腱

（五）踝后部和足跟部检查

如患者踝后部无特殊症状，常规检查踝后部时，仅需让患者外旋小腿以显露踝后部区域。但如要全面地检查小腿和后踝部，则需让患者取俯卧位。踝背屈动作可拉伸跟腱而减少各向异性伪像发生。检查跟腱时，探头可矢状切面放置于踝后部以检查跟腱长轴切面（图

8-22A）。长轴切面上，跟腱的厚度应均匀一致（图8-22B，图8-22C）。继而探头旋转90°短轴切面检查跟腱。短轴切面上，跟腱的前缘较为平坦或呈凹陷状，如明显向外突出则为异常（图8-22D）。短轴切面从上向下扫查时，跟腱纤维旋转90°，导致其中的腓肠肌肌腱位于外侧，而比目鱼肌肌腱位于内侧。紧邻跟腱的内侧可见一较细的肌腱——跖肌腱（图8-22D），正常情况下，该肌腱较为纤细而难以显示，但在跟腱断裂时常可显示此肌腱。跖肌腱在约20%的人群可缺如。跟腱的前方为不均质的脂肪垫，称为Kager脂肪垫。跟骨后滑囊有时可见少量积液（前后径不超过2.5mm）为正常。跟骨后滑囊位于跟腱远段的浅侧，检查时，局部可涂较厚的耦合剂且探头需浮在耦合剂上，以避免挤压滑囊内的液体。在跟腱与外踝之间可见腓肠神经位于皮下组织，并邻近小隐静脉（图8-23）。

将探头放置于后跟部的足底侧以检查足底筋膜（图8-24A）。探头矢状切面放置于跟骨上并稍偏内侧以显示足底筋膜长轴，其呈粗细均匀的带状高回声，于跟骨附着处其厚度不超过4mm（图8-24B）。发现病变时还应进行短轴切面检查。如患者足底中部或远侧有症状，则应沿足底筋膜进一步向远侧检查。

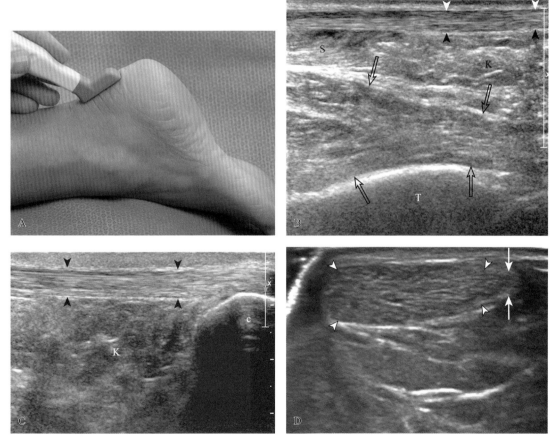

图 8-22　踝后部/足跟部：跟腱

A.踝后部矢状切面；B、C.显示跟腱长轴（箭头）（空心箭，姆长屈肌）；D.显示跟腱（箭头）和跖肌腱（箭）短轴（图像右侧为患者内侧）。c.跟骨；K.脂肪垫；S.比目鱼肌远段；T.胫骨

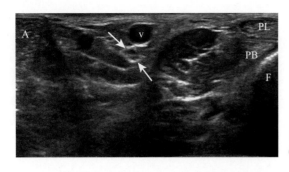

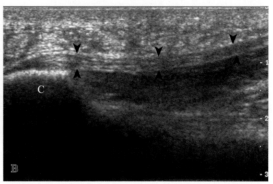

图 8-23　踝后部：腓肠神经
　　于跟腱（A）与腓骨长肌腱（PL）、腓骨短肌腱（PB）之间可见腓肠神经（箭）位于皮下组织，并邻近小隐静脉（v）。F.腓骨

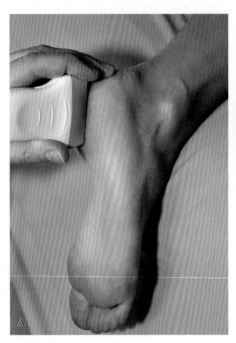

图 8-24　踝后部/足跟部：足底筋膜
　　A.足底跟部矢状切面；B.足底筋膜呈束状高回声（箭头）（图像右侧为患者远侧）。C.跟骨

（六）小腿检查

　　小腿后部主要检查比目鱼肌、腓肠肌内侧头和外侧头、跖肌。检查时，探头可首先放置于小腿后部的中部位置（图8-25A），此处腓肠肌内侧头和外侧头位于较大的比目鱼肌浅侧（图8-25B）。探头以腓肠肌内侧头为中心向下扫查直至肌肉逐渐变细，继而探头旋转90°显示腓肠肌内侧头的长轴切面，其位于比目鱼肌的浅侧且逐渐变细，此处为常见的损伤部位（图8-25C，图8-25D）。同样方法检查腓肠肌外侧头。可根据患者出现症状的部位进行重点检查，但对小腿进行全面的检查以发现病变也较为重要。跖肌腱如存在，可见其位于腓肠肌的深侧，呈纤细的高回声结构。跖肌首先于膝关节后方跨越中线后，继而向内侧走行于腓肠肌内侧头和比目鱼的肌腹之间（见图8-25B）。向远侧，腓肠肌内侧头和外侧头与比目鱼肌汇合而形成跟腱。跖肌腱沿跟腱内侧缘止于跟骨或少数情况下止于跟腱。

（七）足前部检查

　　足远侧部位的检查主要根据患者的症状或病史，超

声可检查足趾周围的肌腱、关节腔、软组织积液和肿块。有临床检查指征时，需检查足前部跖骨间隙有无滑囊扩张及有无Morton神经瘤。检查Morton神经瘤时，探头可放置于足底部行跖骨头短轴切面检查或相当于人体的冠状切面检查（图8-26A），同时检查者用另一手的手指放于足背相应的跖骨间隙进行按压（图8-26B），此法可使跖骨间隙增宽、软组织受压变薄而有利于病变的显示。如局部存在神经瘤，还可引发患者出现症状。接下来在矢状切面上进行长轴检查（图8-26）。另一检查神经瘤的方法为将探头纵切放置于足背侧，手指从足底侧进行按压。足底横切面检查时，也可进行动态超声检查，即检查者用手将跖骨从两侧向中心部挤压，由于可导致神经瘤向足底侧移位而引发患者局部疼痛的症状，称为超声Mulder征。检查关节炎时，除检查有症状的区域外，还应检查跖趾关节背侧隐窝，特别是第五跖趾关节（需检查背侧、外侧和足底侧）和踇趾的趾间关节，以评估类风湿关节炎。对于痛风患者，则需常规检查第一跖骨头内侧。有时还需在矢状切面上检查跖板，正常跖板呈高回声，可见附着于近节趾骨上，并位于趾屈肌腱的深方（图8-27）。

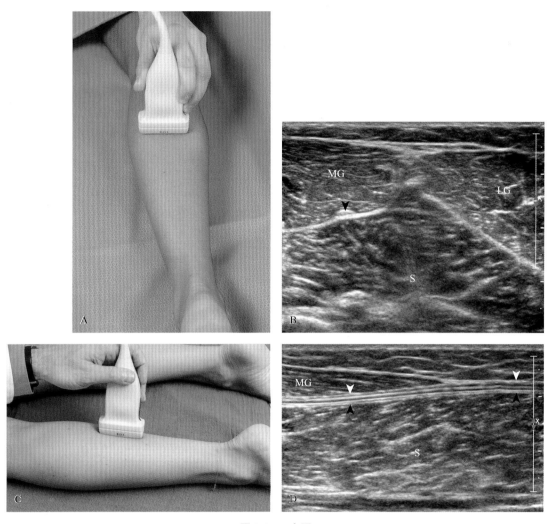

图 8-25　小腿

　　A.小腿近段横切面；B.短轴切面显示腓肠肌内侧头（MG）和外侧头（LG）、比目鱼肌（S）；C.内侧旁矢状切面；D.显示腓肠肌内侧头长轴切面（MG），其位于比目鱼肌（S）浅侧，向远侧逐渐变细。注意跖肌腱（箭头）

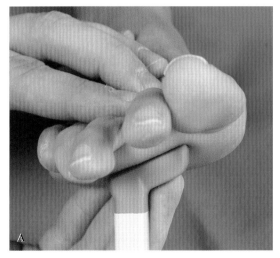

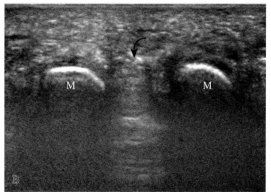

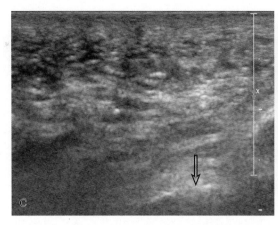
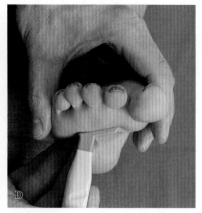

图 8-26　足前部：检查 Morton 神经瘤

A.足底跖骨头处短轴切面；B.显示跖骨头（M）之间的软组织（弯箭）呈高回声，内部回声欠均匀；C.跖骨头之间纵切面显示类似的超声表现（空心箭，足背皮肤表面和检查者手指）；D.检查者做 Mulder 动作时行足底冠状切面检查

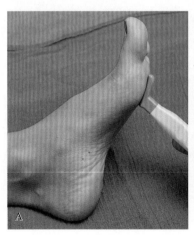
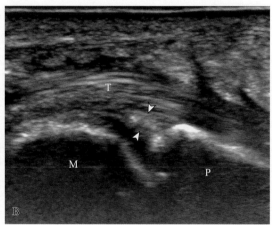

图 8-27　前足：检查跖板

A.足底部跖骨头处矢状切面检查；B.显示三角形高回声的跖板（箭头）。M.跖骨头；P.近节趾骨；T.趾屈肌腱

三、关节和滑囊病变

（一）关节腔积液和滑膜增生：总论

　　检查关节病变时，应重点检查相关的关节隐窝，观察是否有积液或滑膜增生。检查踝关节（又称距小腿关节）时，足部轻度跖屈以检查前隐窝，因为此部位显示关节腔积液最为敏感。单纯的关节腔积液可为无回声，呈泪滴状，可见位于距骨顶上，有时可向近侧延伸而至胫骨远端，并将关节前脂肪垫顶起（图 8-28）。覆盖距骨顶的正常关节软骨呈低回声，厚度为 1～2mm，厚度均匀一致，注意勿将其当作积液（见图 8-2B）。在足部，跗骨间关节、跖趾关节、趾间关节的背侧隐窝为检查的重点。对于跖趾关节，其背侧隐窝常向近侧扩展而位于跖骨上（图 8-29），或关节腔积液较多时可向远侧扩展而位于趾骨上（见图 8-41）。引起关节腔积液的原因很多，包括感染（图 8-30）、创伤、骨性关节炎（图 8-31）和其他关节炎（将在后面详述）。第 1 跖趾关节腔

内的积液常无症状，但也可能与早期骨性关节炎有关。退行性关节炎和创伤所致的关节腔游离体在超声上显示为位于关节腔隐窝内的强回声，后方有时伴声影（图 8-32）。游离体有时可移位至踝内侧肌腱的腱鞘内（见图 8-69B），因为踝关节腔常与此处的腱鞘相通。

　　关节腔内如为混杂性积液，则其回声可增高，可见于感染（图 8-33，图 8-34）、出血（图 8-35）或痛风（见图 8-49），其超声表现有时与滑膜增生类似（图 8-36）。其可被压缩、探头加压时可见流动征象、内部回声可随关节活动而变化、彩色或能量多普勒超声无血流信号，均提示为混杂性积液而非滑膜增生。关节腔内积液的回声特征和血流状况均不能可靠地诊断感染，因此，如临床怀疑感染，应行超声引导下穿刺抽吸而进一步化验。滑膜增生病变时，邻近骨皮质的不规则改变可能为骨侵蚀性病变，可见于炎性关节病变（见以下炎性关节炎和第 2 章感染部分），以及非炎性关节病变包括色素沉着绒毛结节性滑膜炎（图 8-37）和滑膜软骨瘤病（图 8-38）。在后者，有时可见强回声灶，后方伴有或无明显声影。前外踝撞击综合征患者有时于距腓前韧带深

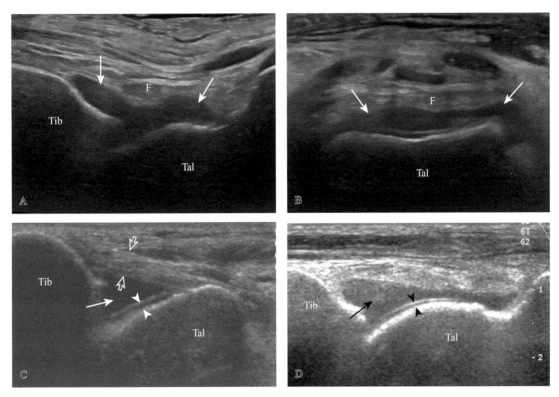

图 8-28 关节腔积液

3 例患者。探头放于踝前部分别显示的踝关节。A、B.矢状切面（A）和横切面（B）显示踝关节前隐窝呈低回声扩张（箭）；C.显示踝前外侧距腓前韧带（空心箭）深方的积液呈无回声（箭）；D.显示踝关节前隐窝呈低回声扩张。注意前脂肪垫（F）向前移位、积液与关节软骨（箭头）之间的界面回声。Tal.距骨；Tib.胫骨

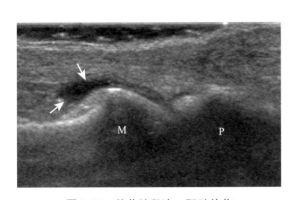

图 8-29 关节腔积液：跖趾关节

显示跖趾关节背侧隐窝呈无回声扩张（箭），并向近侧延伸至跖骨（M）。P.趾骨近段

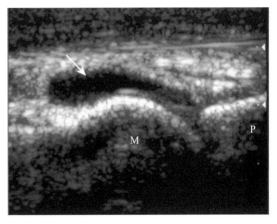

图 8-30 化脓性关节炎：跖趾关节

超声显示第一跖趾关节背侧隐窝由于感染而呈无回声扩张（箭）。M.跖骨头；P.趾骨近段

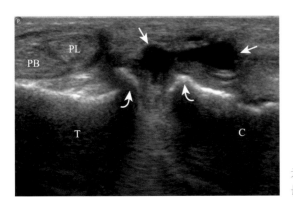

图 8-31 骨性关节炎：后距下关节

探头放于足后部外侧冠状切面显示后距下关节隐窝呈无回声扩张（箭），并可见骨赘（弯箭）。C.跟骨；PL.腓骨长肌腱；PB.腓骨短肌腱；T.距骨

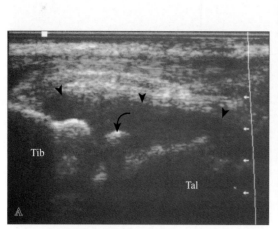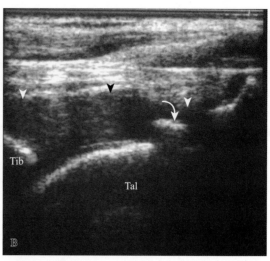

图 8-32　关节内游离体：踝关节

　　于踝关节腔前部显示关节腔游离体（弯箭）呈高回声，后方伴声影，其周围可见积液（箭头），图 A 和图 B 显示游离体于踝关节前隐窝内移动而位置发生改变。Tal. 距骨；Tib. 胫骨

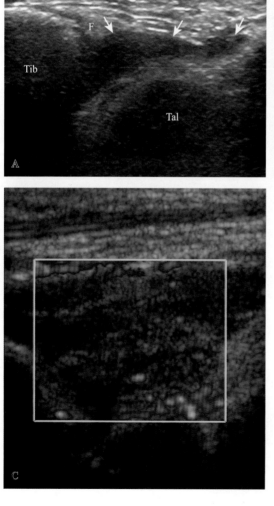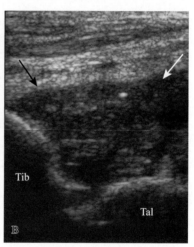

图 8-33　混杂性积液：感染

　　2 例患者。足跖屈分别显示踝关节前部：A. 呈低回声扩张（箭）；B、C. 呈低回声至等回声扩张（箭），能量多普勒超声于周边可见血流信号。探头加压时，可见积液震荡征象。前脂肪垫（F）可见移位。Tal. 距骨；Tib. 胫骨

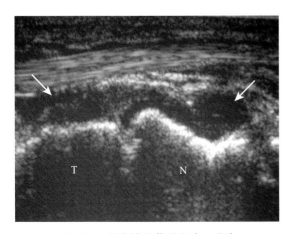

图 8-34　混杂性关节腔积液：感染
足中部背侧矢状切面显示距舟关节呈低回声扩张（箭）。N.足舟骨；T.距骨

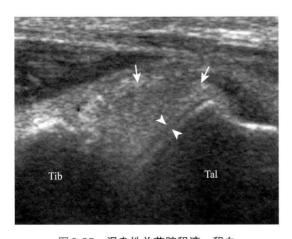

图 8-35　混杂性关节腔积液：积血
踝跖屈显示踝关节腔前部由于踝创伤后出血呈高回声扩张（箭），注意前脂肪垫向前移位（＊）和关节软骨（箭头）。Tal.距骨；Tib.胫骨

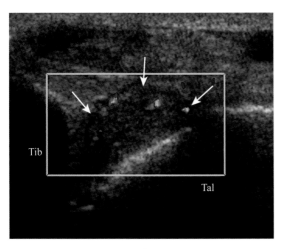

图 8-36　滑膜增生：感染
踝跖屈显示踝关节前隐窝呈低回声扩张（箭），彩色多普勒超声于其内可见血流信号。Tal.距骨；Tib.胫骨

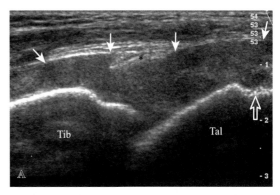

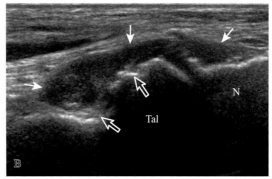

图 8-37　色素沉着绒毛结节性滑膜炎
2例患者。超声分别显示踝关节前隐窝（A）和距舟关节隐窝（B）呈低回声扩张（箭），注意骨侵蚀性病变（空心箭）（＊，脂肪垫）。N.足舟骨

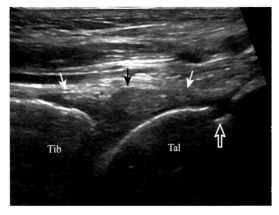

图 8-38　滑膜软骨瘤病
超声于踝关节前部显示前隐窝呈低至等回声扩张（箭），并见骨侵蚀性病变（空心箭）（＊，脂肪垫）。Tal.距骨；Tib.胫骨

部的踝关节腔内可见滑膜增生（图8-39），如增生的滑膜大于10mm，则与患者的症状或邻近韧带异常有关。非特异性的轻度滑膜增厚、其内部无或仅有少量血流信号，可见于骨性关节炎，可能与患者的症状无关（图8-40）。

（二）炎性关节炎

检查关节炎时，除对有症状部位进行重点检查外，还应检查第五跖骨头和第一跖骨头远端，因为该部位分别为类风湿关节炎和痛风性关节炎的常见发病部位。对

于类风湿关节炎，超声可显示关节腔积液（图8-41）和滑膜增生。与皮下脂肪组织比较，滑膜增生通常为低回声（图8-42，图8-43），但也可为等回声（图8-44），彩色或能量多普勒超声于其内有时可见血流信号。滑膜增生时，如两个相互垂直的切面均显示骨皮质连续性中断，则提示为骨侵蚀性病变。类风湿关节炎的超声

表现并无特异性，与其他关节炎性病变包括全身性关节炎和感染相似，但结合病变所在部位、X线检查结果和血清化验结果则对诊断帮助较大。类风湿关节炎时，第五跖骨头为最常见的骨侵蚀部位（图8-45），但也可累及其他跖趾关节和跗趾趾间关节（图8-46）。很多正常跖骨远段骨皮质也可呈凹陷形态，勿将其诊断为骨侵蚀性病变。类风湿关节炎在足踝部的其他表现包括跟骨后滑囊炎伴可能的骨侵蚀性病变（图8-47）、继发性滑囊形成（见图8-62）、呈低回声的类风湿结节

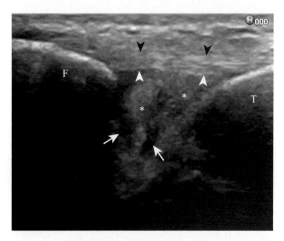

图8-39　前外踝撞击综合征
超声显示正常距腓前韧带长轴（箭头）及其深方无回声积液（箭）和增生的滑膜（＊）。F.腓骨；T.距骨

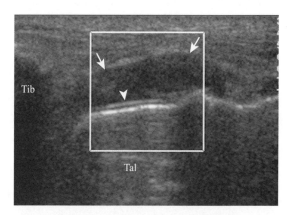

图8-42　类风湿关节炎：滑膜增生
踝跖屈时超声检查踝前部显示关节腔呈低回声扩张（箭），探头加压不能被压缩，彩色多普勒超声未见血流，关节腔穿刺抽吸时未能抽出积液（箭头，软骨界面）。Tal.距骨；Tib.胫骨

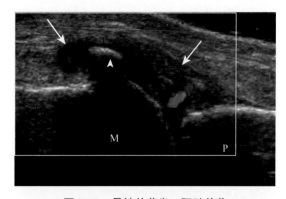

图8-40　骨性关节炎：跖趾关节
于第一跖趾关节背侧可见关节腔滑膜增生呈低回声（箭），并可见骨赘（箭头），滑膜内可见少许血流信号。M.跖骨；P.趾骨

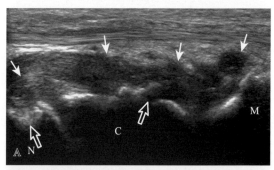

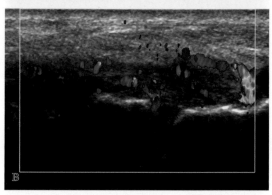

图8-43　类风湿关节炎：滑膜增生
A、B.超声显示足中部关节背侧隐窝内低回声滑膜增生（箭）、骨侵蚀性病变（空心箭），彩色多普勒超声显示其内血流信号增多。C.楔骨；M.距骨；N.足舟骨

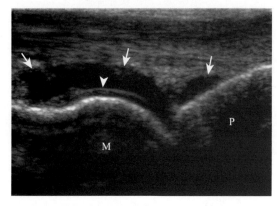

图8-41　类风湿关节炎：关节腔积液
超声于跖趾关节背侧可见背侧关节隐窝呈无回声扩张（箭）（箭头，软骨界面）。M.跖骨；P.趾骨

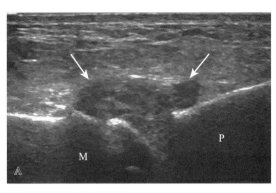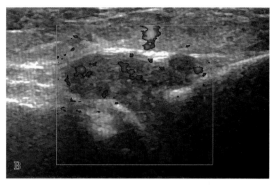

图8-44　类风湿关节炎：滑膜增生
A、B.第二跖趾关节显示关节隐窝呈低回声至等回声扩张（箭），能量多普勒超声于其内可见血流信号。M.跖骨；P.近节趾骨

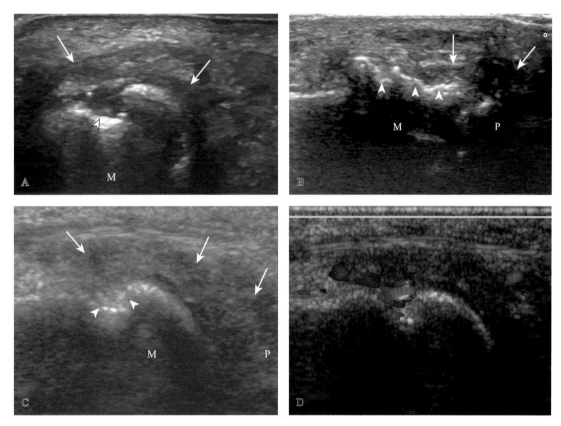

图8-45　类风湿关节炎：骨侵蚀性病变
3例患者。超声（A、B/C、D）显示第五跖趾关节腔背侧隐窝内呈低回声的增生滑膜（箭）、骨侵蚀性病变（箭头）和较丰富血流信号。M.第五跖骨头；P.近节趾骨

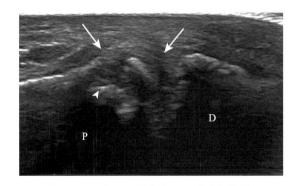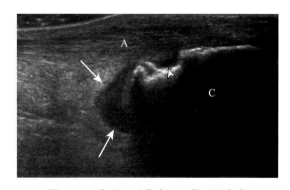

图8-46　类风湿关节炎：踇趾趾间关节
超声于踇趾趾间关节长轴切面显示滑膜增生呈低回声（箭），并可见跖骨头骨侵蚀（箭头）。P.近节趾骨；D.远节趾骨

图8-47　类风湿关节炎：跟骨后滑囊炎
超声于跟腱远端（A）长轴切面显示跟骨后滑囊呈回声扩张（箭），并可见跟骨（C）的骨侵蚀（箭头）

（图8-48）和肌腱、腱鞘病变（见肌腱、肌肉异常部分）。

对于痛风，其最常见的病变部位为第一跖趾关节。痛风性关节炎时，超声于关节腔内可见积液，其内常可见点状强回声（代表微痛风石）（图8-49）；关节软骨表面可见尿酸盐沉积（称为双线征）（图8-50）及滑膜增生（图8-51）。当血清尿酸水平低于6mg/dl时，后者征象可消失。于第一跖骨远端内侧行长轴切面检查时，可见呈高回声的痛风石，周边为无回声炎性晕环，有时可直接侵及骨皮质而导致骨侵蚀性病变（图8-52）。痛

风石还可累及肌腱（图8-53）和腱鞘（图8-54）、滑囊（图8-55）和其他关节（图8-56）。其他炎性关节炎包括血清阴性脊柱关节病，如反应性关节炎、银屑病性关节炎。此类关节炎的超声表现包括一些非特异性的表现如关节腔积液、滑膜增生，有时可见骨侵蚀性病变。但如在肌腱和韧带止点处发现炎性末端病所致的骨质增生，则为血清阴性脊柱关节病的特征性表现（图8-57）。退行性末端病在足踝部较为常见，如跟腱止点病变，因此，超声检查需结合X线检查以识别真正的炎性病变，此点至关重要。

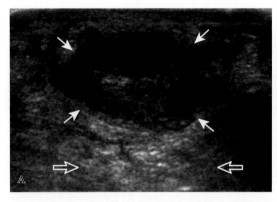 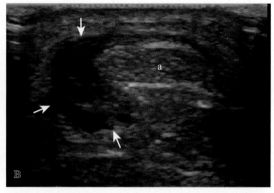

图8-48 类风湿关节炎：类风湿结节
足外侧（A）、跟腱（B）短轴切面均显示一低回声结节（箭），图A中结节后方可见回声增强（空心箭）（图B为Brian Robertson，Ann Arbor，Mich馈赠）。a.跟腱

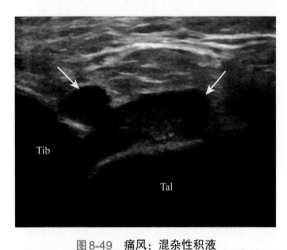

图8-49 痛风：混杂性积液
踝关节背侧显示踝关节前隐窝扩张呈低回声（箭），内可见强回声晶体。Tal.距骨；Tib.胫骨

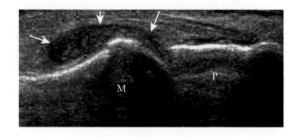

图8-51 痛风：滑膜增生
超声于第一跖趾关节背侧显示滑膜增生呈低回声（箭），其内可见血流信号。M.跖骨；P.近节趾骨

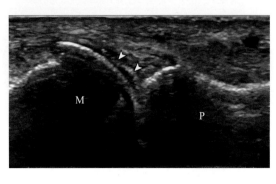

图8-50 痛风：尿酸盐沉积征（双线征）
超声于第一跖趾关节背侧显示关节软骨表面尿酸盐沉积（箭头）。M.跖骨；P.近节趾骨

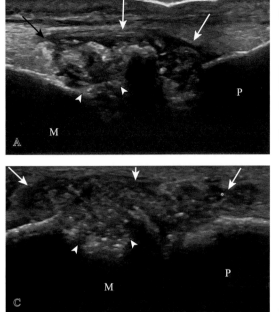

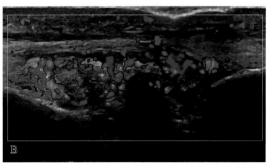

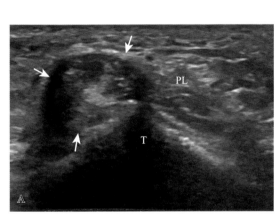

图8-52　痛风：痛风石与骨侵蚀性病变

超声于第一跖骨远段内侧长轴切面显示骨侵蚀性病变（箭头）和自第一跖趾关节延伸而至的高回声痛风石（箭），其内血流信号较丰富。M.跖骨；P.近节趾骨

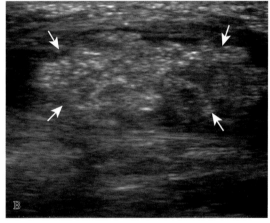

图8-53　痛风：痛风石

腓骨短肌腱（A）与胫骨前肌腱（B）短轴切面显示痛风石呈高回声，周边可见低回声晕环（箭）。PL.腓骨长肌腱；T.跟骨的腓骨肌滑车

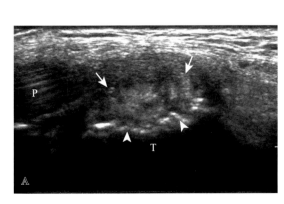

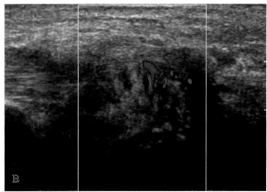

图8-54　痛风：骨侵蚀性病变

A.踝内侧超声显示痛风石呈高回声（箭），紧邻胫骨后肌腱（P），注意距骨内侧（T）的骨侵蚀性病变（箭头）；B.彩色多普勒超声显示其内血流信号增加

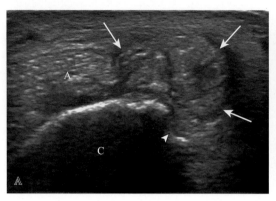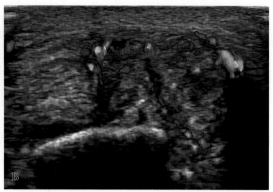

图8-55 痛风：跟骨后滑囊

A、B.跟腱远端短轴切面显示骨侵蚀性病变（箭头）和邻近的高回声痛风石（箭），彩色多普勒超声可见血流信号增多。C.跟骨

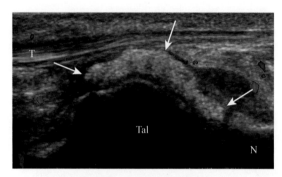

图8-56 痛风：距舟关节

矢状切面于足中部背侧可见来自距舟关节的强回声痛风石（箭），邻近组织血流信号增多。Tal.距骨；N.足舟骨；T.伸肌腱

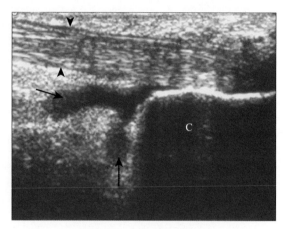

图8-58 跟骨后滑囊扩张

矢状切面显示跟骨后滑囊呈无回声扩张（箭）（箭头，跟腱）。C.跟骨

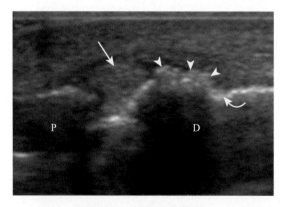

图8-57 银屑病关节炎

超声于第一足趾的趾间关节显示骨质增生（箭头）、骨侵蚀性病变（弯箭）和呈等至高回声的滑膜增生（箭）。D.远节趾骨；P.近节趾骨

（三）滑囊病变

跟腱远端有两个滑囊：跟骨后滑囊和跟腱后滑囊。跟骨后滑囊位于跟骨和跟腱远段之间，正常情况下其内可见少量液体，前后径不超过2.5mm。跟骨后滑囊扩张的病因包括机械性（图8-58）、邻近肌腱撕裂（图

8-59）、原发性炎性病变如类风湿关节炎（见图8-47），或与其旁的跟腱末端病变。跟腱后滑囊，位于跟腱远段的浅侧，正常情况下难以显示，为一继发性滑囊。跟腱后滑囊扩张的原因可为机械性或炎性（图8-60）。如跟骨后滑囊和跟腱后滑囊异常扩张，伴有邻近跟腱病变和跟骨后上部显著突出，则被称为Haglund综合征（图8-61）。

足跟部周围由于异常的压力可形成一些滑囊，称为继发性滑囊。此类滑囊常见于足前部跖骨头足底侧和跟骨处，特别是在类风湿关节炎患者（图8-62）。另一继发性滑囊的部位为内踝浅侧（图8-63）。跖骨头之间存在正常滑囊，称为跖骨间滑囊，其扩张常与Morton神经瘤有关，但如果其位于第一至第三跖骨间隙且宽度小于3mm，则可以见于无症状者（见图8-151）。踝前外侧还可见一滑囊，称为Gruberi滑囊，其位于趾长伸肌腱与距骨之间，正常情况下其内可见少量液体（图8-64）。与腱鞘囊肿不同，探头加压时，此滑囊易被压缩，且其位置独特，位于趾长伸肌腱后方。

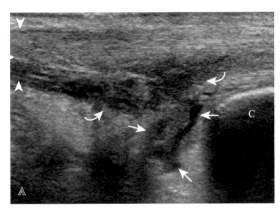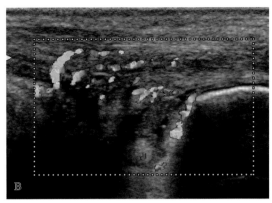

图8-59　跟骨后滑囊扩张和跟腱撕裂

A、B.矢状切面显示跟骨后滑囊扩张，内回声不均匀（箭），邻近跟腱可见部分撕裂和肌腱病（弯箭）（箭头，跟腱）。C.跟骨

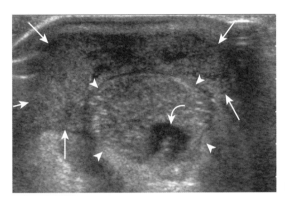

图8-60　跟腱后滑囊感染

跟腱短轴切面显示跟腱后滑囊呈低至等回声扩张（箭），跟腱（箭头）内同时可见肌腱病（弯箭）

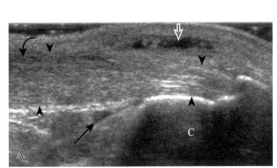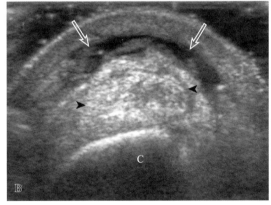

图8-61　Haglund综合征

跟腱远段长轴切面（A）与短轴切面（B）显示跟骨后滑囊积液（箭）、跟腱后滑囊积液（空心箭）、跟腱（箭头）的肌腱病（弯箭）。C.跟骨

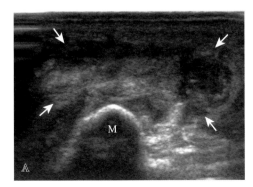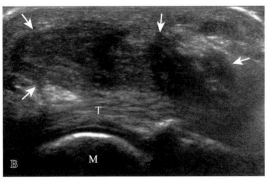

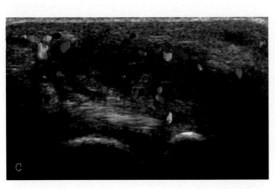
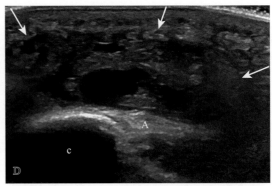

图 8-62　继发性滑囊

3例患者。超声于（A、B/C、D）足底侧显示继发性滑囊扩张呈低回声（箭），探头加压可被压扁。M.跖骨；T.趾屈肌腱；c.跟骨；A.足底筋膜

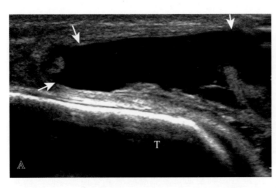
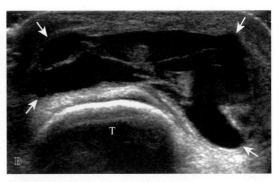

图 8-63　内踝处滑囊

胫骨远端冠状切面（A）与横切面（B）显示滑囊呈无回声扩张（箭），内可见分隔。T.胫骨

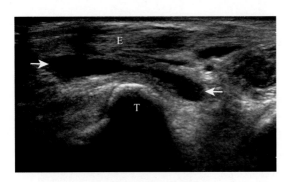

图 8-64　Gruberi滑囊

趾长伸肌腱（E）长轴切面显示Gruberi滑囊（箭），探头加压可被压缩，囊肿后方可见回声增强。T.距骨

四、肌腱和肌肉异常

（一）内踝

1.腱鞘炎（内踝）　内踝处的肌腱中，胫骨后肌腱病变最多见，通常位于内踝水平。腱鞘炎时，腱鞘可扩张，其内积液增多。如为单纯性积液，则其呈无回声（图8-65）。如扩张的腱鞘内回声增高，则其可能为复杂性积液或滑膜增生。鉴别积液或滑膜增生时，如探头加压，病变内可见回声移动征象且内部无血流信号，常提

示为混杂性积液。内踝远侧的胫骨后肌腱腱鞘内在正常情况下常可见少量积液，可达4mm，有时两侧可不对称。如探头加压局部无疼痛且彩色多普勒超声未发现血流信号，可进一步证实为正常滑液。另外，踝关节腔可与内踝部位肌腱的腱鞘相通，特别是踇长屈肌腱。胫骨后肌腱腱鞘扩张超过5.8mm，常提示为胫骨后肌腱功能不全早期病变（图8-65B）。评估胫骨后肌腱功能不全时，还应检查邻近的弹簧韧带有无异常。

腱鞘炎常由机械性或创伤性因素所致，也可能与肌腱本身的异常有关。其另一原因为炎症，可由系统性疾病如血清阴性脊柱关节病（图8-66）和类风湿关节炎（图8-67）所引起。少数情况下，邻近软组织或骨的感染病灶可累及腱鞘。不管什么原因引起腱鞘炎时，彩色或能量多普勒超声显示其内血流信号增多。腱鞘内增生的滑膜多呈低回声，但也可呈等回声或高回声。短轴切面检查时，侧动探头有助于鉴别肌腱和腱鞘内增生的滑膜，因为后者无各向异性伪像而仍呈高回声，而肌腱可出现各向异性伪像而呈低回声（图8-68）。

在副三角骨综合征时，踇长屈肌腱在距骨后方副三角骨水平可出现局限性腱鞘积液。再向远侧，足底中部踇长屈肌腱与趾长屈肌腱交叉处（Henry结节）可发生病变而出现腱鞘积液（图8-69A）。由于正常情况下，内踝肌腱的腱鞘与踝关节腔可相通，因此，关节

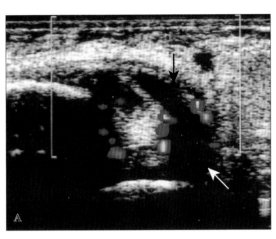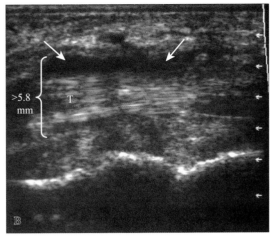

图8-65　腱鞘炎：胫骨后肌腱

2例患者。A.机械性损伤所致腱鞘炎，可见腱鞘呈无回声扩张（箭），周边血流信号增加；B.胫骨后肌腱功能不全，可见腱鞘扩张，肌腱与积液厚度超过5.8mm（箭）。T.胫骨后肌腱

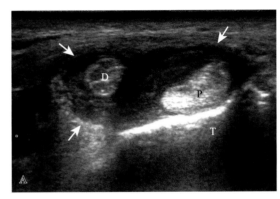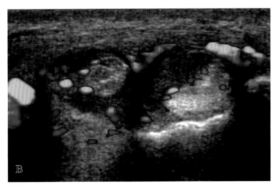

图8-66　腱鞘炎：强直性脊柱炎

短轴切面显示胫骨后肌腱（P）和趾长屈肌腱（D）的腱鞘内滑膜增生呈低回声和等回声（箭），内部血流信号增加。T.胫骨

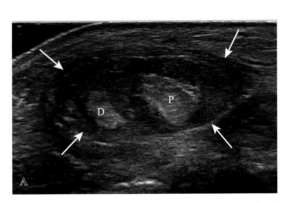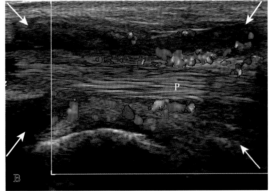

图8-67　腱鞘炎：类风湿关节炎

短轴切面（A）和长轴切面（B）显示胫骨后肌腱（P）和趾长屈肌腱（D）腱鞘内滑膜增生呈低回声和等回声（箭），内部血流信号增加

腔内的游离体可移位至内踝肌腱的腱鞘内（图8-69B）。如踝关节腔前隐窝无积液，内踝肌腱的腱鞘内局部明显扩张，常提示腱鞘炎，而不是踝关节腔积液所致（图8-70）。

2.肌腱病（内踝）　肌腱病的超声表现为受累肌腱回声减低，有时伴肌腱增粗，而肌腱内纤维未见撕裂（图8-71）。建议用"肌腱病"一词而不用"肌腱炎"，因此类病变为退行性病变而不是炎性病变。肌腱病的病变部位常位于肌腱于骨性结构的转折处，如内踝部位。

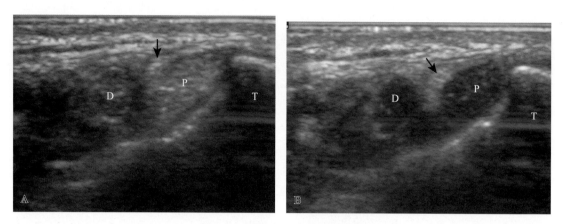

图 8-68　滑膜增生：易误诊情况

　　短轴切面显示胫骨后肌腱（P）和趾长屈肌腱（D）的腱鞘内滑膜增生呈高回声（箭）。A.肌腱无各向异性伪像；B.探头倾斜时肌腱出现各向异性伪像。T.胫骨

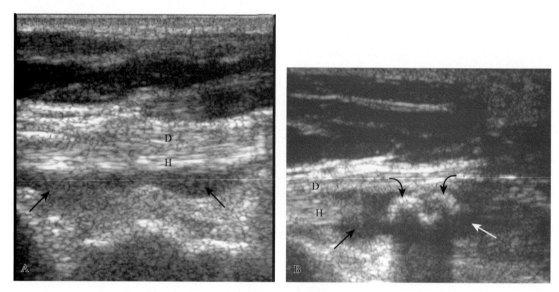

图 8-69　姆长屈肌腱

　　A、B.长轴切面显示Henry结节处的姆长屈肌腱（H）和趾长屈肌腱（D）的腱鞘内来自踝关节腔内的积液（箭）和骨化的关节腔游离体（弯箭）

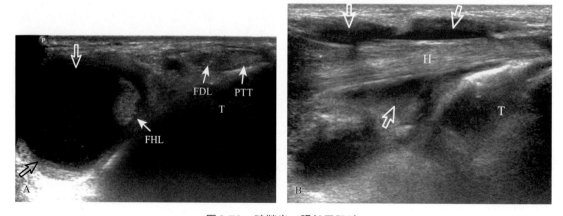

图 8-70　腱鞘炎：姆长屈肌腱

　　短轴切面（A）和长轴切面（B）显示姆长屈腱腱鞘内积液呈无回声（空心箭）。FDL.趾长屈肌腱；FHL.姆长屈肌腱；PTT.胫骨后肌腱；T.胫骨；H.姆长屈肌腱

3.肌腱部分撕裂（内踝）　肌腱部分撕裂常发生于已有肌腱病的肌腱，早期可表现为肌腱内部的边界清楚的无回声或低回声区域或裂隙，由肌腱纤维部分断裂所致（图8-72）。严重的肌腱病很难与肌腱内部撕裂相鉴别，因为两者为延续的病变过程。但如病变边界清晰、呈无回声则提示可能为撕裂病变。肌腱撕裂的一种类型为纵行撕裂，撕裂可延伸至肌腱的一个（图8-73）或两个表面（图8-74）。肌腱短轴切面可较好地显示纵行

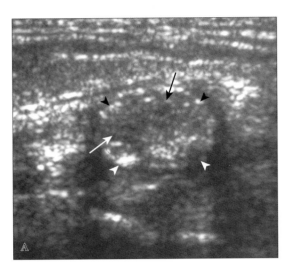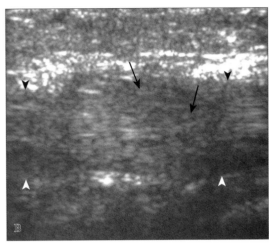

图8-71　肌腱病：胫骨后肌腱
短轴切面（A）和长轴切面（B）显示胫骨后肌腱（箭头）由于肌腱病而增厚、回声减低（箭），肌腱纤维未断裂

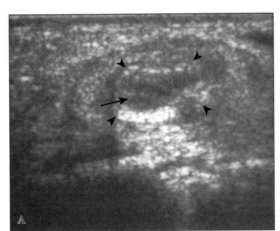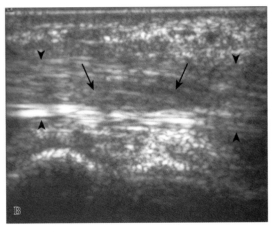

图8-72　腱体内撕裂：胫骨后肌腱
短轴切面（A）和长轴切面（B）显示胫骨后肌腱（箭头）内肌腱纤维断裂而呈边界清楚的低回声区域（箭）

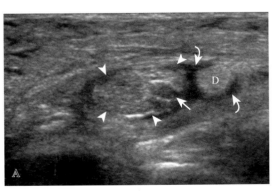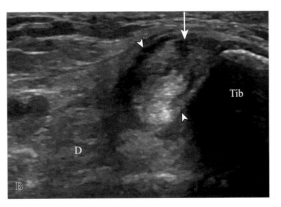

图8-73　纵行撕裂：胫骨后肌腱
2例患者。A、B.短轴切面显示胫骨后肌腱（箭头）内纵行撕裂（箭）延伸至肌腱表面，为部分撕裂。注意肌腱周围由于腱鞘炎而呈低回声（弯箭）。B.彩色多普勒超声显示其内血流增加。D.趾长屈肌腱

撕裂，可见肌腱被分为两束，间以无回声或低回声裂隙。邻近的屈肌支持带损伤时可见增厚、回声减低（图8-75），有时可见其在内踝附着处的撕脱骨折，由此可能导致肌腱发生半脱位或脱位（图8-76）。当肌腱紧邻金属固定物时，肌腱可能会被卡压或撕裂（图8-77），或异位至骨折处（图8-78）。

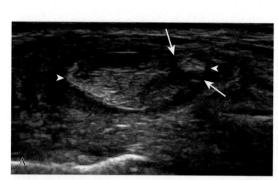
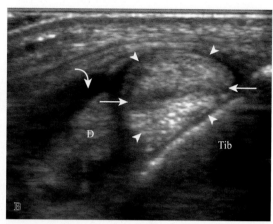

图8-74　纵行撕裂：胫骨后肌腱

2例患者。短轴切面显示胫骨后肌腱（箭头）内一纵行撕裂累及肌腱的两个表面（箭）（弯箭，腱鞘内积液呈无回声）。D.趾长屈肌腱；Tib.胫骨

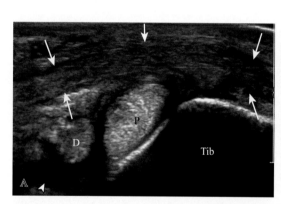
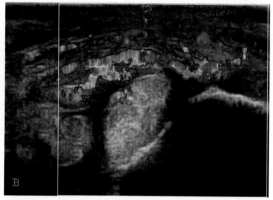

图8-75　屈肌支持带损伤

超声显示屈肌支持带增厚、回声减低（箭），彩色多普勒超声显示其内可见丰富血流信号。另可见趾屈肌腱腱鞘炎（箭头）。Tib.胫骨；P.胫骨后肌腱；D.趾长屈肌腱

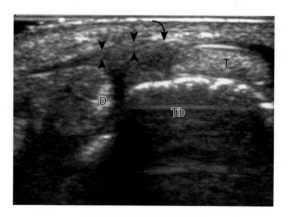
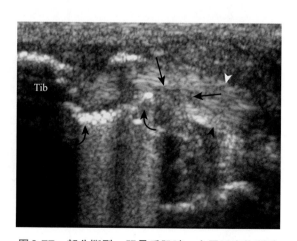

图8-76　胫骨后肌腱脱位

屈肌支持带（箭头）自胫骨撕脱（弯箭）伴胫骨后肌腱（T）向前移位。D.趾长屈肌腱；Tib.胫骨

图8-77　部分撕裂：胫骨后肌腱，金属固定物所致

超声显示胫骨后肌腱（箭头）由于一外突金属螺钉（弯箭）而致部分撕裂（箭），注意螺钉后方的混响伪像。Tib.胫骨

4.全层撕裂（内踝） 肌腱全层撕裂表现为撕裂累及肌腱整个厚度，肌腱断端回缩，两断端之间填充以积液、积血或滑膜增生（图8-79）。胫骨后肌腱撕裂可发生于内踝处。如胫骨后肌腱已断裂且回缩，短轴切面检查时，不要把踇长屈肌腱当作胫骨后肌腱。胫骨后肌腱撕裂也可发生于肌腱的远端或于足舟骨附着处发生撕脱骨折，特别是糖尿病患者，肌腱断端常回缩。于胫骨后肌腱的远段常可见一副骨，为正常变异，但在一些人足

舟骨与副骨之间的软骨联合出现损伤可导致患者出现症状（图8-80）。探头于软骨联合处加压时，如引起局部疼痛，则为超声诊断损伤的间接征象。

（二）外踝

1.腱鞘炎（外踝） 与踝内侧肌腱一样，外踝处的腓骨肌腱可发生腱鞘炎，其中单纯性腱鞘积液呈无回声（图8-81），混杂性积液和滑膜增生可呈低回声、等回声

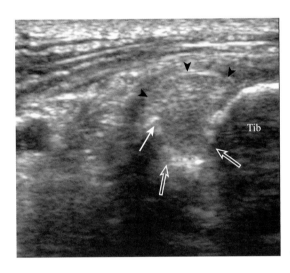

图8-78 肌腱卡压：胫骨后肌腱

短轴切面显示胫骨后肌腱（箭头）被卡压在胫骨骨折处（空心箭），部分骨折片刺入肌腱内（箭）。Tib.胫骨

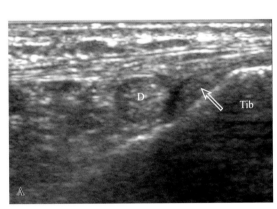

图8-79 肌腱全层撕裂：胫骨后肌腱

内踝处横切面（A）、胫骨后肌腱远侧断端矢状切面（B）显示胫骨后肌腱于内踝及其远侧缺失（空心箭），注意内踝近侧的胫骨后肌腱（箭头）及其断裂回缩的断端（弯箭）。D.踇长屈肌腱；Tib.胫骨

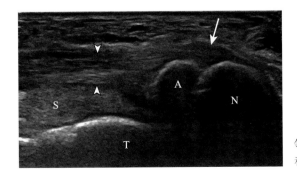

图8-80 有症状的副舟骨

超声显示胫骨后肌腱远段处（箭头）的副舟骨（A）、邻近的足舟骨（N）和软组织水肿（箭），注意距骨（T）和弹簧韧带的上内侧部分（S）

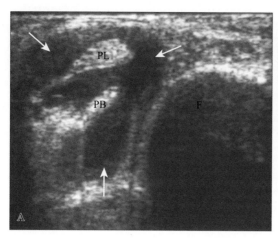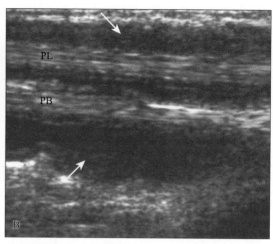

图 8-81　腱鞘炎：腓骨肌腱

短轴切面（A）和长轴切面（B）显示腓骨长肌腱（PL）、腓骨短肌腱（PB）的腱鞘扩张，内积液呈无回声（箭）。F.腓骨

或高回声（图 8-82）。与皮下脂肪组织比较，增生的滑膜在超声上多为低回声，但也可呈等回声或高回声，有时与肌腱回声相似（见图 8-88）。如彩色或能量多普勒超声显示病变内有丰富的血流信号，则提示腱鞘内的低回声病变为增生的滑膜组织，而非混杂性积液。

2.肌腱病与纵行撕裂（外踝）　外踝处肌腱病也较为常见，病变处肌腱回声减低，有时可见增粗，而肌腱无纤维断裂（图 8-83）。腓骨肌滑车增大时，可能与腓骨肌肌腱病变有关，如肌腱病（图 8-84）。肌腱内部边界清楚的低回声病变可见于严重肌腱病（图 8-85）或肌腱内撕裂（图 8-86）。

如异常的低回声或无回声裂隙延至肌腱表面则为肌腱纵行撕裂的特征（图 8-87，图 8-88）。研究显示，超声诊断腓骨肌腱撕裂敏感度为 100%、准确度为 90%。肌腱撕裂可发生于腓骨长肌腱或腓骨短肌腱，但更多见于腓骨短肌腱，部分原因为腓骨短肌腱被挤压于腓骨长肌腱与腓骨之间。病变起初，腓骨短肌腱可呈马

蹄形包绕腓骨长肌腱（见图 8-82）。继而，撕裂范围扩大可导致腓骨短肌腱分为两部分，而腓骨长肌腱被卡在其中间。短轴切面上可以很好地显示此征象。注意勿将呈偏高回声的增生滑膜当作肌腱的撕裂部分，这样将会导致肌腱纵向撕裂的错误诊断。可以利用侧动探头（见图 1-3）时，肌腱由于各向异性伪像而呈低回声，而呈偏高回声的增生滑膜仍然呈偏高回声进行鉴别（图 8-89）。

3.肌腱全层撕裂（外踝）　表现为肌腱纤维断裂累及全层，肌腱断端回缩，两断端之间可见出血或积液。撕裂可发生于外踝（图 8-90）。再向远侧，腓骨长肌腱的撕裂可能与副腓骨骨折有关。副腓骨为位于骰骨水平处腓骨长肌腱内的一个正常小骨（图 8-91）。由于正常副腓骨可以为两裂变异，诊断骨折时应注意结合其他征象，如局部探头加压可引起疼痛，另外，有骨折片时需观察骨折片回缩的程度。副腓骨骨折分离如超过 6mm 以上，则提示为副腓骨骨折和腓骨长肌腱的全层撕

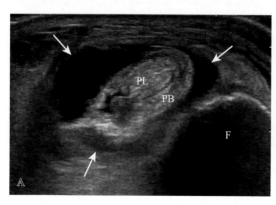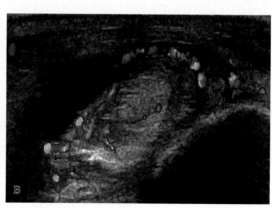

图 8-82　腱鞘炎：腓骨肌腱

腓骨长肌腱（PL）与腓骨短肌腱（PB）短轴切面显示腱鞘扩张，内为无回声，肌腱与腱鞘内可见丰富血流信号。注意腓骨短肌腱呈马蹄状，提示肌腱早期纵行撕裂。F.腓骨

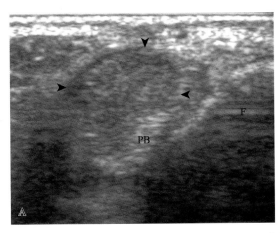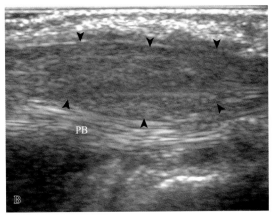

图 8-83　肌腱病：腓骨长肌腱

超声短轴切面（A）和长轴切面（B）显示腓骨长肌腱增粗、回声减低（箭头）。F.腓骨；PB.腓骨短肌腱

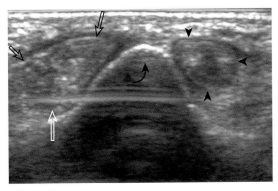

图 8-84　肌腱病：腓骨肌滑车增大

腓骨肌腱短轴切面显示腓骨短肌腱（箭头）和腓骨长肌腱（空心箭）肿胀、回声减低，为肌腱病表现，腓骨肌滑车明显增大（弯箭）

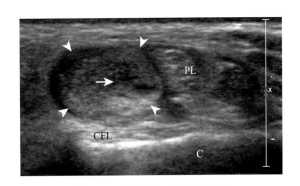

图 8-85　肌腱病：腓骨短肌腱

超声短轴切面显示腓骨短肌腱增粗（箭头），内部可见边界清楚的低回声区（箭），腱体内可能伴有撕裂。C.跟骨；CFL.跟腓韧带；PL.腓骨长肌腱

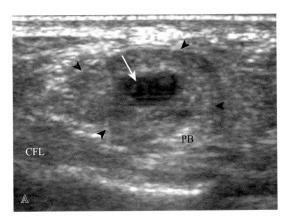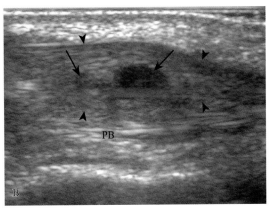

图 8-86　肌腱病和腱体内撕裂：腓骨长肌腱

短轴切面（A）和长轴切面（B）显示腓骨长肌腱内边界清晰的无回声区（箭），为纤维断裂所致。注意同时存在的肌腱病——肌腱增粗、回声减低（箭头）。CFL.跟腓韧带；PB.腓骨短肌腱

裂。副腓骨骨折片和肌腱断端可向近侧显著回缩，有时可达踝关节水平（图 8-91C）。第五跖骨底部也可发生撕脱骨折，可能与足底筋膜与腓骨短肌腱有关（图 8-92）。肌肉或肌腱损伤也可能发生于任何与金属固定物紧邻的部位（图 8-93）。

4.肌腱半脱位与脱位（外踝）　腓骨肌上支持带在其附着于腓骨的部位可发生损伤，损伤时可显示为增厚、回声减低或完全断裂、附着处骨皮质不规则（图8-94）。腓骨肌上支持带完全断裂时，腓骨肌腱可发生半脱位和脱位，从而诱发腱鞘炎和肌腱撕裂。由于

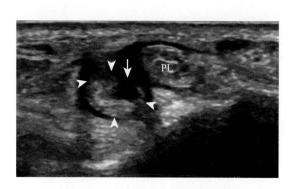

图 8-87　纵行撕裂：腓骨短肌腱

短轴切面显示腓骨短肌腱（箭头）内无回声裂隙延至肌腱表面（箭），同时可见轻度腱鞘炎。PL.腓骨长肌腱

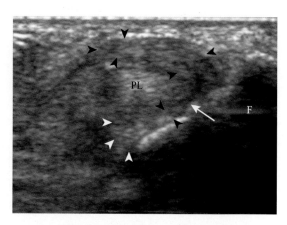

图 8-88　纵行撕裂：腓骨短肌腱

短轴切面显示腓骨短肌腱呈马蹄状（箭头），局部连续性中断（箭）。F.腓骨；PL.腓骨长肌腱

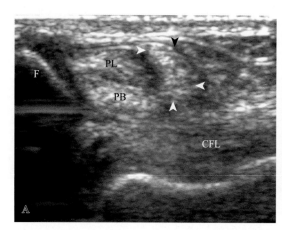

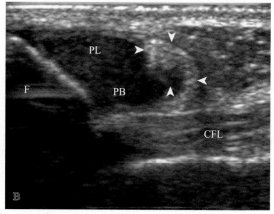

图 8-89　高回声的增生滑膜

A.腓骨肌腱短轴切面显示高回声组织（箭头）邻近腓骨长肌腱（PL）和腓骨短肌腱（PB），其表现类似肌腱；B.侧动探头可见腓骨长肌腱（PL）和腓骨短肌腱（PB）由于各向异性伪像而呈低回声，而高回声的滑膜组织（箭头）回声未发生改变，因而不是肌腱组织。CFL.跟腓韧带；F.腓骨

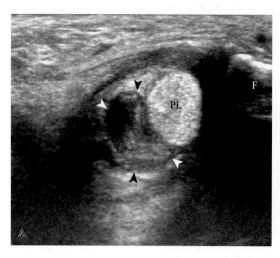

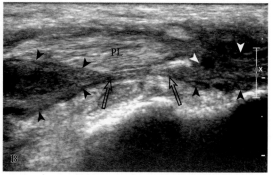

图 8-90　全层厚度完全撕裂：腓骨短肌腱

腓骨肌腱短轴切面（A）与长轴切面（B）显示腓骨短肌腱（箭头）连续性中断（空心箭）。F.腓骨；PL.腓骨长肌腱

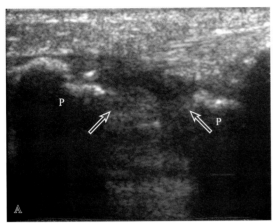

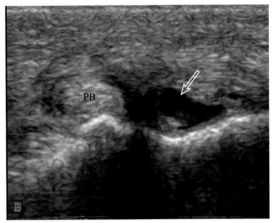

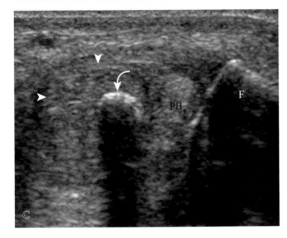

图8-91　完全撕裂：腓骨长肌腱及其副腓骨骨折

A.腓骨长肌腱远段长轴切面显示腓骨长肌腱内副腓骨（P）骨折（空心箭），腓骨长肌腱全层撕裂伴回缩（图像左侧为近侧）；B.于腓骨肌滑车处腓骨长肌腱短轴切面显示腓骨长肌腱缺失（空心箭）；C.向近侧移动探头至腓骨远端（F）可见回缩的副骨骨折片（弯箭）和腓骨长肌腱断端（箭头）。PB.腓骨短肌腱

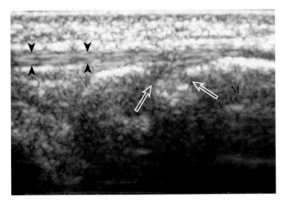

图8-92　撕脱骨折：第五跖骨底部

腓骨短肌腱远段（箭头）长轴切面显示第五跖骨底部（M）骨折（空心箭）

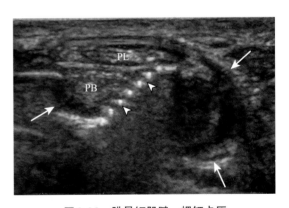

图8-93　腓骨短肌腱：螺钉卡压

腓骨短肌腱（PB）短轴切面显示腓骨螺钉（箭头）穿过腓骨短肌肌腹（箭）。PL.腓骨长肌腱

肌腱脱位可为间断性，踝背屈和外翻时进行动态超声检查可诱发肌腱脱位从而有助于诊断的确定。腓骨肌腱移位时，腓骨肌上支持带可异常增厚或部分自腓骨撕脱，称为Ⅰ型损伤（图8-95A）。腓骨肌腱半脱位或脱位时，腓骨肌上支持带可自腓骨剥脱，不伴（图8-95B）或伴有（图8-95C，图8-95D）腓骨撕脱骨折片。动态超声也可观察腓骨肌腱在腱鞘内的脱位，其发生与腓骨后部异常的外凸形状、腓骨短肌肌腹较低、第

4腓骨肌和并发的肌腱撕裂有关，但腓骨肌上支持带仍保持完整（图8-96）。少数情况下，腓骨肌腱的半脱位可发生于腓骨肌滑车处。

5.正常变异（外踝）　第四腓骨肌腱为踝部一个副肌腱，可见于约22%的人，其邻近腓骨长肌腱与腓骨短肌腱（图8-97）。超声上，第四腓骨肌表现各异，可以为低回声的肌肉组织、高回声的肌腱或两者均可显示。如不了解第四腓骨肌腱存在，常可将其误认为腓骨

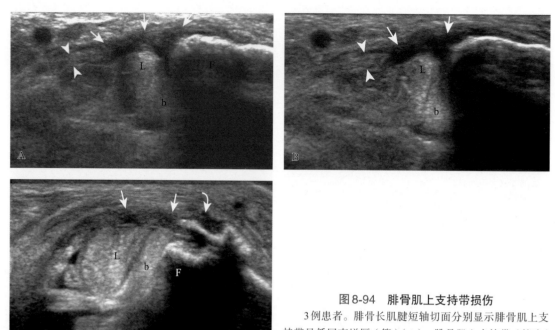

图8-94　腓骨肌上支持带损伤

3例患者。腓骨长肌腱短轴切面分别显示腓骨肌上支持带呈低回声增厚（箭）（A）；腓骨肌上支持带（箭头）断裂（箭）（B、C）。注意图C中腓骨骨皮质不规则（弯箭）。b.腓骨短肌腱；F.腓骨；L.腓骨长肌腱

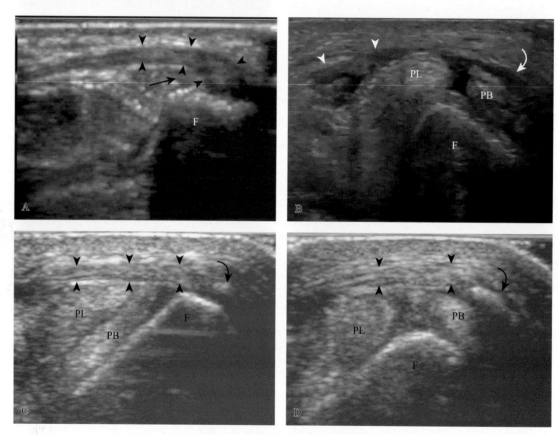

图8-95　腓骨肌腱半脱位和脱位

3例患者。腓骨肌腱短轴切面，分别显示如下。A.腓骨肌腱暂时脱位至腓骨肌支持带损伤所致的囊袋内（箭）（Ⅰ型损伤），腓骨肌上支持带增厚、回声减低（箭头），腓骨骨皮质不规则（F）；B. 可见腓骨长肌腱（PL）半脱位与腓骨短肌腱（PB）脱位及腓骨肌上支持带（箭头）自腓骨（F）撕脱（弯箭）（译者注：原文疑有误，译者已修改）；C、D.腓骨肌上支持带（箭头）自腓骨撕脱骨折（弯箭），仅于踝背屈和外翻时可见腓骨短肌腱（PB）脱位（图像右侧为患者前部）。PL.腓骨长肌腱

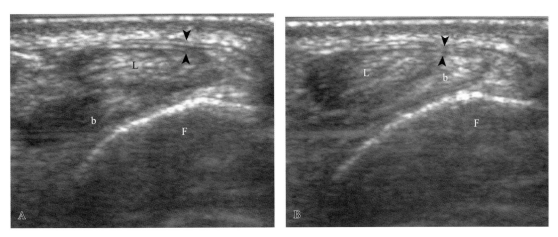

图8-96　腓骨肌腱腱鞘内半脱位

A、B.腓骨肌腱短轴切面显示动态超声检查过程中腓骨肌腱异常移位（箭头，腓骨肌上支持带）。b.腓骨短肌腱；F.腓骨；L.腓骨长肌腱

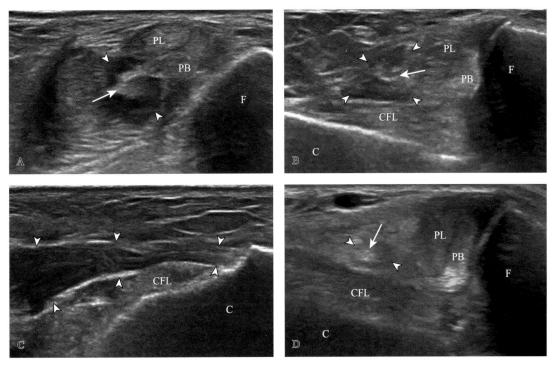

图8-97　第四腓骨肌

　　超声于短轴切面（A、B）和长轴切面（C）显示第四腓骨肌中心部的高回声肌腱（箭）和周围低回声的肌腹（箭头），该肌附着于跟骨（C）的滑车后凸起。另一患者（D），短轴切面显示类似的第四腓骨肌。CFL.跟腓韧带；PB.腓骨短肌腱；PL.腓骨长肌腱；F.腓骨

肌腱纵行撕裂的一部分。检查肌腱的远端有助于两者的鉴别，因为第4腓骨肌腱于通常情况下止于跟骨的滑车后凸起，而腓骨肌腱纵行撕裂的两部分常沿腓骨肌腱的方向走行，最后在远侧又汇聚成一根肌腱。此外，高回声的肌腱周围可见低回声的肌肉组织，此与腓骨短肌腱的纵行撕裂不同。另一个正常变异为腓骨短肌肌腹位置过低，超声上表现为腓骨短肌的肌腹位于腓骨远侧（图8-98），此变异易引发腓骨肌腱发生病变。

　　6.肌腱与韧带重建（外踝）　外踝处的韧带损伤后，有时可用腓骨肌腱进行韧带重建。一般情况下，可将腓骨短肌腱经腓骨内一管道重新止于第五跖骨；或将腓

短肌腱的一束分开，环绕腓骨后再止于肌腱本身；或将腓骨短肌腱自腓骨上方截断后经腓骨或跟骨的不同隧道再止于第五跖骨。超声检查时可沿腓骨短肌腱分开的纤维束自远向近侧追踪，直至其进入腓骨的前面，又由腓骨后面穿出，然后汇入肌腱（图8-99）。有时可以对距腓前韧带直接进行修复（见图8-135）。

（三）踝前部和小腿前部

　　踝前部肌腱的病变较踝其他部位少见，但可见类似的腱鞘炎（图8-100，图8-101）、肌腱病（图8-102）和肌腱撕裂。肌腱完全撕裂时，回缩肌腱远侧的腱鞘会塌

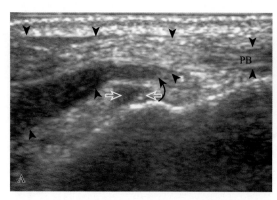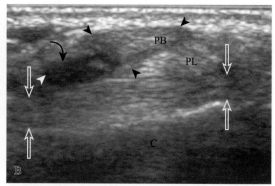

图8-98 腓骨短肌位置较低

长轴切面（A）与短轴切面（B）显示腓骨短肌（箭头）到肌腱（PB）逐渐变细，其肌腹向远侧延伸至腓骨远侧（弯箭），位于跟腓韧带（空心箭）上方。C.跟骨；PL.腓骨长肌腱

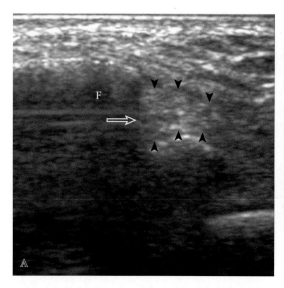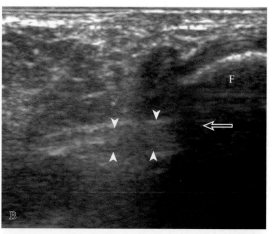

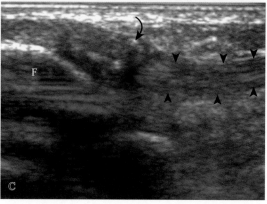

图8-99 外踝韧带重建（Chrisman-Snook procedure）

A.腓骨短肌长轴切面显示腓骨短肌腱（箭头）自腓骨前面进入一骨性隧道（空心箭）；B.腓骨短肌长轴切面显示腓骨短肌腱（箭头）在腓骨的后面离开腓骨隧道（空心箭）；C.腓骨短肌长轴切面显示腓骨短肌腱被缝线（弯箭）重新固定于原有的腓骨短肌腱（箭头）上。F.腓骨

陷，注意勿将其当作完整的肌腱（图8-103）。动态超声检查可显示局部缺乏肌腱移动，从而可除外部分撕裂而确诊为完全撕裂。胫骨前肌腱可发生的一种正常变异情况为近止点处的纵行分裂。撕裂与正常的肌腱分裂的鉴别要点：肌腱撕裂时患者有相应的临床症状、探头加压时疼痛、彩色多普勒超声于局部可见充血。多数的胫骨前肌腱撕裂发生于肌腱止点近侧的3cm范围内。胫骨前肌腱完全撕裂后断端可显著回缩，呈肿块状，有时伴撕脱骨折（图8-104）。有时还可见其他部位的撕脱骨折，如趾短伸肌于跟骨处的撕脱骨折（图8-105）。肌腱病变也可以由肌腱与金属固定物之间的异常接触所致（图

8-106）。伸肌上支持带损伤时，可见其增厚、回声减低（图8-107）。

肌疝（踝前部和小腿） 其他小腿前筋膜室的病变包括肌疝。尽管可累及其他肌筋膜腔室，但最常见的累及部位为胫前肌群（图8-108）。超声上，肌疝表现为肌肉组织突出至其覆盖筋膜的浅侧及更远的部位。有时可见筋膜的缺损部位，此处通常为穿血管向筋膜浅侧穿出的部位。筋膜于超声上可呈薄的高回声。肌疝也可发生于筋膜较薄但尚完整的部位。有些肌疝为暂时性的，仅出现在关节活动或肌肉收缩或站立位时，而在放松体位时消失，因此，需要行动态超声检查。

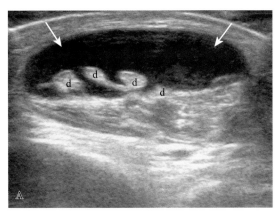 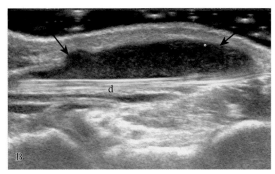

图 8-100　腱鞘炎：踝前部肌腱
趾伸肌腱短轴切面（A）与长轴切面（B）显示趾伸肌腱（d）的腱鞘扩张，内为低回声混杂性积液（箭）

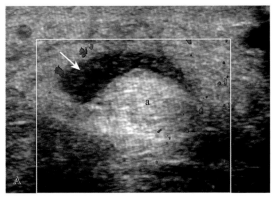 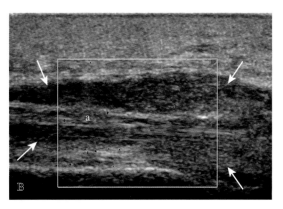

图 8-101　化脓性腱鞘炎：胫骨前肌腱
胫骨前肌腱短轴切面（A）与长轴切面（B）显示腱鞘扩张，内为低回声混杂性积液（箭）。a.胫骨前肌腱

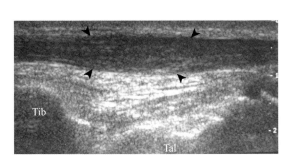

图 8-102　肌腱病：胫骨前肌腱
长轴切面显示胫骨前肌腱呈梭形低回声增粗（箭头），肌腱纤维未见撕裂。Tal.距骨；Tib.胫骨

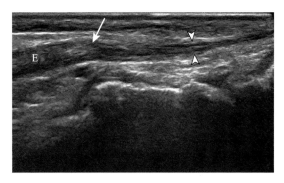

图 8-103　全层撕裂：踇长伸肌腱
长轴切面显示踇长伸肌腱（E）全层撕裂，断端回缩（箭）。注意远侧塌陷的腱鞘（箭头）

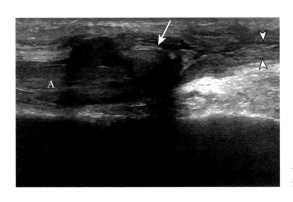

图 8-104　全层撕裂和撕脱：胫骨前肌腱
长轴切面显示胫骨前肌腱全层撕裂，肌腱断端回缩并见一撕脱的骨折片（箭）。注意其远侧塌陷的腱鞘壁（箭头）及骨折片后方的声影

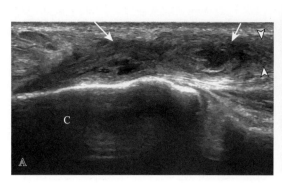

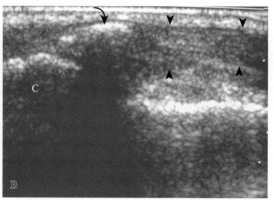

图8-105　撕裂：趾短伸肌

2例患者。趾短伸肌（箭头）长轴切面可见低回声的撕裂（箭）（A）和强回声的撕脱骨折片（弯箭）（B）。C.跟骨

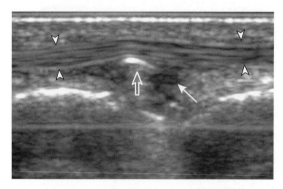

图8-106　金属固定物及其旁肌腱病变

螺钉（空心箭）向外突出导致踇长伸肌腱（箭头）受压移位，周围组织水肿（箭）

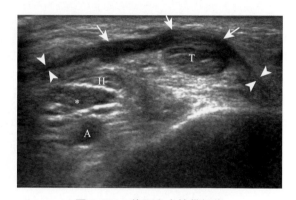

图8-107　伸肌上支持带损伤

短轴切面于胫骨远端水平可见伸肌上支持带（箭头）增厚，呈低回声（箭）。A.胫前动脉；H.踇长伸肌腱；T.胫骨前肌腱；*.踇长伸肌肌腹

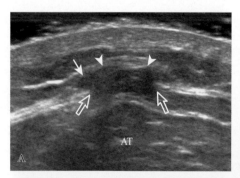

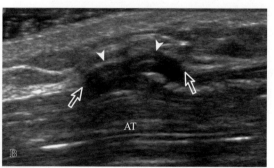

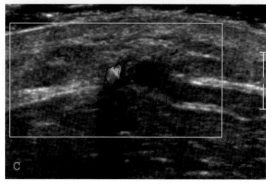

图8-108　肌疝

A、B.胫骨前肌（AT）短轴切面与长轴切面显示筋膜缺损（空心箭之间）及疝出的肌肉组织（箭头）。图A可见一穿静脉（箭），于图C可见其血流信号

（四）踝后部

1.腱围炎和肌腱病（踝后部）　跟腱的异常可见于肌腱本身或其周围组织。由于跟腱并无一真正的腱鞘，仅有一层腱围组织，因此，如紧邻跟腱的组织出现低回声肿胀或无回声积液，常提示为腱围炎（图8-109）。肌腱病为一退行性病变，表现为跟腱呈异常低回声，但肌腱纤维未见断裂（图8-110～图8-112）。用肌腱病而不是用肌腱炎这个名词，是因为肌腱内并无真正的炎性细胞。肌腱病时，病变可以为局灶性，仅累及肌腱一部分，也可以为弥漫性而导致肌腱梭形增大。彩色多普勒超声于正常的跟腱内常不能探及血流信号，但在跟腱病变如跟腱病时有时于病变处可见血流信号增加。研究显示，增加的血流信号代表新生血管，而非炎症表现，并与患者的症状相关。能量多普勒超声较彩色多普勒超声能显示更多的血流信号，这些血流起自跟腱的深层或前侧表面。超声检查血流时，跟腱部位要涂厚层耦合剂，探头轻浮于耦合剂上，不要加压，以利于跟腱及其周围组织内血流的显示，因为轻微的探头加压也可影响跟腱内及其周围组织血流的显示。另外，踝背屈由于跟腱被

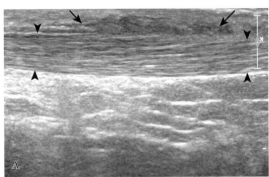

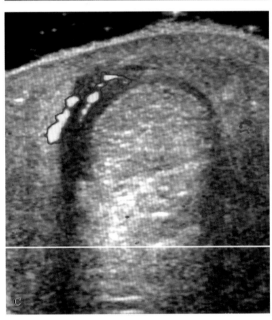

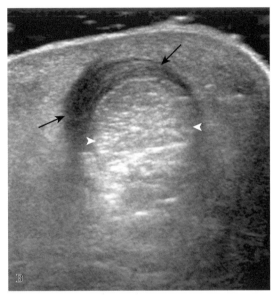

图8-109　跟腱腱围炎
长轴切面（A）与短轴切面（B、C）显示跟腱（箭头）附近组织增厚，呈低回声（箭），其内血流信号增加

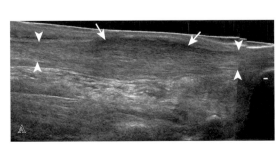

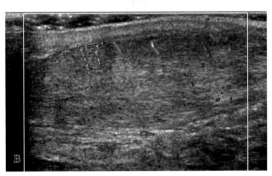

图8-110　肌腱病：跟腱
灰阶超声（A）与彩色多普勒超声（B）长轴切面显示跟腱（箭头）增厚，呈低回声（箭），未见明显纤维断裂。图B中增多的血流信号提示病变内新生血管增多

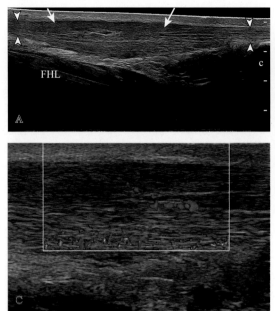

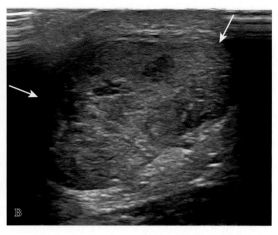

图8-111　肌腱病：跟腱

A.长轴切面扩展成像；B.短轴切面可见跟腱（箭头）弥漫性增粗、回声减低（箭），无肌腱纤维断裂；C.彩色多普勒超声于肌腱内可见新生血管。FHL.踇长屈肌腱；c.跟骨

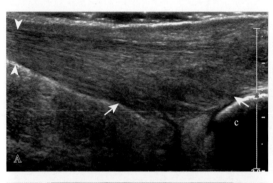

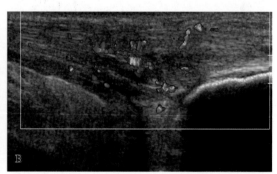

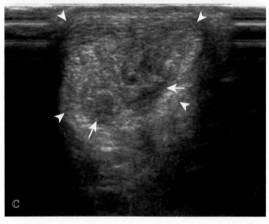

图8-112　肌腱病：跟腱

灰阶超声长轴切面（A）、彩色多普勒超声长轴切面（B）、灰阶超声短轴切面（C）显示跟腱（箭头）肿胀、增厚（箭），呈低回声；血流信号增加提示新生血管生成，肌腱内未见明显纤维断裂。c.跟骨

拉伸，也可能影响局部血流的显示。如于跟腱远端发现骨赘，要注意鉴别常见的退行性末端病与炎性末端病，后者于超声和X线片上常可见血流增加、邻近肌腱病变、骨侵蚀和骨赘边界不清。

2.跟腱部分撕裂（踝后部）　跟腱部分撕裂表现为肌腱内边界较清楚的低回声或无回声裂隙，为肌腱纤维部分断裂所致（图8-113）。如跟腱增厚超过1cm且伴有显著的内部异常回声，提示肌腱病伴肌腱部分撕裂。肌腱部分撕裂也可以位于肌-腱移行处（图8-114），踝背屈和跖屈时进行动态超声检查可显示仍有部分肌腱纤维保持完整从而可除外全层厚度撕裂。跟腱病与跟腱部分撕裂也可累及跟腱的远段，可伴有跟骨骨皮质的不规则改变和跟骨后滑囊积液或跟腱后滑囊积液（图8-115）。Haglund综合征表现为跟腱远端病变、邻近滑囊扩张（包括跟骨后滑囊和跟腱后滑囊）和跟骨后上部的显著突出（见图8-61）。

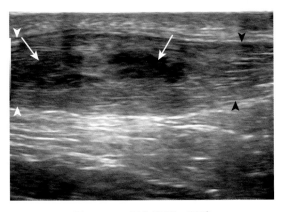

图8-113　部分撕裂：跟腱

长轴切面显示跟腱（箭头）梭形增厚，局部纤维断裂呈无回声（箭）

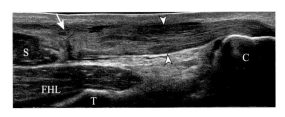

图8-114　部分撕裂：跟腱近段

长轴切面显示跟腱肌-腱移行处局部纤维断裂呈无回声（箭），远侧跟腱呈肌腱病表现（箭头）。S.比目鱼肌；FHL.踇长屈肌；T.胫骨；C.跟骨

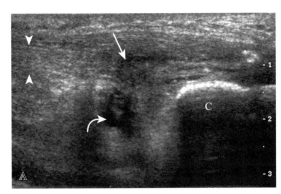

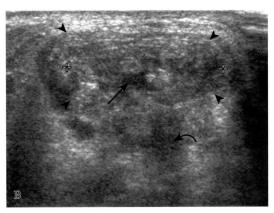

图8-115　部分撕裂：跟腱远段

长轴切面（A）与短轴切面（B）显示跟腱（箭头）弥漫性肿胀、呈低回声，前部肌腱可见局部撕裂（箭）（弯箭，跟骨后滑囊）。C.跟骨

3.跟腱完全撕裂（踝后部）　跟腱完全撕裂表现为跟腱纤维的全部断裂和断端回缩，多发生于跟骨止点近侧的2～6cm（图8-116）。肌腱断端呈低回声，其近侧断端呈锥形，远侧断端可向前移位而朝向Kager脂肪垫。肌腱断端由于折射现象后方常可见声影，此征象易被忽视，超声视野较大时有助于此征象的显示。两肌腱断端之间有时可见积液或积血的混合回声，或可见部分邻近区域的高回声脂肪垫。

诊断跟腱完全撕裂时易出现的误区：位于跟腱内侧的跖肌腱由于未断裂而误诊为残留的跟腱组织（图8-117）。跟腱完全断裂时，跖肌腱常不受累及而保持完整，可能与跖肌腱较为强健有关。跟腱远端也会发生自跟骨的撕脱骨折（图8-118），在糖尿病患者骨折片有时会很大。

怀疑跟腱完全撕裂时，注意应用动态超声检查以进一步明确诊断。被动背屈和跖屈踝关节时，跟腱两断端之间的间距常更加明显，因为两侧断端不再相连而不

能同时运动。亚急性或慢性跟腱撕裂时，由于两断端之间的积血或瘢痕组织在超声上可表现为类似肌腱组织的回声，或部分组织开始出现愈合和修复，此时进行动态超声检查尤为重要。跟腱完全撕裂后，如考虑行保守治疗，需要了解跟腱两断端之间在踝关节中立位和跖屈位时的距离，从而有助于治疗方案的确定。跟腱断裂行外科修复手术后，跟腱在超声上表现为内部肌腱纤维连续，但可能为低回声、内部回声不均匀，并可见缝线强回声（图8-119）。跟腱再次发生完全性断裂时可见断端回缩（图8-120）。

4.其他跟腱病变（踝后部）　跟腱其他病变包括跟腱骨化，其常与既往的创伤、手术和踝关节固定有关（图8-121）。超声还可显示跟腱内的黄色瘤沉积，此病见于家族性高胆固醇血症杂合体患者，病理特征为黄色瘤细胞、细胞外胆固醇、巨细胞和炎性细胞。黄色瘤沉积于超声上可表现为局灶性低回声结节或跟腱弥漫性肿胀、回声减低、不均匀（图8-122）。

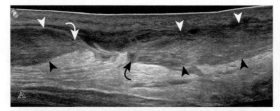

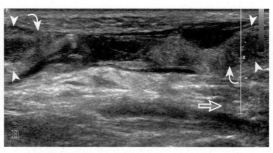

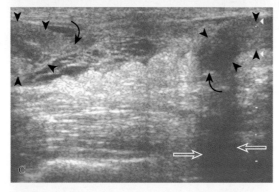

图 8-116　完全撕裂：跟腱

3例患者。A～C.长轴切面显示跟腱（箭头）完全撕裂，可见其两断端（弯箭），断端之间充填以积血。注意以下超声表现：肌腱断端后方可见声影（空心箭）；跟腱于断裂处变细；积血呈低回声

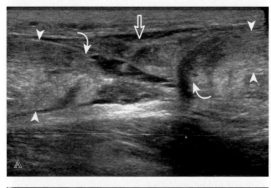

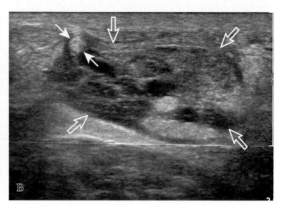

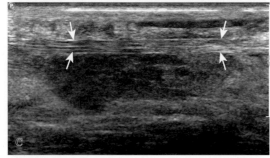

图 8-117　跟腱完全撕裂，而跖肌腱完整

长轴切面（A）与短轴切面（B）显示跟腱（箭头）的撕裂部位（空心箭），肌腱断端回缩（弯箭）；长轴切面显示跟腱内侧的跖肌腱完整无损（箭）（C）。图B中也可见跖肌腱（箭）

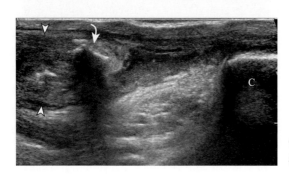

图 8-118　跟腱于跟骨处撕脱骨折

长轴切面显示跟腱自跟骨（C）撕脱后，骨折片（弯箭）向近侧移位（图像右侧为患者的远侧）。注意撕脱骨折片后方的声影

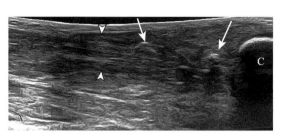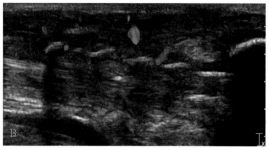

图8-119　跟腱：修复术后

A、B.长轴切面显示跟腱修复术后肿胀、回声减低（箭头），内见高回声缝线（箭）。跟腱缝合处可见新生血管。C.跟骨

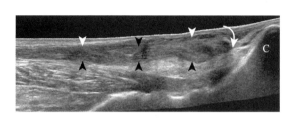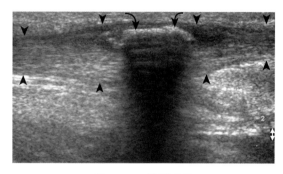

图8-120　跟腱：再次断裂

超声扩展成像显示跟腱肿胀、回声减低（箭头），其远段再次完全断裂（弯箭）。C.跟骨

图8-121　跟腱骨化

切面显示跟腱增厚（箭头），内见呈高回声的骨化灶（弯箭），后方伴声影

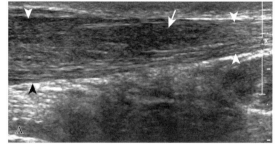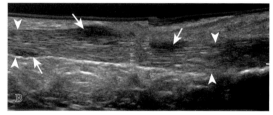

图8-122　黄色瘤：跟腱

A、B.长轴切面显示跟腱（箭头）内黄色瘤病灶，呈低回声（箭）

（五）小腿

1.腓肠肌内侧头（小腿）　跟腱近侧小腿部的肌肉和肌腱可发生损伤。最常见的损伤结构为腓肠肌内侧头，其位于比目鱼肌浅侧，向远端逐渐变细，此类损伤称为网球腿（tennis leg）（图8-123）。在此部位，肌腱纤维于腱膜处撕裂，局部可见无回声或低回声积液或积血，肌腱纤维有不同程度的回缩。由于患者常能明确指出疼痛的部位，此处探查常可发现病变。陈旧性损伤时可见正常肌纤维结构紊乱、回声增高（图8-124）。

2.跖肌（小腿）　小腿另一病变为跖肌腱损伤。肌腱部分撕裂时，超声表现为肌腱连续但回声减低且不规则。跖肌腱完全撕裂时，则于腓肠肌内侧头与比目鱼肌之间可见跖肌腱结构缺失或肌腱断裂，局部呈管形

的无回声或混杂回声积液（图8-125）。跖肌腱损伤的这些表现与腓肠肌内侧头损伤相比，位置更靠近小腿近段。腓肠肌内侧头远端损伤与跖肌腱损伤有时可同时发生。

3.其他肌肉（小腿）　比目鱼肌和腓肠肌外侧头的损伤较为少见，常由局部的直接损伤所致（图8-126）。尽管血肿常见于局部的直接损伤或有出血倾向患者，但如超声发现肌内血肿，尤其是自发性血肿时，应警惕由原发性恶性肿瘤或转移性肿瘤所并发的出血（图8-127）。副比目鱼肌为正常变异，位于Kager脂肪垫内并邻近跟骨，其止于跟腱或跟骨（图8-128）。临床上易将此肌肉误认为肿瘤，但超声检查可见此肌肉内部为正常肌肉组织回声，并根据其特征性部位常可明确诊断。副比目鱼肌也可发生损伤（图8-129）。

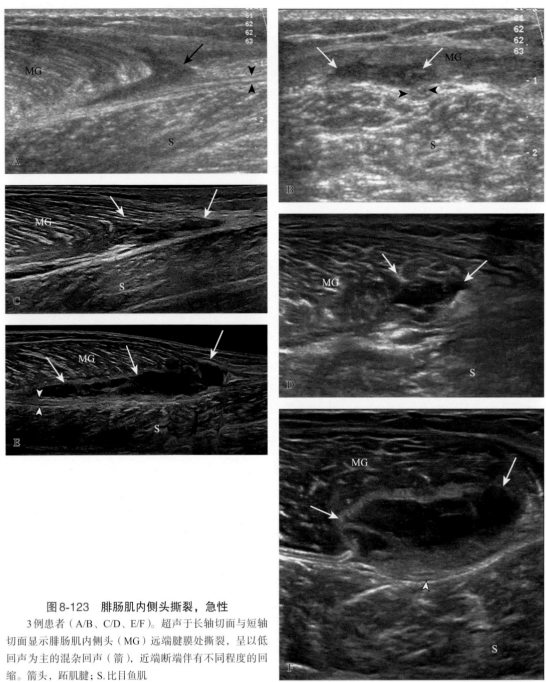

图8-123　腓肠肌内侧头撕裂，急性

3例患者（A/B、C/D、E/F）。超声于长轴切面与短轴切面显示腓肠肌内侧头（MG）远端腱膜处撕裂，呈以低回声为主的混杂回声（箭），近端断端伴有不同程度的回缩。箭头，跖肌腱；S.比目鱼肌

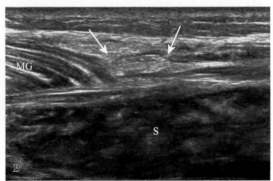

图8-124　腓肠肌内侧头撕裂：陈旧性

2例患者。超声于腓肠肌内侧头（MG）远端撕裂处可见高回声瘢痕与机化组织（箭）。S.比目鱼肌

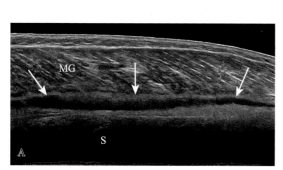
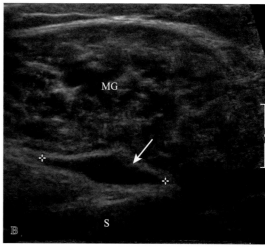

图 8-125　跖肌腱撕裂

超声于腓肠肌内侧头（MG）长轴切面（A）与短轴切面（B）显示跖肌腱走行区域可见无回声积液（箭及图 B 中标尺之间）。S. 比目鱼肌

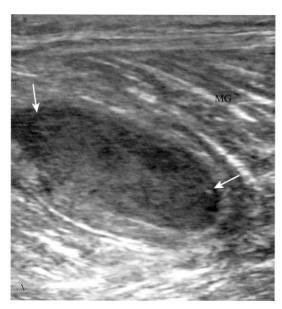
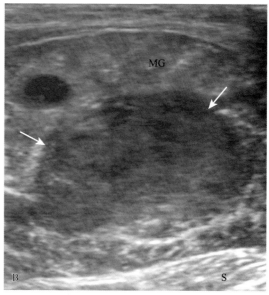

图 8-126　血肿：腓肠肌内侧头

腓肠肌外侧头（MG）的长轴切面（A）与短轴切面（B）显示血肿呈不均质的低至等回声（箭）。S. 比目鱼肌

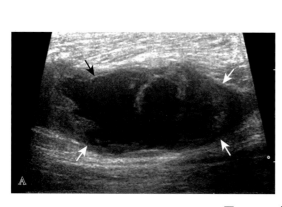
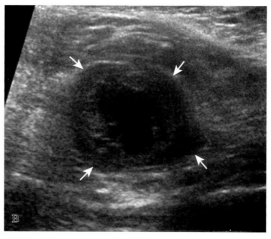

图 8-127　转移性病变

长轴切面（A）与短轴切面（B）显示腓肠肌内的不均质但主要呈低回声的肌内转移性病变（箭）

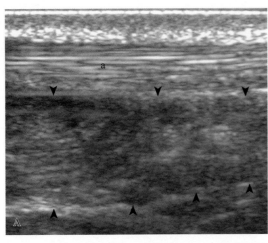
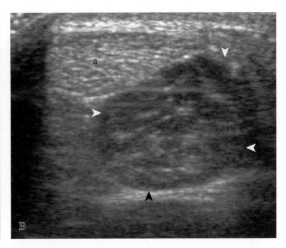

图8-128 副比目鱼肌
跟腱远段长轴切面（A）与短轴切面（B）显示副比目鱼肌（箭头）。a.跟腱

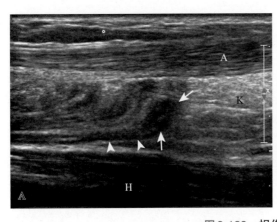
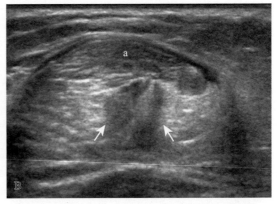

图8-129 损伤：副比目鱼肌
长轴切面（A）与短轴切面（B）显示副比目鱼肌（箭头）局部异常低回声区（箭）。a.跟腱；H.姆长屈肌；K.脂肪垫

（六）足底部

1.足底筋膜病变（足底部） 足底筋膜的病变有数种。其中常见的病变为足底筋膜炎，其发生于足底筋膜近段于跟骨起点处，表现为增厚（大于4mm）、回声减低，测量时需在其长轴进行（图8-130）。尽管将此病称为"足底筋膜炎"，但其病变与局部反复的微小损伤、撕裂的修复、组织退变或水肿有关。足底筋膜急性损伤时，如为部分撕裂，可表现为增厚、回声减低（图8-131）；如为完全撕裂，局部可见筋膜完全撕裂且伴不均质的积血。

2.足底筋膜纤维瘤病（足底部） 足底筋膜另一病变为纤维瘤病，其发生于位于足弓内侧及中间部分的足底筋膜。病理上为成纤维细胞增生，常为多发病灶，可累及双侧足底筋膜。超声上，足底筋膜纤维瘤病表现为足底筋膜内低回声或等回声梭形结节或肿块，可自足底筋膜向足跖侧或背侧延伸；结节内很少显示血流信号。

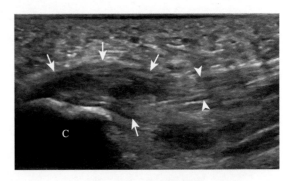

图8-130 足底筋膜炎
长轴切面显示足底筋膜近段（箭头）增厚、回声减低（箭）。C.跟骨

由于结节本身的声像图并无特征性，因此，此病诊断主要依据结节的位置、多发性（见于26%的患者）或累及双侧足底（见于36%的患者）等特征。

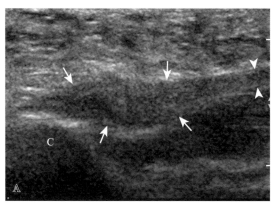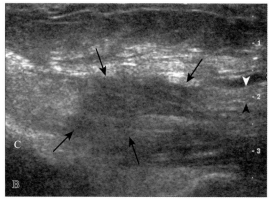

图8-131　足底筋膜损伤

2例患者。A、B.长轴切面显示足底筋膜（箭头）异常增厚，呈低回声（箭）。C.跟骨

五、韧带病变

（一）总论

外踝韧带损伤较为常见。韧带部分撕裂超声上显示为损伤韧带增厚、回声减低，仍可见部分韧带纤维延续。韧带急性完全断裂时，超声显示韧带连续性中断或韧带结构消失，局部被低回声或不均质回声的组织所替代，为断裂的韧带组织和积血所致。韧带撕脱骨折时，于韧带的一端可见强回声骨折片，有时其后方可见

声影。陈旧性韧带损伤依据韧带损伤的程度不同，可表现为局部韧带结构缺失或韧带增厚。骨折片有可能持续存在，但探头加压时局部无疼痛表现，可提示损伤为陈旧性。

（二）距腓前韧带和跟腓韧带

在外踝韧带中，距腓前韧带损伤最为常见，其可单独发生，也可合并跟腓韧带损伤（约占70%）。单发的跟腓韧带损伤较为少见，而距腓后韧带的损伤则非常少见。超声在诊断距腓前韧带损伤上有较大的价值（图8-132）。常规超声难于明确诊断时，行超声前抽屉试验

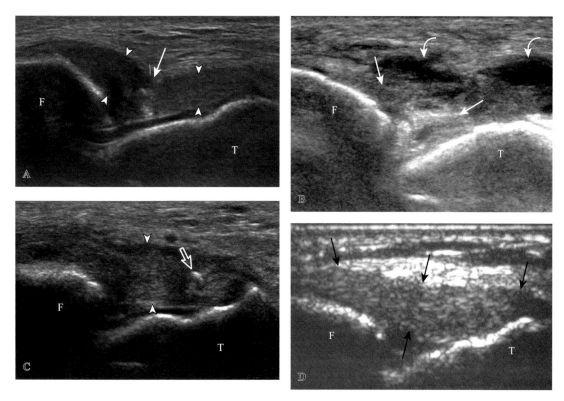

图8-132　距腓前韧带损伤

距腓前韧带长轴切面显示（4例患者）如下。A.距腓前韧带（箭头）断裂（箭）；B.距腓前韧带结构未显示，呈不均质混合回声（箭），其旁可见血肿（弯箭）；C.韧带增厚呈低回声，并可见高回声撕脱骨折片（空心箭）；D.陈旧性损伤，韧带增厚呈低回声（箭），未见韧带断裂，或患者无症状，提示为陈旧性撕裂。F.腓骨；T.距骨

有助于诊断的确定。检查时，患者取俯卧位，检查者一手将探头放置于距腓前韧带，显示其长轴切面，另一手向前按压足跟部，同时观察距骨有无相对于腓骨的异常前向移位。跟腓韧带撕裂时，常可显示韧带在跟骨附着处异常肿胀、回声减低（图8-133）。踝背屈时，如显示跟腓韧带仍呈松弛状，且未见腓骨肌腱做远离跟骨的移位，则为诊断完全性跟腓韧带撕裂的间接征象。外踝韧带重建可为直接的韧带修复术（图8-134）或用腓骨短肌腱进行修复（见图8-99）。

（三）胫腓前下韧带

外踝部位另一重要的韧带为胫腓前下韧带，其损伤超声表现与其他韧带损伤相似，表现为回声异常减低，韧带纤维断裂（图8-135）。此韧带损伤后，足背屈和外翻活动时，动态超声检查可见韧带损伤处的胫-腓骨之间的距离增大。胫腓前下韧带撕裂时，要考虑是否伴有胫-腓骨之间骨间膜的损伤（图8-136）。此类多发伤也称为高位踝关节扭伤，如不能正确诊断和治疗，可出现较高的致残率。当发现胫腓前下韧带损伤时，需高度怀疑骨间膜损伤，但如胫腓前下韧带正常，则可除外骨间膜损伤，并预示病变恢复较快。高位踝扭伤时的外力不仅可通过骨间膜向上传导，也可导致高位腓骨骨折，称为Maisonneuve骨折（图8-136B）。腓骨骨折超声上显示为骨皮质连续性中断、错位，探头加压可引起局部疼痛。此类骨折也可能见于胫骨后踝或内踝骨折及三角韧带撕裂。

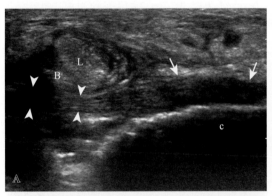

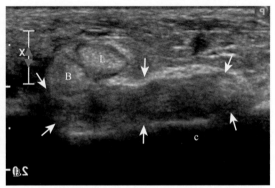

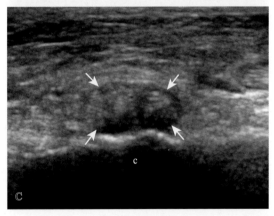

图8-133 跟腓韧带撕裂
A.长轴切面显示跟腓韧带（箭头）近跟骨（c）处增厚、呈低回声（箭）；B、C.另一患者的长轴切面与短轴切面分别显示跟腓韧带弥漫性增厚、回声减低（箭）。L.腓骨长肌腱；B.腓骨短肌腱

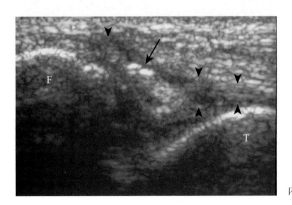

图8-134 距腓前韧带修复术后（Broström方法）
超声显示连续但回声减低的距腓前韧带（箭头）及其内部的强回声缝线（箭）。F.腓骨；T.距骨

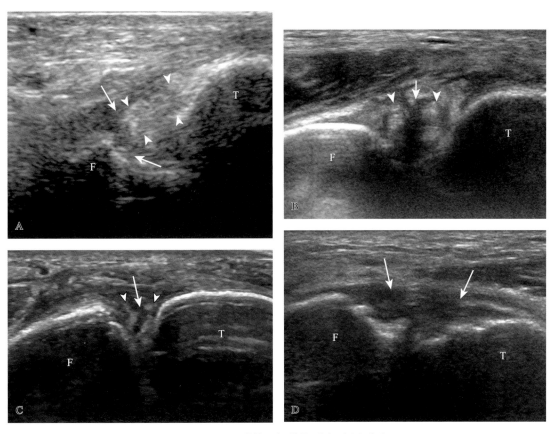

图8-135　胫腓前下韧带撕裂（4例患者）

A～D.长轴切面显示胫腓前下韧带（箭头）急性损伤后断裂处呈低回声（箭）。F.腓骨；T.胫骨

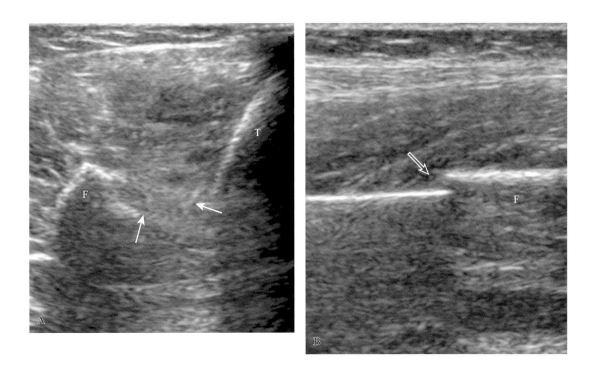

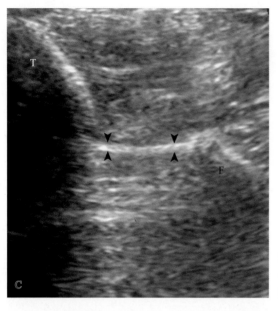

图 8-136　Maisonneuve 骨折
A. 前外侧小腿下段横切面，骨间膜结构未显示（箭）；B. 腓骨外侧近段冠状切面显示骨折处骨皮质连续性中断、错位（空心箭）；C. 横切面显示对侧无症状小腿的骨间膜（箭头）。F. 腓骨；T. 胫骨

（四）三角韧带

超声诊断三角韧带撕裂较为困难，主要由于三角韧带为数个韧带共同汇合组成，因而可能在个体之间存在差异。在正常踝关节，超声可显示三角韧带中的每一个韧带，但三角韧带损伤时由于常累及多个韧带而表现为弥漫性肿胀、回声减低，有时可见韧带连续性中断及呈强回声的撕脱骨折片（图 8-137）。在腓骨远段骨折时，

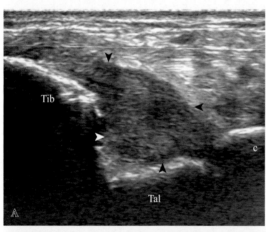

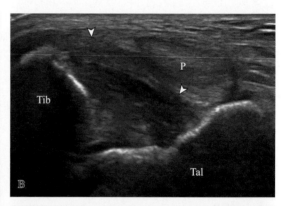

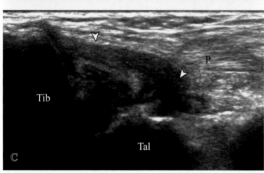

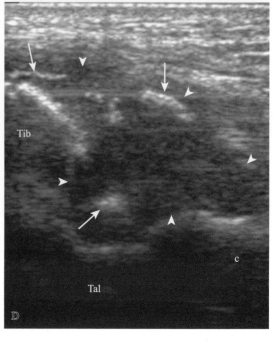

图 8-137　三角韧带撕裂
4 例患者。超声于内踝处冠状切面或斜冠状切面显示三角韧带肿胀、回声减低（箭头）。注意图 B 中病变累及胫距后韧带、图 D 中可见骨折片（箭）。c. 跟骨；Tal. 距骨；Tib. 胫骨；P. 胫骨后肌腱

超声检查可准确评估伴发的三角韧带损伤。探头加压时如局部疼痛明显，则进一步提示三角韧带急性损伤。弹簧韧带（spring ligament）也可发生损伤，超声上显示为上内侧跟舟韧带增厚、回声减低，常同时可见胫骨后肌腱的病变（图8-138）。

（五）其他韧带

足踝部其他韧带损伤常表现为撕脱骨折或骨结构的排列错乱。尽管这些小的不常见的韧带损伤并未被列入常规超声检查项目中，但如患者症状和体征提示该部位异常，则应对此部位进行仔细检查，如距舟韧带（图8-139A）、跟骰韧带（图8-139B）的撕脱骨折，分歧韧带在跟骨前突的撕脱骨折（图8-139C），注意勿将该处病变当作趾短伸肌的撕脱骨折（见图8-105B）。此外，如发现内侧楔骨与第二跖骨底之间异常增宽和低回声积血区域，可间接提示Lisfranc韧带撕裂（图8-140）。内侧楔骨与第二跖骨底之间的背侧跗跖韧带撕裂时可被超声所显示，该病变可作为诊断Lisfranc韧带撕裂的另一间接征象。注意第一跖骨和第二跖骨底部之间存在一跖骨间副骨，为正常变异，勿将其诊断为Lisfranc韧带撕脱骨折（图8-141）。根据此副骨位于中间楔骨的远侧及正常的跗-跖骨排列关系，有助于诊断的确定。跖板损伤可表现为其在近节趾骨附着处异常低回声区或低回声裂隙，可能会伴发跖趾关节的韧带损伤（图8-142）。后期关节囊周围可以发生纤维化而呈低回声（图8-143），注意勿诊断为Morton神经瘤（见图8-148）。

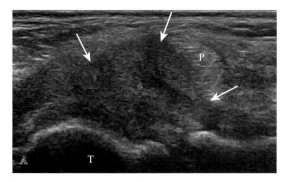
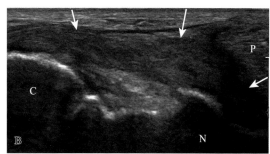

图8-138　弹簧韧带损伤
2例患者。超声显示上内侧跟舟韧带增厚呈低回声（箭）。P.胫骨后肌腱；T.距骨；C.跟骨；N.足舟骨

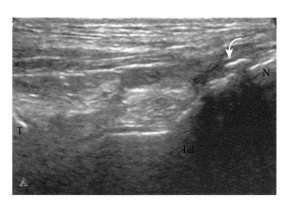
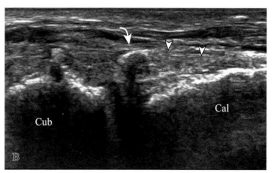
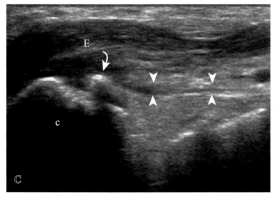

图8-139　其他撕脱骨折
超声于相应韧带（箭头）长轴切面显示撕脱骨折（弯箭），图A为距舟韧带，图B为跟骰韧带，图C为分歧韧带。T.胫骨；Tal.距骨；N.足舟骨；Cub.骰骨；Cal.跟骨；c.跟骨前突；E.趾短伸肌

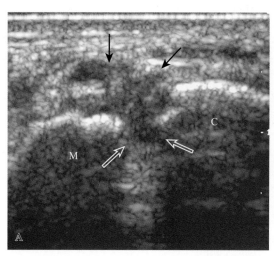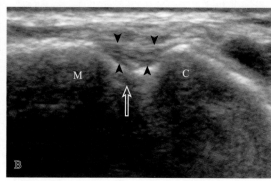

图 8-140　Lisfranc 韧带撕裂

A.超声于内侧楔骨（C）与第2跖骨底部（M）之间显示背侧跗跖韧带结构消失，局部呈低回声的积血（箭），关节间隙增大（空心箭）；B.对侧正常跗跖背侧韧带（箭头），空心箭显示内侧楔骨（C）与第二跖骨底部（M）之间的正常间隙与排列

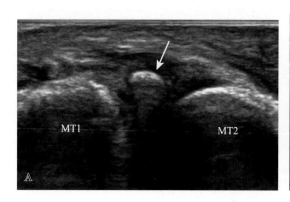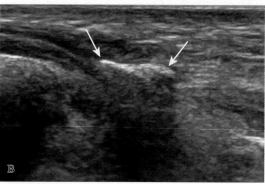

图 8-141　跖骨间副骨

超声于第一跖骨（MT1）与第二跖骨（MT2）之间冠状切面（A）与矢状切面（B）可见一副骨，呈强回声（箭），后方可见声影

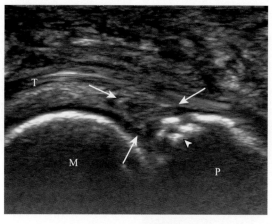

图 8-142　跖板损伤

超声于足底部矢状切面可见跖板回声减低（箭），其于近节趾骨（P）附着处可见明显不规则（箭头）。T.趾屈肌腱；M.跖骨头

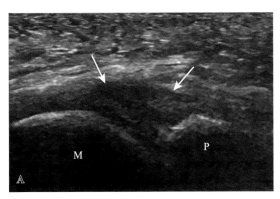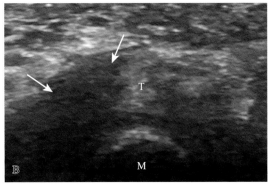

图8-143　关节囊周围纤维化

超声于足底部旁矢状切面跖板内侧可见关节囊周围组织纤维化呈低回声（箭）。M.跖骨头；P.近节趾骨；T.趾屈肌腱

六、骨折

虽然X线检查为确定骨折的首要检查手段，但是临床上X线检查阴性而超声检查为阳性的骨折病例并不少见。足踝部有很多骨性结构，将这些骨性结构列入常规超声检查项目中并不现实。因此，超声检查足踝部骨折时，主要依赖于对患者所指出疼痛的部位进行重点检查。在完成一项足踝部超声检查前，一定要仔细询问患者的疼痛部位，此点非常重要。如超声发现正常情况下为平滑的强回声骨皮质出现异常中断、错位，则可提示骨折的诊断，尤其是探头加压时局部疼痛显著。熟悉足踝部正常的骨性结构及其关节可避免将关节间隙误诊为骨折。检查时，可与正常的对侧进行对比检查。超声也可以诊断应力骨折，表现为骨皮质不规则、骨膜增厚和血流增多。

急性骨折可发生于肌腱或韧带附着处，此部分内容在本章的"肌腱和韧带"部分已经讨论过。除此之外，急性骨折可发生于足踝部的任何部位，常与不同的损伤机制有关。如腓骨远段（图8-144A）和第5跖骨近段骨折（见图8-92）与踝内翻损伤有关。应力骨折常累及跖骨体部（图8-144B，图8-144C）、足舟骨（常位于矢状切面）（图8-145A）和跗趾籽骨（图8-145B）。对于应力骨折，早期病变时，超声可见沿骨皮质的低回声区域，与局部出血或骨膜炎有关。有时可见骨皮质错位畸形或骨折线。后期随着骨痂塑形的发生，超声可见强回声的骨痂（图8-144C）。超声还可诊断儿童的骨骺损伤，其在超声上表现为邻近组织的低回声出血或水肿，有时可见骨骺增宽或不规则改变、邻近的骨膜下血肿。尽管较难显示，但如超声发现骨皮质不规则、跖骨头凹陷（通常为第二跖骨），可提示Freiberg病，此病发生是由于反复的创伤导致跖骨头骨折和坏死（图8-146）。超声还可用于评价胫骨骨折连锁钉固定后骨痂的形成情况（图8-147）。

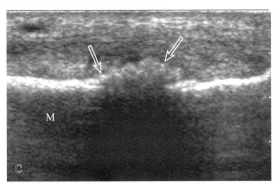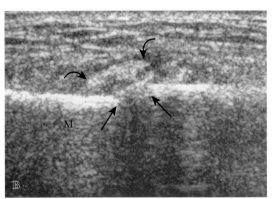

图8-144　骨折：腓骨与跖骨

A.显示腓骨（F）骨折，骨皮质连续性中断、错位（箭），局部积血呈低至等回声（箭头）；B.显示骨折（箭）和呈高回声的骨痂（弯箭）；C.显示骨重塑，断端由骨痂相连（空心箭）。M.跖骨体（图C引自Craig JG, Jacobson JA, Moed BR: Ultrasound of fracture and bone healing. Radiol Clin North Am 37: 737-751, ix, 1999.）

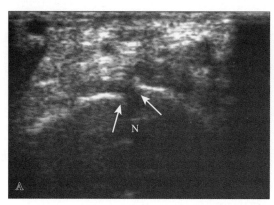
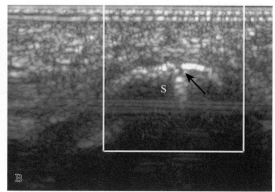

图 8-145　骨折：足舟骨和籽骨
A.冠状切面显示足舟骨（N）应力骨折、轻度移位（箭）；B.矢状切面显示踇趾籽骨（S）骨折（箭）

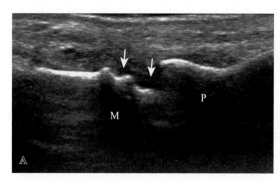
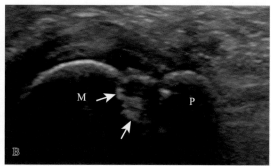

图 8-146　Freiberg病
2例患者。A、B.分别显示第2跖骨头（M）背侧与足底侧骨皮质不规则改变（箭）。P.趾骨近段

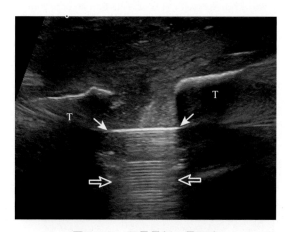

图 8-147　胫骨骨折：骨不连
长轴切面显示胫骨（T）骨折处的金属髓内钉（箭），后方可见混响伪像（空心箭），骨折处未见骨痂形成

七、周围神经病变

Morton神经瘤为发生于足底趾总神经的非肿瘤性病变，为神经卡压或创伤所致，病理表现为神经周围纤维化、血管增生、神经内膜水肿和轴突变性。该病最常见的发病部位为第二跖骨头和第三跖骨头间隙。超声上，Morton神经瘤表现为低回声结节，结节大于5mm时患者可能出现症状（图8-148）。冠状切面上，Morton神经瘤可自跖骨头之间向足底侧生长延伸，其内侧和外侧轮廓呈凹陷形。在矢状切面，如显示呈低回声的足底趾总神经进入神经瘤内则能明确诊断；再加上结节位于跖侧和结节的不可压缩性，可除外此低回声肿块为滑囊扩张。超声检查时，探头放于病变的足底侧，而检查者的另一手指放于相应的足背侧，同时进行加压，应能引发患者神经瘤的相应症状。另外，从足前部的内侧和外侧同时向中心部挤压跖骨头进行动态超声检查，有时可见神经瘤自跖骨间隙向足底侧移位，同时可触及一弹响（超声Mulder征），出现此征则更加提示神经瘤的诊断（图8-149）。此动态检查可将超声诊断跖骨间结节的敏感度自65%提高至100%。Morton神经瘤合并跖骨间滑囊扩张并不少见。滑囊扩张时，超声表现为Morton神经瘤附近的无回声积液，可被压缩，其位置更偏背侧。单独发生的跖骨间滑囊可以为低回声，类似Morton神经瘤，但一般可被压缩，与足底趾总神经无关系，或无神经瘤的相关临床症状（图8-150），如果滑囊位于第一跖骨头至第三跖骨头间隙且宽度小于3mm，患者常无明显症状。此外，Morton神经瘤需与跖板损伤所致的关节囊周围纤维化相鉴别（见图8-143）。

另一神经病变为踝管内的胫神经卡压。踝管位于胫

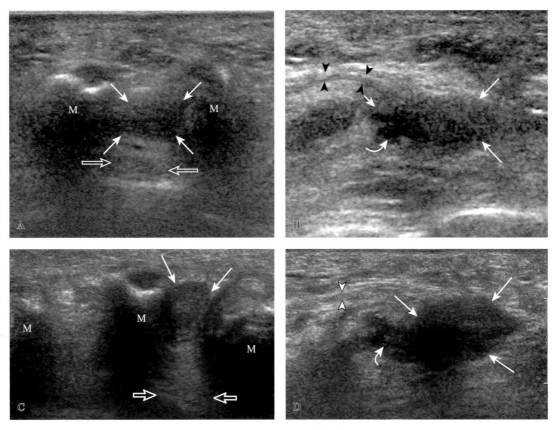

图 8-148　Morton 神经瘤

2 例患者（A/B、C/D）。冠状切面与矢状切面显示低回声的 Morton 神经瘤（箭）。注意与神经瘤相连的足底趾总神经（箭头）、神经瘤后方可见回声增强（空心箭）和邻近的无回声跖骨间滑囊积液（弯箭）。M.跖骨头

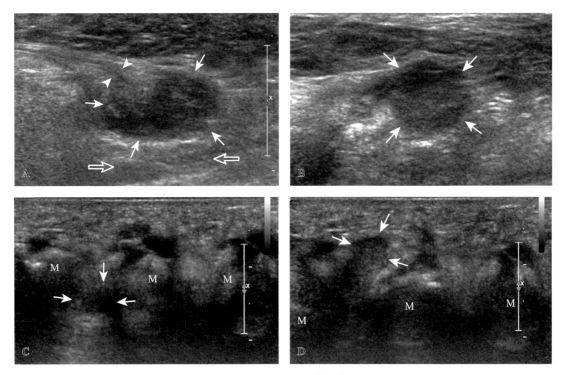

图 8-149　Morton 神经瘤

A、B.分别于足底侧和足背侧显示呈低回声的 Morton 神经瘤（箭），后方可见回声增强（空心箭）。注意足底趾总神经（箭头）与神经瘤相延续。C.中立位显示神经瘤（箭）；D.从足前部两侧向中部挤压跖骨头后可见神经瘤（箭）向足底侧移位，并引发患者疼痛。M.跖骨头

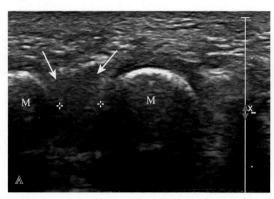

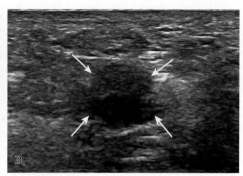

图8-150 跖骨间滑囊

冠状切面（A）与矢状切面（B）显示跖骨间滑囊扩张呈低回声（箭），滑囊周围未见增粗的足底趾总神经。M.跖骨头

骨远端后方，为一密闭的腔隙，由屈肌支持带所覆盖，内含踝内侧肌腱和胫神经。此部位的胫神经卡压称为踝管综合征，可继发于腱鞘囊肿（图8-151）或静脉曲张（图8-152）等病变，而其他任何占位性病变均可能导致胫神经卡压。另一可引发胫神经相应症状的病变为周围神经鞘瘤（见图2-58），该神经鞘瘤相对于神经可以为偏心性生长、低回声、后方回声增高，注意勿将其诊断为复杂性腱鞘囊肿。另一常见的神经病变为腓浅神经卡压，常发生于腓骨尖近侧9cm处，腓浅神经于此处穿出小腿深筋膜至皮下。腓浅神经于该处可形成一神经瘤，表现为神经局部肿胀且回声减低，为神经牵拉损伤、小腿筋膜增厚或肌疝所致（图8-153）。

周围神经的创伤病变在超声上有多种表现，可表现为低回声肿胀或神经完全中断、回缩。神经横断伤时，神经断端的增生可导致局部神经瘤形成，超声显示为神经断端肿胀、回声减低（图8-154，图8-155）。周围神经鞘瘤见第2章。

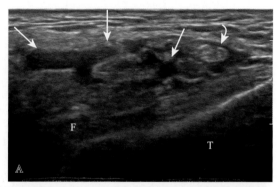

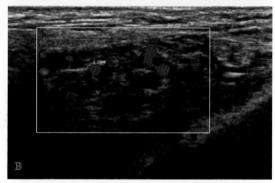

图8-152 踝管综合征：静脉曲张

胫神经（弯箭）短轴切面可见踝管内静脉曲张（箭）。F.蹬长屈肌腱；T.胫骨

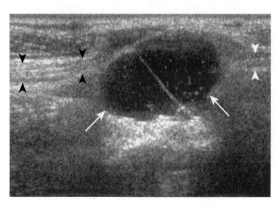

图8-151 踝管综合征：腱鞘囊肿

长轴切面显示胫神经（箭头）被腱鞘囊肿（箭）挤压，囊肿内可见点状回声，囊肿后方回声增高

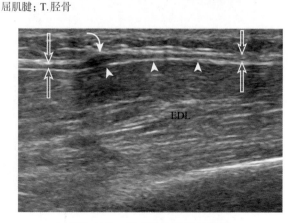

图8-153 肌疝处的腓浅神经瘤

长轴切面显示腓浅神经（空心箭）于其筋膜穿出部位局部肿胀（弯箭），局部可见肌疝（箭头），肌疝仅见于肌肉收缩时。EDL.趾长伸肌腱

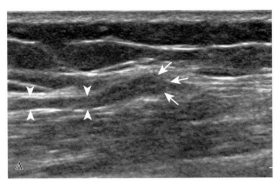
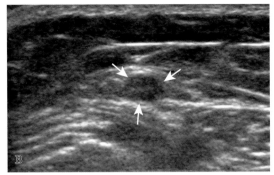

图8-154　创伤性神经瘤：腓浅神经
A、B.长轴切面与短轴切面分别显示腓浅神经（箭头）断端神经瘤（箭）

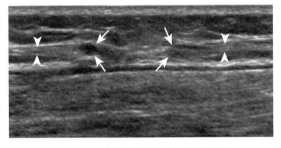

图8-155　创伤性神经瘤：腓肠神经
长轴切面显示腓肠神经（箭头）断端增厚、回声减低（箭）。注意断端回缩范围

八、肿块与囊肿

检查足踝部肿块时，要注意鉴别肿块的来源：来源于关节、骨或软组织。鉴别诊断主要根据肿块的解剖学位置及肿块的来源：是来源于关节、骨还是关节以外的软组织。多数关节来源的肿块为滑膜增生病变，如色素沉着绒毛结节性滑膜炎（见图8-37）或滑膜软骨瘤病（见图8-38）。超声上所显示的来源于腱鞘的边界清楚的低回声肿块常为腱鞘巨细胞瘤（色素沉着绒毛结节性滑膜炎）（图8-156）。来源于骨的肿瘤常为恶性或侵袭性（图8-157）（见第2章），最好应用X线检查或MRI进行

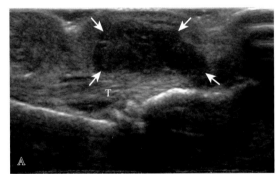
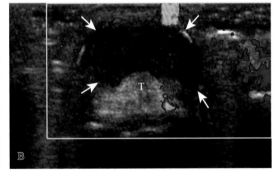

图8-156　腱鞘巨细胞瘤
第二趾屈肌腱长轴切面（A）与短轴切面（B）显示低回声肿块（箭）与肌腱（T）关系密切，肿块后方回声增强

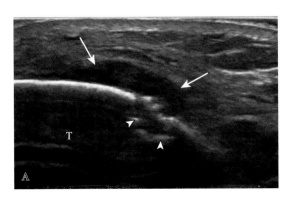
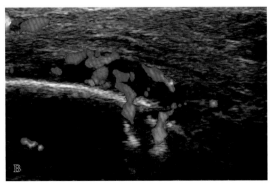

图8-157　骨髓炎
超声于胫骨可见骨膜炎症呈低回声（箭），局部可见丰富血流信号，并可见骨皮质破坏（箭头），为骨髓炎表现

检查。对于其他软组织肿块，超声可鉴别囊实性，并可引导穿刺活检或抽吸。

足踝部最常见的良性肿块为腱鞘囊肿。典型的腱鞘囊肿呈无回声，其后方回声增强，无肿瘤成分（图8-158）。然而，很多腱鞘囊肿可为低回声、分叶状或多房状。此外，囊内黏稠的液体可使反射的回声增加。位于踝管内的腱鞘囊肿有可能压迫胫神经（见图8-151）。足踝部的腱鞘囊肿可能与邻近的关节或腱鞘相连通，也可累及跗骨窦。诊断腱鞘囊肿时，应注意与滑囊相鉴别，如Gruberi滑囊，其位于趾长伸肌腱与距骨之间（见图8-64）。如显示积液为单房、可被压缩，且位于滑囊的解剖学部位，则提示为滑囊病变，相反，腱鞘囊肿常不可被压缩且常为多房。超声引导下可对腱鞘囊肿进行穿刺抽吸。穿刺时一般用较粗穿刺针，以利于囊肿内黏稠液体的抽出。超声检查外踝时，跟腓韧带短轴切面易出现各向异性伪像而呈低回声，勿将其诊断为小的腱鞘囊肿（见图8-18C、图8-18D）。

另一类囊肿为表皮包涵囊肿，可能为创伤时将表皮组织植入真皮或皮下所致。超声上，表皮包涵囊肿常相对于周围组织呈低回声，内部可见低水平的回声，周边可见低回声晕环，其后方回声增强，有时类似一实性结节。结节内部线状回声或黑色裂隙为其典型征象（图8-159）。囊肿破裂后，可能会导致局部彩色多普勒超声血流信号增多、囊肿边界呈分叶状。检查足底肿块或可疑异物时需考虑的另一软组织病变为足跖疣，其典型表现为低回声结节伴动脉血流信号（图8-160）。

足踝部的非特异性良性和恶性肿瘤见第2章。足底筋膜纤维瘤病已在本章讨论过。检查软组织肿块时，应注意炎性病灶有时可类似软组织肿块，如慢性异物反应（见第2章）。其他可触及的肿块还包括肌疝（见图8-108）和副比目鱼肌（见图8-128）。与炎性关节炎有关的肿块包括类风湿结节（见图8-48）、继发性滑囊（见图8-62）和痛风石（见图8-53）。

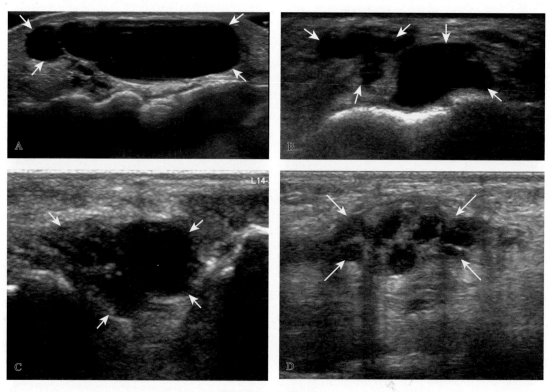

图8-158 腱鞘囊肿

4例患者。A～D.显示腱鞘囊肿（箭）呈无回声至低回声，可呈分叶或多囊状，内可见分隔，其后方回声增高。图C中囊肿位于跗骨窦

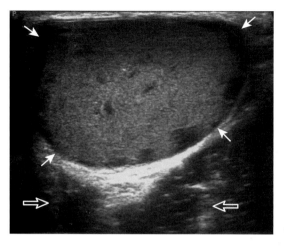

图8-159　**表皮包涵囊肿**
超声显示囊肿呈低回声、不均匀（箭），可见模糊的晕环，囊肿后方回声增高（空心箭）

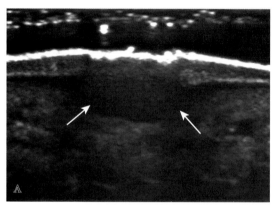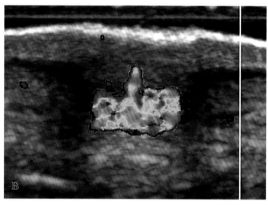

图8-160　**足跖疣**
超声显示足跖疣呈低回声结节（箭），自皮肤向深部延伸，基底部可见特征性血流信号

精选参考文献

1. Delgado GJ，Chung CB，Lektrakul N，et al：Tennis leg：clinical US study of 141 patients and anatomic investigation of four cadavers with MR imaging and US．Radiology 224（1）：112-119，2002．

2. Martinoli C，Court-Payen M，Michaud J，et al：Imaging of neuropathies about the ankle and foot．Semin Musculoskelet Radiol 14（3）：344-356，2010．

3. Campbell KJ，Michalski MP，Wilson KJ，et al：The ligament anatomy of the deltoid complex of the ankle：a qualitative and quantitative anatomical study．J Bone Joint Surg Am 96（8）：e62，2014．

4. Sconfi enza LM，Orlandi D，Lacelli F，et al：Dynamic high-resolution US of ankle and midfoot ligaments：normal anatomic structure and imaging technique．Radiographics 35（1）：164-178，2015．

5. Taljanovic MS，Melville DM，Gimber LH，et al：High-resolution US of rheumatologic diseases．Radiographics 35（7）：2026-2048，2015．

6. Thiele RG：Role of ultrasound and other advanced imaging in the diagnosis and management of gout．Curr Rheumatol Rep 13（2）：146-153，2011．

7. Kaeley GS：Review of the use of ultrasound for the diagnosis and monitoring of enthesitis in psoriatic arthritis．Curr Rheumatol Rep 13（4）：338-345，2011．

8. Lee SJ，Jacobson JA，Kim SM，et al：Ultrasound and MRI of the peroneal tendons and associated pathology．Skeletal Radiol 42（9）：1191-1200，2013．

9. Beggs I：Sonography of muscle hernias．AJR Am J Roentgenol 180（2）：395-399，2003．

10. Hartgerink P，Fessell DP，Jacobson JA，et al：Full-versus partial-thickness Achilles tendon tears：sonographic accuracy and characterization in 26 cases with surgical correlation．Radiology 220（2）：406-412，2001．

11. Lee SJ，Kim OH，Choo HJ，et al：Ultrasonographic findings of the various diseases presenting as calf pain．Clin Imaging 40（1）：1-12，2016．

12. Peetrons P，Creteur V，Bacq C：Sonography of ankle ligaments．J Clin Ultrasound 32（9）：491-499，2004．

13. Craig JG，Jacobson JA，Moed BR：Ultrasound of fracture and bone healing．Radiol Clin North Am 37（4）：737-751，ix，1999．

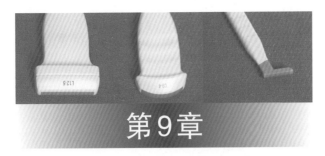

第9章

介入性超声

超声引导经皮穿刺操作的主要优势为实时显示与引导，因此在整个操作过程中可持续显示穿刺针的位置。超声引导下，可将穿刺针准确刺入靶目标内，同时避免损伤邻近的重要结构如神经和血管。因此，与盲法穿刺进针技术相比较，超声引导下操作具有较高的准确性，且并发症发生率较低。总体来说，与非影像学引导的穿刺介入相比，超声引导穿刺注射更准确，更有效，性价比更高。当靶目标位置较浅时，超声引导下操作较其他影像学引导下操作技术如CT引导下操作更有优势。另外，与CT相比，超声引导下操作的时间显著缩短，且超声并不局限于标准的切面。其他超声优势并不局限于介入性超声领域，如超声仪器的易获得性、便携性、无放射辐射和价格相对便宜等。

本章首先概述了超声引导下操作的技术要点，接下来分别对关节、滑囊、腱鞘、肌腱和其他操作进行了讨论。超声引导下可以进行的介入操作范围非常广泛（包括诊断或治疗性的注射或抽吸），本章只重点讨论如何在超声引导下进行介入操作，而并不重点讨论某一操作的有效性。不管进行何种操作，只要能在超声下显示靶目标和穿刺针，并充分了解穿刺路径上有何重要结构，超声就能成为一种非常准确和安全的穿刺引导工具而进行任何操作。准确识别靶目标，需要掌握局部解剖知识及识别正常和异常结构超声像图。在此说明一下，本章中显示穿刺针和探头的图片只是起解释说明的目的，并不涉及无菌操作和实际应用的穿刺针。超声引导介入操作报告范例见方框9-1和方框9-2。

一、技术操作要点

（一）超声引导穿刺概述

超声引导下经皮穿刺时，有数种操作方法。一般而言，超声引导下操作可分为间接法和直接法。对于间接法，超声可用于识别靶目标、确定深度，然后在靶目标正上方的皮肤上进行标记。然后将探头拿开，穿刺针垂

直于皮肤而进入靶目标内进行操作。此法适用于较大、位置较浅的靶目标穿刺，其主要局限性为无法判断穿刺针的针尖是否位于靶目标内、操作过程中无法实时监控穿刺针的位置。而直接法优于间接法在于其能显示穿刺针是否到达靶目标内，从而能保证较高的准确性和较低的并发症发生率。

直接法的应用包括数种操作技术，如穿刺引导装置的应用和徒手操作。穿刺引导装置应用技术需要用一个可以固定在超声探头上的引导装置，此技术并不常规应用于肌骨操作中。由于绝大多数肌骨操作的位置较浅，

而应用引导装置过程较复杂，从而肌骨操作多应用徒手操作方法。

当应用直接操作法的徒手操作技术时，根据穿刺针相对于探头与声束的位置，可采用两种方法引导穿刺针进入：平面内法和平面外法。对于平面内法，穿刺针的进针方向在探头的长轴切面上且在声束平面内，进针时，整个针杆包括针尖可在操作过程中实时显示（图9-1）。因此，在进针过程中，可以随时调整穿刺针的角度和深度。与平面外技术相比，平面内操作技术由于可以实时显示整个针杆包括针尖和靶目标，从而能有效降低并发症并提高准确性，因而在多数情况下可优先采取此种方法。

平面外操作时，穿刺针的进针方向垂直于探头长轴和声束平面（图9-2）。此法的缺点为仅穿刺针经过声束平面的部位可以被超声显示。应用平面外法时，穿刺针的进针点位于靶目标的中线上，穿刺针自探头的前方或后方进针（见图9-13）。穿刺过程中，由于一次进针往往不能直接到达靶目标，可退回穿刺针，再次进针，通常为更深位置，通过几次穿刺后最终进入靶目标。平面外操作的另一缺点为难以判断超声上显示的穿刺针为针尖还是针杆，因为它们在超声上均呈点状强回声，后方伴混响伪像。尽管在多数情况下可采用平面内操作技术，但平面外技术在靶目标非常浅的情况下操作较为方便，如超声引导下对手、足等较小关节进行穿刺时。不管平面内还是平面外技术，一旦显示穿刺针进入靶目标内，探头应旋转90°以进一步确定穿刺针针尖的位置。此点非常重要。

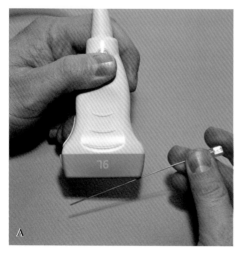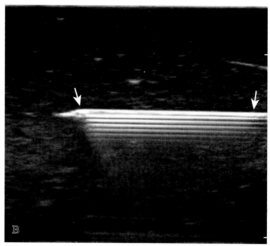

图9-1　超声引导进针方法：平面内法

A.显示穿刺针与探头平行，并位于声束平面内；B.超声显示穿刺针（箭）位于声束平面内。注意穿刺针垂直于声束时，其后方可见混响伪像

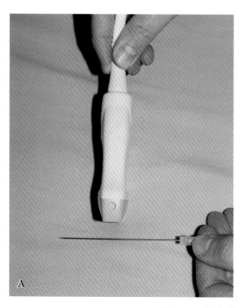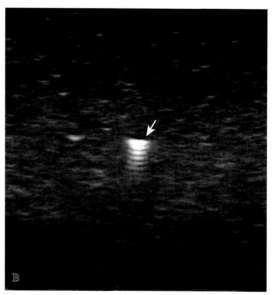

图9-2　超声引导进针方法：平面外法

A.显示穿刺针与探头长轴成90°或垂直于声束平面；B.超声显示穿刺针呈局灶性强回声（箭），后方伴混响伪像，注意仅从图B中难以鉴别显示的为针尖还是针杆

（二）穿刺方法、超声探头和穿刺针的选择及工效学

超声引导下操作（在进行诊断性超声检查以识别靶目标及其周围相关的解剖之后）的第一步为调整患者的体位。一般情况下是让患者采取仰卧位，以避免患者发生血管迷走反射。接下来，在皮肤标记和消毒前要确定进针方法和探头的位置。在进行四肢的介入性操作前，要首先确定是沿肢体上较平的平面进针还是在曲面上进针。在曲面上进针有数个优点，包括在肢体旁操作的空间较大，而在较平的平面上操作空间则较小，另一优点为进针部位可以离探头较远（图9-3）。因在离探头较远位置进针时，穿刺针可以更垂直于声束（因此，穿刺针可以显示得更加清晰），还可以避免穿刺针直接接触探头，这样更加保证无菌操作的实施（见后面的讨论）。

接下来要进行探头的选择。在四肢的肘、腕、手、膝、踝和足部进行操作时，一般采用探头频率大于10MHz的线阵探头，因为靶目标的位置较浅。高频率探头的应用使图像的分辨率较高，且由于声束发射呈线性排列而使穿刺针呈强回声（见图1-1A）。使用小探头在肢体远端较为方便，因为肢体远端曲面较多，且皮下脂肪厚度较肢体近端明显减小，而使用较大的探头常不能使探头平面很好地接触检查部位。小探头中的一种如曲棍球样探头并不是必需的，但对于在较小部位的操作非常有帮助（见图1-1C），因拿探头的手可以远离进针部位而有利于对穿刺部位的显示。行肩部和髋部操作时，常选择凸阵探头（见图1-1B）。此种探头的优势为探头频率较低，从而提高了声束穿透力，因此可显示深部较大范围的组织。另外，其声束发射呈辐射状，因而有助于显示方向较陡直、进针至较深靶目标的穿刺针。

对于穿刺针的选择，笔者倾向应用20G的腰椎穿刺针［长3.5in（1in＝2.54cm）］来做肩部和膝部的操作，应用22G的针（长3.5in或1.5in）做肢体更远端的操作及25G的穿刺针进行浅表组织的注射。不管采用何种穿刺针，要选择较硬的穿刺针以避免穿刺针弯曲。因为平面内操作的目的为使穿刺针在声束平面内以显示整个穿刺针，如穿刺针弯曲，则不能在超声平面上完全显示。带有针芯的穿刺针可能更有助于超声显示，并能保证在进针过程中不被组织所堵塞。使用带针芯的穿刺针有几个缺点。一个为需将探头先放下，以便腾出一只手去拔掉针芯并接上注射器以进行注射或抽吸。另一缺点为一旦针芯拔除之后，针管内会含有气体，注射时针管内的空气会被首先注射至软组织内，导致靶目标在超声上显示不清。以下方法有助于避免第二个缺点的发生：将穿刺针进针至靶目标近侧的位置，去除针芯，注射少量盐水或局部麻醉药以移除针管内的空气，继而继续至靶目标内，此时注射时就不会将空气注射至靶目标内了。笔者一般仅在抽吸时使用带针芯的穿刺针以简化操作流程，避免上述的额外步骤。

对于人体工效学，操作者在操作过程中要有舒适的体位。笔者一般将超声仪器放于患者的另一侧或者患者两侧45°角以内的地方，以方便操作者不需要过度扭头和扭身就能看到超声图像。如有带可调节臂的子显示屏则更有助于操作。笔者更喜欢坐在一个可移动的椅子上，以减少疲劳并方便移动。一般情况下，操作者的优势手应持穿刺针，另一手拿探头，但如能左右手都能持针就更好了。对于平面内操作，探头需放于患者身上一个合适的部位，以方便穿刺针从右侧或左侧进针，或者在某一个能保证穿刺针在探头扫查切面内的部位。

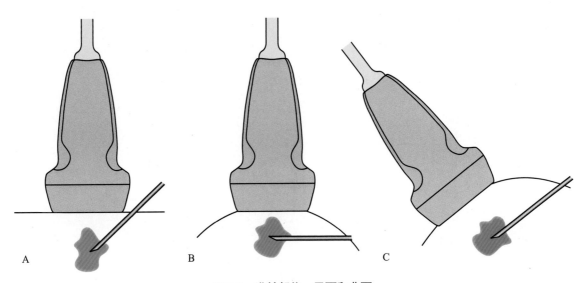

A   B   C

图9-3　进针部位：平面和曲面
A.进针部位为平面时，针的方向与声束呈一定角度；B.进针部位为曲面时，进针点可远离探头，可使穿刺针垂直于声束；C.另一种方法为，将探头远离穿刺点，并应用探头一端抬高、另一端按压的方法以使探头下方的软组织变形，从而改变声束方向，使其垂直于穿刺针（改编自Carolyn Nowak，Ann Arbor，Michigan的绘图）

（三）操作部位的准备

当确定靶目标、穿刺方法和选择好探头后，接下来要进行皮肤标记，此步骤要在皮肤消毒和无菌操作之前完成。采用直接法进行穿刺时，探头放置于靶目标上方，并确定穿刺点。在穿刺点处做一标记（如"＋"），在探头另一端画一短线，以表明穿刺平面（图9-4）。最后用手术专用的标记笔做标记，以确保标记在皮肤消毒时不会被擦掉。如采用间接法，可在探头与皮肤之间放一打开的曲别针以确保标记点位于靶目标的正上方。

对于无菌操作技术，使用探头套和对穿刺部位进行消毒可降低感染的发生率。建立一个全面的无菌区域很重要，因为即使超声耦合剂本身为无菌的，但它可以作为连接有菌区域和无菌区域之间的一个导体。皮肤消毒有多种方法，下面所述的方法为笔者常见的方法。首先，打开无菌托盘，将相关的穿刺针、注射器、无菌探头套轻放于无菌盘内。将要用的探头放于超声仪器上的探头架内，在探头上涂一层厚的非无菌超声耦合剂（图9-5A）。洗手后，操作者戴无菌手套，用氯己定消毒局部皮肤。穿刺部位的周围用无菌巾覆盖，覆盖未用氯己定消毒的区域，穿刺部位应用25G的穿刺针进行局部麻醉。将无菌探头套首先覆盖操作者戴无菌手套的手上，继而将探头套套在非无菌的探头和耦合剂上（图9-5B，图9-5C）。操作者将探头套拉至探头远端的线缆处（图9-5D，图9-5E），用无菌橡皮筋固定探头套（图9-5F）。或者，由助手将非无菌耦合剂放入探头套内，并将探头伸入至无菌探头套内（图9-5F）。无菌探头套包内也有无菌的耦合剂，可将其打开后倒于穿刺部位附近的无菌巾上备用。将包有探头套的探头蘸一些无菌耦合剂后放于皮肤标记处（"＋"）与短线之间再次确定穿刺靶目标。移开探头，将穿刺针在穿刺点刺入皮肤约1cm，将探头放回原处后显示穿刺针。值得注意的是，将探头在穿刺针进入皮肤前移开的目的为防止穿刺针刺入探头套内或探头上而增加感染的概率。由于穿刺部位周围覆盖

以无菌巾，操作者在更换注射器时，可以将探头放于无菌巾上以减少感染的概率。

（四）穿刺针的显示

平面内进针操作技术的要点为一定要在显示穿刺针的情况下进针，否则此操作就成为盲法操作而不是影像学引导下的操作。前面已经叙述过，操作时，首先将穿刺针刺入皮肤内约1cm。然后，将探头放置于穿刺针拟经过路径的上方，以显示强回声的穿刺针。为了能显示穿刺针，探头可在穿刺针上方左右移动。因声束的聚焦，因此常发生穿刺针就在探头的下方但超声却不能显示的现象。移动探头时，移动的幅度每次不应超过1mm，以避免将探头远离穿刺针。移动探头太快或太突然是穿刺针不能显示的常见原因。穿刺时，要注意观察穿刺部位以判断穿刺针是否在探头下方及是否平行于声束平面，这样有助于对穿刺针的显示。再次强调，只有在清晰显示穿刺针整个长度时，才能进针。

当穿刺针的长轴显示出来之后，应同时可以显示靶目标。如穿刺针可见，但靶目标未显示，可旋转探头以连接穿刺点与靶目标。此时要注意观察探头的新位置，并将穿刺针调整至此声束平面内，以使穿刺针和靶目标同时得到显示。此操作需在穿刺针位于皮下组织时完成，因为此处移动穿刺针较为容易且不会引起患者的不适。这就是在进针前一定要同时显示穿刺针和靶目标的原因之一，因在皮下调整探头、穿刺针和靶目标较为方便。一旦穿刺针进入深部的肌肉组织和筋膜层，再移动穿刺针或调整针的路径就困难了，而且会引起患者的疼痛。

另一操作基本要点为不要同时移动探头和穿刺针。要先移动探头以显示穿刺针，然后再进针。如在操作过程中不能显示穿刺针了，则应停止进针，然后移动探头，直至又能显示穿刺针的整个长轴。然后固定探头，再次进针。

如靶目标非常表浅，操作可能会比较困难，因为穿刺针刺入皮肤后，针尖可能已进入靶目标或已错过靶目

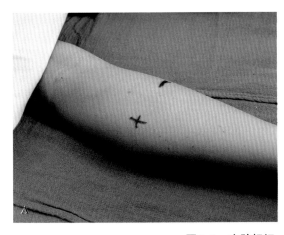
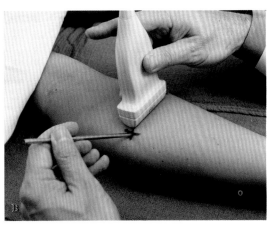

图9-4 皮肤标记：平面内徒手操作法
A、B.显示在皮肤上标记探头的位置，一端为进针点"＋"，另一端为短线"－"

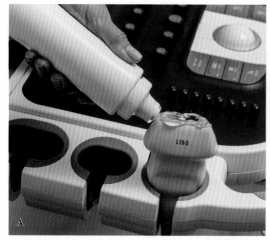
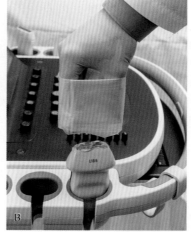
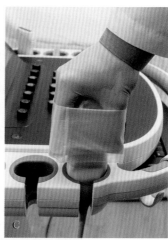
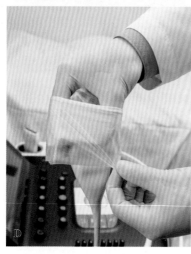
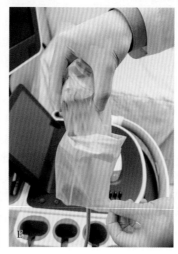
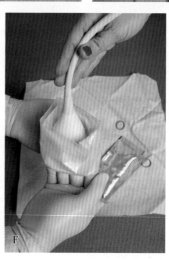

图9-5　无菌探头套

A.将非无菌耦合剂放于探头上；B、C.将无菌探头套套于探头上，并抓住探头；D、E.将探头套向下拉以覆盖探头及线缆；F.由助手将探头放入探头套中

标。为了方便操作，可考虑使用无菌耦合剂（图9-6）。操作时，探头的一端抬高以离开皮肤，局部放置无菌耦合剂，这样在穿刺针刺入皮肤前就可以在耦合剂内显示穿刺针。继而调整穿刺针的方向以确保准确进针至靶目标内。

提高穿刺针在超声上清晰显示的方法有以下几种。较粗的带有针芯的穿刺针易于在超声上显示，但一般不会因为此原因而选择较粗的穿刺针。也可以使用表面带有涂层或蚀刻的穿刺针，以使穿刺针的回声增高（图9-7）。此穿刺针可用于靶目标位置较深、进针路径较为陡直时，以减轻穿刺针的各向异性伪像。另外，在进针路径处缓慢移动探头时，快速小范围的提拉穿刺针有助于超声对穿刺针显示。操作时，穿刺针在针道上小幅度前进和后退，类似有意进针或震颤，从而导致邻近软组织移动而有利于穿刺针显示。注意行此操作时，穿刺针并未向深部或两侧进针。另外，还可旋转穿刺针，以使针尖斜面因垂直于声束而产生较强的回声。改善穿刺针在超声上显示的最重要方法为尽量使穿刺针垂直于声束。同肌腱的各向异性伪像一样，穿刺针如不垂直于

声束，其回声可减弱（图9-8A），而穿刺针垂直于声束时，则其回声可非常强，后方伴明显的混响伪像（见图9-1B）。要使穿刺针垂直于声束，应将进针部位远离探头，此在肢体的曲面上较易操作（见图9-3B）。另一方法为移动探头或应用探头一端加压另一端抬起的方法以使软组织形变（见图9-3C）。很多超声仪器具有声束调节功能，可使声束垂直于穿刺针而减少各向异性伪像（图9-8B）。

采用平面内法时，在试图调整穿刺针方向使其位于声束平面内时，有时仅能显示穿刺针的一小段。此现象提示穿刺针并不位于声束平面内，而是与声束平面相互交叉（图9-9）。可显示的穿刺针范围越长，则穿刺针与声束平面越趋向平行。为纠正此现象，可逆时针或顺时针旋转探头。如显示穿刺针的范围增大，则旋转的方向正确，穿刺针与声束平面之间的角度减小；相反，如显示穿刺针的范围缩小，则提示探头旋转方向错误，因为导致了更少范围的穿刺针位于声束平面内。观察穿刺针与探头平面的位置，就可以轻松地判断应向哪个方向旋转探头以使穿刺针位于声束平面内。

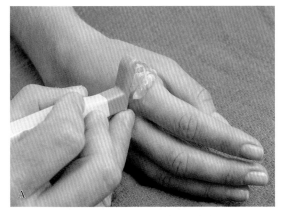

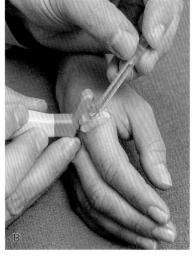

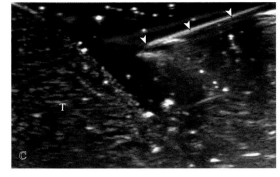

图9-6　利用耦合剂充填探头与
皮肤之间的空隙
　　A与B 将厚厚的耦合剂充填在探头与
皮肤之间可显示穿刺针在刺入皮肤和软
组织之前位于耦合剂内的那一部分

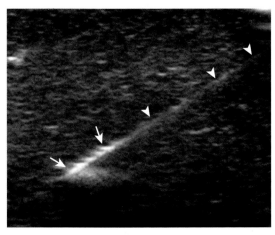

图9-7　针尖回声
超声显示穿刺针（箭头），其针尖部的回声较高（箭）

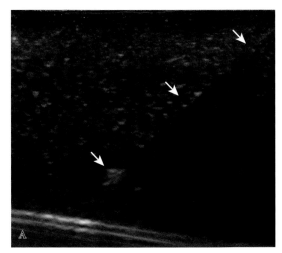
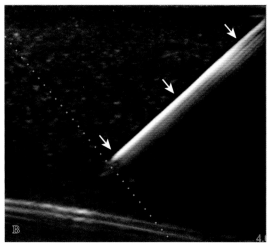

图9-8　穿刺针的各向异性伪像和声束方向调节
　　A.穿刺针与声束不垂直导致穿刺针出现各向异性伪像而显示不清（箭）；B.应用仪器的声束调节功能后，穿刺针的各向异性伪像消失，
其回声增高（箭）

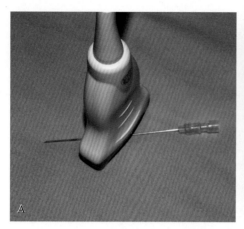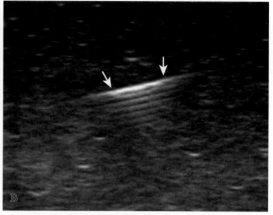

图9-9　穿刺针斜穿声束平面

A.显示穿刺针与探头长轴呈一定角度；B.导致超声上仅显示一小段穿刺针（箭）

二、关节腔介入操作

经皮关节腔的介入操作包括穿刺抽吸（如除外感染或进行晶体分析）、注射（应用局部麻醉药或皮质类固醇激素进行诊断或治疗，或注射造影剂以进行MRI或CT检查）或少数情况下进行滑膜活检。与盲法操作相比，超声由于可以显示穿刺针尖是否位于靶目标内而提高了穿刺的准确性。应注意的一点为，几乎肢体的每一个滑膜关节在关节腔出现积液时，都会有一个易于扩张的关节隐窝，并在影像学上可以显示。这些隐窝由于与相应关节的关节面直接相通，因此，关节腔操作时可将这些关节隐窝作为靶目标，而不是以关节面作为靶目标，因此，可避免损伤关节的纤维软骨和透明软骨。这些关节隐窝可用于评估关节腔内有无积液、滑膜增生，并成为关节腔操作的靶目标。

当对某一关节进行操作时，应首先评估其特定的关节隐窝。如关节隐窝因积液而扩张，此隐窝可作为关节腔操作的理想靶目标。如关节隐窝未扩张，则仍可作为靶目标，尽管对塌陷的关节隐窝进行注射较为困难。此种情况下，在进行关节腔内诊断或治疗性注射之前较为重要的一点为明确穿刺针尖是否位于关节腔内。可通过实验性注射局部麻醉药或生理盐水进行判断。少数情况下，如未找到明显扩张的关节隐窝，可将穿刺针直接刺入关节面之间，如骶髂关节注射或第一掌腕关节注射。行关节腔注射时，可采用不同粗细的穿刺针，但笔者习惯用20G或22G的穿刺针，因为该针有一定的硬度。行关节腔抽吸时，应至少应用20G或22G的穿刺针。而当关节腔积液回声不均匀时，可应用18G的穿刺针。滑膜活检时，可应用软组织的切割活检枪，如22G带有较短切割槽（如长1cm）的活检枪，因关节隐窝间隙较小。滑膜活检主要针对非典型的感染或滑膜增生性病变（如色素沉着绒毛结节性滑膜炎），但在全身性炎性关节炎时，活检结果常仅提示为非特异性炎性改变。

（一）肩关节

肩关节腔积液时，积液常集聚于肱二头肌长头肌腱的腱鞘内，因此该腱鞘与盂肱关节腔相通（在无长头肌腱腱鞘炎时）。盂肱关节的其他隐窝包括腋隐窝、肩胛下隐窝和盂肱关节后隐窝（在肩部外旋时检查）。行盂肱关节腔操作时，常以盂肱关节后隐窝作为靶目标（图9-10）。探头放置于肩后部显示冈下肌长轴，进针的方向为自外向内（或自内向外）直至穿刺针的针尖位于肱骨头表面的透明软骨处。偏内侧而邻近呈高回声的纤维软骨盂唇的关节隐窝较宽，尤其是在肩部外旋时。肱二头肌长头肌腱的腱鞘通常不作为盂肱关节注射的靶目标，因长头肌腱腱鞘炎时，其腱鞘与盂肱关节腔有时并不相通。

肩锁关节穿刺时有数种方法。笔者倾向采用平面内操作方法，探头可冠状位放置于肩锁关节上，穿刺针放于肩峰浅侧，进针方向自外向内（图9-11）。另一平面内操作方法：探头矢状切面放置于肩锁关节上，进针自前向后（图9-12），但此法在关节腔隙较窄时操作较为困难。另外，可采用平面外法进行操作，探头冠状位放置于肩锁关节上（图9-13）。对于胸锁关节，笔者倾向采取平面内操作方法，自外向内进针，以避免损伤关节深方结构（图9-14）。但也可采取平面外操作方法。

（二）肘关节

对于肘关节，最敏感的显示关节腔积液的隐窝为肘后部的鹰嘴隐窝（在鹰嘴窝内），应在肘屈曲位时显示，可见关节腔的积液或滑膜病变将邻近的高回声脂肪垫挤向后方和上方。穿刺针的方向与肢体长轴垂直，并位于声束平面内，穿刺针自外向内进针（图9-15）。进针前，肘关节稍伸直，可使关节腔内的积液位于更浅侧的部位，因而有助于穿刺抽吸。

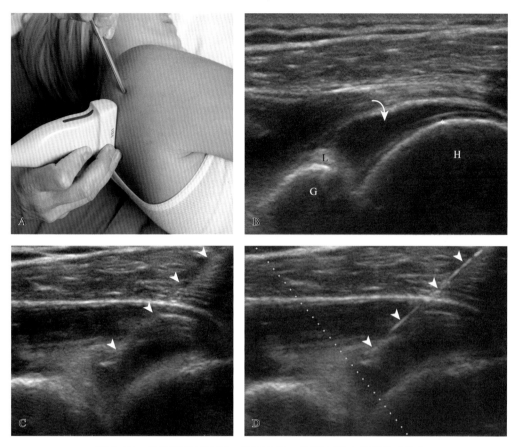

图9-10 肩关节穿刺抽吸：平面内法，外侧入路（关节腔感染）

A.显示盂肱关节后隐窝穿刺时探头和穿刺针的位置；B.穿刺前，超声显示盂肱关节后隐窝呈无回声扩张（弯箭）（*，关节透明软骨）；C.显示穿刺针（箭头）进入关节腔积液内；D.应用仪器的声束调节功能后，穿刺针的显示（箭头）得以改善。H.肱骨头；G.关节盂；L.盂唇

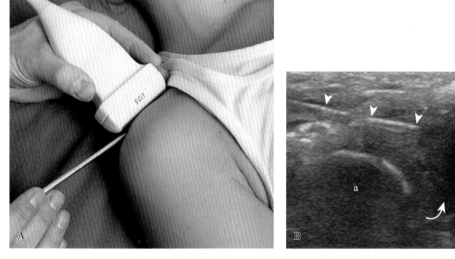

图9-11 肩锁关节腔：平面内法、外侧入路

A.超声显示行肩锁关节穿刺时探头和穿刺针的位置；B.超声显示穿刺针（箭头）进入肩锁关节腔内。a.肩峰；C.锁骨

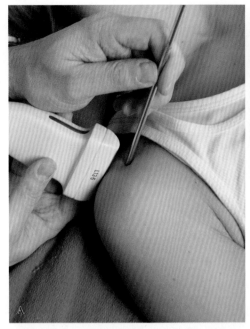

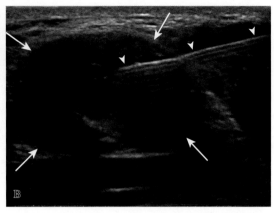

图9-12　肩锁关节：平面内法、前入路
A.超声显示肩锁关节腔穿刺时探头和穿刺针的位置；
B.超声显示穿刺针（箭头）进入肩锁关节腔（箭）

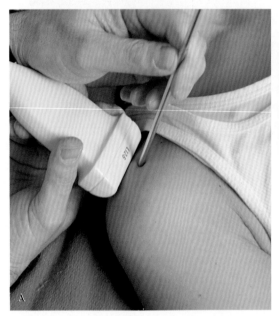

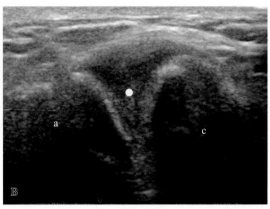

图9-13　肩锁关节：平面外法、前入路
A.显示肩锁关节腔穿刺时探头和穿刺针的位置；B.超声显示穿刺针（白色圆圈）位于肩峰（a）与锁骨（c）之间

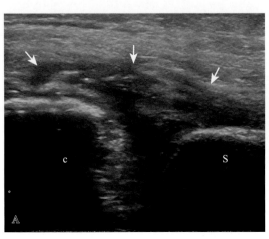

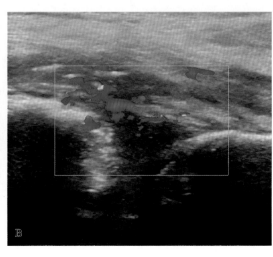

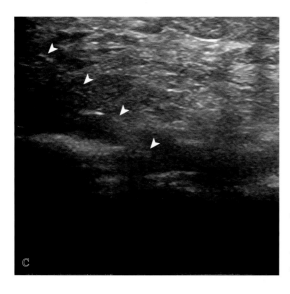

图9-14　胸锁关节：平面内法、外侧入路（关节感染）

A～C.显示胸锁关节腔呈低回声扩张（箭）和血流信号增加，穿刺针（箭头）进入关节腔内进行穿刺抽吸。c.锁骨；S.胸骨

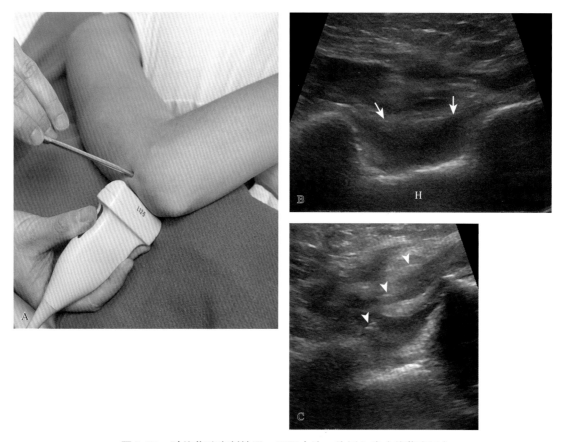

图9-15　肘关节腔穿刺抽吸：平面内法、外侧入路（关节痛风）

A.显示肘关节腔穿刺时探头和穿刺针的位置；B.超声显示肘后部关节隐窝（箭）呈低回声扩张；C.显示穿刺针（箭头）进入肘关节腔内。H.肱骨

（三）手腕部

对于手腕部，其背侧隐窝为常用的靶目标。腕部有3个关节：桡尺远侧关节、桡腕关节和腕骨间关节。对于此3个关节隐窝，笔者常采用的方法如下：平面内法，探头横切放置在腕部，自探头的尺侧或桡侧沿肢体的曲面进针（图9-16）。也可以在矢状切面上检查桡腕关节。手部小关节的穿刺抽吸较为困难，因为其位置比较表浅。穿刺背侧隐窝时，可采用平面内法的旁矢状切面（图9-17A）或横切面进针（图9-17B）或平面外法（图9-17C）。无论应用哪种方法，均应注意避免损伤矢状切面上的肌腱和两侧的神经、血管结构。

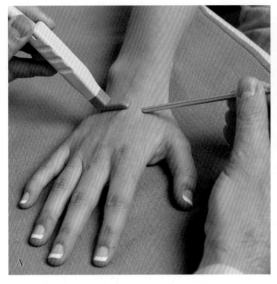

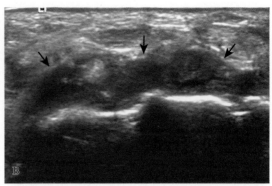

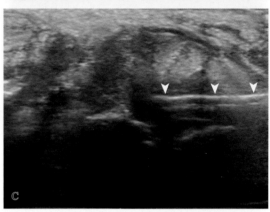

图9-16　腕骨间关节穿刺抽吸：平面内法、桡侧入路（假性痛风）
A.显示腕骨间关节腔穿刺时探头和穿刺针的位置；B.超声显示腕骨间关节背侧隐窝扩张，呈不均质低回声（箭）；C.显示穿刺针位置（箭头）

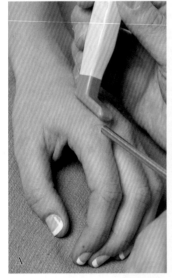

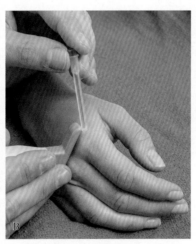

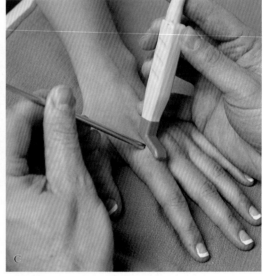

图9-17　掌指关节穿刺抽吸：平面内法
穿刺方法示意图。A.旁矢状切面，平面内法；B.横切面，平面内法；C.矢状切面，平面外法

（四）髋部和盆腔

　　髋关节穿刺时，其覆盖股骨颈的前隐窝为常用的穿刺抽吸或注射部位。并不建议将穿刺针置于股骨头处，因为可能会导致关节外注射，且穿刺针的位置偏上方时可能会损伤髋臼唇。笔者常采用平面内法，穿刺针自下向上沿股骨颈长轴进针（斜矢状切面）（图9-18），但也可采用自外向内的平面内法进针。由于在很多成人，髋关节腔的位置较深，穿刺针由于与声束角度较小导致各

向异性伪像而在超声上显示欠清。如使用凸阵探头则有助于显示穿刺针。如前所述，对塌陷的关节腔进行注射时，可首先注入实验量的局部麻醉药，以明确针尖的位置，然后再行注射。

　　对于耻骨联合的穿刺抽吸或注射，探头可横切放置于耻骨联合处，穿刺采取平面内法，穿刺针自外向内（图9-19）。也可采取平面外法。超声引导下骶髂关节穿刺时，常采取平面内法，探头横切放于骶髂关节上，穿刺针自内向外进针（图9-20）。最重要的是勿将骶髂关

节内侧的骶后孔当作骶髂关节进行注射。另外，需要注意的是骶髂关节上部的骶骨与髂骨之间的间隙较宽，但此间隙不是真正的滑膜关节间隙；而骶髂关节下部的骶骨与髂骨之间的间隙较窄，此为真正的滑膜间隙。

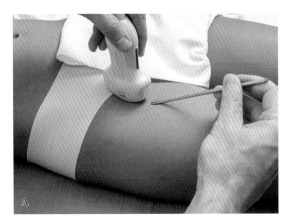
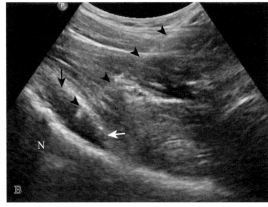

图9-18　髋关节穿刺抽吸：平面内法（感染）
A.显示髋关节穿刺时探头和穿刺针的位置；B.超声显示穿刺针（箭头）进入呈无回声扩张的髋关节前隐窝内（箭）。N.股骨颈

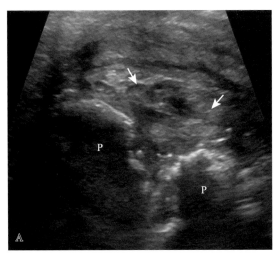
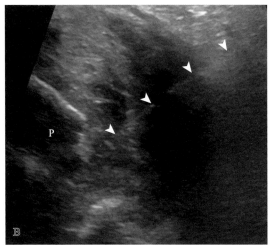

图9-19　耻骨联合穿刺抽吸：平面内法、外侧入路（感染）
A.超声显示耻骨联合关节隐窝呈以低回声为主的不均质扩张（箭）；B.显示穿刺针的位置（箭头）。注意耻骨（P）的骨侵蚀性病变

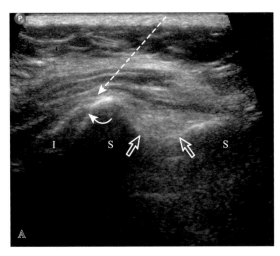
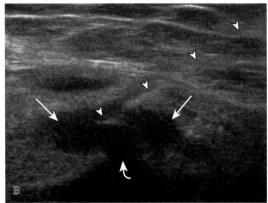

图9-20　骶髂关节：平面内法，中线入路
A.超声显示骶髂关节（弯箭）穿刺时穿刺针的位置（虚线箭）（图像的右侧为患者的中线），注意骶后孔（空心箭）。I.髂骨；S.骶骨。
B.另一患者，显示穿刺针（箭头）刺入扩张的骶髂关节（弯箭）的关节隐窝内（箭）

(五)膝关节

膝关节腔扩张时,扩张处常位于髌骨周围,最常见于髌骨的上外侧。膝关节轻度屈曲时,关节腔积液常积聚于股四头肌腱深方的髌上囊内,而在膝关节伸直位时,积液积聚于髌骨支持带后方的髌骨外侧隐窝或髌骨内侧隐窝。因此,要对髌骨周围所有的区域进行检查以显示关节隐窝有无扩张。穿刺膝关节腔时,笔者常采用平面内法,探头横切放置在肢体上,穿刺针自外向内沿肢体的曲面进针,常以关节的外上关节隐窝作为靶目标(图9-21)。穿刺近侧胫腓关节时,探头横切面放置在关节的前部,采用平面外法进针(图9-22)。

(六)足踝部

踝关节腔穿刺时,常以其前隐窝作为穿刺抽吸或注射的部位。有两种方法可以采用。一个为平面内法,探头矢状切面放置在踝关节上,穿刺针自上向下进针,通常位于胫骨前肌腱与踇长伸肌腱之间(图9-23)。另外一种方法也为平面内法:探头横切面放置在踝关节上,穿刺针自内向外进针,位于胫骨前肌腱和足背动脉的深方(图9-24)。后距下关节穿刺时,可采用数种方法,包括前外侧入路(图9-25)、后外侧入路、后内侧入路及跗骨窦入路。对于跖趾关节和趾间关节穿刺,可采用旁矢状切面平面内进针(图9-26A,图9-26B)、横切面平面内(图9-26C)或平面外进针(图9-26D)以穿刺进入关节背侧隐窝或关节面之间,方法如手部掌指关节和指间关节穿刺。

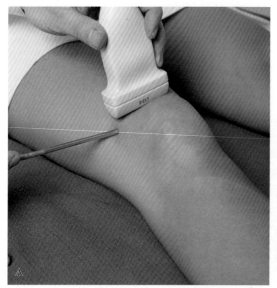
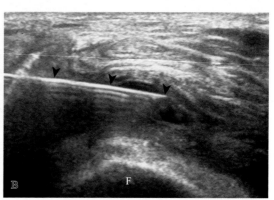

图9-21　膝关节穿刺抽吸:平面内法,外侧入路
A.显示膝关节穿刺时探头和穿刺针的位置;B.超声显示穿刺针(箭头)位于呈低回声扩张的关节腔隐窝内。F.股骨

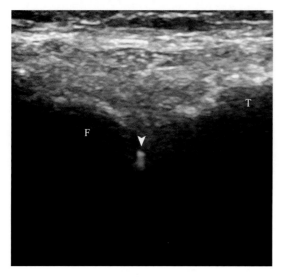

图9-22　近侧胫腓关节注射:平面外法
超声显示穿刺针(箭头)位于胫腓关节腔内,其后方可见混响伪像。F.腓骨;T.胫骨

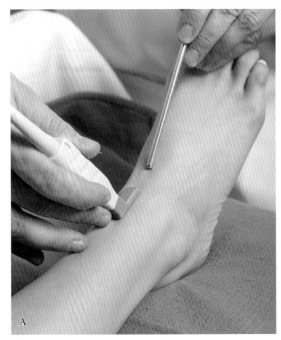

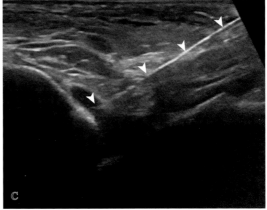

图 9-23 踝关节穿刺抽吸：平面内法、前入路

A.显示踝关节腔穿刺时探头和穿刺针的位置；B.超声显示踝关节前隐窝呈低回声扩张（箭）；C.显示穿刺针的位置（箭头）。Tal.距骨；Tib.胫骨

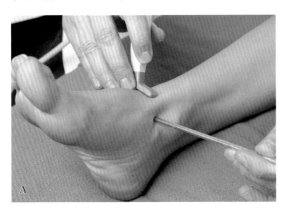

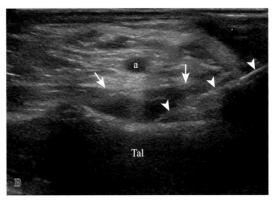

图 9-24 踝关节穿刺抽吸：平面内法、内侧入路

A.显示踝关节穿刺时探头和穿刺针的位置；B.超声显示踝关节前隐窝呈低回声扩张（箭）及穿刺针的位置（箭头）。a.足背动脉；Tal.距骨

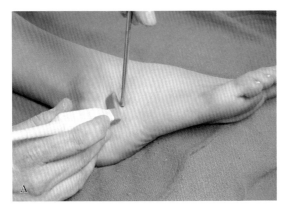

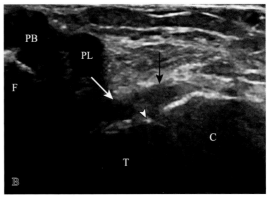

图 9-25 后距下关节：平面外法、前外侧入路

A.显示后距下关节穿刺时探头和穿刺针的位置；B.超声显示穿刺针（箭头）位于扩张的后距下关节隐窝内（箭）。注意腓骨长肌腱（PL）和腓骨短肌腱（PB）由于各向异性伪像而呈低回声。C.跟骨；T.距骨；F.腓骨

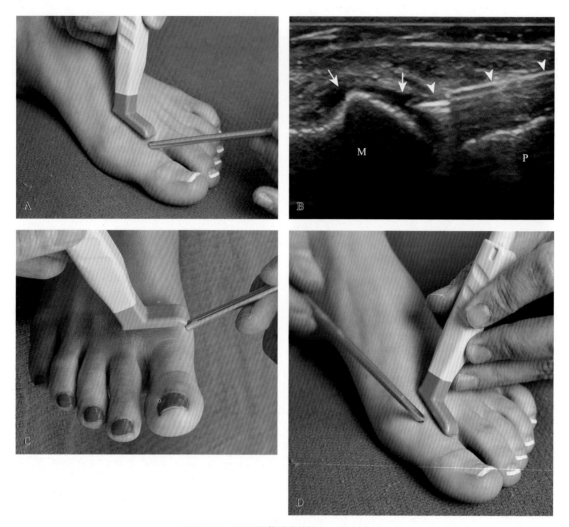

图 9-26　跖趾关节穿刺抽吸：平面内法
A、B.显示探头和穿刺针的位置，为旁矢状切面并邻近踇长伸肌腱来进行跖趾关节腔操作，可见关节背侧隐窝扩张呈低回声（箭）和穿刺针（箭头）。M.跖骨头；P.近节趾骨。C.横切面、平面内法示意图。D.平面外法

三、滑囊介入操作

超声引导下四肢滑囊的介入操作由于能清晰显示穿刺针尖是否位于滑囊内而较盲法操作具有更高的准确性。尽管将穿刺针刺入一个因积液而扩张的滑囊较为容易，但将穿刺针刺入一个塌陷的滑囊内则较为困难。对塌陷的滑囊进行注射时，一定要先注射实验量的局部麻醉药以观察针尖是否位于滑囊内。如注射药物后滑囊扩张，且注射时阻力较低，则提示针尖位于滑囊内。对人体内滑囊解剖学知识的掌握有助于鉴别病变为滑囊扩张还是非特异性的软组织内积液。当穿刺针刺入滑囊时，滑囊壁常较难刺破，导致穿刺针将滑囊壁顶起而表现为穿刺针尖位于滑囊内的假象（见 Baker 囊肿）。如穿刺针刺入后不再自行回缩且较易在滑囊内移动则提示针尖位于滑囊内。如需要将滑囊内积液全部抽净，可用引导针而不是常规的穿刺针。将引导针刺入滑囊后，将针芯移出而进行抽吸。引导针顶端较钝，可降低创伤和出

血的风险，因抽吸时滑囊的另一侧壁可塌陷而移位至针尖处。

（一）肩峰下-三角肌下滑囊

常见的滑囊介入性操作之一为肩峰下-三角肌下滑囊穿刺。笔者常采用平面内方法，探头矢状切面，穿刺针自后向前进针，靶目标为滑囊扩张处（图9-27）。也可采用探头冠状切面，平面内进针，进针方向自外向内（图9-28）。如滑囊未显示扩张，则将穿刺针刺入冈上肌腱的浅侧。注射皮质类固醇激素前，应首先注入实验量局部麻醉药以判断针尖是否位于滑囊内。滑囊内注射时，应无明显阻力。另外，注射时可能不能立即看到滑囊扩张，因注入的药物可能流入超声视野以外的滑囊内。如进针点远离探头数厘米且位于皮肤曲面偏下方的位置，则穿刺针进针的方向可较垂直于声束而使穿刺针更易显示。由于肩峰下-三角肌下滑囊自肩峰下延伸至冈上肌腱、冈下肌腱、肩胛下肌腱和肱骨近段骨皮质的浅侧，因此任何滑囊扩张之处均可作为穿刺或注射的靶目标（图9-29）。

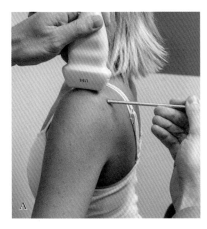
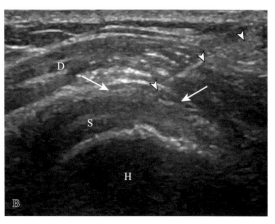

图 9-27　肩峰下-三角肌下滑囊注射（自后部，平面内法）

A.显示肩峰下-三角肌下滑囊注射时探头和穿刺针位置；B.显示肩峰下-三角肌下滑囊局部扩张（箭）和穿刺针位置（箭头）。D.三角肌；H.肱骨头；S.冈上肌腱

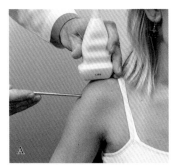
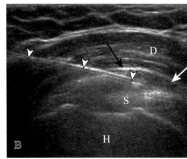
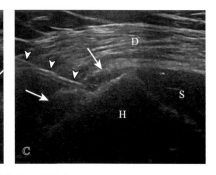

图 9-28　肩峰下-三角肌下滑囊注射（外侧进针，平面内）

A.显示肩峰下-三角肌下滑囊注射时探头和穿刺针位置；B.显示肩峰下-三角肌下滑囊局部扩张（箭）和穿刺针位置（箭头）；C.另一患者，显示位于肱骨大结节（H）远侧的肩峰下-三角肌下滑囊扩张（箭）。箭头所指为穿刺针。D.三角肌；H.肱骨头；S.冈上肌腱

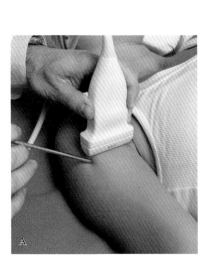
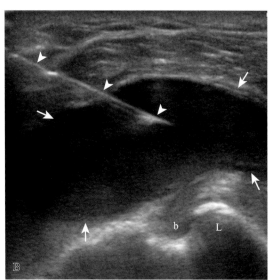

图 9-29　肩峰下-三角肌下滑囊穿刺抽吸

A.显示肩峰下-三角肌下滑囊抽吸时探头与穿刺针的位置；B.超声显示肩峰下-三角肌下滑囊呈无回声扩张（箭）和穿刺针的位置（箭头）。b.肱二头肌长头肌腱；L.肱骨小结节

（二）髂腰肌滑囊

另一个可进行介入操作的滑囊为髂腰肌滑囊。在第6章中已经描述，髂腰肌滑囊扩张并不常见，如扩张，常与髋关节腔病变有关，因髂腰肌滑囊与髋关节腔之间存在潜在的通道。当髂腰肌滑囊扩张时，可行超声引导下穿刺抽吸或注射。穿刺时，探头平行于腹股沟韧带并放置于股骨头水平处或其上方，穿刺采取平面内法，穿刺针自外向内进针（图9-30A，图9-30B）。

如髂腰肌滑囊未扩张，可将穿刺针直接刺入髂腰肌复合体内的腰大肌肌腱的深方。髂骨连续的骨皮质强回声可作为有用的骨性标志结构。穿刺部位位于股骨头上方水平会保证注射液不会进入髋关节腔内。典型者可见注射液积聚于腰大肌肌腱与邻近的髂骨之间，并将髂腰肌向前顶起（图9-30C），提示髂腰肌滑囊注射成功。

（三）股骨大转子滑囊

股骨大转子周围有数个滑囊，最大的为臀大肌下滑囊，位于大转子的后骨面与臀大肌之间，但扩张的臀大肌下滑囊有时可向前延伸而至臀中肌肌腱上。同髂腰肌滑囊一样，臀大肌下滑囊的扩张较为少见，且很少单独出现炎性改变而引起患者的症状，更多见的情况为与邻近的臀肌肌腱病变同时发生而引起大转子疼痛综合征。对扩张的臀大肌下滑囊进行超声引导下穿刺抽吸或注射时，患者可采取侧卧位，探头横切面放置在大转子处，穿刺采取平面内法，穿刺针自后向前注射（图9-31）。

（四）Baker囊肿

另一常见的滑囊穿刺抽吸为半膜肌腱-腓肠肌内侧头滑囊，该滑囊扩张时称为腘窝囊肿或Baker囊肿。行滑囊注射或抽吸时，笔者倾向采用平面内法，穿刺针可自下向上进针（图9-32），但也可以采取其他方法，如自内侧进针或自外侧进针（图9-33）。因在50岁以上的患者中，约50%的Baker囊肿与膝关节腔相通，因此，如膝关节腔也扩张，则在对Baker囊肿进行抽吸和注射前，应首先对膝关节腔进行抽吸。如仅对Baker囊肿进行抽吸，则可导致抽吸结束后囊肿很快再次扩张（图9-33D）。Baker囊肿抽吸后，可直接在囊内进行皮质类固醇激素注射。研究显示，此方法的疗效要优于Baker囊肿抽吸后于关节腔内注射皮质类固醇激素治疗。

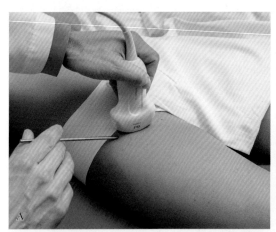

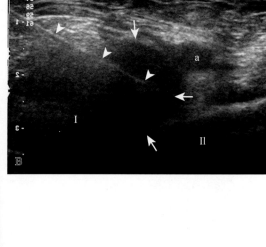

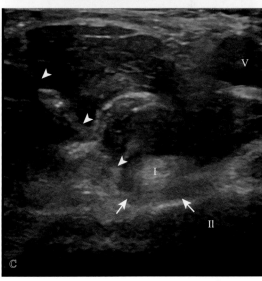

图9-30　髂腰肌滑囊穿刺抽吸和注射

A.髂腰肌滑囊穿刺时探头和穿刺针的位置；B.超声显示髂腰肌滑囊呈低回声扩张（箭），并位于髂腰肌（Ⅰ）的内侧，同时显示穿刺针的位置（箭头）。a.髂外动脉；Ⅱ.髂骨。C.另一患者显示穿刺针（箭头）位于腰大肌肌腱（Ⅰ）与髂骨（Ⅱ）之间，注射液呈低回声（箭）。V.髂外静脉

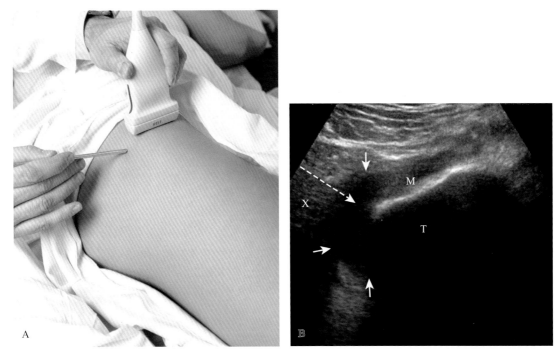

图9-31 臀大肌下滑囊

A.显示臀大肌下滑囊穿刺时探头和穿刺针的位置;B.超声显示臀大肌下滑囊呈低回声扩张(箭)及穿刺针的位置(虚线箭)(图像左侧为患者的后部)。M.臀中肌;T.股骨大转子;X.臀大肌

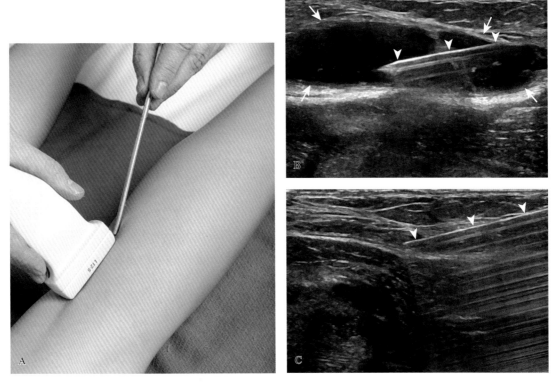

图9-32 Baker囊肿穿刺抽吸:平面内法、下方入路

A.显示Baker囊肿穿刺时探头和穿刺针的位置(图像右侧为患者的远侧);B.超声显示Baker囊肿主要呈无回声扩张(箭)及穿刺针的位置(箭头);C.显示囊肿成功被抽吸

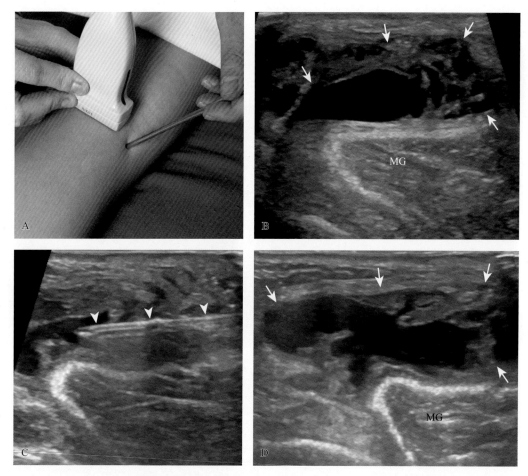

图 9-33　Baker 囊肿穿刺抽吸：平面内法、内侧及外侧入路，抽吸后液体再次积聚

A. 显示 Baker 囊肿内侧入路穿刺时探头和穿刺针的位置；B. 超声显示 Baker 囊肿扩张，呈不均质的无回声（箭）；C. 显示外侧入路时穿刺针的位置（箭头）；D. 尽管将 Baker 囊肿内的积液全部抽出，但患者活动后很快又主诉膝后部包块出现（箭），其原因为未首先将膝关节腔内的积液抽净，导致膝关节腔内的积液又流入 Baker 囊肿内。MG. 腓肠肌内侧头

（五）其他滑囊

对于身体其他部位的滑囊，其中位置较浅的有尺骨鹰嘴滑囊（图 9-34）和髌前滑囊（图 9-35）。这些滑囊由于位置表浅，可行盲法穿刺抽吸，而超声引导下穿刺抽吸仅用于盲法穿刺失败时或需要进行滑囊注射时。实际上任何滑囊，如坐骨滑囊（或坐骨臀肌滑囊）（图 9-36）、半膜肌腱 – 胫侧副韧带滑囊（图 9-37）、鹅足腱滑囊（图 9-38）和跟骨后滑囊（图 9-39）等，均可行超声引导下穿刺抽吸。

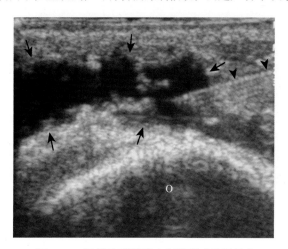

图 9-34　尺骨鹰嘴滑囊穿刺抽吸（化脓性）

超声于尺骨鹰嘴（O）处显示穿刺针（箭头）位于呈无回声扩张的尺骨鹰嘴滑囊内（箭）

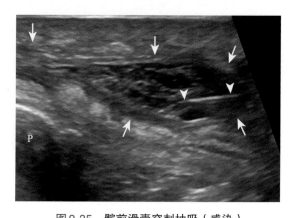

图 9-35　髌前滑囊穿刺抽吸（感染）

超声显示穿刺针（箭头）位于呈低回声、不均质扩张的髌前滑囊内（箭）。P. 髌骨

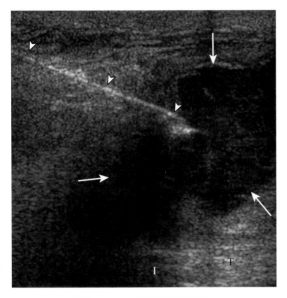

图9-36　坐骨臀肌滑囊抽吸

超声于坐骨结节（I）处显示平面内法将穿刺针（箭头）刺入呈低回声、不均质扩张的坐骨臀肌滑囊内（箭）。T.腘绳肌腱

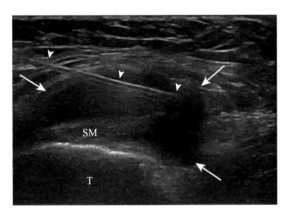

图9-37　半膜肌腱-胫侧副韧带滑囊抽吸

采用平面内法将穿刺针（箭头）刺入呈低回声扩张的半膜肌腱-胫侧副韧带滑囊内（箭）。SM.半膜肌腱；T.胫骨

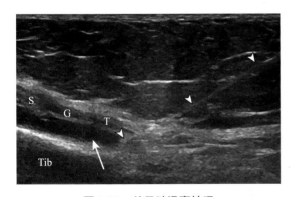

图9-38　鹅足腱滑囊抽吸

平面内法将穿刺针（箭头）刺入呈低回声扩张的鹅足腱滑囊内（箭）。S.缝匠肌肌腱；G.股薄肌肌腱；Tib.半腱肌肌腱；T.胫骨

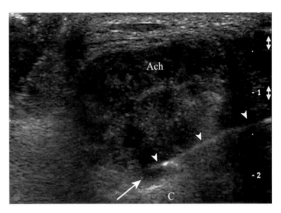

图9-39　跟骨后滑囊注射

跟腱（Ach）短轴切面显示采用平面内法将穿刺针（箭头）刺入呈低回声扩张的跟骨后滑囊内（箭）。C.跟骨（由C. Yablon，MD，Ann Arbor Michigan馈赠）

四、腱鞘介入操作

超声可作为腱鞘内注射或抽吸的理想引导工具。进行此类操作时，常选择腱鞘内有积液扩张的部位作为靶目标，而不是选择腱鞘的塌陷部位。如对无明显扩张的腱鞘进行注射时，应首先注入少量的局部麻醉药以进一步明确针尖的位置。如针尖位于腱鞘内，则注射时阻力较小并可见注入的液体顺畅地流入腱鞘内。

对腱鞘的介入性操作可分为相对于肌腱的短轴切面法和长轴切面法。笔者常采用短轴切面法，其优点包括以下几个方面：在短轴切面上对腱鞘进行穿刺时，可将穿刺针刺向肌腱的浅侧、肌腱旁或肌腱深侧（图9-40）；而在肌腱的长轴切面上进行操作时，穿刺针只能刺向肌腱的浅侧。由于短轴切面上操作的灵活性，当腱鞘内积液仅见于肌腱的后方时，可在短轴切面上进行穿刺操作。另外，如注射皮质类固醇激素，笔者倾向将药物注射于肌腱深侧而不是浅侧，因为在肌腱浅侧的注射邻近皮下脂肪组织而增加了皮下脂肪组织萎缩的风险。短轴切面操作的另一原因为穿刺针可在肢体的曲面上进针，从而使穿刺针垂直于声束而易于显示。注射皮质类固醇激素后，要再注射少量局部麻醉药或盐水以冲洗针管，避免退针时将皮质类固醇激素留在皮下脂肪组织内而导致皮肤萎缩和脱色。

很多肌腱周围的注射其靶目标并不是腱鞘，而是其浅侧的滑囊，如臀中肌肌腱浅侧的臀大肌下滑囊（或称为转子囊）、腘绳肌腱浅侧的坐骨滑囊（或称为坐骨臀肌滑囊）。其他腱周注射治疗可能仅仅为药物浸润肌腱浅侧的组织层，如在肘部伸肌总腱的浅侧进行注射治疗。此种治疗中，在肌腱病变的浅侧注射皮质类固醇激素药物可减轻患者的疼痛，但疗效仅持续较短时间，而深部肌腱的病变并不能被有效治疗。

其他在超声引导下进行的肌腱周围的介入操作包

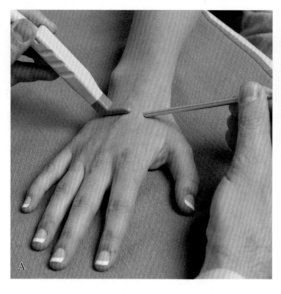

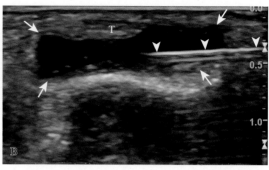

图9-40　指伸肌腱腱鞘内穿刺抽吸
　　A.显示腕部肌腱的腱鞘穿刺抽吸时探头和穿刺针的位置；B.超声显示腱鞘呈无回声扩张（箭）。注意穿刺针（箭头）位于肌腱（T）的深侧

括水分离或将肌腱与其周围的软组织进行分离，以及注射硬化剂以阻断进入肌腱的新生血管。超声引导下的操作也可涉及手部的滑车，该处的腱鞘可作为靶目标而进行注射或开窗松解。也可以对足底筋膜进行治疗，笔者常采取平面内法，自内向外进针。将皮质类固醇激素注射至足底筋膜内有导致足底筋膜破裂的风险（发生率为2%），而将药物注射至足底筋膜的深方则会影响跟下神经。

（一）肱二头肌长头肌腱

　　肱二头肌长头肌腱腱鞘的注射为常见操作，超声引导下进行此操作要较盲法操作有更高的准确性。笔者常采用平面内法，探头横切面显示长头肌腱的短轴，自外向内进针（图9-41）。注射前，要应用彩色多普勒超声观察穿刺路径上有无血流信号，因为旋肱前动脉及其分支可位于此处，应避免穿刺误伤（图9-41C）。由于肱二

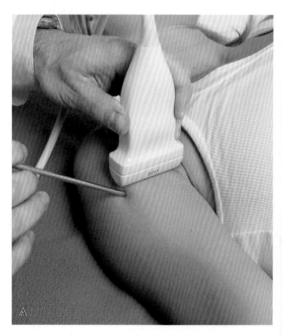

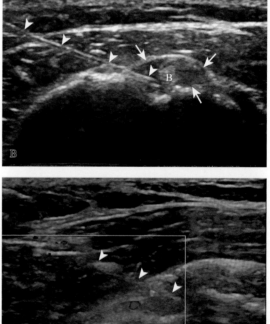

图9-41　肱二头肌长头肌腱腱鞘内穿刺
　　A.显示长头肌腱腱鞘内穿刺时探头和穿刺针的位置；B.超声显示穿刺针（箭头）位于呈低回声扩张的腱鞘内（箭）（图像左侧为患者的外侧）；C.显示旋肱前动脉分支内的血流信号。B.肱二头肌长头肌腱

头肌长头肌腱的腱鞘与盂肱关节腔相通，当于长头肌腱腱鞘内注入药液的容量为5ml或以上时，药物可进入盂肱关节腔内。

（二）de Quervain腱鞘炎

上肢另一常见腱鞘穿刺的病变为腕背侧第一腔室的de Quervain腱鞘炎（图9-42）。笔者常采用平面内法，探头横切显示第一腔室内肌腱，穿刺针自尺侧向桡侧进针，最后针尖位于拇短伸肌腱与其深方的桡骨之间进行注射。由于第一腔室内常有一分隔存在，因此，如注射药物后仅拇短伸肌腱的腱鞘扩张，则应将穿刺针自拇短伸肌腱深方进入拇长展肌腱鞘内进行注射。此为短轴切面进行该病变操作的另一优点。使穿刺针进入拇短伸肌腱深方的另一优点为可避免损伤位于肌腱浅侧的桡神经浅支，还可以避免皮质类固醇激素渗漏至邻近组织导致的皮肤萎缩或色素脱失。作为操作常规，皮质类固醇激素注射结束后，应再注射少量局部麻醉药或生理盐水以冲洗针管，避免皮质类固醇激素沿退针的针道扩散。

（三）梨状肌

研究表明，超声引导下梨状肌注射治疗较X线检查引导的注射具有更高的准确性。进行该项操作时，探头可首先斜横切放置于骶髂关节和坐骨大切迹的稍下方，以显示梨状肌长轴。可选择低于10MHz的凸阵探头以保证有足够的显示深度和较大的视野。检查时，被动内旋和外旋髋部可使梨状肌滑动而利于超声显示。操作时采取平面内法，在梨状肌长轴上进行腱周注射治疗或肌内注射治疗，进针可自探头的内侧或外侧进针（图9-43）。以髂骨上方的梨状肌为靶目标时，如穿刺针显示困难，可以将髂骨作为测量进针安全深度的一个参考。

五、肌腱介入操作

（一）钙化性肌腱病的灌洗和抽吸治疗

治疗钙化性肌腱病时，可用20G的带有针芯的穿刺针进行穿刺，治疗时采取平面内法（图9-44，图9-45）。利用带有针芯的穿刺针可确保穿刺针在进入钙化灶时不被堵塞。如钙化灶后方可见声影，穿刺针进入钙化灶后则不能被超声显示，因此应注意勿将穿刺针穿透钙化灶而至钙化灶的另一侧。穿刺针进入钙化灶中心部后，将针芯移出，穿刺针接上装有2～5ml麻醉药或生理盐水的针管。通过小剂量脉冲注射对钙化物质进行灌洗。通常情况下，钙化物质非常稠厚，因此注射的阻力较大。松开注射器的活塞时，钙化灶内部的压力可将钙化物质挤至针管内。单针穿刺技术的目的就是利用注射产生的高压力迫使钙化物质进入穿刺针和针管内。另外，也可

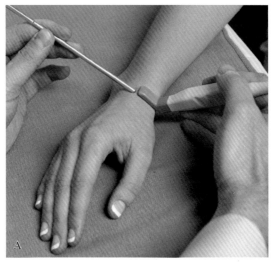
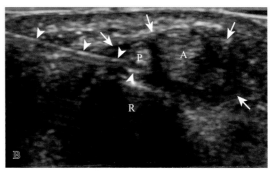

图9-42 de Quervain腱鞘炎的穿刺治疗

A.显示腕背侧第一伸肌腱腔室内穿刺时探头和穿刺针的位置；B.超声显示穿刺针位（箭头）于拇短伸肌腱（P）与桡骨（R）之间，注意注药后拇长展肌腱（A）腱鞘与拇短伸肌腱腱鞘均扩张（箭）

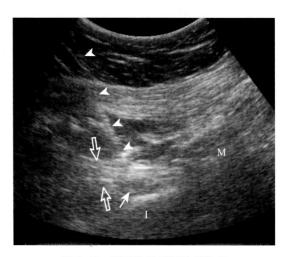

图9-43 梨状肌腱周围注射治疗

超声显示梨状肌腱（空心箭）周围注射治疗时穿刺针的位置（箭头），注射液呈低回声（箭）（图像左侧为患者的外侧）.I.髂骨；M.梨状肌

采用双针注射技术来持续进行灌洗和抽吸。接下来反复进行加压注射、然后自动放松活塞的动作。当钙化灶后方的声影较弱时，可以看到其内的钙化物质在治疗过程

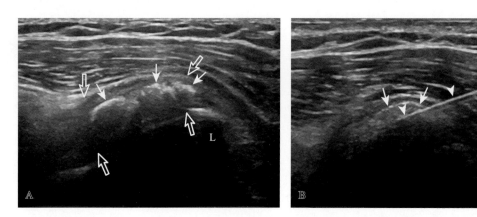

图9-44　钙化性肌腱病穿刺抽吸治疗：肩胛下肌腱

A.超声于肩胛下肌腱（空心箭）长轴切面显示强回声斑块，部分后方伴声影（箭）；B.注意穿刺针（箭头）的位置，钙化灶（箭）被抽吸后其后方的声影明显减弱。L.肱骨小结节

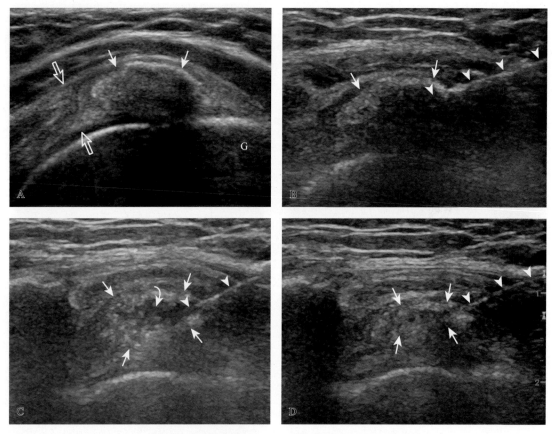

图9-45　钙化性肌腱病针刺捣碎与抽吸：冈上肌腱

A.冈上肌腱（空心箭）长轴切面显示其内钙化灶呈高回声（箭），部分后方伴声影；B.显示穿刺针（箭头）位于钙化灶（箭）内；C.随着对钙化灶不断地针刺捣碎与抽吸，钙化灶的中心区域回声减低（弯箭），声影减弱；D.显示钙化灶（箭）范围缩小。G.肱骨大结节

中流动，且随着钙化物质的稀释和吸出而回声逐渐减低。在抽吸过程中，可见强回声的钙化物质移至针管内。如针管内由于钙化物质沉积而变得浑浊不清，可更换一个新的装有局部麻醉药的注射器，然后再重复操作，浑浊后再换第三个注射器，直至注射器内局部麻醉不再变得浑浊。操作过程中，使注射器的位置处于低于钙化灶的位置，可有助于钙化物质沉积于针管底部而不会被再次注射到肌腱内。如治疗前肌腱内钙化灶边界不清、后方无声影，则通过治疗可使肌腱内钙化物质减少、回声减低，针管内常可见量多少不等的钙化物质。如治疗前肌腱内钙化灶回声较高、后方可见声影，在治疗过程中很难显示肌腱内钙化物质逐渐减少，此时可根据针管内吸出的钙化物质的多少判断治疗的程度。在后者，肌腱内钙化灶在治疗前和治疗后的超声表现可无明显差异。然而，在治疗后数周的随访观察中常可见钙化灶明显吸收而缩小（图9-46）。

对肩袖内钙化灶进行灌洗和抽吸后，继而将穿刺针撤回至邻近的肩峰下-三角肌下滑囊内注射皮质类固醇激素和局部麻醉药。此步骤较为重要，因为治疗后患者常会发生钙化性滑囊炎。研究表明，钙化灶的灌洗和抽吸治疗可迅速改善患者的症状，但治疗后15周左右症状有可能暂时复发。症状改善与钙化灶缩小程度相关。研究显示，行肩袖钙化灶灌洗和抽吸治疗的患者在治疗后1年时，其疗效要优于未经治疗者，但在治疗后5年和10年却没有明显差别。该方法可用于任何超声可以显示的肌腱，如股骨大转子处的臀肌肌腱，也可以用于治疗钙化性肌腱炎吸收期时继发的钙化性滑囊炎。

（二）肌腱针刺松解术（局部松解或干针治疗）

当肌腱出现肌腱病或部分撕裂时，可在超声引导下将穿刺针刺入肌腱的病变处进行干预以中断肌腱退行性改变并促进组织修复。应用此技术进行治疗的肌腱有肘外侧伸肌总腱（图9-47）、臀小肌肌腱、臀中肌肌腱（图9-48）、腘绳肌腱（图9-49）、髌腱（图9-50）和跟腱（图9-51），但也有在其他肌腱成功应用此项技术的报道。对病变肌腱的针刺松解治疗，通过对退行性改变组织的破坏及局部出血导致生长因子的释放，可促进病变的修复。操作时，一般应用20G或22G的穿刺针，进

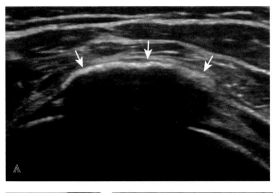
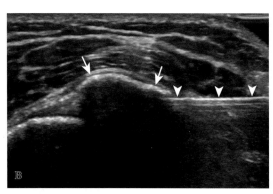
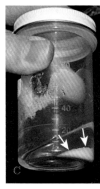
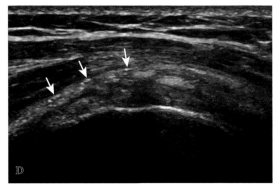

图9-46 钙化性肌腱病穿刺抽吸治疗：冈上肌腱

A.冈上肌腱短轴切面显示较大的强回声钙化灶，后方伴声影（箭）。B.显示穿刺针（箭头）位于钙化灶（箭）内。C.对钙化灶进行反复穿刺和抽吸后，于标本瓶中可见钙质沉积在局部麻醉药中（箭）。穿刺治疗结束时，肌腱内钙化灶的声像图并无明显改变。D.但在治疗后3周复查时，可见钙化灶几乎完全被吸收，部分钙化灶位于肩峰下-三角肌下滑囊内（箭）

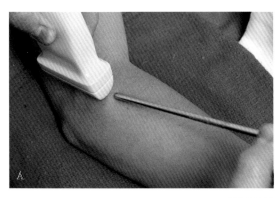
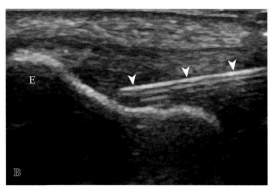

图9-47 肌腱针刺松解治疗：肘外侧伸肌总腱

A.显示肘外侧伸肌总腱针刺松解治疗时探头和穿刺针的位置；B.超声显示穿刺针（箭头）平行于伸肌总腱的长轴，针尖位于肌腱内低回声的病变内。E.肱骨外上髁

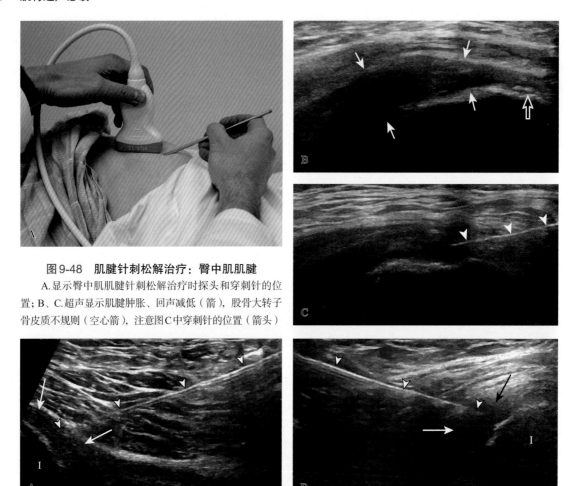

图9-48　肌腱针刺松解治疗：臀中肌肌腱

A.显示臀中肌肌腱针刺松解治疗时探头和穿刺针的位置；B、C.超声显示肌腱肿胀、回声减低（箭），股骨大转子骨皮质不规则（空心箭），注意图C中穿刺针的位置（箭头）

图9-49　肌腱针刺松解：腘绳肌腱

2例患者。超声显示腘绳肌腱近段回声减低，为肌腱病表现（箭）。A.腘绳肌腱长轴切面显示穿刺针（箭头）自远向近刺入病变内；B.腘绳肌腱短轴切面显示穿刺针（箭头）自外向内刺入病变内。I.坐骨结节

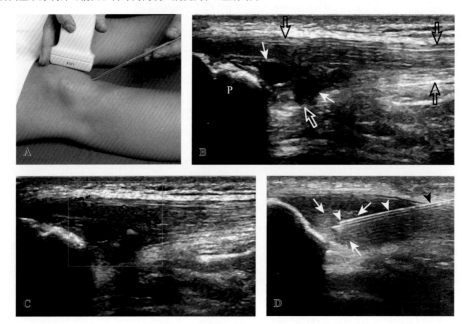

图9-50　肌腱针刺松解治疗：髌腱

A.显示髌腱近段针刺治疗时探头和穿刺针的位置。B、C.超声显示髌腱（空心箭）呈异常低回声（箭），其后方回声增高，髌骨（P）骨皮质不规则改变。图C中可见新生血管内的血流信号。D.肌腱针刺松解治疗过程中，无回声的积液可被抽出。注意穿刺针（箭头）的位置。肌腱病变内由于反复针刺导致局部出血而回声增高（箭）

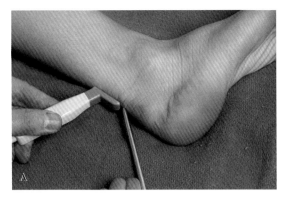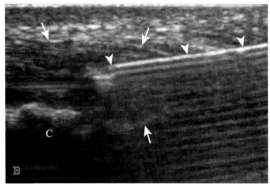

图9-51 肌腱针刺松解治疗：跟腱

A.显示跟腱针刺治疗时探头和穿刺针的位置；B.超声显示穿刺针（箭头）位于跟腱远段呈异常低回声肿胀的病变内（箭）。C.跟骨

针采取平面内法，穿刺针沿肌腱长轴进入。穿刺针通过皮肤后，可将少量的局部麻醉药注射于异常肌腱的表面，继而将穿刺针反复穿刺松解肌腱病变。将穿刺针撤出至肌腱的表面，然后调整方向后再次进针至邻近病变处，重复进行针刺直至完成肌腱内整个病变的治疗，并在长轴切面和短轴切面上进行确认。针刺的次数可达20～30次，但针刺次数的多少有赖于病变范围的大小。如肌腱的病变邻近肌腱止点处，则穿刺时穿刺针应直达骨表面。如在治疗前，彩色或能量多普勒超声显示病变处有较丰富的血流信号，治疗后由于局部出血其回声可增加。治疗后数周内应减少该肌腱活动。如治疗的为跟腱，则可以戴上支具。治疗后2周内应避免冰敷和口服非甾体抗炎药，以免抑制组织修复的第一个重要步骤——炎症。

（三）富血小板血浆、全血注射和其他注射治疗

尽管本章并不讨论肌腱注射治疗的复杂性和相对有效性，但与超声引导下该项操作的几个相关点将在此论述。同其他经皮超声引导操作的优势一样，超声引导下富血小板血浆（图9-52）、全血（图9-53）或其他药物的注射治疗具有较高的准确性，并能最大限度地降低并发症。同其他操作一样，穿刺常采用平面内法，此法较为精准。通常情况下，富血小板血浆或全血的注射治疗与肌腱的针刺松解治疗联合应用。肌腱其他有潜在应用价值的方法包括注射高渗糖溶液和其他刺激物，此法被称为"增生疗法"。

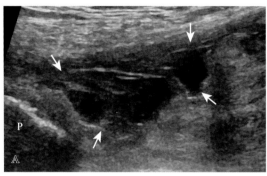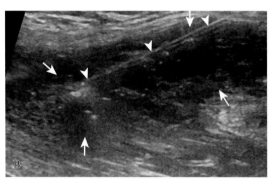

图9-52 富血小板血浆注射治疗：长收肌肌腱

A.超声于大腿长收肌长轴切面显示长收肌肌腱的近端撕裂（箭），呈低回声、不均质；B.显示穿刺针位置（箭头），并注入富血小板血浆（箭）。P.耻骨

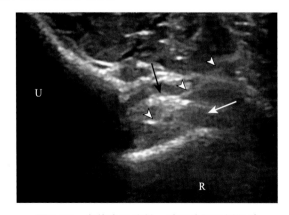

图9-53 自体全血注射：肱二头肌远侧肌腱

肘部屈曲、过度旋前位，超声于肱二头肌远侧肌腱（箭）长轴切面显示穿刺针（箭头）自背侧入路刺入低回声的肌腱病变内。R.桡骨粗隆；U.尺骨

六、其他介入操作

（一）囊肿穿刺抽吸

超声引导囊肿抽吸的两类病变为腱鞘囊肿和与纤维软骨撕裂有关的囊肿（半月板囊肿和盂唇旁囊肿）。两类囊肿内的囊液常较黏稠，且囊肿常为多房状，因此限制了囊肿穿刺抽吸的成功率（图9-54）。治疗时，通常应用一较粗的穿刺针（16G），而囊肿灌洗可增加抽吸的成功率（图9-55）。腱鞘囊肿在穿刺抽吸后有可能会复发，因其常有一个通道或颈部与邻近的关节或腱鞘相通。腱鞘囊肿抽吸后有时可行皮质类固醇激素注射治疗。对纤维软骨撕裂所致囊肿进行穿刺治疗后，囊肿也可复发，因该囊肿的根源为半月板或盂唇撕裂处（肩部或髋部）（图9-56）。

（二）周围神经

周围神经周围注射治疗时，可采取平面内法，探头显示周围神经短轴切面。此种方法可使注入的药物至少能部分包绕神经，从而有效阻滞感觉神经纤维。短轴切面上可见周围神经的特征性表现，并可见邻近的血管结构。治疗腕管综合征时，穿刺采取平面内法，探头显示正中神经短轴切面，穿刺针在腕掌侧自尺侧向桡侧进针。股外侧皮神经注射治疗时，靶目标应为神经增粗且回声减低的部分，一般为神经自腹股沟韧带下方经过处（图9-57）。治疗踝管综合征时，穿刺采取平面内法，探头横切面显示胫神经短轴，穿刺针在跟腱附近自后向前进针，并经过踇长屈肌腱上方。治疗残端神经瘤时，可采取神经的短轴切面（图9-58）或长轴切面。治疗Morton神经瘤时，一般采用受累神经的长轴切面，穿刺针自跖骨头间隙的背侧进针（图9-59）。

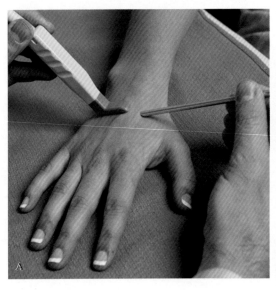

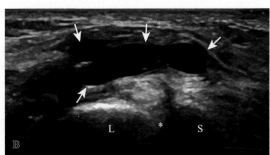

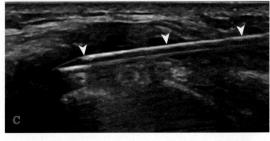

图9-54　腱鞘囊肿穿刺抽吸：腕部

A.显示腕背侧腱鞘囊肿穿刺抽吸时探头和穿刺针的位置；B.超声显示腕背侧腱鞘囊肿呈无回声、分叶状（箭）；C.显示穿刺针的位置（箭头）。*.舟月韧带；L.月骨；S.手舟骨

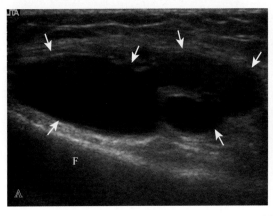

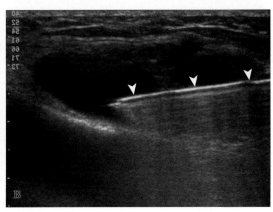

图9-55　腱鞘囊肿：膝部

A.超声显示腱鞘囊肿呈无回声、分叶状（箭）；B.超声显示穿刺针（箭头）刺入囊肿内进行抽吸。F.股骨

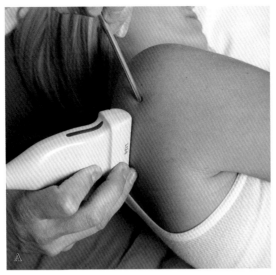
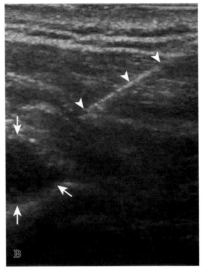

图 9-56 盂唇旁囊肿穿刺抽吸：肩部

A.肩后部盂唇旁囊肿穿刺抽吸时探头和穿刺针的位置；B.超声显示穿刺针（箭头）刺入呈低回声的盂唇旁囊肿（箭）内。图像右侧为患者的外侧

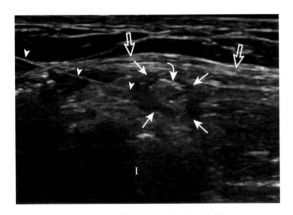

图 9-57 股外侧皮神经：注射

超声显示穿刺针（箭头）及股外侧皮神经（弯箭）周围的低回声注射液（箭）。注意腹股沟韧带（空心箭）。I.髂骨

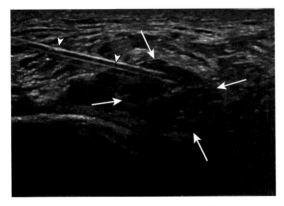

图 9-58 残端神经瘤：注射

超声显示将穿刺针（箭头）刺入神经瘤（箭）内

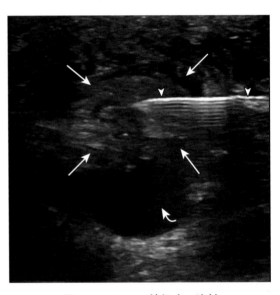

图 9-59 Morton 神经瘤：注射

超声显示将穿刺针（箭头）刺入 Morton 神经瘤（箭）内。注意邻近的跖骨间滑囊（弯箭）扩张

（三）活检

尽管本章并不着重讨论超声引导下穿刺活检，但在此要论述几个穿刺活检的基本问题。第一，对可疑包块或恶性肿瘤进行穿刺活检操作应该在一个能够治疗该肿瘤的医院或机构进行。这样使进行操作的活检医师能够与手术医师进行充分交流。手术医师需要沿活检针道切除肿瘤，这对手术方案的制订非常重要。在超声引导下，可对软组织肿瘤的不同部位进行取材，以保证取材全面（图9-60）。在超声引导下采取平面内进针，实时观察穿刺针的进针和位置可确保取材的准确性。另外，活检针应避免经过邻近的神经血管结构和关节腔，以减少肿瘤种植的风险（图9-61）。

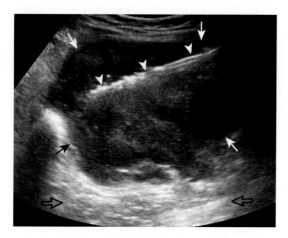

图9-60 软组织肿块活检：淋巴瘤

超声显示呈强回声的活检针（箭头）刺入低回声的肿块（箭）内。注意肿块后方回声增高（空心箭）

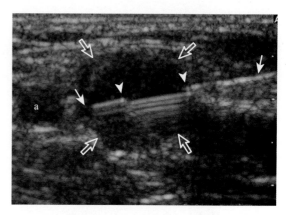

图9-61 淋巴结活检：淋巴瘤

超声可显示穿刺针的整个长轴（箭），包括针尖。注意活检针表面有切割活检作用的针槽（箭头）及其后方的混响伪像。活检针刺入腋窝淋巴结（空心箭）内，活检病理证实为B细胞淋巴瘤。
a.动脉

精选参考文献

1. Finnoff JT, Hall MM, Adams E, et al: American Medical Society for Sports Medicine（AMSSM）position statement: interventional musculoskeletal ultrasound in sports medicine. Br J Sports Med 49（3）: 145-150, 2015.

2. Daley EL, Bajaj S, Bisson LJ, et al: Improving injection accuracy of the elbow, knee, and shoulder: does injection site and imaging make a difference? A systematic review. Am J Sports Med 39（3）: 656-662, 2011.

3. Fessell DP, Jacobson JA, Craig J, et al: Using sonography to reveal and aspirate joint effusions. AJR Am J Roentgenol 174（5）: 1353-1362, 2000.

4. Rowbotham EL, Grainger AJ: Ultrasound-guided intervention around the hip joint. AJR Am J Roentgenol 197（1）: W122-W127, 2011.

5. Fenn S, Datir A, Saifuddin A: Synovial recesses of the knee: MR imaging review of anatomical and pathological features. Skeletal Radiol 38（4）: 317-328, 2009.

6. Blankenbaker DG, De Smet AA, Keene JS: Sonography of the iliopsoas tendon and injection of the iliopsoas bursa for diagnosis and management of the painful snapping hip. Skeletal Radiol 35（8）: 565-571, 2006.

7. Pfirrmann CW, Chung CB, Theumann NH, et al: Greater trochanter of the hip: attachment of the abductor mechanism and a complex of three bursae—MR imaging and MR bursography in cadavers and MR imaging in asymptomatic volunteers. Radiology 221（2）: 469-477, 2001.

8. Ward EE, Jacobson JA, Fessell DP, et al: Sonographic detection of Baker's cysts: comparison with MR imaging. AJR Am J Roentgenol 176（2）: 373-380, 2001.

9. MacMahon PJ, Eustace SJ, Kavanagh EC: Injectable corticosteroid and local anesthetic preparations: a review for radiologists. Radiology 252（3）: 647-661, 2009.

10. Coombes BK, Bisset L, Vicenzino B: Efficacy and safety of corticosteroid injections and other injections for management of tendinopathy: a systematic review of randomised controlled trials. Lancet 376（9754）: 1751-1767, 2010.

11. Chiavaras MM, Jacobson JA: Ultrasound-guided tendon fenestration. Semin Musculoskelet Radiol 17（1）: 85-90, 2013.

12. Lee KS, Rosas HG: Musculoskeletal ultrasound: how to treat calcific tendinitis of the rotator cuff by ultrasound-guided single-needle lavage technique. AJR Am J Roentgenol 195（3）: 638, 2010.

13. Jacobson JA, Rubin J, Yablon CM, et al: Ultrasound-guided fenestration of tendons about the hip and pelvis: clinical outcomes. J Ultrasound Med 34（11）: 2029-2035, 2015.

14. Sheth U, Simunovic N, Klein G, et al: Efficacy of autologous platelet-rich plasma use for orthopaedic indications: a meta-analysis. J Bone Joint Surg Am 94（4）: 298-307, 2012.